最 新
薬 物 治 療 学

<small>京都大学大学院薬学研究科教授</small>
赤 池 昭 紀

<small>北里大学薬学部教授</small>
石 井 邦 雄

<small>明治薬科大学教授</small>
越 前 宏 俊

<small>京都大学大学院薬学研究科教授</small>
金 子 周 司

編 集

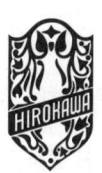

東京 廣川書店 発行

執筆者一覧 (五十音順)

赤池 昭紀	京都大学大学院薬学研究科教授
秋葉 聡	京都薬科大学准教授
石井 邦雄	北里大学薬学部教授
井尻 好雄	大阪薬科大学准教授
越前 宏俊	明治薬科大学教授
小野 孝彦	静岡県立大学薬学部教授
加藤 伸一	京都薬科大学講師
加藤 隆児	大阪薬科大学助手
金子 周司	京都大学大学院薬学研究科教授
佐藤 隆司	京都薬科大学名誉教授
砂本 正明	同志社女子大学薬学部講師
竹内 孝治	京都薬科大学教授
田中 一彦	大阪薬科大学教授
田中 孝生	大阪薬科大学教授
徳山 尚吾	神戸学院大学薬学部教授
平井 みどり	神戸大学医学部附属病院教授・薬剤部長
村上 元庸	同志社女子大学薬学部教授

はじめに

　21世紀は，医療がこれまで以上に大きく進歩することが期待されているものの，一方では，高齢化や生活習慣の変化に伴うさまざまな疾患の台頭，新型の感染症の発生など，新たな問題への対応が必要になると予想される．さらに，分子標的薬などの新しいカテゴリーの薬物の創出や，抗体などのタンパク質や遺伝子が疾患の治療に積極的に用いられるようになるなど，薬物治療における新しい展開がもたらされつつある．

　このような医療を取り巻く環境の変化を反映して，わが国の医療現場も大きな変貌を遂げつつある．特に注目すべき点は，医療技術の高度化・多様化・複雑化に伴い，安全な医療を提供するために，医師，薬剤師，看護師を含むさまざまな医療職種従事者の協働によるチーム医療が必要になってきたことである．

　絶え間なく進歩し続ける医療に対応するように，世の中には副作用を含む医薬品に関する雑多な情報が氾濫しており，最適な薬物治療の実現のために，薬剤師が薬の専門家としてチーム医療に参加する必要性が生じてきた．また，薬剤師が関係する医療の現場に限っても，治療選択に対する患者の自己決定権が認定されるとともに，治療内容の開示やインフォームド・コンセントに対する社会的要請が高まるなど，医療に対する考え方が根本から問い直されようとしている．

　このような社会の要請に応えるために，平成18年度から新しい6年制薬学教育が開始された．6年間の薬学教育を通じて，薬学生には薬剤師として医療分野で活躍するために必要とされる基礎から臨床にわたる幅広い専門知識に加え，医療人としての技能および態度の修得が求められている．

　薬剤師に要求される知識のなかでも，薬物治療学は特に重要な位置を占めており，日本薬学会が中心となって作成した薬学教育モデル・コアカリキュラムにおいても，「C14 薬物治療」という独立した項目が薬物治療学にあてられている．

　本書は，医療薬学教育の一環として薬物治療学を学習するための教科書として，適当な分量，かつ必要十分な病態と薬物治療の記述を有する教科書として企画された．幸い，廣川書店より「薬物治療学　第2版」が出版されていたので，本書はこれをベースとし，最新の医薬品情報を取り入れるとともに，薬学モデル・コアカリキュラムの薬物治療の内容を網羅することを意図して作成された．

　本書の特徴は，疾患別に，病態，薬物治療の概説，薬物治療各論により構成され，図表を多用し，記述はできるだけ簡潔明瞭で分かりやすくしたことにある．

　主要な疾患で用いられる薬物については，カテゴリー，商品名，薬物の作用の特徴，副作用などに関する一覧表を添付した．各章末には薬学モデル・コアカリキュラムの内容との関係も記載するようにした．さらに，最新の情報をトピックスとして各所に挿入した．

　このような構成により，学習者が興味をもって薬物治療学を学べること，そして実務実習等におけるハンドブックとしても使えることを意図した．本書が，6年制薬学教育における薬物治療

学および医療薬学教育の発展に役立つことを願っている．

　薬理学および薬物治療学の専門家が集結し，約2年に及ぶ執筆・編集作業の結果，漸くここに出版の運びとなった．この間，ご協力いただいた廣川書店社長廣川節男氏，社長室長廣川典子氏，ならびに編集部の方々に深謝する．

2008年3月

赤池　昭紀
石井　邦雄
越前　宏俊
金子　周司

目　次

第1章　中枢神経系疾患 ·· 1

1.1　脳出血 ··(石井邦雄)······ 1
   1.1.1　病態と症状 ··· 2
   1.1.2　薬物治療 ·· 3
   1.1.3　治療薬各論 ··· 5
1.2　脳梗塞 ··(石井邦雄)······ 8
   1.2.1　病態と症状 ··· 8
   1.2.2　薬物治療 ·· 10
   1.2.3　治療薬各論 ··· 13
1.3　くも膜下出血 ··(石井邦雄)···· 17
   1.3.1　病態と症状 ··· 18
   1.3.2　薬物治療 ·· 19
   1.3.3　治療薬各論 ··· 21
1.4　脳腫瘍 ··(石井邦雄)···· 25
   1.4.1　病態と症状 ··· 25
   1.4.2　薬物治療 ·· 27
   1.4.3　治療薬各論 ··· 28
1.5　片頭痛 ··(石井邦雄)···· 31
   1.5.1　病態と症状 ··· 32
   1.5.2　薬物治療 ·· 33
   1.5.3　治療薬各論 ··· 33
1.6　てんかん ··(石井邦雄)···· 36
   1.6.1　病態と症状 ··· 37
   1.6.2　薬物治療 ·· 40
   1.6.3　治療薬各論 ··· 42
1.7　パーキンソン病 ···(石井邦雄)···· 48
   1.7.1　病態と症状 ··· 49
   1.7.2　薬物治療 ·· 51
   1.7.3　治療薬各論 ··· 53
1.8　アルツハイマー病 ···(石井邦雄)···· 61
   1.8.1　病態と症状 ··· 61
   1.8.2　薬物治療 ·· 62

- 1.8.3 治療薬各論 63
- 1.9 うつ病 .... (德山尚吾) 64
  - 1.9.1 病態と症状 64
  - 1.9.2 薬物治療 68
  - 1.9.3 治療薬各論 68
- 1.10 躁病 .... (德山尚吾) 72
  - 1.10.1 病態と症状 72
  - 1.10.2 薬物治療 73
  - 1.10.3 治療薬各論 74
- 1.11 統合失調症 .... (德山尚吾) 75
  - 1.11.1 病態と症状 75
  - 1.11.2 薬物治療 77
  - 1.11.3 治療薬各論 79
- 1.12 神経症 .... (德山尚吾) 80
  - 1.12.1 病態と症状 80
  - 1.12.2 薬物治療 82
  - 1.12.3 治療薬各論 83
- 1.13 心身症 .... (德山尚吾) 85
  - 1.13.1 病態と症状 85
  - 1.13.2 薬物治療 86
  - 1.13.3 治療薬各論 87

第2章 心臓・血管系疾患 .... (田中一彦, 田中孝生, 井尻好雄, 加藤隆児) 89

- 2.1 心不全 89
  - 2.1.1 病態と症状 89
  - 2.1.2 薬物治療 91
  - 2.1.3 治療薬各論 92
- 2.2 不整脈 95
  - 2.2.1 病態と症状 95
  - 2.2.2 薬物治療/治療薬各論 96
- 2.3 虚血性心疾患（狭心症/急性心筋梗塞） 102
  - 2.3.1 病態と症状 102
  - 2.3.2 薬物治療 105
- 2.4 高血圧症 110
  - 2.4.1 病態と症状 110
  - 2.4.2 薬物治療 112
  - 2.4.3 治療薬各論 115

 2.5 低血圧症 ··· 120
  2.5.1 病態と症状 ··· 121
  2.5.2 薬物治療 ··· 122
  2.5.3 治療薬各論 ··· 122
 2.6 その他 ··· 123
  2.6.1 閉塞性動脈硬化症 ··· 123
  2.6.2 心原性ショック ··· 125

第3章　炎症と免疫疾患 ·································(加藤伸一，竹内孝治)··· 127

 3.1 炎　症 ··· 128
  3.1.1 炎症の病態生理 ··· 128
  3.1.2 薬物治療 ··· 130
 3.2 アレルギー概説 ··· 136
  3.2.1 免疫応答 ··· 136
  3.2.2 アレルギーの分類 ··· 138
  3.2.3 アレルギー治療薬 ··· 143
 3.3 アレルギー疾患 ··· 145
  3.3.1 じんま疹 ··· 145
  3.3.2 光線過敏症 ··· 146
  3.3.3 アトピー性皮膚炎 ··· 147
  3.3.4 接触性皮膚炎 ·· 149
  3.3.5 アレルギー性結膜炎 ··· 149
  3.3.6 アレルギー性鼻炎 ··· 150
  3.3.7 アナフィラキシーショック ····································· 152
 3.4 自己免疫疾患 ··· 153
  3.4.1 関節リウマチ ·· 154
  3.4.2 全身性エリテマトーデス ·· 163
 3.5 移植免疫 ··· 165
  3.5.1 拒絶反応 ··· 166
  3.5.2 薬物治療 ··· 166

第4章　骨・関節疾患 ··(金子周司)··· 171

 4.1 骨粗鬆症 ··· 172
  4.1.1 病態と症状 ··· 172
  4.1.2 薬物治療 ··· 174
 4.2 変形性関節症 ··· 178

4.2.1　病態と症状 …………………………………… *178*
　　4.2.2　薬物治療 …………………………………… *178*

第5章　呼吸器疾患 …………………………………（金子周司）… *179*

　5.1　気管支喘息 …………………………………………… *180*
　　5.1.1　病態と症状 …………………………………… *180*
　　5.1.2　薬物治療 …………………………………… *181*
　5.2　慢性閉塞性肺疾患 …………………………………… *186*
　　5.2.1　病態と症状 …………………………………… *186*
　　5.2.2　薬物治療 …………………………………… *187*
　5.3　呼吸器感染症 ………………………………………… *189*
　　5.3.1　かぜ症候群（急性気管支炎，インフルエンザ）… *189*
　　5.3.2　肺　炎 ……………………………………… *190*
　　5.3.3　肺結核 ……………………………………… *191*

第6章　消化器系疾患 ………………………（竹内孝治，加藤伸一）… *195*

　6.1　上部消化管の疾患 …………………………………… *195*
　　6.1.1　食道炎 ……………………………………… *195*
　　6.1.2　胃　炎 ……………………………………… *197*
　　6.1.3　消化性潰瘍 …………………………………… *198*
　　6.1.4　上部消化管疾患治療薬各論 ………………… *200*
　6.2　肝　炎 ………………………………………………… *209*
　　6.2.1　急性ウイルス性肝炎 ………………………… *209*
　　6.2.2　劇症肝炎 …………………………………… *211*
　　6.2.3　慢性肝炎 …………………………………… *212*
　　6.2.4　肝硬変症 …………………………………… *214*
　　6.2.5　肝性脳症 …………………………………… *216*
　　6.2.6　肝疾患治療薬各論 …………………………… *217*
　6.3　小腸・大腸疾患 ……………………………………… *221*
　　6.3.1　便秘と下痢 …………………………………… *221*
　　6.3.2　過敏性腸症候群 ……………………………… *227*
　　6.3.3　大腸炎 ……………………………………… *228*
　6.4　胆嚢の疾患 …………………………………………… *231*
　　6.4.1　胆石症 ……………………………………… *231*
　　6.4.2　胆道炎 ……………………………………… *233*
　6.5　膵臓の疾患 …………………………………………… *234*

	6.5.1	膵炎	234
6.6	痔疾患		238

第7章 内分泌・代謝疾患 …………………………………………… 239

7.1	甲状腺疾患 ……………………………………………………(砂本正明)… 239
	7.1.1 病態と症状 … 239
	7.1.2 甲状腺機能亢進症 … 240
	7.1.3 甲状腺機能低下症 … 243
7.2	副腎皮質の疾患 ………………………………………………(村上元庸)… 246
	7.2.1 クッシング症候群 … 246
	7.2.2 アジソン病 … 249
	7.2.3 原発性アルドステロン症 … 249
	7.2.4 褐色細胞腫 … 250
7.3	尿崩症 ……………………………………………………………(砂本正明)… 250
	7.3.1 中枢性尿崩症 … 251
	7.3.2 腎性尿崩症 … 253
7.4	糖尿病 ……………………………………………………………(村上元庸)… 254
	7.4.1 糖尿病の症状と病態 … 255
	7.4.2 糖尿病薬物治療 … 259
	7.4.3 治療薬各論 … 263
	7.4.4 糖尿病合併症とその予防，治療 … 273
7.5	低血糖症 …………………………………………………………(村上元庸)… 276
	7.5.1 治療 … 278
7.6	脂質異常症 ………………………………………………………(砂本正明)… 278
	7.6.1 病態と症状 … 278
	7.6.2 薬物治療 … 280
	7.6.3 治療薬各論 … 282
7.7	高尿酸血症 ………………………………………………………(砂本正明)… 285
	7.7.1 病態と症状 … 285
	7.7.2 薬物治療 … 286

第8章 血液および造血器疾患 …………………………………… 291

8.1	貧血 ………………………………………………………………(赤池昭紀)… 294
	8.1.1 病態と症状 … 294
	8.1.2 薬物治療 … 295
	8.1.3 治療薬各論 … 297

- 8.2 多血症 ……………………………………………………………(赤池昭紀)…*304*
  - 8.2.1 病態と症状 ………………………………………………………*304*
  - 8.2.2 薬物治療 …………………………………………………………*304*
- 8.3 白血球（顆粒球）減少症 ……………………………………(秋葉　聡)…*305*
  - 8.3.1 病態と症状 ………………………………………………………*305*
  - 8.3.2 薬物治療 …………………………………………………………*306*
  - 8.3.3 治療薬各論 ………………………………………………………*307*
- 8.4 白血病と類縁疾患 ……………………………………………(秋葉　聡)…*308*
  - 8.4.1 病態と症状 ………………………………………………………*308*
  - 8.4.2 薬物治療 …………………………………………………………*310*
  - 8.4.3 治療薬各論 ………………………………………………………*312*
- 8.5 血小板の異常（紫斑病） ……………………………………(佐藤隆司)…*316*
  - 8.5.1 病態と症状 ………………………………………………………*316*
  - 8.5.2 薬物治療 …………………………………………………………*317*
  - 8.5.3 治療薬各論 ………………………………………………………*318*
- 8.6 血液凝固異常症 ………………………………………………(佐藤隆司)…*320*
  - 8.6.1 病態と症状 ………………………………………………………*320*
  - 8.6.2 薬物治療 …………………………………………………………*324*
  - 8.6.3 治療薬各論 ………………………………………………………*325*

第9章　腎・泌尿器・生殖器疾患 ……………………………(小野孝彦)…*333*

- 9.1 腎不全 ……………………………………………………………………*334*
  - 9.1.1 急性腎不全 …………………………………………………………*336*
  - 9.1.2 慢性腎不全 …………………………………………………………*338*
  - 9.1.3 薬剤性腎障害 ………………………………………………………*341*
  - 9.1.4 血液浄化療法 ………………………………………………………*342*
  - 9.1.5 腎移植 ………………………………………………………………*346*
- 9.2 腎炎 ………………………………………………………………………*348*
  - 9.2.1 急性糸球体腎炎 ……………………………………………………*349*
  - 9.2.2 慢性糸球体腎炎 ……………………………………………………*349*
- 9.3 ネフローゼ症候群 ……………………………………………………*352*
  - 9.3.1 病態と症状 …………………………………………………………*352*
  - 9.3.2 薬物治療 ……………………………………………………………*353*
  - 9.3.3 治療薬各論 …………………………………………………………*353*
- 9.4 糖尿病性腎症 …………………………………………………………*355*
  - 9.4.1 病態と症状 …………………………………………………………*355*
  - 9.4.2 薬物治療 ……………………………………………………………*355*

- 9.4.3 治療薬各論 ... 356
- 9.5 尿路結石症 ... 356
  - 9.5.1 病態と症状 ... 356
  - 9.5.2 薬物治療 ... 357
  - 9.5.3 治療薬各論 ... 357
- 9.6 前立腺肥大症 ... 358
  - 9.6.1 病態と症状 ... 358
  - 9.6.2 薬物治療 ... 359
  - 9.6.3 治療薬各論 ... 359
- 9.7 性機能障害 ... 360
  - 9.7.1 病態と症状 ... 360
  - 9.7.2 薬物治療 ... 361
  - 9.7.3 治療薬各論 ... 361
- 9.8 微弱陣痛 ... 362
  - 9.8.1 病態と症状 ... 362
  - 9.8.2 薬物治療 ... 362
  - 9.8.3 治療薬各論 ... 362

第10章 感覚器疾患 ... 365

- 10.1 緑内障 ... (赤池昭紀, 石井邦雄) ... 365
  - 10.1.1 病態と症状 ... 366
  - 10.1.2 薬物治療 ... 368
  - 10.1.3 治療薬各論 ... 374
- 10.2 白内障 ... (赤池昭紀, 石井邦雄) ... 376
  - 10.2.1 病態と症状 ... 376
  - 10.2.2 薬物治療 ... 378
  - 10.2.3 治療薬各論 ... 379
- 10.3 めまい ... (赤池昭紀) ... 380
  - 10.3.1 病態と症状 ... 381
  - 10.3.2 薬物治療 ... 382
- 10.4 副鼻腔炎 ... (赤池昭紀) ... 384
  - 10.4.1 病態と症状 ... 384
  - 10.4.2 治療薬各論 ... 385
- 10.5 扁桃炎 ... (赤池昭紀) ... 386
  - 10.5.1 病態と症状 ... 387
  - 10.5.2 薬物治療 ... 387

第11章 感染症 ………………………………………………………(越前宏俊)…389

11.1 感染症総論 …………………………………………………………………389
11.1.1 抗生物質選択の原則 ………………………………………………389
11.1.2 抗生物質の選択 ……………………………………………………390
11.1.3 抗菌薬の選択と投与計画に影響する患者側因子 ……………391
11.1.4 代表的な抗生物質とその特徴 ……………………………………392
11.1.5 菌交代現象 …………………………………………………………401
11.2 細菌感染症 …………………………………………………………………402
11.2.1 耳鼻咽喉部位の感染症（中耳炎，副鼻腔炎，咽頭炎）………402
11.2.2 感染性胃腸炎 ………………………………………………………403
11.2.3 腹腔内感染症 ………………………………………………………404
11.2.4 胆嚢炎・胆管炎 ……………………………………………………405
11.2.5 尿路感染症 …………………………………………………………405
11.2.6 細菌性髄膜炎 ………………………………………………………406
11.2.7 性行為感染症 ………………………………………………………406
11.2.8 ハンセン病（らい病）………………………………………………408
11.3 ウイルス感染症 ……………………………………………………………408
11.3.1 ヘルペスウイルス感染症 …………………………………………409
11.3.2 サイトメガロウイルス感染症 ……………………………………411
11.3.3 ヒト免疫不全ウイルス感染症 ……………………………………411
11.4 真菌感染症 …………………………………………………………………413
11.4.1 全身性真菌感染症 …………………………………………………413
11.4.2 深在性真菌症に有効な抗真菌薬 …………………………………414
11.4.3 皮膚糸状菌感染症 …………………………………………………415
11.5 寄生虫・原虫感染症 ………………………………………………………416
11.5.1 赤痢アメーバ症 ……………………………………………………416
11.5.2 ジアルジア症 ………………………………………………………417
11.5.3 マラリア ……………………………………………………………417
11.5.4 消化管寄生虫症 ……………………………………………………417

第12章 悪性腫瘍（癌）……………………………………………………(平井みどり)…419

12.1 癌治療における薬物治療 …………………………………………………419
12.1.1 癌の診断と病期分類 ………………………………………………422
12.1.2 抗癌薬の効果評価 …………………………………………………423
12.1.3 抗癌薬の分類 ………………………………………………………424

- 12.1.4 抗癌薬の副作用と対策 …………………………… *426*
- 12.1.5 抗癌薬の投与過誤防止 …………………………… *427*
- 12.1.6 合併症のある患者への投与 …………………………… *427*
- 12.1.7 薬物相互作用 …………………………… *428*
- 12.1.8 癌治療におけるチーム医療 …………………………… *429*
- 12.2 臓器別の癌化学療法について …………………………… *429*
  - 12.2.1 肺癌 …………………………… *429*
  - 12.2.2 乳癌 …………………………… *431*
  - 12.2.3 胃癌・食道癌 …………………………… *434*
  - 12.2.4 大腸癌 …………………………… *436*
  - 12.2.5 肝・胆・膵癌 …………………………… *438*
  - 12.2.6 卵巣癌 …………………………… *440*
  - 12.2.7 子宮癌 …………………………… *440*
  - 12.2.8 前立腺癌 …………………………… *441*
- 12.3 疼痛管理 …………………………… *443*
  - 12.3.1 癌と疼痛 …………………………… *443*
  - 12.3.2 オピオイド …………………………… *445*
  - 12.3.3 鎮痛補助薬について …………………………… *447*
  - 12.3.4 非薬物療法 …………………………… *448*
  - 12.3.5 精神面のケア …………………………… *448*

索引 …………………………… *451*

第1章 中枢神経系疾患

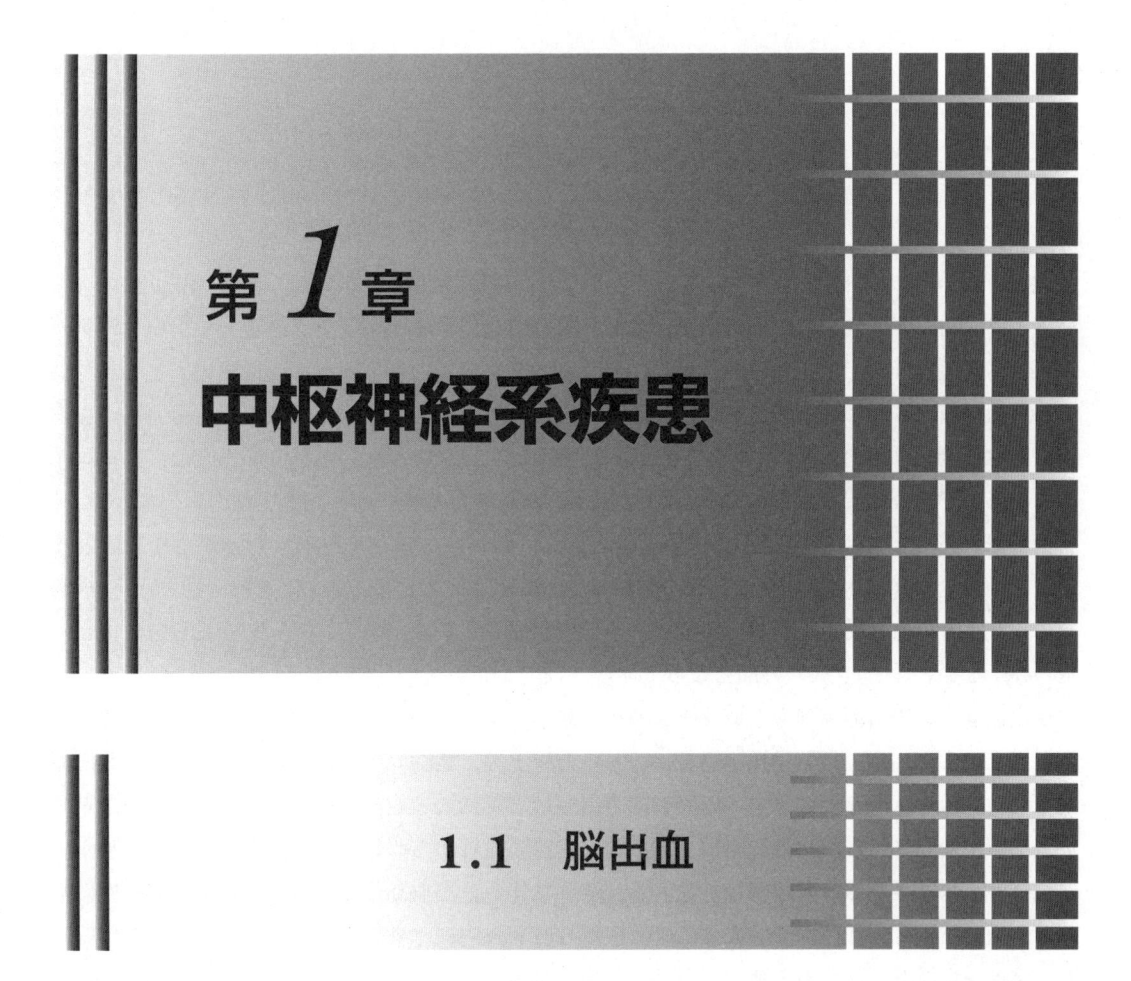

1.1 脳出血

　脳出血とは動脈の破裂により脳実質内に出血が生じたものをいう．脳梗塞，くも膜下出血とともに脳卒中3大疾患の一つである．近年の画像診断技術（CT, MRI, MRA）の発達により，小出血も容易に発見されるようになった．

　発症率は10万人当たり年間50人程度であり，脳卒中全体の25〜30％を占める．発症のピークは60〜70歳代にあり，女性よりも男性に多い．日中活動時の発症例が多く，季節的には冬期に多く夏期に少ない．

　近年，生活環境の変化や高血圧管理の充実とともに発症率は低下しているものの，血腫が大きい場合，脳ヘルニアが原因で1週間以内に死亡する例が多い．死亡率は約30％とかなり高い．この時期を過ぎると生命予後は良くなるものの，誤嚥性肺炎や消化管出血，心疾患の合併は予後を悪化させるので，適切な処置が必要である．血腫の退縮に伴い神経症状は軽快するが，ある程度の障害が残るのが普通である．脳出血の再発率は脳梗塞より低い．

1.1.1 病態と症状

　成人の脳出血の約80％は，高血圧を背景とした高血圧性脳出血である．直径150 μm前後の穿通枝に類線維素変性または血管壊死が生じ，それに起因する小動脈瘤が破綻して出血する例が多い．高血圧以外に，アルコール，喫煙，低コレステロール血症も脳出血の危険因子とされている．脳動脈瘤，脳動静脈奇形，血管腫，脳腫瘍，頭部外傷，脳動脈炎，血液疾患（白血病，血友病），抗凝固療法の副作用等が原因で起こることもある．70歳以上の高齢者の場合は，アミロイドアンギオパチーの頻度が高くなる．一方，小児や若年者の場合は非高血圧性の脳出血が多く，脳動静脈奇形，脳動脈瘤，ウィリス動脈輪閉塞症（いわゆるモヤモヤ病）などが主な原因となる．出血の起こりやすさは，大脳が全体の約80％と圧倒的に多く，橋/延髄（10％）や小脳（10％）は比較的少ない．大脳の中では，被殻/外包（40〜60％）に多くみられ，視床（20〜30％），皮質下（〜10％）の順となっている．

　脳出血は，何の前駆症状もないまま，頭痛，悪心，嘔吐等の症状が日中の活動時に突発的に現れて発症する．高血圧性脳出血の場合，著しい血圧上昇，意識障害，片麻痺，項部硬直，共同偏視などの症状を示すことが多い．脳実質内の出血は直ちに周辺組織を破壊するが，出血の量が多いと血腫が形成される．出血の持続，再出血，近傍の血管からの新たな出血などにより血腫が成長すると，傷害される神経組織は拡大する．それに伴い，出血部位特有の局所症状は進行性に推移し，通常，数分〜数時間で完成する．発症後6時間以内に，破綻した血管の内側で血液が凝固して出血が止まる．これらの変化に遅れて，出血巣周囲の浮腫による圧迫や虚血が加わり，全般症状が現れる．時間経過とともに血腫は吸収されて縮小するため，全般症状は軽快する．重症度と予後は，このときできる血腫の大きさで左右される．

　血腫の発生部位による脳出血の分類と，それらでみられる代表的局所症状は次の通りである．
① 被殻出血：反対側上下肢に片麻痺と知覚障害，病側への共同偏視，言語障害

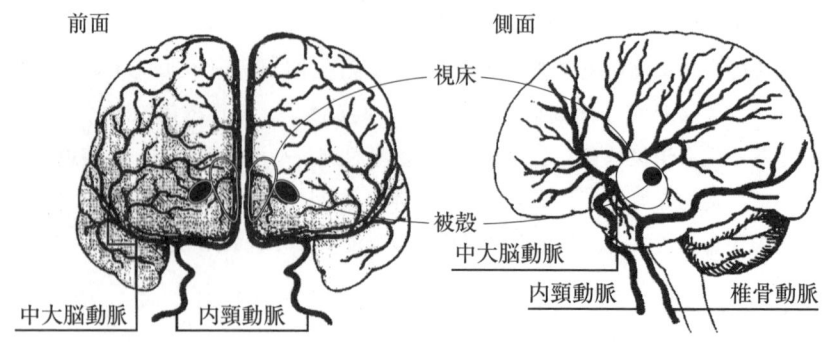

図1.1　脳血管

出血の起きやすい被殻および視床は，大脳の内側深部に存在する．それらの大体の位置と大きさを，図中に示した．

② 視床出血：反対側上下肢に片麻痺と知覚障害，下方への共同偏視と縮瞳
③ 橋出血：四肢麻痺，呼吸障害，両側の著しい縮瞳，昏睡
④ 小脳出血：嘔吐，回転性めまい，四肢麻痺を欠く運動失調，激しい後頭部痛，片麻痺や言語障害などの神経症状を示さない例が多い
⑤ 皮質下出血：頭痛，片麻痺，半身感覚障害，異常言動，失語などの部位に応じた症状

　一般に容態は脳梗塞より重篤であり，脳神経における破壊性病変なので，いったん失われた機能の回復は難しく，麻痺や失語などの後遺症が残存することが多い．また，誤嚥性肺炎，中枢性の消化管出血などを高頻度で合併する．

1.1.2　薬物治療

　血栓溶解薬，抗凝固薬および抗血小板薬が禁忌である以外は，脳卒中共通の治療法となる．薬物治療は，急性期と慢性期とで対応が異なる．

　薬物治療のほかに，脳室ドレナージ，定位的血腫吸引術，開頭血腫除去術等の外科的治療を施行するのが普通である．

A. 急性期

　厳重な血圧管理による再出血の予防と，血腫による圧迫が原因で虚血に陥っている神経の損傷を最小限に食い止めることが主な目的となる．出血が軽度の場合は内科的に治療するが，中等度〜高度で，意識障害や運動障害が認められる場合は，外科的に血腫を除去する必要がある．また，予後を大きく左右する合併症対策も重要である．頭痛を緩和するために非経口的に麻酔薬を，不安を和らげるためにベンゾジアゼピン系の抗不安薬を，また悪心や嘔吐を抑制するためにフェノチアジン系の精神安定薬を使用することがある．

1）血圧管理

　高血圧性脳出血の場合は，血圧は著しい高値を示すことが多い．血圧と再出血の頻度/程度は相関するので，血圧の管理は重要である．脳浮腫，低酸素血症，不安，ストレスなどの昇圧に関わる因子を除外するだけで不十分な場合は，降圧薬を投与する．Ca^{2+}チャネル遮断薬が第1選択となる．過度の降圧は脳虚血を招くので，150/90 mmHg程度を目安とする．まずニフェジピン・カプセル内容の舌下投与により血圧をある程度下げ，静脈を確保した後に，ニカルジピン塩酸塩（静注）やジルチアゼム塩酸塩で血圧をコントロールするのが一般的である．アンギオテンシン変換酵素（ACE）阻害薬やアンギオテンシンAT_1受容体遮断薬（ARB）も経口投与で用いられる．ただし，脳血管の拡張により，頭蓋内圧を上昇させる可能性があるので注意する．

2）頭蓋内圧管理と浮腫防止

　出血部位周辺には，血腫に伴う脳浮腫が認められることが多い．脳浮腫による頭蓋内圧の上昇

は，脳組織全体を圧迫して虚血に基づく全般症状を引き起こすため，抗脳浮腫薬を用いて頭蓋内圧低下を図る必要がある．高張液を静脈内に投与すると血漿浸透圧が上昇する．その結果，脳脊髄液が血管内に移動し，頭蓋内圧が低下する．脳が存在する頭蓋骨内側は閉鎖された空間なので，わずかな脳脊髄液量の変化が大きな圧変化をもたらす．通常は，腎障害が少なく，電解質異常をきたしにくい高張性の濃グリセリン・果糖（点滴静注）が用いられる．脳浮腫が高度で急速に脳圧を下げる必要のある場合にはD-マンニトール（点滴静注）も用いられるが，リバウンドを起こしやすく，注意が必要である．炎症を除去する目的で，デキサメタゾンやプレドニゾロンなどの副腎皮質ステロイドを点滴静注することもある．出血が続いている患者や出血傾向のある患者には，止血薬として抗プラスミン薬のトラネキサム酸やε-アミノカプロン酸が用いられる．

3）合併症対策

消化管出血：発作後1～2週の間に，中枢性の重篤な消化管出血をきたすことが多い．特に，胃・十二指腸潰瘍の既往を有する患者では十分な注意が必要である．近年，ヒスタミンH_2受容体遮断薬（ファモチジン：緩徐静注）やプロトンポンプ阻害薬（オメプラゾール：緩徐静注）により予防が可能となり，脳出血の予後は大幅に改善された．

誤嚥性肺炎：嘔吐物の誤嚥や，意識障害による気道内分泌物の喀出困難などから誤嚥性肺炎を生じやすい．口腔ケア，ベッドアップなどによる予防対策が有効であるが，感染を起こしてしまった場合は，適切な抗菌薬で対処する．

痙攣：皮質下出血では痙れんが起こる可能性があり，痙れん発作により二次的な脳神経細胞の損傷が生じることがある．抗痙れん薬（フェニトイン：緩徐静注）で予防する．

その他：虚血性心疾患や不整脈がみられることがあるので，適切な薬物で対応する．

B. 慢性期

この時期の治療は，長期的に再発の防止を図ることと，リハビリテーションによる障害された機能の回復が中心となる．

1）血圧管理

慢性期における薬物療法の対象のうち，最も重要なものである．Ca^{2+}チャネル遮断薬，アンギオテンシン変換酵素（ACE）阻害薬，アンギオテンシンAT_1受容体遮断薬（ARB），アドレナリン$α_1$受容体遮断薬などの降圧薬が用いられる．

2）脳機能の回復

脳出血による虚血が原因で低下した脳神経機能を回復させる目的で，血管拡張作用，血小板凝集抑制作用，赤血球変形能亢進作用などを有する薬物（イフェンプロジル酒石酸塩，ニセルゴリン，イブジラスト，アマンタジン塩酸塩，フマル酸ニゾフェノン，オザグレルナトリウムなど）や脳代謝を直接賦活化するとされる薬物（化学合成薬のホパンテン酸カルシウム，メクロフェノキサート塩酸塩など，内因性生理活性物質のシチコリン，アデノシン三リン酸二ナトリウム（ATP），チトクロムc，γ-アミノ酪酸（GABA）など）が用いられる．これらはまとめて脳循

環・代謝改善薬と称される．脳血管障害後遺症と慢性的な脳循環障害に起因する頭痛，めまい，しびれ感，自発性低下，感情障害などの各種自覚症状・精神症状に対する改善効果がある．

1.1.3　治療薬各論

血圧管理，合併症対策に用いられる薬物に関してはは，それぞれ別項を参照されたい．本項では，頭蓋内圧管理に用いられる薬物と脳循環・代謝改善薬と称される一群の薬物について解説する．

1.1.3.1　頭蓋内圧管理に用いられる薬物

A. 浸透圧利尿薬

1）濃グリセリン・果糖

［作用機序・薬理作用の特徴］　静注により，脳水分量の減少に基づく，速やかで強い頭蓋内圧下降作用および眼内圧下降作用を示す．脳卒中時には，脳血流量増加，脳酸素消費量増加，脳組織代謝改善等が認められ，虚血状態から正常状態への回復作用により，脳虚血性障害に対し保護的に作用する．

［副作用・相互作用］　重大な副作用に乳酸アシドーシス（頻度不明）がある．その他の副作用として比較的頻度の高い（0.1～5％未満）ものに，血尿，尿意，悪心，低カリウム血症，頭痛，口渇がある．

［適用・使用方法・薬物動態］　頭蓋内圧亢進，頭蓋内浮腫の治療のほか，眼内圧下降を目的として用いられる．1回200～500 mLを1日1～2回，500 mL当たり2～3時間かけて点滴静注する．齧歯類では，静注されたグリセリンはほぼ全身に分布し，ほぼ半量が48時間までに呼気中に排泄される．尿中排泄量は約0％，糞中排泄量はきわめて少ない．

2）D-マンニトール

ほぼ同様の薬理作用を発揮するが，重大な副作用として急性腎不全および電解質異常（代謝性アシドーシス，高カリウム血症，低ナトリウム血症）が知られている．また，投与中止によりリバウンドを生じ頭蓋内圧が上昇する危険がある．体内でほとんど代謝を受けない．腎糸球体からろ過され，尿細管でほとんど再吸収されず尿中に排泄される．

B. 脳循環・代謝改善薬

1）イフェンプロジル酒石酸塩

［作用機序・薬理作用の特徴］　血管平滑筋に対する直接的な弛緩作用と非選択的な交感神経α受容体遮断作用により，脳動脈血流量を著明に増加させる．また，虚血脳組織における代謝

表1.1 脳出血治療薬

分 類	薬物名(商品名)	適 応	作用と特徴	主な副作用	備 考
浸透圧利尿薬	濃グリセリン・果糖 concentrated glycerin・fructose (グリセオール)	頭蓋内圧亢進,頭蓋内浮腫の改善による次の疾患に伴う意識障害,神経障害,自覚症状の改善:脳梗塞(脳血栓,脳塞栓),脳内出血,くも膜下出血,頭部外傷,脳腫瘍,髄膜炎.	脳水分量の減少により,頭蓋内圧を下降させる.脳卒中時には,脳血流量増加や脳組織代謝改善が認められ,脳保護的に作用する.	重大な副作用に乳酸アシドーシスがある.その他に血尿,尿意,悪心,低カリウム血症,頭痛,口渇など.	1回200〜500 mLを100〜200 mL/hrの速度で1日1〜2回点滴静注する.投与速度が速すぎると,溶血,腎障害,脱水,乳酸アシドーシスなどを起こしやすくなるので要注意.
	D-マンニトール D-mannitol (マンニゲン,マンニットール)	脳圧降下および脳容積の縮小を必要とする場合.	血漿浸透圧の上昇により脳脊髄液圧を降下させる.	重大な副作用に電解質異常(代謝性アシドーシス,高カリウム血症,低ナトリウム血症),大量投与時の急性腎不全がある.その他に,胸部圧迫感,頭痛,めまい,口渇,悪心,悪寒,電解質失調等の脱水症状など.	1回1〜3 g/kgを15〜20%高張液として点滴静注.最大1日量200 g.急性頭蓋内血腫のある患者には禁忌.
脳循環・代謝改善薬	イフェンプロジル酒石酸塩 ifenprodil tartrate (セロクラール)	脳梗塞後遺症,脳出血後遺症に伴うめまいの改善.	直接的またアドレナリンα-受容体遮断を介する作用で血管平滑筋を弛緩させ,脳血流量を増加させる.脳組織の代謝異常改善作用や抗血小板作用もある.	口渇,悪心・嘔吐,食欲不振,頭痛,めまい,発疹,動悸,AST(GOT)・ALT(GPT)上昇など.	1回20 mg,1日3回毎食後.頭蓋内出血後,止血が完成していない患者には禁忌.
	ニセルゴリン nicergoline (サアミオン)	脳梗塞後遺症に伴う慢性脳循環障害による意欲低下の改善.	血小板凝集抑制作用,赤血球変形能亢進作用により血液流動性を改善する.中枢神経系において,コリン作動系及びドパミン作動系神経機能亢進作用を示す.脳エネルギー代謝障害改善作用がある.T型カルシウムチャンネル遮断作用を有する.	食欲不振,下痢,便秘,悪心,発疹,頭痛,AST(GOT)・ALT(GPT)の上昇,腹痛,めまい,動悸,眠気,倦怠感など.	1日15 mg,3回に分服.頭蓋内出血後,止血が完成していない患者には禁忌.

表1.1 つづき

分類	薬物名(商品名)	適応	作用と特徴	主な副作用	備考
脳循環・代謝改善薬	メクロフェノキサート塩酸塩 meclofenoxate hydrochloride (ルシドリール)	脳術後の意識障害，頭部外傷の急性期における意識障害．	中枢神経賦活作用，抗低酸素作用，脳代謝促進作用，脳血流増加作用を示す．	不眠，頭痛，悪心，食欲不振，AST（GOT）・ALT（GPT）の上昇など．	錠：1回100〜300 mg, 1日3回．注：1回250 mg, 1日1〜3回静注または筋注．
	アデノシン三リン酸二ナトリウム adenosine triphosphate disodium (アデホスコーワ，トリノシン)	頭部外傷後遺症に伴う諸症状の改善．	血管拡張作用，代謝賦活作用，心筋・平滑筋収縮力増強作用，神経伝達亢進作用を有する．	注：重大な副作用にショック様症状がある．その他に，胃腸障害，悪心，全身拍動感，そう痒感，頭痛，眠気，耳鳴など．	顆・錠：1回40〜60 mg．注：1回5〜40 mg, 1日1〜2回を徐々に静注．注：脳出血直後の患者には禁忌．

異常改善作用や抗血小板作用も有する．

［副作用・相互作用］ 重大な副作用は報告されていない．副作用の頻度は2〜3％程度であり，口渇，悪心・嘔吐，食欲不振などの消化器系の副作用が最も多い．頭痛，めまい，発疹，動悸，AST（GOT）・ALT（GPT）上昇などがみられることもある．

［適用・使用方法・薬物動態］ 脳梗塞後遺症や脳出血後遺症に伴うめまいの改善に適応がある．1回20 mgを1日3回食後に服用する．血中からの消失半減期は約1.3時間であり，投与後24時間以内に約30％が尿中に，約60％が糞中に排泄される．

2）メクロフェノキサート塩酸塩

［作用機序・薬理作用の特徴］ 中枢神経賦活作用および抗低酸素作用がある．脳内へのグルコースの移行と脳内におけるグルコースの代謝を促進するとともに，脳血流量を増加させる．

［副作用・相互作用］ 不眠，悪心，食欲不振などの頻度が比較的高い．重大な副作用は知られていない．

［適用・使用方法・薬物動態］ 意識障害および眩暈の改善に効果が認められており，錠剤または注射（静注または筋注）で用いられる．体内で加水分解され，大部分は活性代謝物のパラクロルフェノキシ酢酸になり，尿中に排泄される．パラクロルフェノキシ酢酸の$t_{1/2}\beta$は8.4時間である．

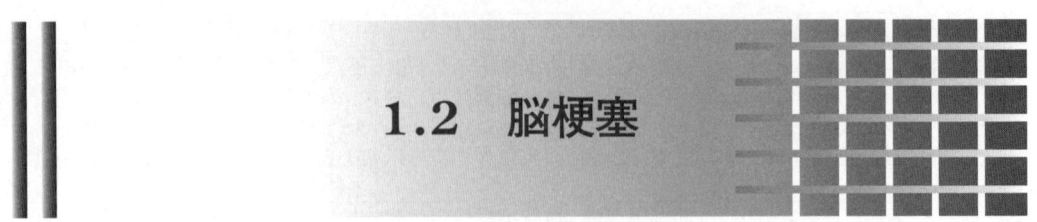
1.2 脳梗塞

　脳梗塞は，脳動脈の狭窄または閉塞により脳の血流量が減少し，その結果，脳を構成する神経細胞に虚血に起因する壊死が生じる疾患である．脳は虚血に最も脆弱な臓器の一つであり，脳の血流量が正常の 10 ～ 20 ％以下になると，壊死に陥るといわれる．このような状態を，病理学的に脳軟化 cerebral softening と呼ぶこともある．

　脳梗塞の発症率は 10 万人に対して 100 ～ 150 人程度であり，死亡率は 10 万人に対して約 70 人と高率である．わが国における死因の第 3 位は脳血管疾患であるが，そのうち脳梗塞が占める割合は 64 ％で，脳出血の 25 ％，くも膜下出血の 11 ％に比較してはるかに多い．男女比は約 3：2 で男性のほうが多い．罹患率と死亡率は加齢とともに増加する．

　神経学的機能の回復は，患者の年齢，健康状態，梗塞の部位・大きさなどに依存する．急性期の症状が重篤であるほど，また高年齢，高血圧，糖尿病などの危険因子を有するほど，予後は不良となる．長期にわたり回復し続ける患者もいるが，6 か月経っても残存する障害は永続する可能性が高い．脳梗塞の再発率は比較的高く，そのたびに神経障害が加わりやすい．

　CT や MRI などの画像診断技術の発達により，全く症状のみられない無症候性脳梗塞も見出されるようになった．原因は高血圧性の細動脈硬化に基づく 1 cm 以下のラクナ梗塞が大半を占め，罹患率は加齢とともに増加する．70 歳以上では，約 30 ％である．また，局所神経症状が 24 時間（多くは 1 時間）以内に消失する一過性脳虚血発作 transient ischemic attack（TIA）や，3 週間以内に回復する可逆性脳虚血性神経障害 reversible ischemic neurological deficit（RIND）も知られている．

1.2.1　病態と症状

　発症のメカニズムから，1）塞栓性，2）血栓性，および 3）血行動態性に分類することができる．背景に高血圧症，糖尿病，高脂血症などの生活習慣病が存在することが多い．

1）塞栓性の脳梗塞

　主に心臓で形成された血栓が血流に乗って移動し，脳血管を閉塞することによって起こるが，塞栓源としては心臓のほかに大動脈や頸動脈，脳主幹動脈などの動脈壁在血栓もあり，前者を心原性脳塞栓症 cardiogenic embolism，後者を動脈原性脳塞栓症 artery-to-artery embolism と呼ぶ．高齢者では心房細動を起こす頻度が高いため塞栓症の率が高いが，若年者では血栓性脳梗塞

の割合が少ないため，脳塞栓症の相対頻度が高い．しばしば，脾，腎，四肢，肺など，他臓器の塞栓症を合併する．

発作は昼夜および安静時・活動時を問わず起こりうる．心原性脳塞栓症による症状は突発的に発現し，きわめて急速に進行するため，数秒ないし数分以内に完成することもある．中大脳動脈領域における大梗塞の頻度が高い．病巣反対側に顔面や上下肢の片麻痺などの局所神経症状が現れ，梗塞部位に応じて意識障害，悪心，嘔吐，失禁などを伴うことが多い．

心臓の塞栓源としては，心房細動，心内膜炎，心弁膜症，最近の心筋梗塞の既往，卵円孔開存などがある．塞栓性の脳梗塞は約30%以上が出血性となることが知られている．塞栓による閉塞部が再開通を起こす際に，通常よりも多量の血液が梗塞部に流れ込む（反応性充血）ため，虚血によって障害を受けた毛細血管が破綻して生じると考えられている．

梗塞が大脳半球に生じると，片麻痺，失語，失行，失認，半盲などを呈し，小脳に生じると，めまい，嘔気・嘔吐，運動失調などが現れる．虚血の範囲が小さい場合は，これらの局所症状のみを呈するが，虚血の範囲が大きい場合には，発症時から意識障害がみられる．まれに，塞栓が動脈の末梢に移動することにより，症状が急激に改善することがある．

2）血栓性脳梗塞

内頸動脈，椎骨動脈，中大脳動脈などに生じたアテローム性動脈硬化が原因となって脳血管が狭窄・閉塞して発症するが，穿通枝の細動脈硬化が原因で生じる小梗塞を，特にラクナ梗塞という．睡眠中あるいは安静時に発症することが多く，症状は数時間から数日の経過で階段状に進行

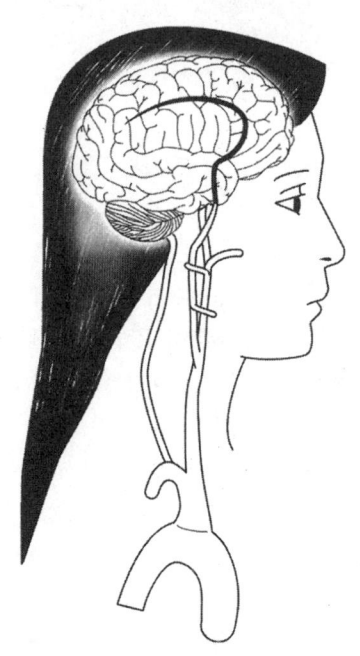

図 1.2　脳梗塞

中大脳動脈（内頸動脈最大の枝）が起始部近傍で閉塞すると，図中の黒色で示した血管部分の血流が途絶え，大脳皮質外側面，大脳基底核，内包，視床など，脳の広い範囲に障害が現れる．

する．内頸動脈系に血栓が生じた場合，局所症状は一側性で，反対側の片麻痺，半身感覚障害を呈し，これに付随して失語，失認などを示すこともある．

椎骨脳底動脈系の血栓症では，症状が両側性に現れることがあり，運動麻痺，感覚障害，小脳症候，各種脳神経症候などが種々の組合せでみられる．高血圧，糖尿病，高脂血症など，動脈硬化とその促進因子を基礎疾患として有する例が多く，心電図異常や網膜動脈硬化がしばしばみられる．

ラクナ梗塞は被殻，橋，視床，尾状核など，脳深部の細い穿通枝に生じた血栓が原因で起こるが，まれに塞栓性のものある．危険因子としては高血圧が最も重要である．多数のラクナにより四肢の痙縮，Babinski徴候，小刻み歩行，知能低下（認知症），感情障害，尿失禁などを呈することがあるが，2/3は無症状で無症候性脳梗塞といわれる．

3）血行動態性脳梗塞

血圧低下や心拍出量低下が原因となり，主幹脳動脈の閉塞や高度狭窄が生じて脳梗塞をきたすものをいい，皮質枝系血栓症または動脈原性塞栓症と合併することで発症する．

上記症状に加え，急性期に特徴的な症状として項部硬直がある．血腫が原因で脳浮腫を生じると，その程度に応じて意識レベルは低下する．脳浮腫は発症後3～4日目に最も強く，この時期には脳ヘルニアによる生命の危険がある．

1.2.2　薬物治療

急性期脳梗塞の薬物治療は，循環管理，対症療法，合併症対策を基本とする．抗脳浮腫療法，血栓溶解療法（経静脈的投与），抗凝固薬，抗血小板薬，ステロイド，脳保護薬などが用いられる．発症直後は血圧が高いことが多いが，降圧薬の使用は発症後1か月以内は原則禁忌である．脳梗塞により脳血流の自動調節能autoregulationが障害されているので，降圧は脳循環を更に悪化させるおそれがあるからである．脳浮腫が顕著な重症の脳塞栓例以外では，脱水を避け，血液粘度を下げるために，十分な輸液を行う．脳浮腫が認められる症例では，浮腫の程度に応じて，高張液の濃グリセリン・果糖を投与する．

一方，慢性期の治療で最も重要なのは再発予防対策である．脳梗塞の年間再発率は10％前後であり，生活習慣の是正を含む危険因子対策が必要となるが，その中で最も影響が大きく，かつ対処可能な危険因子は高血圧である．したがって，血圧の管理が重要である．塞栓性の例には抗凝固薬が，また血栓性の例には抗血小板薬が再発予防に有効である．チクロピジンはアスピリンよりも有効性で優るが，多くの患者には，副作用の少ない低用量のアスピリンが適する．認知症・うつ症状などの精神神経系の後遺症には，脳循環・代謝改善薬，抗不安薬，抗うつ薬，抗てんかん薬，向精神薬，睡眠導入薬，抗パーキンソン病薬などが用いられる．

1.2.2.1 脳塞栓症

A. 急性期治療（発作後〜48時間）

① **塞栓の溶解**：虚血の程度と持続時間は脳梗塞の重症度を左右するため，早期の血流再開通が何よりも重要である．一般に，虚血後2〜3時間を経過すると，梗塞巣の組織学的形態はそれ以後と区別できなくなるといわれる．血栓溶解薬（アルテプラーゼ，パミテプラーゼ，ウロキナーゼなど）を速やか（発症3時間以内）に静脈内または閉塞動脈内へ直接注入することにより，形成されている血栓/塞栓の溶解を図る．組織プラスミノーゲン活性化因子 tissue-plasminogen activator（t-PA）はフィブリン塊上でプラスミノーゲンをプラスミンへ活性化するので，血栓に対する特異性が高く，出血傾向が少ない．発症後3時間までの超急性期における使用は問題ないが，それ以後は，出血性梗塞への移行に注意しなければならない．また，消化管出血を有する患者には使用できない．

② **フリーラジカルの消去**：フリーラジカルは虚血/虚血再灌流に伴う脳血管・脳神経障害の主要な因子である．フリーラジカルは生体膜脂質の不飽和脂肪酸を過酸化することで血管内皮細胞および神経細胞を傷害し，その結果，脳機能障害を引き起こす．フリーラジカルを消去する作用のあるエダラボン（点滴静注）を投与して，脳神経細胞の酸化的傷害を防止する．発症後24時間以内に使用することで，脳浮腫，神経症候，遅発性神経細胞死などの虚血性脳血管障害の発現および進展・増悪の抑制と，それに基づく脳保護作用を期待できる．

③ **脳浮腫の予防**：脳塞栓症では脳浮腫が高率でみられるため，濃グリセリン・果糖を使用する．切迫脳ヘルニアのような緊急時にはマンニトールを用いる．

④ **再発の予防**：特に心房細動や心筋梗塞の既往歴のある患者では，急性期から再発が多いため，梗塞巣が比較的小さく，かつ出血性梗塞や重篤な高血圧がない場合は，早期から抗凝固薬（ヘパリンナトリウム）を予防的に投与する．1.5〜2倍の活性化部分トロンボプラスチン時間を維持可能な低用量のヘパリンナトリウムを最初の7〜10日間点滴静注し，その後，経口投与が可能なワルファリンカリウムに切り替える．

⑤ **上部消化管出血の予防と治療**：中枢性に上部消化管出血をきたすことが多いので，特に，胃，十二指腸潰瘍の既往を有する患者では十分な注意が必要である．ヒスタミン H_2 受容体遮断薬（シメチジン，ファモチジン，ラニチジン塩酸塩など：静注または点滴静注）やプロトンポンプ阻害薬（オメプラゾール：静注または点滴静注）の予防的投与を行う．

B. 慢性期治療

脳塞栓症は，脳血栓症に比べて再発率が高いため，その予防対策が重要となる．心腔内で形成される血栓はフィブリン血栓が主体なので，心原性脳塞栓症の再発予防には抗凝固薬が第1選択となる．CTにより出血性梗塞がないことを確認してから，抗凝固療法を行う．ワルファリン投与は脳塞栓症の発症を有意に減少させるが，高齢者では副作用として頭蓋内出血が多くみられるので，アスピリンを用いる．

脳浮腫が強く現れる時期なので，濃グリセリン・果糖の点滴静注を継続して，その予防と治療

にあたる．また，脳虚血がもたらすさまざまな神経症状の改善も，この時期の重要な治療目標となる．脳循環・代謝改善薬（チクロピジン，イフェンプロジル，ニセルゴリン，ニゾフェノン，ファスジル，イブジラスト，シチコリン，ATP，チトクロム c，γ-アミノ酪酸（GABA），γ-オリザノール，ホパンテン酸カルシウム，メクロフェノキサート塩酸塩，塩酸チアプリド，アマンタジン塩酸塩など）は，頭痛・めまい・しびれ感・自発性低下・感情障害等の後遺症に有効とされる．

1.2.2.2 アテローム血栓性脳梗塞

A. 急性期治療

① **脳浮腫の予防**：濃グリセリン・果糖の点滴静注を行う．
② **血小板凝集の阻止**：血栓性脳梗塞では血小板機能や凝固能亢進の関与が大きいため，病態に応じて抗血小板薬（オザグレルナトリウム，チクロピジン，ジピリダモール，アスピリン，アルプロスタジル等），抗凝固薬（アルガトロバン，ヘパリン），低分子デキストランなどを使い分ける．発症3時間以内であれば，血栓溶解薬の組織プラスミノーゲン活性化因子（t-PA）が効果的である．ウロキナーゼも用いられる．これらいずれの薬も，出血のある患者には禁忌である．低分子デキストランも使用されるが，この薬の場合は心不全や高乳酸血症の患者に禁忌となる．

B. 慢性期治療

この時期の治療方針は，脳塞栓症のそれにほぼ準ずる．再発の予防，脳浮腫対策，各種神経性後遺症の改善が主な目標となる．脳循環・代謝改善薬（チクロピジン，イフェンプロジル，ニセルゴリン，ニゾフェノン，ファスジル，イブジラスト，シチコリン，ATP，チトクロム c，γ-アミノ酪酸（GABA），γ-オリザノール，ホパンテン酸カルシウム，メクロフェノキサート塩酸塩，塩酸チアプリド，アマンタジン塩酸塩など）は，頭痛・めまい・しびれ感・自発性低下・感情障害等の後遺症に有効とされる．

1.2.2.3 ラクナ梗塞

A. 急性期治療

アテローム血栓性脳梗塞に準ずる．基本的には抗脳浮腫療法を行う．加えて抗血小板療法を行うが，トロンボキサン A_2 合成酵素阻害薬のオザグレルナトリウムが頻用される．心房細動を伴ったラクナ梗塞は抗凝固薬が適応となる．

B. 慢性期治療

シロスタゾールにはラクナ梗塞再発予防効果があるとされる．また，Ca^{2+} チャネル遮断薬や

アンギオテンシン変換酵素阻害薬（ACE阻害薬），アンギオテンシンAT₁受容体遮断薬（ARB）を中心とした降圧薬で血圧の管理を行う．

1.2.3 治療薬各論

A. 抗血小板薬

1）オザグレルナトリウム

［作用機序・薬理作用の特徴］　トロンボキサン合成酵素の選択的阻害薬であり，トロンボキサンA₂（TXA₂）の産生を抑制すると同時にプロスタグランジンI₂（PGI₂）の産生を促進することで，血小板の凝集を抑制し，脳血流量を増加させる．血栓溶解薬と併用すると，さらに効果的である．脳エネルギー代謝の改善作用や梗塞巣の形成を抑制する作用も示されている．

［副作用・相互作用］　重大な副作用として，出血，アナフィラキシー様症状，肝機能障害，血小板減少，白血球減少，顆粒球減少，腎機能障害が発現することがある．その他，比較的頻度の高い副作用に喘息様症状がある．他の抗血小板薬，抗凝血薬，血栓溶解薬と併用すると出血傾向の増強をきたすので注意する．

［適用・使用方法・薬物動態］　急性期の脳血栓症とくも膜下出血後の遅発性脳血管攣縮に適応がある．いずれの場合も点滴静注で用いられ，2週間持続する．半減期は0.6～0.8時間であり，投与中止後24時間以内にほとんどが尿中に排泄される．

2）チクロピジン

［作用機序・薬理作用の特徴］　代謝物が血小板のアデニル酸シクラーゼを活性化して血小板内cAMP含量を上昇させ，各種の凝集誘導薬（ADP，コラーゲン，アドレナリン，トロンボキサンA₂，アラキドン酸，トロンビン）による血小板凝集を持続的に抑制する．また，赤血球変形能の増大や血液粘度低下など，血液レオロジー的性状を改善する．血小板に対する作用は非可逆的であり，作用の消失には8～10日間（血小板の寿命）かかる．

［副作用・相互作用］　重大な副作用として，血栓性血小板減少性紫斑病（TTP），無顆粒球症，重篤な肝障害，再生不良性貧血を含む汎血球減少症，赤芽球癆，血小板減少症，中毒性表皮壊死症（Lyell症候群）・皮膚粘膜眼症候群（Stevens-Johnson症候群）・紅皮症・多形浸出性紅斑，消化性潰瘍，急性腎不全，間質性肺炎，SLE様症状が報告されている．その他の副作用で比較的頻度が高いのは，消化器症状（食欲不振，胃不快感，嘔気等）および軽度の肝機能障害（ALT上昇，AST上昇等）である．バルビツール酸誘導体，テオフィリン，チザニジンおよびフェニトインの肝臓での代謝を阻害して，血中濃度を上昇させる．他の抗血小板薬，抗凝血薬，血栓溶解薬と併用すると出血傾向の増強をきたすので注意する．また，シクロスポリンの作用を減弱させることがある．

［適用・使用方法・薬物動態］　各種虚血性脳血管障害に伴う血栓・塞栓や血流障害の治療に，経口投与で用いられる．健康成人における経口投与後の血中濃度半減期は約1.5時間であり，主

要代謝物のo-クロル馬尿酸の尿中排泄は，2～4時間後にピークとなる．

B. 抗凝固薬

1）アルガトロバン

［作用機序・薬理作用の特徴］　選択的な抗トロンビン作用を有し，フィブリンの生成，血小板凝集および血管収縮を強く阻害する．ヘパリンほど急激に作用しないため使いやすい．急性期の脳血栓症患者で，運動麻痺などの神経症候や歩行，食事などの日常生活動作に対する改善作用を示す．

［副作用・相互作用］　重大な副作用に出血性脳梗塞，脳出血・消化管出血，ショック・アナフィラキシーショック，劇症肝炎・肝機能障害がある．その他，凝固時間の延長，貧血，白血球減少，皮疹，腎臓機能障害，嘔吐，下痢，頭痛などが現れることがある．他の抗凝固薬や抗血小板薬，血栓溶解と併用すると出血傾向が増強される．

［適用・使用方法・薬物動態］　発症後48時間以内の急性期の脳血栓症のほか，慢性動脈閉塞症（バージャー病・閉塞性動脈硬化症）に点滴静注で用いられる．血中消失は速やかで$t_{1/2}\alpha$は15分，$t_{1/2}\beta$は30分である．

C. ラジカル・スカベンジャー

1）エダラボン

［作用機序・薬理作用の特徴］　・OH等のフリーラジカルを消去し，脂質過酸化を抑制することにより，脳の血管内皮細胞や神経細胞の酸化的障害を抑制する．脳梗塞急性期に投与すると，脳浮腫，脳梗塞，神経症候，遅発性神経細胞死などの発現および進展が抑制され，脳保護作用が認められる．

［副作用・相互作用］　重大な副作用に急性腎不全，肝機能障害，血小板減少・顆粒球減少，播種性血管内凝固症候群（DIC），急性肺障害，横紋筋融解症，ショック・アナフィラキシー様症状がある．抗生物質，セファゾリンナトリウム，セフォチアム塩酸塩，ピペラシリンナトリウム等と併用すると，腎機能障害が増悪するおそれがある．

［適用・使用方法・薬物動態］　脳梗塞急性期の障害改善に適応がある．点滴静注で用いられ，投与期間は14日以内とする．健常男子の$t_{1/2}\alpha$は0.27±0.11時間，$t_{1/2}\beta$は2.27±0.80時間である．血漿中における主代謝物は硫酸抱合体であり，尿中の主代謝物はグルクロン酸抱合体である．

D. 組織プラスミノーゲン活性化因子（t-PA）

1）アルテプラーゼ

［作用機序・薬理作用の特徴］　フィブリンに対する親和性が高く，血栓に特異的に吸着して，血栓上でプラスミノーゲンをプラスミンに転化させる．このプラスミンがフィブリンを分解し，用量依存的な血栓溶解作用を発揮する．

［副作用・相互作用］　重大な副作用として，脳や消化管における重篤な出血，ショック・アナフィラキシー様症状，心破裂や心タンポナーデ，舌・口唇・咽頭等の腫脹を症状とする血管浮

表 1.2 脳梗塞治療薬

分類	薬物名(商品名)	適応	作用と特徴	主な副作用	備考
抗血小板薬	オザグレルナトリウム ozagrel sodium (カタクロット, キサンボン)	脳血栓症(急性期)に伴う運動障害の改善.	トロンボキサン合成酵素を阻害し, TXA_2の産生抑制とPGI_2の産生促進を介して血小板凝集を阻止することで, 脳血流量を増加させる. 脳エネルギー代謝改善作用や梗塞巣形成抑制作用もある.	重大な副作用に, 出血, アナフィラキシー様症状, 肝機能障害, 血小板減少, 白血球減少, 顆粒球減少, 腎機能障害がある. その他に, 出血性脳梗塞, 脳出血, 消化管出血, 皮下出血, 発疹, 貧血, 喘息様症状など.	約2週間, 1回80 mgを1日朝夕2回, 2時間かけて持続静注を行う. 出血している患者, 脳塞栓症の患者には禁忌. 脳塞栓症のおそれのある患者, 重篤な意識障害を伴う大梗塞の患者には原則禁忌.
	チクロピジン塩酸塩 ticlopidine hydrochloride (パナルジン)	虚血性脳血管障害(一過性脳虚血発作(TIA), 脳梗塞)に伴う血栓・塞栓の治療.	代謝物が血小板のアデニル酸シクラーゼを活性化して血小板内cAMP含量を上昇させ, 血小板凝集を持続的に抑制する. 赤血球変形能増大作用や血液粘度低下作用もある.	重大な副作用に血栓性血小板減少性紫斑病, 無顆粒球症, 肝障害, 汎血球減少症, 赤芽球癆, 血小板減少症, 中毒性表皮壊死症・皮膚粘膜眼症候群, 消化性潰瘍, 急性腎不全, 間質性肺炎, SLE様症状などがある. その他に, 食欲不振, 胃不快感, 嘔気, ALT・AST上昇など.	1日200〜300 mgを食後2〜3回に分服. 1日200 mgの場合は1日1回投与も可能. 重篤な肝障害, 白血球減少症の患者, 本薬による白血球減少症の既往歴のある患者, 出血している患者には禁忌. 肝障害の患者には原則禁忌.
抗凝固薬	アルガトロバン argatroban (ノバスタン, スロンノン)	発症後48時間以内の脳血栓症急性期(ラクナ梗塞を除く)に伴う神経症候(運動麻痺), 日常生活動作(歩行, 起立, 座位保持, 食事)障害の改善.	選択的抗トロンビン作用により, フィブリン生成, 血小板凝集, 血管収縮を抑制する.	重大な副作用に出血性脳梗塞, 脳出血・消化管出血, ショック・アナフィラキシーショック, 劇症肝炎・肝機能障害がある. その他に, 凝固時間の延長, 貧血, 白血球減少, 皮疹, 腎臓機能障害, 嘔吐, 下痢, 頭痛など.	初めの2日間は1日60 mgを24時間かけて点滴静注. その後の5日間は1回10 mgを1日朝夕2回, 1回3時間かけて点滴静注. 出血している患者, 脳塞栓または脳塞栓のおそれがある患者, 重篤な意識障害を伴う大梗塞の患者には禁忌.

表1.2 つづき

分類	薬物名(商品名)	適応	作用と特徴	主な副作用	備考
ラジカル・スカベンジャー	エダラボン edaravone (ラジカット)	脳梗塞急性期に伴う神経症候,日常生活動作障害,機能障害の改善.	フリーラジカルを消去して脂質過酸化を抑制することにより,脳の血管内皮細胞や神経細胞の酸化的障害を抑制し,脳保護作用を発揮する.	重大な副作用に急性腎不全,肝機能障害,血小板減少・顆粒球減少,播種性血管内凝固症候群,急性肺障害,横紋筋融解症,ショック・アナフィラキシー様症状等がある.その他に,発疹,赤血球減少,白血球減少,血小板減少,注射部発疹,AST(GOT)・ALT(GPT)・LDH上昇,BUN上昇,血清尿酸上昇,嘔気,発熱,血圧上昇,血清カルシウム低下など.	1回30 mgを30分かけて1日朝夕2回点滴静注.発症後24時間以内に開始する.投与期間は14日以内.重篤な腎機能障害のある患者には禁忌.
組織プラスミノゲン活性化因子 (t-PA)	アルテプラーゼ alteplase (アクチバシン,グルトパ)	虚血性脳血管障害急性期に伴う機能障害の改善(発症後3時間以内).	血栓に特異的に吸着し,血栓上でプラスミノーゲンをプラスミンに転化させるため,フィブリンが分解されて血栓が溶解する.	重大な副作用に脳出血,消化管出血,出血性脳梗塞,脳梗塞,アナフィラキシー様症状,血管浮腫,重篤な不整脈等がある.その他に,出血傾向,貧血,AST・ALT・LDH・Al-P等の肝機能異常,悪心・嘔吐など.	34.8万IU/kg(0.6 mg/kg)静注.ただし,投与量の上限は3480万IU(60 mg).総量の10%は急速投与(1〜2分間)し,残りを1時間かけて投与する.出血している患者,くも膜下出血の疑いのある患者,脳出血を起こすおそれの高い患者,出血するおそれの高い患者,経口抗凝固薬やヘパリンを投与中で投与前のプロトロンビン時間－国際標準値(PT-INR)が1.7を超えるかまたは活性化部分トロンボプラスチン時間(aPTT)が延長している患者,重篤な肝障害のある患者,急性膵炎の患者,投与前の血糖値が50 mg/dL未満の患者,発症時に痙攣発作が認められた患者には禁忌.

腫，心室細動，心室頻拍等の重篤な不整脈が知られている．その他の副作用に，血尿・歯肉出血等を示す出血傾向，貧血，AST・ALT・LDH・Al-P 等の上昇を引き起こす肝機能異常，悪心・嘔吐等の消化器症状等がある．他の抗血小板薬，抗凝血薬，血栓溶解薬と併用すると出血傾向が増強される．また，アプロチニンにより本薬の作用が減弱する可能性がある．

［適用・使用方法・薬物動態］ 保険適応は急性心筋梗塞発症後 6 時間以内における冠動脈血栓の溶解であるが，脳塞栓症，血栓性脳梗塞およびラクナ梗塞にも有効である．29 万～43.5 万 I.U./kg の投与量のうち，初めの 10％は 1～2 分間で急速静注し，残りの 90％を 1 時間で点滴静注する．半減期は，$t_{1/2}\alpha$ が約 6 分，$t_{1/2}\beta$ が約 8 分である．

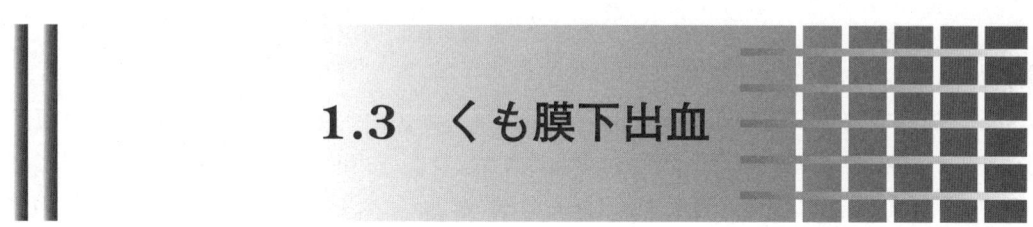

1.3　くも膜下出血

脳脊髄液が循環しているくも膜下腔内に出血し，その血液が拡がった状態をくも膜下出血 subarachnoid hemorrhage（SAH）という．ただ，くも膜下出血と脳出血は必ずしも明確に区別できないこともあり，そのような場合には一括して頭蓋内出血 intracranial hemorrhage として扱う．

発症の要因から，原発性と外傷性に分けられる．わが国では，原発性 SAH は 10 万人当たり年間 10～20 人に生じ，死亡総数は 5,000 人以上と推定される．くも膜下出血は急死例全体の 2～5％，神経疾患急死例の 25％を占める．睡眠時，通常時および精神興奮時にそれぞれ 1/3 ずつ発生しており，いつでも起こりうる．明確な性差はない．

出血を起こす原因の 70～80％は脳動脈瘤の破裂であり，40～60 歳の間に多く発生する．脳動脈瘤は，脳底部，特にウィリス動脈輪前半部の血管分岐部に好発する．内頸動脈および前大脳動脈に最も多く，その内訳は内頸動脈が約 40％，前大脳動脈が約 35％，中大脳動脈が約 20％，そして椎骨脳底動脈が約 5％である．初回の脳動脈瘤破裂による出血で約 1/3 の患者が，またその後，数週間以内に起こる再出血でさらに約 1/6 の患者が死亡する．重症例では 5 分以内に急死することもある．発症 6 か月後以内に約半数が再出血を起こすが，それ以降に再出血を起こす確率は毎年約 3％と見積もられている．一般に脳動脈瘤破裂が原因の SAH は予後が不良である．

脳動静脈奇形も発症原因として重要（5～10％）で，この場合は 20～40 歳の間の発症が多い．ウィリス動脈輪閉塞症（もやもや病），脳腫瘍，高血圧性脳出血，白血病や紫斑病などの血液疾患，頭部外傷などでも SAH を生じるが，これらの場合は脳内血腫や脳室内出血を伴うことが多く，程度も軽いのが普通である．原因不明のくも膜下出血（8％）も存在する．動静脈奇形からの出血の場合は予後が比較的良好である．

近年，血管造影技術の向上と脳ドックの普及で未破裂脳動脈瘤が見出される頻度が増加しており，未破裂脳動脈瘤の保有率は 2～5％である．

1.3.1 病態と症状

SAHの症状は，"金槌で殴られた"，"頭の中から水が吹き出した"，"頭の中で爆発が起こった"などと表現されるように，それまで経験したことのない突発性の激しい頭痛を特徴とする．流入した血液と髄液が混合して硬膜を刺激したり頭蓋内圧が亢進したりすると，頭痛，嘔吐，めまい感，脈拍・呼吸数の変化などのさまざまな神経症状または意識障害が現れ，痙攣を起こすこともある．意識障害の多くは一過性で，通常，1時間以内に回復するが，錯乱や健忘は1～2日持続することもある．

発症初期には項部硬直はみられないのが普通であるが，24時間以内にほぼ全例で項部硬直，ケルニッヒ徴候等の髄膜刺激症状が認められるようになる．大出血をきたす数日前から，微量出血による軽度の頭痛や眼球運動障害が現れることがある．これを警告症状 warning sign というが，見逃されることが多い．

脳動脈瘤が破裂すると，動脈瘤根治術を受けていない患者では，24時間以内（特に6時間以内）に再破裂を起こす可能性が高い．再破裂を起こすと，初回破裂時よりも状態は悪化する．

出血量が多いと，それによって形成される血腫の量に応じて頭蓋内圧が亢進する．その程度によっては意識障害をきたし，著しい場合は脳嵌頓を起こして死に至る．

1.3.1.1 くも膜下出血に随伴する病態

A. 網膜前出血 preretinal hemorrhage（硝子体下出血 subhyaloid hemorrhage）

SAH患者の眼底を検査すると，20～40％の患者で網膜血管の表面を覆うように分布する，平滑で境界が鮮明な出血が観察される．頭蓋内圧の急激な上昇による網膜血管の還流障害が原因で生じると考えられている．この出血は発症後1時間以内に出現する．

表1.3 くも膜下出血患者の重症度

重症度	基準徴候
Grade 1	無症状か軽度の頭痛および軽度の項部硬直があるもの
Grade 2	意識清明で中等度から高度の頭痛，項部硬直をみるが，脳神経麻痺以外の神経学的異常はみられないもの
Grade 3	傾眠状態，錯乱状態または軽度の局所神経症状を示すもの
Grade 4	昏睡状態で，中等度から高度の片麻痺があり，ときに早期除脳硬直および自律神経障害のあるもの
Grade 5	深昏睡状態，除脳硬直，瀕死状態のもの

(Hunt & Kosnik)

B. 不整脈

SAH 重症例では，しばしば著しい交感神経興奮に基づく不整脈がみられるので，心電図検査を行う必要がある．洞徐脈または頻脈，期外収縮，心室性頻拍等が起こりやすい．

1.3.1.2 くも膜下出血に続発する病態

A. 脳血管攣縮 vasospasm（VS）

動脈瘤の破裂直後に一過性に起こる早期攣縮 early vasospasm と，4〜14 日に好発する遅発性攣縮 delayed vasospasm の 2 種類があるが，臨床上問題となるのは遅発性攣縮である．脳主幹動脈が狭窄/閉塞することにより 2〜3 週間持続する脳循環不全に陥るが，その程度によっては脳梗塞を招来する．脳動脈瘤破裂によって生じた血腫量と攣縮の発生頻度/重篤度との間には密接な相関関係があり，脳血管撮影から得られる脳血管攣縮の発生率は全 SAH 患者の約 70 % に上るが，虚血症状を示す割合は約 30 % であり，15 % は予後不良といわれる．

原因は完全には解明されていないが，血管収縮性の血液分解産物が動脈平滑筋に作用して引き起こされると考えられており，エンドセリンが候補物質にあげられている．

B. 正常圧水頭症 normal pressure hydrocephalus（NPH）

くも膜下出血後 3 週以降に約 20 % に生じる．血球の破壊産物により髄液流通路が閉塞され，髄液循環障害をきたすことで徐々に進行する．初期に上昇していた頭蓋内圧は，慢性期（発症後 1 か月頃）には正常値に復する．歩行障害，認知障害，尿失禁を 3 主徴とするが，初発症状は歩行障害または認知障害であり，尿失禁は最も遅く現れる．これら以外に，自発性の低下，無欲性，無関心などの性格変化が現れることがある．外科的髄液短絡術が著効を示す．

1.3.2 薬物治療

基本的な治療方針は，手術による再出血の防止である．したがって，薬物による治療の主眼は，手術までの再発防止，遅発性の脳血管攣縮の予防および頭蓋内圧のコントロールである．

1）血圧管理

発症直後は著しい高血圧を示すことが多いため，脳動脈瘤の再破裂を予防する目的で，収縮期圧を 120〜150 mmHg 程度まで下げる．あらかじめニフェジピンのカプセル内容を舌下投与して緊急的に血圧を下げた後，静脈を確保してニカルジピンまたはジルチアゼムの比較的大量を持続静注することにより血圧を目的とするレベルに維持する．この際，過度の降圧に伴う脳灌流圧の低下に注意する．また，ジルチアゼム使用時に徐脈になった場合は，ニカルジピンに切り替え

る．

2）鎮痛・鎮静

　昏睡例でなく，激しい頭痛や意識障害による不穏状態を呈する場合は，交感神経の興奮による昇圧を防ぐという意味からも，ペンタゾシン，ジアゼパムまたはフルニトラゼパムの緩徐静注により速やかに鎮痛・鎮静を図る．便秘のときは緩下薬を用いるか浣腸を行い，必要に応じて上記の鎮痛薬・鎮静薬を使用する．

3）脳血管攣縮の予防と治療

　SAH 後 3 日目以降に生じる脳血管攣縮を予防できるか否かは，その後の予後に大きな影響を及ぼす．可能な限り血腫を除去し，脳槽ドレナージより血性髄液を排出する．保険適用外ではあるが，近年，ウロキナーゼやチソキナーゼ，アルテプラーゼなどの血栓溶解薬の髄腔内注入による積極的な血腫の溶解・洗浄が，良好な成績を上げている．また，カルシウムチャネル遮断薬のニモジピンを早期から投与することにより軽減できるとの報告がある．

　頭痛増加，活動性低下，血圧上昇等の血管攣縮の前駆症状が現れた場合は，十分に酸素を供給し，輸液により循環血流量を調節するとともに，直ちにドパミンまたはドブタミンを点滴静注して企図的高血圧療法を開始する．血液粘稠度を低下させるためにデキストラン 40・乳酸リンゲル液を投与したり，血液量を増加させるために輸血やアルブミン製剤の投与が行われることもある．これら三つの療法を組み合わせた療法を，Hypertension，Hypervolemia および Hemodilution の頭文字から，トリプル H 療法と呼ぶ．攣縮が起きてしまった場合は，パパベリン（80～120 mg）またはニカルジピン（4～20 mg）を局所に動注する．攣縮血管の拡張により，症状が軽快することがある．これらが無効な場合は血管内手術による血管拡張術を行うこともあるが，重症の脳血管攣縮には決定的な治療法はないのが現状である．虚血症状の発現を防止するために，チクロピジンまたはオザグレルで抗血小板療法を行うこともある．

4）頭蓋内圧のコントロール

　濃グリセリン・果糖または D-マンニトールの点滴静注により脳圧の上昇を抑制する．脳浮腫の治療を目的としてデキサメタゾン，ヒドロコルチゾン，ベタメタゾン等のステロイド薬を，また脳保護を目的としてファスジルを点滴静注する．仙台カクテル（20％ D-マンニトール 200 mL，フェニトインナトリウム 125 mg × 1 バイアル，トコフェロール酢酸エステル 100 mg × 3 バイアル）が用いられることもある．

5）その他

① 重症例で認められる消化管出血には，ヒスタミン H_2 受容体遮断薬のシメチジンまたはファモチジンの静注で対応する．発症 1 週間後からは経口または胃管内投与に変更する．
② 痙攣予防にはフェニトインを緩徐静注する．
③ 脳血管撮影には，侵襲の少ない非イオン性造影剤を使用する．

1.3.3　治療薬各論

A. 代用血漿剤

1）デキストラン 40・乳酸リンゲル液

［作用機序・薬理作用の特徴］　成犬を用いて，脱血と等量の本品の注入操作を交互にくり返して血液希釈を行った実験において，循環血漿量および細胞外液量が増加し，血漿増量作用を示した．また，脱血した成犬において，10％デキストラン 40 加 5％ブドウ糖液と比較して，酸塩基平衡障害および血清電解質濃度の減少を著明に抑制し，酸塩基平衡・電解質バランスの維持作用を示した．

［副作用・相互作用］　重大な副作用にショック，急性腎不全および過敏症がある．その他の副作用に悪心・嘔吐，蕁麻疹があり，大量・急速投与時に脳浮腫，肺水腫，末梢の浮腫等がみられることがある．アミノグリコシド系抗生物質，カナマイシン，ゲンタマイシン等の腎毒性を増強することがある．

［適用・使用方法・薬物動態］　血漿増量剤として，ショックの治療，輸血の節減，循環血液量の維持，血栓症の予防および治療，末梢血行改善等の目的で使用される．1 回当たり 500 〜 1,000 mL を 6 〜 10 mL/kg/hr の速度で静注する．必要に応じて急速静注もできる．デキストラン 40 の血中半減期は約 3 時間である．

B. 血栓溶解薬

1）ウロキナーゼ

［作用機序・薬理作用の特徴］　プラスミノーゲン分子中のアルギニン−バリン結合を加水分解してプラスミンを生成する．生成したプラスミンは，フィブリンを分解することにより血栓および塞栓を溶解する．

［副作用・相互作用］　重大な副作用に出血性脳梗塞，脳出血，消化管出血等の重篤な出血およびショックがある．その他の副作用では，発疹，AST（GOT）・ALT（GPT）の上昇，悪心，嘔吐，食欲不振，発熱，悪寒，頭痛の頻度が比較的高い．

［適用・使用方法・薬物動態］　発症後 5 日以内の脳血栓症，発症後 10 日以内の末梢動・静脈閉塞症および急性心筋梗塞における冠動脈血栓の溶解に，静注または冠動脈内への動注で用いられる．ラットに単回静注したときの血中半減期は，5.7 分（第 1 相）および 4.3 時間（第 2 相）で，ほとんどが尿中に排泄された．

C. 血管拡張・鎮痙薬

1）パパベリン

［作用機序・薬理作用の特徴］　各種平滑筋に直接作用して，内臓，血管等の緊張を低下させ，痙攣を抑制する．特に平滑筋が痙攣性収縮をきたしている場合に鎮痙作用が著しい．

表1.4 くも膜下出血治療薬

分 類	薬物名(商品名)	適 応	作用と特徴	主な副作用	備 考
代用血漿剤	デキストラン40・乳酸リンゲル液 dextran 40・lactated Ringer's solution (低分子デキストランL注)	(1) 代用血漿として急性出血の治療,特に急性大量出血の際の初期治療として有効,(2) 外傷,熱傷,出血等に基づく外科的ショックの予防および治療 (3) 手術時における輸血量の節減 (4) 体外循環潅流液として用い,潅流を容易にして手術中の併発症の危険を減少する.	血漿増量作用に加え,酸塩基平衡・電解質バランスの維持作用を有する.	重大な副作用にショック,急性腎不全,過敏症がある.その他に,悪心・嘔吐,蕁麻疹.また,大量・急速投与に脳浮腫,肺水腫,末梢の浮腫が現れることがある.	1回500 mLを緩徐に静注.
血栓溶解薬	ウロキナーゼ urokinase (ウロキナーゼ-Wf)	【6万単位】(1) 脳血栓症(発症後5日以内で,コンピュータ断層撮影において出血の認められないもの) (2) 末梢動・静脈閉塞症(発症後10日以内).【12万単位】【24万単位】急性心筋梗塞における冠動脈血栓の溶解(発症後6時間以内).	プラスミノーゲンを加水分解してプラスミンを生成し,フィブリンを分解することにより血栓および塞栓を溶解する.	重大な副作用に出血性脳梗塞,脳出血,消化管出血等の重篤な出血およびショックがある.その他に,発疹,AST(GOT)・ALT(GPT)の上昇,悪心,嘔吐,食欲不振,発熱,悪寒,頭痛など.	発症後5日以内の脳血栓症,発症後10日以内の末梢動・静脈閉塞症,および急性心筋梗塞における冠動脈血栓の溶解に,静注または冠動脈内への動注で用いられる.止血処置が困難な患者,頭蓋内あるいは脊髄の手術または損傷を受けた患者(2か月以内),動脈瘤のある患者,重篤な意識障害を伴う患者,脳塞栓またはその疑いのある患者には禁忌.心房細動,感染性心内膜炎,陳旧性心筋梗塞の患者,人工弁使用患者,瞬時完成型の神経症状を呈する患者には原則禁忌.

表1.4 つづき

分類	薬物名(商品名)	適応	作用と特徴	主な副作用	備考
血栓溶解薬	アルテプラーゼ alteplase （アクチバシン，グルトパ）	虚血性脳血管障害急性期に伴う機能障害の改善（発症後3時間以内）．	血栓に特異的に吸着し，血栓上でプラスミノーゲンをプラスミンに転化させるため，フィブリンが分解されて血栓が溶解する．	重大な副作用に脳出血，消化管出血，出血性脳梗塞，脳梗塞，アナフィラキシー様症状，血管浮腫，重篤な不整脈等がある．その他に，出血傾向，貧血，AST・ALT・LDH・Al-P等の肝機能異常，悪心・嘔吐など．	34.8万IU/kg（0.6 mg/kg）静注．ただし，投与量の上限は3480万IU（60 mg）．総量の10%は急速投与（1〜2分間）し，残りを1時間かけて投与する．出血している患者，くも膜下出血の疑いのある患者，脳出血を起こすおそれの高い患者，出血するおそれの高い患者，経口抗凝固薬やヘパリンを投与中で投与前のプロトロンビン時間－国際標準値（PT-INR）が1.7を超えるか，または活性化部分トロンボプラスチン時間（aPTT）が延長している患者，重篤な肝障害のある患者，急性膵炎の患者，投与前の血糖値が50 mg/dL未満の患者，発症時に痙攣発作が認められた患者には禁忌．
血管拡張・鎮痙薬	パパベリン塩酸塩 papaverine hydrochloride （塩酸パパベリン）	（1）胃炎，胆道（胆管・胆嚢）系疾患に伴う内臓平滑筋の痙攣症状（2）急性動脈塞栓，末梢循環障害，冠循環障害における血管拡張と症状の改善，【注】急性肺塞栓．	内臓，血管等の各種平滑筋を直接弛緩させ，痙攣を抑制する．	【注】重大な副作用に呼吸抑制がある．その他に，アレルギー性肝障害，発疹等，心悸亢進，血圧上昇，めまい，眠気，頭痛，便秘，口渇，食欲不振，心窩部痛，顔面潮紅，発汗など．	【末】【散】パパベリン塩酸塩として1日200 mg，3〜4回に分服，【注】パパベリン塩酸塩として1回30〜50 mg，1日100〜200 mg皮下注または筋注．【注】房室ブロックのある患者には禁忌．

表1.4 つづき

分類	薬物名(商品名)	適応	作用と特徴	主な副作用	備考
Rhoキナーゼ阻害薬	ファスジル塩酸塩水和物 fasudil hydrochloride hydrate (エリル)	くも膜下出血術後の脳血管攣縮およびこれに伴う脳虚血症状の改善	Rhoキナーゼの阻害を介してミオシン軽鎖のリン酸化を抑制し,脳血管攣縮の予防および緩解作用を発揮する.好中球および単球の遊走を抑制する作用,好中球の活性酸素産生を抑制する作用もある.	重大な副作用に頭蓋内出血,消化管等からの出血,ショック,麻痺性イレウスがある.その他に,AST(GOT)・ALT(GPT)・Al-P・LDHの上昇,低血圧,貧血,白血球減少,血小板減少,肝機能異常(AST(GOT),ALT(GPT),Al-P,LDHの上昇等),腎機能異常(BUN,クレアチニンの上昇等),多尿,発疹,腹部膨満感,嘔気,嘔吐,発熱など.	出血している患者,頭蓋内出血の可能性のある患者,低血圧の患者には禁忌.
Caチャネル遮断薬	ニフェジピン nifedipine (アダラート)	(1) 高血圧症,腎実質性高血圧症,腎血管性高血圧症 (2) 狭心症,異型狭心症.	血管平滑筋および心筋細胞内へのCa^{2+}流入を抑制し,冠血管拡張とともに全末梢血管抵抗を減少させ,抗高血圧作用と心筋酸素需給バランスの改善作用を示す.	重大な副作用に紅皮症(剝脱性皮膚炎),無顆粒球症,血小板減少,ショック,意識障害,肝機能障害がある.その他に,AST(GOT)・ALT(GPT)・Al-P上昇,黄疸,クレアチニン上昇,悪寒,顔面潮紅,動悸,血圧降下,筋痙攣,振戦,悪心・嘔吐,光線過敏症,紫斑,高血糖,血小板減少,貧血,呼吸困難,咳嗽,女性化乳房,筋肉痛,関節痛,勃起不全など.	【細】【錠】【カ】1回10 mg,1日3回.心原性ショック,急性心筋梗塞の患者,妊婦には禁忌.

[副作用・相互作用] 重大な副作用として,呼吸抑制が知られている.その他の副作用に,アレルギー性肝障害,発疹,心悸亢進,不整脈,めまい,眠気,頭痛,嘔気,便秘,口渇,顔面潮紅,持続勃起等がある.レボドパの作用を減弱し,パーキンソン症状を悪化させることがある.機序は不明であるが,ドパミン受容体の遮断が想定されている.

[適用・使用方法・薬物動態] 内臓平滑筋の痙攣と,急性動脈塞栓・末梢循環障害・冠循環障害における血管拡張と症状の改善および急性肺塞栓に,内服または注射で用いられる.半減期はα相0.37時間およびβ相1.75時間である.肝臓でほぼ完全に代謝されてフェノール性代謝物お

よびそのグルクロン酸抱合体になり，尿中に排泄される．

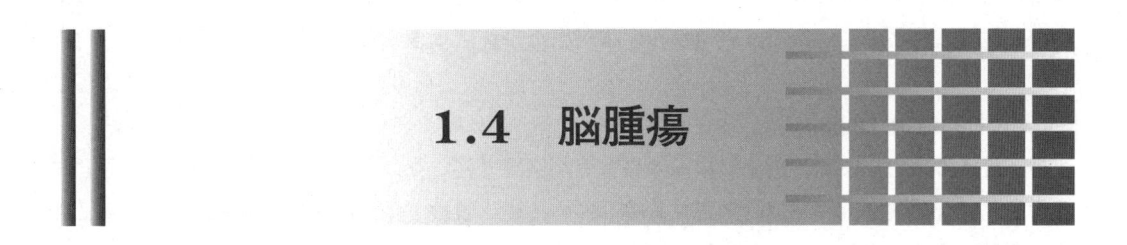

1.4 脳腫瘍

脳腫瘍は頭蓋内に発生した新生物の総称であり，頭蓋内腫瘍ともいう．他臓器の場合と異なり，多くの種類がある．脳腫瘍は原発性のものと転移性のものに大別され，原発性のものには脳実質から生じるものと，それ以外から発生するものがある．脳実質由来の腫瘍の多くはグリオーマであり，基本的に悪性である．脳実質以外から生じるものは良性が多い．転移性脳腫瘍の大半は肺癌に由来するが，消化器系癌，乳癌，泌尿生殖器系癌を原発巣とするものも多い．

人口10万人当たりの年間発生頻度は，原発性脳腫瘍が10人程度，転移性脳腫瘍が2人程度である．新生児から高齢者まで，あらゆる年齢層に発生するが，40〜70歳代に多い．年齢によって好発する腫瘍の種類は異なり，近年，人口の高齢化に伴い転移性脳腫瘍が増加しつつある．脳腫瘍全体の発生率に性差は認められないが，小脳髄芽腫と多形膠芽腫は男性に多く，髄膜腫と神経線維腫は女性に多い．

予後は悪性度のほかに，年齢，発生部位，大きさ，手術による切除の程度，放射線・化学療法に対する反応性等によって影響を受けるが，神経鞘腫や髄膜腫，下垂体腺腫では95％程度であるのに対し，悪性の神経膠腫では約5％，転移性脳腫瘍の場合は平均10〜15％にすぎない．脳腫瘍全体の5年生存率は約65％といわれる．

X線CTおよびMRIの開発により，腫瘍の部位・性状の詳細を画像化できるようになった．その結果，診断の精度は飛躍的に向上し，現在では1cm程度の小さな腫瘍も容易に発見することができる．

1.4.1 病態と症状

両側性聴神経鞘腫など，遺伝子異常が原因で生じるものもあるが，大部分は原因不明である．
主な原発性脳腫瘍の種類とその割合は，次のとおりである：神経膠腫（22％），髄膜腫（21％），下垂体腺腫（14％），神経鞘腫（8％），頭蓋咽頭腫（3％），胚細胞腫（3％），頭蓋内原発悪性リンパ腫（2％）．小児の場合は，小脳の星状細胞腫，頭蓋咽頭腫，胚細胞腫，髄芽腫等が多い．

1）臨床症状

腫瘍によって神経機能が障害されて生じる多彩な局所神経症状と，頭蓋内圧亢進による一般症

状とに分けられる．通常，これらの症状は，数か月から数年間の経過で進行性に増悪する．悪性腫瘍の場合は，頭痛などの軽い症状から片麻痺などの重篤な神経症状が完成するまでの進行が速いが，髄膜腫などの良性例ではいつから症状が出たのかはっきりしないことも多い．

2）局所神経症状（巣症状）

神経組織の破壊，圧迫，内分泌機能の異常等が原因で起こり，その内容は腫瘍の存在部位に依存する．視野の狭窄，眼球運動障害，耳鳴り，めまい，眼瞼下垂，顔面神経麻痺，言語障害，半身の運動・感覚障害等がみられる．間脳や下垂体の腫瘍では，内分泌系の症候を示す．代表的な例として，プロラクチン産生下垂体腺腫による生理不順や乳汁分泌，成長ホルモン産生腫瘍による巨人症や先端巨大症，副腎刺激ホルモン産生腫瘍によるクッシング症候群がある．

3）一般症状

頭蓋内圧亢進が原因で起こる．頭痛（早期には朝方に増悪する傾向がある），嘔吐，うっ血乳頭を3主徴とし，複視，意識障害，瞳孔不同，除脳硬直，呼吸障害などが現れることもある．傾眠，無気力，人格変化，健忘，異常行動等の精神機能障害は，悪性脳腫瘍の初期症状として約1/4の患者にみられる．腫瘍の成長が著しいと，頭蓋内開口部から脳組織を押し出す脳ヘルニアとなる．

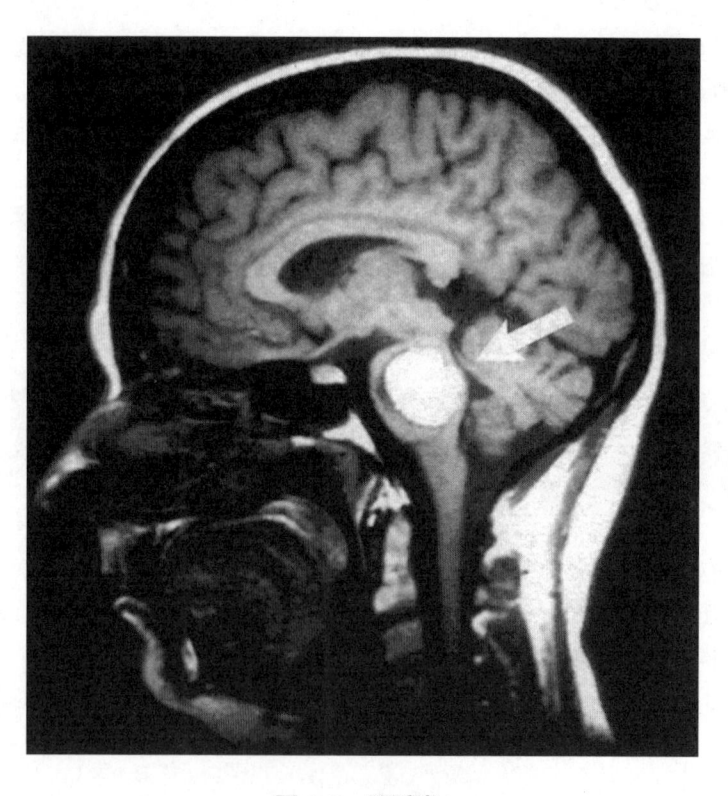

図1.3 脳腫瘍

⇦の先の白い部分が脳腫瘍．

腫瘍によって脳神経が刺激されると痙攣発作（症候性てんかん）を起こすことがあり，そのパターンは腫瘍の部位を診断する上で有用である．痙攣発作は，良性・悪性を問わず脳腫瘍の3〜4割にみられる．成人になってから初めて痙攣発作を経験した場合は，脳腫瘍の可能性を疑う必要がある．

1.4.2　薬物治療

　治療の主体は外科手術である．摘出の程度と予後は密接に関連するため，神経症状を悪化させない範囲で，可能なかぎりの摘出を試みる．全摘が可能な髄膜腫や神経鞘腫等の良性腫瘍の場合は手術のみで治療が終了する場合もあるが，神経膠腫等の浸潤性の悪性腫瘍では全摘は不可能であり，術後に放射線・化学・免疫による複合療法を施行するのが一般的である．

　放射線療法は手術後の補助療法として行われ，生存期間の延長とQOLの改善が期待できる．放射線を病変部だけに集中させることができるガンマナイフやリニアックナイフ*を用いた脳定位放射線療法は，周囲の脳組織の被曝が少ないという利点があり，一部の腫瘍に対する有効性が確認されている．

　通常，悪性の神経膠腫や髄芽腫の術後には，化学療法が行われる．ニトロソウレア系薬（塩酸ニムスチン，ラニムスチン，リン酸エストラムスチンナトリウム），5-フルオロウラシル，ビンクリスチン，プロカルバジン塩酸塩，メトトレキサート，ドキソルビシン塩酸塩，シスプラチン，インターフェロンβ等が単独または併用で使用される．中枢神経系の原発性悪性リンパ腫の治療には，ステロイド系薬も投与される．

　大脳に腫瘍がある場合は，痙攣発作を予防する目的で抗痙攣薬（フェニトイン，フェノバルビタール，カルバマゼピン，バルプロ酸等）が投与される．プロラクチン産生腺腫（プロラクチノーマ）は，ブロモクリプチン，テルグリドによりホルモン値の低下と腫瘍の縮小がみられる．オクトレオチドは成長ホルモン産生腺腫に有効である．脳下垂体腺腫や脳下垂体近傍の腫瘍ではしばしば脳下垂体前葉機能低下症を生じ，これに伴い副腎皮質不全や甲状腺機能低下症が現れるが，これらを防ぐため，補充療法としてステロイド系薬や甲状腺ホルモン薬が用いられる．また脳下垂体後葉より分泌される抗利尿ホルモンの不足は尿崩症を生じるので，デスモプレシン点鼻薬を用いる．

　脳腫瘍の周囲に発生しやすい血管原性脳浮腫の治療には，脳血管壁の水分透過性を抑制する作用のあるステロイド系薬が効果的である．頭蓋内圧亢進の緩和とヘルニア形成の防止には，D-マンニトールや濃グリセリン−果糖をステロイド系薬と併用する．

---

*　ガンマナイフ：コバルト60から出るγ線を病変部に集中照射して治療を行う装置．転移性脳腫瘍や脳血管奇形などに対して用いられる．
　リニアックナイフ：ガンマナイフのγ線をX線（リニアック）に換えたものに相当．

1.4.3　治療薬各論

A. ニトロソウレア系アルキル化薬

1）ニムスチン塩酸塩（ACNU）

［作用機序・薬理作用の特徴］　癌細胞のDNA，タンパク質およびRNAをアルキル化する．DNA単鎖の切断によるDNA合成阻害作用が強く現れる．またRNAのプロセシングを阻害することで癌細胞の増殖を抑制し，殺細胞作用を示す．水溶性の薬物であるが，血液－脳関門を通過して脳内へ移行するため，脳腫瘍の治療に用いられる．

［副作用・相互作用］　重大な副作用に骨髄抑制・汎血球減少および間質性肺炎・肺線維症がある．その他の副作用が発生する頻度は全患者の60％以上と高く，その主なものは，白血球減少，血小板減少等の造血器障害と，嘔吐，食欲不振，悪心，嘔気等の消化器症状である．

［適用・使用方法・薬物動態］　脳腫瘍，消化器癌，肺癌，悪性リンパ腫，慢性白血病の症状寛解に，次の用量で静注または動注する：（1）1回2〜3 mg/kg投与後，末梢血液所見により4〜6週間休薬（増減），（2）1回2 mg/kg，1週間隔で2〜3週投与し，投与後，末梢血液所見により4〜6週間休薬（増減）．静脈内へ投与後5分で髄液中に現れ，30分でピーク濃度に達し，以後半減期0.5時間で漸減する．血中濃度の検討から，$t_{1/2}\alpha$ 1.3分，$t_{1/2}\beta$ 35分が得られている．組織移行性は高い．

B. 抗腫瘍性抗生物質

1）ドキソルビシン塩酸塩

［作用機序・薬理作用の特徴］　腫瘍細胞のDNAと複合体を形成することによりDNA polymerase反応およびRNA polymerase反応を阻害し，DNAおよびRNAの生合成を抑制して抗腫瘍効果を現す．

［副作用・相互作用］　重大な副作用に心筋障害（心不全），骨髄機能抑制・出血およびショックがある．副作用発現率は90％以上ときわめて高く，その主なものは脱毛，白血球減少，悪心・嘔吐，食欲不振，口内炎，血小板減少，貧血・赤血球減少，心電図異常である．心毒性を有する薬物・処置と併用すると，心筋障害が増強されるおそれがあるので注意する．

［適用・使用方法・薬物動態］　各種悪性腫瘍の症状改善に，単独または他の薬物と併用で，静注で用いられる．さまざまな用法があるが，例えば，「1日量10 mg（0.2 mg/kg）（力価）を注射用水または生理食塩液に溶解し，1日1回4〜6日間連日静脈内ワンショット投与後，7〜10日間休薬．この方法を1クールとし，2〜3クール繰り返す」というやり方がある．急速静注後の血中濃度は，$t_{1/2}\alpha$ 0.04時間，$t_{1/2}\beta$ 0.8時間，$t_{1/2}\gamma$ 26時間で推移する．主に肝臓で代謝され，硫酸抱合体およびグルクロン酸抱合体を形成する．7日間の尿中への排泄率は23％，糞中への排泄率は14〜45％である．

C. 抗悪性腫瘍白金錯化合物

1）シスプラチン

［作用機序・薬理作用の特徴］　アルキル化薬と類似の作用機序を有する．癌細胞内の DNA 鎖と結合して架橋を形成し，それにより DNA 合成とそれに引き続く癌細胞分裂を阻害することで，濃度依存的な殺細胞効果を示す．

［副作用・相互作用］　重大な副作用に急性腎不全，骨髄抑制，ショック・アナフィラキシー様症状，聴力低下・難聴，うっ血乳頭，脳梗塞，溶血性尿毒症症候群，心筋梗塞，溶血性貧血，間質性肺炎，抗利尿ホルモン不適合分泌症候群，劇症肝炎，消化管出血，急性膵炎，高血糖，横紋筋融解症等がある．副作用発現率は 85.6％ときわめて高く，主なものに嘔気・嘔吐，食欲不振，全身倦怠感，脱毛，白血球減少，貧血等がある．パクリタキセル，アミノグリコシド系抗生物質または頭蓋内放射線照射と併用する場合は，毒性が増強されるので慎重に投与する．

［適用・使用方法・薬物動態］　各種悪性腫瘍の治療に静注で用いる．例えば，「1 日 1 回 15～20 mg/m^2（体表面積）投与，5 日間連続後 2 週間以上休薬」．癌患者に点滴静注後の血中濃度推移は 2 相性の減衰曲線を示す．$t_{1/2}\beta$ は約 100 時間と長く，投与 14 日後も血中に白金化合物が検出される．癌患者における尿中排泄は非常に緩慢で，投与後 24 時間の尿中回収率は単回投与群で 17～21％，5 日間連日投与群で約 27％である．

D. 抗悪性腫瘍 vinca アルカロイド

1）ビンクリスチン硫酸塩

［作用機序・薬理作用の特徴］　作用機序の詳細は不明であるが，細胞の有糸分裂の中期に紡錘体を形成している微小管のチュブリンに結合することにより，細胞周期を分裂中期で停止させる．動物の移植腫瘍実験モデルにおいて，腫瘍増殖抑制効果と延命効果が認められている．

［副作用・相互作用］　重大な副作用に末梢神経障害，骨髄抑制，錯乱・昏睡，消化管出血，抗利尿ホルモン不適合分泌症候群（SIADH），アナフィラキシー様症状，心筋虚血，脳梗塞，難聴，気管支痙攣，間質性肺炎，肝機能障害等がある．その他の主な副作用として，しびれ感，脱毛，下肢深部反射減弱・消失，倦怠感（3.7％）の頻度が比較的高く，四肢疼痛，筋萎縮，眩暈，排尿困難がみられることがある．

［適用・使用方法・薬物動態］　白血病，悪性リンパ腫，小児腫瘍に単独で，また多発性骨髄腫や悪性星細胞腫等に他の抗悪性腫瘍薬と併用で用いられる．例えば，成人の場合，0.02～0.05 mg/kg を週 1 回静注する．血中濃度は $t_{1/2}\alpha$ 0.08 時間，$t_{1/2}\beta$ 2.3 時間，$t_{1/2}\gamma$ 85 時間の 3 相性で推移する．脾，甲状腺，副腎，腸管に高濃度で分布するが，脂肪細胞や眼球，脳への分布は少ない．主に肝の CYP3A によって代謝され，72 時間以内に糞中に約 69％，尿中に約 12％が排泄される．

表1.5 脳腫瘍治療薬

分類	薬物名(商品名)	適応	作用と特徴	主な副作用	備考
ニトロソウレア系アルキル化薬	ニムスチン塩酸塩 nimustine hydrochloride (ニドラン)	脳腫瘍の症状の寛解	DNA単鎖の切断によりDNA合成を阻害する．RNAのプロセシング阻害により殺細胞作用を示す．	重大な副作用に骨髄抑制・汎血球減少，間質性肺炎・肺線維症がある．その他に，白血球減少，血小板減少，嘔吐，食欲不振，悪心，嘔気など．	静注または動注で1回2～3 mg/kgを投与後，末梢血液所見により4～6週間休薬，または1回2 mg/kgを1週間隔で2～3週投与後，末梢血液所見により4～6週間休薬．骨髄機能抑制，肝障害，腎障害，感染症，水痘，小児までの患者には禁忌．
抗腫瘍性抗生物質	ドキソルビシン塩酸塩 doxorubicin hydrochloride (アドリアシン)	各種癌の症状緩解に単独または他の抗癌薬と併用で用いられる．	DNAと複合体を形成することによりDNA polymerase反応およびRNA polymerase反応を阻害し，抗腫瘍作用を現す．	重大な副作用に心筋障害，骨髄機能抑制・出血およびショックがある．その他に，脱毛，白血球減少，悪心・嘔吐，食欲不振，口内炎，血小板減少，貧血・赤血球減少，心電図異常など．	種々用法があるが，例えば，「1日量10 mg (0.2 mg/kg) (力価) を1日1回4～6日間連日静脈内ワンショット投与後，7～10日間休薬．これを1クールとし，2～3クール繰り返す」．心機能異常の患者には禁忌．
抗悪性腫瘍白金錯化合物	シスプラチン cisplatin (ランダ，ブリプラチン)	各種癌の症状緩解に単独または他の抗癌薬と併用で用いられる．	DNA鎖と結合してDNA合成とそれに引き続く癌細胞分裂を阻害することにより，殺細胞効果を示す．	重大な副作用に急性腎不全，骨髄抑制，アナフィラキシー様症状，難聴，うっ血乳頭，脳梗塞，溶血性尿毒症症候群，心筋梗塞，溶血性貧血，間質性肺炎，抗利尿ホルモン不適合分泌症候群，劇症肝炎，消化管出血，急性膵炎，高血糖，横紋筋融解症等がある．その他に，嘔気・嘔吐，食欲不振，全身倦怠感，脱毛，白血球減少，貧血，血小板減少，BUN上昇，クレアチニン・クリアランス値低下，血清クレアチニン上昇など．	シスプラチン通常療法として，頭頸部癌には1日1回10～20 mg/m^{2}を5日間連続投与後，2週間以上休薬する．重篤な腎障害のある患者，妊婦には禁忌．

表 1.5 つづき

分類	薬物名(商品名)	適応	作用と特徴	主な副作用	備考
抗悪性腫瘍 vinca アルカロイド（微小管阻害薬）	ビンクリスチン硫酸塩 vincristine sulfate（オンコビン）	白血病, 悪性リンパ腫, 小児腫瘍に単独で, また多発性骨髄腫や悪性星細胞腫等に他の抗悪性腫瘍薬と併用で用いられる.	微小管のチュブリンに結合することにより, 細胞周期を分裂中期で停止させる.	重大な副作用に末梢神経障害, 骨髄抑制, 錯乱・昏睡, 消化管出血, 抗利尿ホルモン不適合分泌症候群, アナフィラキシー様症状, 心筋虚血, 脳梗塞, 難聴, 気管支痙攣, 間質性肺炎, 肝機能障害等がある. その他に, しびれ感, 脱毛, 下肢深部反射減弱・消失, 倦怠感, 四肢疼痛, 筋萎縮, 眩暈, 排尿困難など.	用法の一例として, 成人の場合, 0.02～0.05 mg/kgを週1回静注するという方法がある. 脱髄性シャルコー・マリー・トゥース病の患者には禁忌. 髄腔内には投与しない.

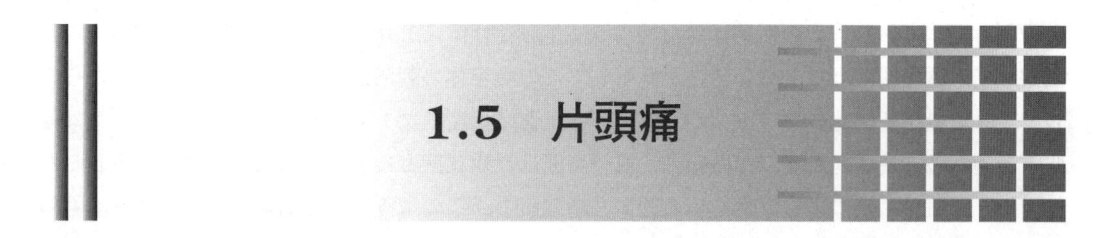

1.5 片頭痛

　片頭痛は反復する拍動性頭痛を主体とし, これにさまざまな随伴症状を伴う発作性頭痛である. 頭痛は頭部のどの部位にも生じる可能性があり, 片側に現れることが多い. 症候上の診断基準は, ①片側性, ②拍動痛, ③日常生活に支障がある, ④体動により頭痛が増悪する, の4項目のうち2項目以上を満たし, かつ①悪心・嘔吐, ②光・音過敏, の2項目のうち1項目以上を満たすものとされている. このような頭痛が月に1～2回, 多い人では週に1～2回発作性に現れ, 数時間から3日間ほど続く. 脳に病気がないにもかかわらず慢性的にくり返し起こる頭痛を機能性頭痛というが, 片頭痛は緊張型頭痛および群発頭痛とともに機能性頭痛に分類される.

　15歳以上の日本人の片頭痛の有病率は8～10％と推定され, 日本では1,000万人に近い人が片頭痛を経験していることになる. 片頭痛は年齢に関係なく起こるが, 10～40歳の間にピークがあり, 50歳以降になると治まることが多い. 女性に多くみられ, 男性の約3倍を示す. 半数以上の患者に家族歴がある.

　日常生活に与える影響は大きく, 寝込まないにしても, 約2/3の人が相当な支障を感じているといわれる.

1.5.1　病態と症状

　片頭痛は，頭蓋内の血管拡張が原因となって血管痛を生じる疾患である．原因の詳細は不明であるが，その病態には，脳，頭蓋内血管，三叉神経が関与しており，特に脳血管に分布する三叉神経終末シナプス前膜のセロトニン 5-HT$_{1B/1D}$ 受容体が重要な役割を演じていると考えられている．

　片頭痛の前兆期にはセロトニン活性が高まるのに対し，頭痛期にはセロトニン活性が低下することが知られている．頭蓋内血管には 5-HT$_{1B}$ 受容体が存在するが，セロトニンによってこの受容体が刺激されると，頭蓋内血管は収縮する．したがって，セロトニン活性が低下して受容体刺激が減少すると，血管は拡張して頭痛を引き起こす．一方，血管周囲の三叉神経は，頭蓋内血管の痛みを中枢に伝える感覚神経として機能しているが，同時に，血管の緊張度と透過性を制御する役割も担っており，その活動は節前性に 5-HT$_{1D}$ 受容体により抑制性の制御を受けている．したがって，頭痛期にセロトニン活性が低下してこの受容体の刺激が減少すると，神経終末からカルシトニン遺伝子関連ペプチド（CGRP）等の血管拡張性ペプチドの放出が促進され，血管は拡張し透過性の亢進が起こる．その結果，血管周囲は炎症状態となり，それ自身で痛みを生じるだけでなく，血管拡張によって生じる血管痛を増強する．このように，片頭痛はセロトニン活性の低下の結果もたらされる 5-HT$_{1B/1D}$ 受容体刺激の減少によって発生することが示唆されている．

　片頭痛には前兆を伴うものと伴わないものがある．前兆は大脳皮質または脳幹の局所症状と考えられており，一過性かつ可逆性の視覚，体性感覚，運動，言語などに関連する神経障害として現れる．明らかな前兆を伴うものは全体の約 20％と推定され，10～20 分間持続する閃輝暗点，片麻痺，失語などが出現することが多い．閃輝暗点とは，明るく光る点が視野の一部に生じ，ゆっくりとジグザグ状に明滅しつつ周辺に拡大する後頭葉起原の視覚障害であり，片頭痛前駆期に特徴的な症候である．これらの前兆は，セロトニン活性の亢進によってもたらされる，脳血管の収縮が原因と推定される．

　片頭痛の随伴症状として最も一般的なものは，悪心・嘔吐，腹痛，下痢などの消化器症状である．頭痛の前に出現することもあるが，多くは頭痛の発生と同時に始まり，頭痛の極期に最も強くなる．セロトニンの代謝異常で誘発される消化管の機能異常が原因と考えられている．その他，手指や顔面のしびれを感じる知覚異常，眼筋麻痺や片麻痺などの神経症状等が現れることがあり，光や音に過敏になる例も知られている．

　片頭痛を誘発する因子として重要なのはエストロゲンであり，睡眠不足，気圧の変化，空腹，ワイン等も誘因となりうると考えられている．

1.5.2 薬物治療

片頭痛発作時の治療には，トリプタン系の 5-HT$_{1B/1D}$ 受容体刺激薬が有効である．わが国ではコハク酸スマトリプタン，ゾルミトリプタン，臭化水素酸エレトリプタンおよび安息香酸リザトリプタンが市販されているが，これらは神経性炎症を遮断し，内服により発作 2 時間後には約 70 % の患者で頭痛の改善がみられる．スマトリプタンは皮下注射も可能で，頭痛やはきけが強いときに使用するとよい．ただ，皮下投与は副作用も強く現れるので注意が必要である．

従来用いられていた麦角アルカロイドのエルゴタミン酒石酸塩およびジヒドロエルゴタミンメシル酸塩も，頭痛発作の早期に使用すると効果的である．これらの薬物も 5-HT 受容体刺激作用を有するが，アドレナリン α 受容体刺激作用や直接的な平滑筋収縮作用等，その他の作用も多く，特異性はトリプタン系薬ほど高くない．

片頭痛発作が頻繁に（1 週間に 1 回以上）発生する場合は，予防のために Ca チャネル遮断薬や β 受容体遮断薬が用いられる．Ca チャネル遮断薬の塩酸ロメリジンは血圧降下作用が弱く，また脳血液関門を容易に通過するため，片頭痛の予防薬として使用されている．欧米での片頭痛予防の第 1 選択薬は β 受容体遮断薬のプロプラノロールである．三環系抗うつ薬や抗痙攣薬が片頭痛の予防に使用されることもある．

軽度の片頭痛には非ステロイド性抗炎症薬（NSAID）も有効であるが，頭痛が中等度以上になると大きな効果は望めない．メトプロクラミドやプロクロルペラジンのようなドパミン受容体遮断性の制吐薬は，悪心・嘔吐の抑制に効果がある．

1.5.3 治療薬各論

A. トリプタン系セロトニン 5-HT$_{1B/1D}$ 受容体刺激薬

1）コハク酸スマトリプタン

［作用機序・薬理作用の特徴］　スマトリプタンは 5-HT$_2$，5-HT$_3$ およびその他の受容体に対してはほとんど親和性を示さず，5-HT$_1$ 受容体のうちでも，特に 5-HT$_{1B}$，5-HT$_{1D}$ 受容体に対して選択的な高親和性を示す．頭蓋内血管に分布する 5-HT$_{1B}$ および 5-HT$_{1D}$ 受容体に作用して，頭痛発作時の過度に拡張した血管を収縮させることで片頭痛を改善する．また，三叉神経終末部に作用して，CGRP（カルシトニン遺伝子関連ペプチド）等の起炎性神経ペプチドの放出を抑制することも，片頭痛の症状緩和に寄与していると考えられている．

［副作用・相互作用］　重大な副作用にアナフィラキシー様症状，虚血性心疾患様症状およびてんかん様発作がある．その他の副作用の主なものとして，身体各部の痛み，悪心・嘔吐，動悸，倦怠感，眠気，めまいがある．血管収縮作用のある薬物および MAO 阻害薬との併用は，血管収

表 1.6 片頭痛治療薬

分類	薬物名(商品名)	適応	作用と特徴	主な副作用	備考
トリプタン系セロトニン受容体刺激薬	スマトリプタン sumatriptan (イミグラン)	片頭痛, 群発頭痛	5-HT$_{1B/1D}$受容体に対して特異的に作用し, 頭蓋内血管を収縮させることで効果を現す. CGRP放出抑制作用も有する.	重大な副作用にアナフィラキシー様症状, 虚血性心疾患様症状, てんかん様発作がある. その他の副作用の主なものに身体各部の痛み, 悪心・嘔吐, 動悸, 倦怠感, 眠気, めまいなど.	錠:片頭痛発現時に1回 50 mg. 2時間以上あけて追加投与可能. 1日総投与量 200 mg 以内. 虚血性心疾患, 脳血管障害, 一過性脳虚血性発作, 末梢血管障害, コントロールされていない高血圧症, 重篤な肝機能障害の患者には禁忌. エルゴタミン, エルゴタミン誘導体含有製剤, 5-HT$_{1B/1D}$受容体刺激薬, MAO阻害薬とは併用禁忌.
	ゾルミトリプタン zolmitriptan (ゾーミッグ)	片頭痛	未変化体およびN-脱メチル体が5-HT$_{1B/1D}$受容体に高親和性を示し, 頭蓋内血管を収縮させる. CGRPおよびVIPの遊離抑制作用, 中枢神経活動抑制作用も有する.	重大な副作用にアナフィラキシーショック, 虚血性心疾患様症状, WPW症候群における頻脈, てんかん様発作がある. 主な副作用に悪心, 知覚減退, 傾眠, 片頭痛の悪化, 絞扼感, めまい, 異常感覚, 心悸亢進, 無力症など.	片頭痛発現時に1回 2.5 mg. 2時間以上あけて追加投与可能. 1日総投与量 10 mg 以内. 虚血性心疾患, 脳血管障害, 一過性脳虚血性発作, 末梢血管障害, コントロールされていない高血圧症の患者には禁忌. エルゴタミン, エルゴタミン誘導体含有製剤, 5-HT$_{1B/1D}$受容体刺激薬, MAO阻害薬とは併用禁忌.
麦角アルカロイド	ジヒドロエルゴタミンメシル酸塩 dihydroergotamine mesilate (ジヒデルゴット)	片頭痛(血管性頭痛), 起立性低血圧	アドレナリンα受容体刺激作用と遮断作用をあわせもつ. 静脈系血管に対する収縮作用が強い.	重大な副作用に胸膜等の線維症(長期連用時)がある. その他の副作用に悪心・嘔吐, 食欲不振, 発疹・そう痒, 眠気, 口渇, 動悸, 手指冷感など.	1回 1 mg, 1日3回. 末梢血管障害, 閉塞性血管障害, 狭心症, 冠動脈硬化症, コントロール不十分な高血圧症, ショック, 側頭動脈炎, 重篤な肝機能障害, 敗血症の患者, 妊婦, 授乳婦には禁忌. HIVプロテアーゼ阻害薬, エファビレンツ, デラビルジン, マクロライド系抗生物質, アゾール系抗真菌薬, 5-HT$_{1B/1D}$受容体刺激薬, 麦角アルカロイドとは併用禁忌.

表1.6 つづき

分類	薬物名(商品名)	適応	作用と特徴	主な副作用	備考
麦角アルカロイド	エルゴタミン酒石酸塩・無水カフェイン ergotamine tartrate・anhydrous caffeine (カフェルゴット)	片頭痛	カフェインはエルゴタミンの吸収を促進するとともに,頭痛緩解作用によりエルゴタミンの作用を増強する.	重大な副作用に高度の血管収縮,壊疽等の麦角中毒,心筋虚血・心筋梗塞等がある.また長期連用時に胸膜等の線維性変化やエルゴタミン誘発性の頭痛が現れることがあり,急に中止すると,頭痛を主訴とする禁断症状が現れることがある.その他の副作用に発疹,徐脈,頻脈,胸部不快感,血圧上昇,不安,振戦,四肢の知覚異常,筋痛,悪心・嘔吐,瞳孔径の変化など.	症候出現時に1〜2錠,最大1日6錠まで.末梢血管障害,閉塞性血管障害,狭心症,冠動脈硬化症,コントロール不十分な高血圧症,ショック,側頭動脈炎,肝または腎機能障害,敗血症,緑内障の患者,妊婦,授乳婦には禁忌.HIVプロテアーゼ阻害薬,エファビレンツ,デラビルジン,マクロライド系抗生物質,アゾール系抗真菌薬,5-HT$_{1B/1D}$受容体刺激薬,麦角アルカロイドとは併用禁忌.
Caチャネル遮断薬	ロメリジン塩酸塩 lomerizine hydrochloride (ミグシス,テラナス)	片頭痛	脳血管に対し選択的な血管収縮抑制作用を示す.L型Ca^{2+}チャネルに結合し,血管平滑筋および神経細胞内へのCa^{2+}流入を抑制する.	重大な副作用に抑うつがあり,類薬で錐体外路症状が現れたとの報告がある.その他の副作用にALT(GPT)・AST(GOT)上昇,眠気,めまい,倦怠感,頭痛,悪心,下痢,発疹,血圧低下など.	頭蓋内出血,脳梗塞急性期の患者,妊婦には禁忌.1回5 mgを1日2回,最大1日投与量20 mg.

縮作用が増強されるので禁忌である.セロトニンの再取込み阻害作用を有する薬物および痙攣の閾値を低下させる薬物との併用は注意して行う.

　[適用・使用方法・薬物動態]　片頭痛および群発頭痛[注射のみ]に,内服,皮下注射または鼻腔内投与で用いられる.経口投与により速やかに吸収され,血漿中濃度は2峰性に推移する.1番目のピークは投与後1.5時間までに,また2番目のピークは投与後2〜3時間の間に認められ,消失半減期は約2時間である.主にモノアミン酸化酵素(MAO)-Aにより代謝されるため,MAO-A阻害薬によりAUCの増加と消失半減期の延長がみられる.

B. 麦角アルカロイド

1) ジヒドロエルゴタミンメシル酸塩

　[作用機序・薬理作用の特徴]　主にアドレナリンα受容体を刺激することにより血管平滑筋を収縮させるが,α受容体を遮断する作用も併せもつ(パーシャルアゴニスト).血管収縮作用は血管の緊張度が低い場合に現れる.生体内では,動脈系血管よりも静脈系血管に対する作用が強く,ノルアドレナリンよりも作用の持続は長い.

［副作用・相互作用］　長期連用時には，重大な副作用として胸膜等の線維症が現れることがある．その他の副作用の主なものに，悪心・嘔吐，食欲不振等の消化器症状，発疹・そう痒等の過敏症状，眠気，口渇等の精神神経症状，動悸，手指冷感等がある．

［適用・使用方法・薬物動態］　片頭痛（血管性頭痛）および起立性低血圧に1回1mgを1日3回（増減），内服で使用する．経口投与30分後から血中に分布し，約3時間後に最高血中濃度に達する．半減期はα相が約3時間，β相が約20時間である．

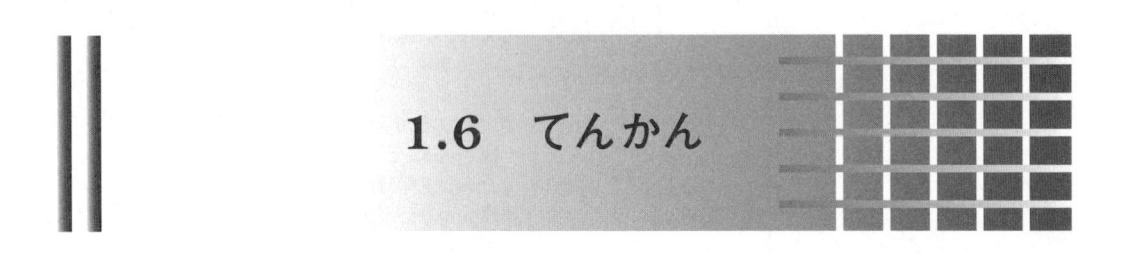

1.6　てんかん

　てんかんは「種々の病因によって起こる慢性の脳障害で，大脳灰白質神経細胞の過剰で無秩序な放電による反復性の発作（てんかん発作）を主徴とし，これにさまざまな臨床症状および脳波所見を伴うもの」と定義される．てんかん発作は同じ型を繰り返すという特徴があり，したがって急性疾患に伴う一時的な痙攣発作はてんかんとは呼ばない．てんかんには3種類あり，1）明らかな大脳の器質的病変が原因で発症する場合を「症候性てんかん」，2）症候性が想定されるがその原因を特定できない場合を「潜因性てんかん」，3）原因が不明の場合を「特発性（機能性）てんかん」と呼ぶ．特発性てんかんが最も発症数が多い．

　てんかんは神経疾患の中で最も頻度の高い疾患であり，全人口中の有病率は約0.5％である．明確な人種差や性差，地域差は認められていない．1歳未満で最も高頻度に現れ，80％が20歳までに発症する．体質的には，遺伝的にてんかんを起こしやすい体質性てんかん性素因と，脳の損傷や薬物などの影響で発作を起こしやすくなる獲得性てんかん性素因とがある．

　特発性てんかんの場合，一卵性双生児のてんかん一致率は約60％と高率であることから，何らかの遺伝的素因の関与が示唆されるが，具体的な遺伝子の変異は知られていない．特発性てんかんは通常2〜14歳の間に発病し，2歳以前に発症するてんかんは，発達障害や出生時損傷，代謝性疾患等に起因することが多い．

　画像診断により症候性てんかんの原因として明らかにされた脳内の器質的変化に，脳血管障害，脳腫瘍，脳炎，頭部外傷，出産時障害等がある．25歳以降に発症するてんかんは，ほとんどが症候性であるが，病因が特定されるのは約半数にすぎない．

　3年以上発作がみられない完全寛解率は発作の型によって異なり，部分発作で約60％，強直−間代性発作で約70％，欠神発作で約80％といわれ，すべての型を平均すると約60％である．明らかな脳の病変がなければ，予後は一般に良好である．

1.6.1 病態と症状

　発作が起始する脳部位に応じて，部分発作（大脳皮質起源）と全般発作（両側半球起源）に大別される．表1.7にてんかん発作の国際分類の主項目を示す．

　病因的には特発性と症候性とがあり，結果的に特発性部分，症候性部分，特発性全般，症候性全般という4種類の類型に区分される．異常の発生部位とその範囲によって，意識障害，痙攣，自動症等，さまざまな症状が現れる．また，しばしば，周期性不機嫌，精神障害，性格変化，知能障害等を伴う．

　前兆は，複雑部分発作または強直間代発作の直前に起こる感覚性または精神性の症状発現であり，発作開始を示す．発作後状態が発作（最も一般的には全身性発作）の後に続くことがある．これは，深睡眠，頭痛，錯乱，筋痛などを特徴とする．

　てんかん患者にみられる脳波変化には，
1) 棘波 spikes：持続が 80 msec 以下
2) 鋭波 sharp waves：持続が 80〜200 msec
3) 棘徐波結合 spike & slow wave complex
4) 鋭徐波結合 sharp & slow wave complex
5) 高電位徐波群発 θ & δ bursts
6) ヒプスアリズミア* hypsarrhythmia

表1.7　てんかん発作分類の主項目

```
Ⅰ．部分発作（焦点発作，局所発作）
  1) 単純部分発作（意識は障害されない）
  2) 複雑部分発作（意識が障害される）
  3) 二次性全般化発作

Ⅱ．全般発作（痙攣性あるいは非痙攣性）
  4) 欠神発作
  5) ミオクロニー発作
  6) 間代発作
  7) 強直発作
  8) 強直－間代発作
  9) 脱力発作

Ⅲ．未分類てんかん発作
```

（国際てんかん連盟，1981）

＊　ヒプスアリズミアは非同期性の高振幅の徐波群に棘波，鋭波，多棘波が混在する脳波異常で，West症候群の乳幼児に高率でみられる．

がある.

棘波と鋭波は局在性にみられることが多く,部分てんかんでしばしば記録される.また基礎波として徐波を伴うこともある.

棘徐波結合,鋭徐波結合および高電位徐波放電は全般発作にみられ,強直-間代発作(大発作)や欠神発作(小発作)に特徴的である.

A. 部分発作

焦点発作または局所発作ともいう.過剰ニューロン放電が片側大脳半球の皮質内一領域から始まるもので,意識障害の有無により二つに区分される.

1) 単純部分発作 simple partial seizure

部分発作の中で,意識障害のないものをいう.脳の一部にてんかん源性焦点があり,侵された脳の領域に相当する部分に限局した痙攣や知覚障害が現れる.一般には大脳半球病変の症状としてみられ,その原因として周産期異常(頭蓋内出血,低酸素症,未熟児),外傷,腫瘍,炎症後の脳瘢痕,動静脈奇形などが考えられる.運動性の発作の場合,発作後に発作のあった身体各部に数分~数時間の麻痺を伴うことがある(Todd麻痺).また,異常な体性感覚,視覚(閃光,図形など),聴覚(異常音),嗅覚等を経験することがある.意識障害はない.

2) 複雑部分発作 complex partial seizure

側頭葉てんかん発作とも呼ばれる.側頭葉,辺縁系,前頭~側頭葉に焦点を有する部分発作で,1~2分程度持続する意識の変容・混濁,認知・感情障害,錯覚・幻覚,意味不明の発声,舌なめずり・舌うち・ボタンの掛け外し等の自動運動,攻撃的行動等がみられる.欠神発作の発作像と類似するが,複雑部分発作のほうが動作がより複雑で持続時間が長い.意識障害のみのものを精神運動発作という.発作と発作の間には,一般の人よりも高率で心理学的・精神医学的障害を示す.単純部分発作から移行することがあり,また二次性全般化発作に進展することがある.年齢を問わず発現するが,小児期以降に多くみられる.

3) 二次性全般化発作 secondarily generalized seizure

部分発作の脳波異常が全般発作に進展する場合をいう.部分発作の半数以上でみられ,強直-間代発作へと進展する例が最も多い.

B. 全般発作

両側の皮質全体から生じる異常放電により引き起こされ,最初期から意識消失を伴う左右対称の運動機能喪失が現れる.遺伝性または代謝性の原因を有する場合が多い.

4) 欠神発作

小発作とも呼ばれる.完全な意識消失を伴う十数秒程度の精神・運動機能障害である.発作が起こると,患者はそれまで続けていた行為を突然中断し,空ろに前方を凝視しつつ特徴的な眼瞼

まばたき運動（3 Hz）をした後，突然元の状態に復帰する．約半数は，そのまま強直－間代性発作へと移行する．欠神発作のみで終わった患者には，発作が起きたという意識はないのが普通であり，後に神経障害を残すことはない．脳波は高振幅で両側性の同調した3 Hz棘徐波複合を示す．遺伝性であり，主として小児期に発症し，20歳までに消失する．

5）ミオクロニー発作

四肢または体幹の筋に突然生じる電撃的な間代性の攣縮（ミオクローヌス）である．反復すると，強直－間代性の痙攣へ発展することがある．意識の消失はない．脳波は多発性のスパイク群発を示す．

6）強直－間代発作 generalized tonic-clonic seizure

最も発症数の多いてんかん発作である．以前は大発作と呼ばれていた．心窩部不快感等の予兆を感じる患者もいるが，多くは突然の叫び声とともに始まり，直ちに意識の喪失と左右対称性に四肢・躯幹を突っ張る強直性痙攣（10〜30秒）が現れる（強直期）．患者は転倒し，眼をつり上げる，舌を咬むなどの筋緊張所見がみられる．呼吸停止によりチアノーゼを呈するが，痙攣終了とともに深呼吸をきたすため，口腔内の唾液が泡状に吹き出される．次いで全身の筋肉が細かい収縮と弛緩を律動的に繰り返すふるえ状の同期性間代性痙攣（20〜90秒）（間代期）に移行し，その振幅は次第に大きくなる．この間，瞳孔散大，昇圧，頻脈を呈し，しばしば尿便失禁もみられる．通常，発作の全経過時間は5分程度であるが，その後，昏迷状態を経て睡眠へと移行することが多い．数十分で覚醒するが，この間の記憶はない．

7）間代発作

ミオクロニー発作が，単時間のうちに周期的に繰り返される発作である．

8）強直発作

数秒程度の短い強直性痙攣を呈する発作である．

9）脱力発作

小児にみられる，短い特発性の全身性発作である．姿勢を保持する抗重力筋の緊張が突然失われ，体位を維持できなくなって転倒・卒倒するため，頭部に外傷を負う危険性がある．意識は完全に消失する．頭部を傾けたり，首を垂れるなどの姿勢変化がみられる．

混合性発作と呼ばれる小児期の特殊なてんかん症候群に，West（ウェスト）症候群およびLennox-Gastaut（レノックス－ガストー）症候群がある．

West症候群

点頭てんかんともいう．生後4〜7か月の男児に好発する年齢依存性の全身痙攣である．瞬間的に全身の筋に強直性痙攣が生じて発症し，上肢の挙上，下肢の膝および股関節における屈曲，頭部の屈曲等を特徴とする．痙攣は長くても数秒で終息するが，1日に何度も繰り返す．ヒプス

アリズミア hypsarrhythmia と呼ばれる脳波所見を呈する．症候性のものと特発性のものがあり，薬物治療に抵抗性で，約 60 ％は Lennox-Gastaut 症候群に移行する．

Lennox-Gastaut 症候群

1〜8歳の幼小児期にみられるてんかん症候群であり，強直発作や脱力発作，非定型欠神発作が混在して現れる．きわめて難治性であり，数種のてんかん発作と精神発達遅滞をもって成人期を迎える例が多い．

小児のてんかん様症状に，発熱と関連して生後3か月から5歳までの間に発生する熱性痙攣がある．

特殊なてんかん発作として，てんかん重積状態 status epilepticus と持続性部分てんかん epilepsia partialis continua がある．

てんかん重積状態とは，1回の発作が長く持続したり，あるいは発作が頻回に反復される病態を指す．全般発作が重積すると，虚血により神経細胞が障害される可能性が高く，生命に危険が及ぶ．抗てんかん薬の急な使用中止が原因となることがある．

持続性部分てんかんは，頭部や顔面に現れる局所性運動発作の一つの型であり，発作は数秒〜数分間隔でくり返し現れ，数日から数年の間続く．Koshewnikow 症候群とも呼ばれ，脳炎や脳血管障害，代謝性疾患等でみられ，治療には抵抗性を示す．

1.6.2 薬物治療

てんかん治療の主体は薬物療法であり，その目的は患者に最良の QOL を実現することである．単剤による治療が原則であり，多剤を必要とする患者はまれである．最初の薬物による治療で約 60 ％の患者の発作が完全に抑制され，また 20 ％の患者は治療薬物の変更に反応する．このように，薬物療法によっててんかん発作を消失させたりその頻度を減少させることができ，発作のコントロールがうまくいけば，最終的に薬の使用を止めることも可能である．具体的には，3〜5年間発作がなく，脳波にも2年間異常が認められなければ，薬用量を徐々に減らして，最終的には中止する．しかし，発作のコントロールの難しい患者，薬物なしでは発作が再発する患者，社会的理由から発作を抑えておく必要のある患者等では，薬物療法を継続しなければならない．また，既存の薬物に抵抗性を示す難治性のてんかんが 20 ％程度あるといわれ，その半数は外科治療の対象となる．最近の診断技術の著しい進歩により，てんかん焦点の局在を正確に特定できるようになったことから，手術症例は増加している．

抗てんかん薬は発作型に適したものを選ぶことが大切である（表1.8）．長期連用するものであるから，副作用や他の薬物との相互作用には十分な配慮が必要であるが，実際には抗てんかん薬長期投与時の副作用の発現率は約 30 ％とかなり高い．

抗てんかん薬の副作用は，軽度の眠気程度のものから生命に危険をもたらす肝障害などの重篤なものに至るまで，多種多様である．また，認知機能，問題解決能力，人格などに影響を及ぼす

表1.8 各発作型に対する治療薬の選択

発作型	第一選択薬	第二選択薬	補助薬
部分発作			
単純部分	CBZ	PHT, ZNS	VPA, PMD, PB, CLZ
複雑部分	CBZ, ZNS	PHT	VPA, PMD, CLZ
二次性全般化	CBZ	PHT, VPA	PB, PMD
全般発作			
欠神	VPA, ESM	CZP	ZNS, CLZ, AZM
ミオクロニー	VPA	CZP, PB	ESM, PHT, CLZ
強直－間代	VPA, PHT	CBZ, PB	PMD, CLZ
脱力	VPA	PHT	CBZ, ESM, AZM

AZM：アセタゾラミド，CBZ：カルバマゼピン，CLZ：クロバザム（※他剤と併用する），CZP：クロナゼパム，ESM：エトスクシミド，PB：フェノバルビタール，PHT：フェニトイン，PMD：プリミドン，VPA：バルプロ酸，ZNS：ゾニサミド

表1.9 抗てんかん薬の作用機序（推定）

抗てんかん薬	GABA代謝系	GABA$_A$受容体	Na$^+$チャネル	Ca^{2+}チャネル
VPA	↓	−	↓↓	↓（T？）
PB, PMD	↓	↑↑	↓	↓（N, L）
CZP, DZP	↓↓	↑↑	↓	↓（？）
ZNS	−	↑（？）	↓（？）	↓（T？）
PHT	↓	−	↓↓	↓（？）
ESM	−	−	−	↓↓（T）
CBZ	−	−	↓↓	↓（？）

CBZ：カルバマゼピン，CZP：クロナゼパム，DZP：ジアゼパム，ESM：エトスクシミド，PB：フェノバルビタール，PHT：フェニトイン，PMD：プリミドン，VPA：バルプロ酸，ZNS：ゾニサミド

ものもある．

　てんかん重積状態の治療の主体は，発作型に有効な抗てんかん薬とベンゾジアゼピン系の鎮静薬である．それでも発作が続く患者には，脳波をモニターしつつ，バルビツール酸系のアモバルビタールなどを静注する

　［作用機序］（1）抑制性神経伝達物質であるGABAの代謝を抑制して，内因性抑制性機序の増強を図るか，またはGABA$_A$受容体を刺激することで外因性に同様の効果を得ようとする薬物と，（2）イオンチャネルを抑制することで，神経活動を抑制する薬物とがある．後者では，Na$^+$チャネルのほか，Ca^{2+}チャネルやK$^+$チャネルを抑制するものがある．T-typeのCa^{2+}チャネルは神経細胞や心筋細胞，内分泌細胞などのペースメーカー電位に関係すると考えられているので，自発的放電頻度を減少させる方向に働くと推定される（表1.9）．

1.6.3 治療薬各論

A. カルボン酸誘導体

1) バルプロ酸ナトリウム

［作用機序・薬理作用の特徴］　脳内 GABA 濃度およびドパミン濃度の上昇とともに，セロトニン代謝の促進が認められることから，本薬の作用は，GABA を介した脳内抑制系の活性化に基づくと推定されている．抗躁作用も，GABA 神経伝達促進作用が寄与している可能性が考えられている．

［副作用・相互作用］　重大な副作用に重篤な肝障害，高アンモニア血症を伴う意識障害，溶血性貧血等の血液障害，急性膵炎，間質性腎炎・ファンコニー症候群，皮膚粘膜眼症候群（Stevens-Johnson 症候群）・中毒性表皮壊死症（Lyell 症候群），脳の萎縮，横紋筋融解症がある．その他の副作用の主なものに，傾眠・眠気，失調・ふらつき，嘔気・悪心・嘔吐，食欲不振，胃腸障害，全身倦怠感等がある．てんかんの発作が再発することがあるため，カルバペネム系抗生物質とは併用禁忌である．

［適用・使用方法・薬物動態］　各種てんかん，およびてんかんに伴う性格行動障害の治療に，バルプロ酸ナトリウムとして1日 400〜1,200 mg を，普通剤では2〜3回，徐放顆粒は1回，徐放錠は1〜2回に分服する．経口投与時の生物学的利用率は約 100％であり，約1時間で最高血中濃度に達し，以後は8〜10時間の半減期で減衰する．

B. イミノスチルベン誘導体

1) カルバマゼピン

［作用機序・薬理作用の特徴］　電位依存性 Na$^+$ チャネルの不活性化状態からの回復を遅延させることにより，大脳皮質ニューロンの反復的な活動電位の発火を抑制する．GABA やグルタミン酸の作用や代謝には影響しない．カルバマゼピンの代謝物である 10,11-エポキシカルバマゼピンも同様の作用を有するので，カルバマゼピンの抗発作作用にこの代謝物も関係している可能性がある．

［副作用・相互作用］　重大な副作用に再生不良性貧血等の血液障害，皮膚粘膜眼症候群（Stevens-Johnson 症候群）・中毒性表皮壊死症（Lyell 症候群）・SLE 様症状，紅皮症（剝脱性皮膚炎），リンパ節腫脹を伴う過敏反応，肝機能障害・黄疸，急性腎不全（間質性腎炎等），PIE 症候群，間質性肺炎，血栓塞栓症，アナフィラキシー反応，うっ血性心不全等の心機能障害，抗利尿ホルモン不適合分泌症候群（SIADH），無菌性髄膜炎および悪性症候群がある．その他の副作用の主なものに，眠気，めまい，ふらつき，倦怠・易疲労感，運動失調，脱力感，発疹，頭痛・頭重，立ちくらみ，口渇等がある．また，臨床検査値異常として γ-GTP 上昇，AST（GOT）上昇，ALT（GPT）上昇，Al-P 上昇，白血球減少等がみられることがある．

［適用・使用方法・薬物動態］　てんかん発作およびてんかんに関連する症状に，最初1日量

表1.10 てんかん治療薬

分類	薬物名(商品名)	適応	作用と特徴	主な副作用	備考
カルボン酸誘導体	バルプロ酸ナトリウム sodium valproate (JP) (valproic acid) (デパケン, バレリン)	(1) 各種てんかん (小発作・焦点発作・精神運動発作ならびに混合発作) およびてんかんに伴う性格行動障害 (不機嫌・易怒性等) の治療, (2) 躁病および躁うつ病の躁状態の治療.	脳内GABA濃度を上昇させ, 抑制系を活性化することで作用を現す. Na^+チャネルを抑制する作用も強い.	重大な副作用に重篤な肝障害, 高アンモニア血症を伴う意識障害, 溶血性貧血, 汎血球減少, 急性膵炎, 間質性腎炎, 皮膚粘膜眼症候群 (Stevens-Johnson症候群), 中毒性表皮壊死症 (Lyell症候群), 過敏症症候群, 脳の萎縮, 痴呆様症状, パーキンソン様症状, 横紋筋融解症, 抗利尿ホルモン不適合分泌症候群 (SIADH) など. その他に白血球減少, 傾眠, 視覚異常, 悪心・嘔吐, 脱毛, 発疹など.	バルプロ酸ナトリウムとして1日400～1200 mg, 【細】【錠】【シ】2～3回, 【徐放錠】1～2回に分服, 【徐放顆】1日1回 (適宜増減). 重篤な肝障害のある患者および尿素サイクル異常症の患者には禁忌. カルバペネム系抗生物質とは併用禁忌, 妊婦または妊娠している可能性のある婦人には原則禁忌.
イミノスチルベン誘導体	カルバマゼピン carbamazepine (テグレトール)	(1) 精神運動発作, てんかん性格およびてんかんに伴う精神障害, てんかんの痙攣発作: 強直-間代発作 (全般痙攣発作, 大発作), (2) 躁病, 躁うつ病の躁状態, 統合失調症の興奮状態, (3) 三叉神経痛.	Na^+チャネルの活性化を阻害することにより, 神経活動を抑制する.	重大な副作用に再生不良性貧血, 汎血球減少, 皮膚粘膜眼症候群 (Stevens-Johnson症候群), 中毒性表皮壊死症 (Lyell症候群), SLE様症状, 過敏症症候群, 肝機能障害, 急性腎不全, 間質性肺炎, 血栓塞栓症, アナフィラキシー反応, うっ血性心不全, 洞機能不全, 抗利尿ホルモン不適合分泌症候群 (SIADH), 無菌性髄膜炎, 悪性症候群など. その他に呼吸困難, 色素沈着, 多形結節性紅斑, 多毛, ポルフィリン症, 尿閉, 幻覚, 意識障害, 異常眼球運動 (眼球回転発作), 不整脈, 膵炎, ビタミンD・カルシウム代謝異常, 女性化乳房, 脱毛, コレステロール上昇など.	カルバマゼピンとして最初1日量200～400 mg, 1～2回に分服. 至適効果が得られるまで (通常1日600 mg) 徐々に増量. 症状により1日1200 mgまで増量できる. 本薬または三環系抗うつ薬に対して過敏症の既往歴のある患者, 重篤な血液障害のある患者, 第2度以上の房室ブロックや高度の徐脈 (50拍/分未満) のある患者, ボリコナゾールを投与中の患者, およびポルフィリン症の患者には禁忌.

表1.10 つづき

分 類	薬物名(商品名)	適 応	作用と特徴	主な副作用	備 考
ヒダントイン系薬	フェニトイン phenytoin (アレビアチン, ヒダントール)	【散】【錠】(1) てんかんの痙攣発作：強直-間代発作（全般痙攣発作, 大発作）, 焦点発作（ジャクソン型発作を含む）, (2) 自律神経発作, (3) 精神運動発作.	Na$^+$チャネルの活性化を阻害することにより, 神経活動を抑制する. 高濃度でGABAの代謝を阻害する.	重大な副作用に皮膚粘膜眼症候群（Stevens-Johnson症候群）, 中毒性表皮壊死症（Lyell症候群）, 過敏症症候群, 再生不良性貧血, 汎血球減少, 劇症肝炎, 黄疸, 間質性肺炎, 悪性リンパ腫, 小脳萎縮など. その他に発疹, 腎障害, 不随意運動, 運動失調, 視覚障害, 白内障, 悪心・嘔吐, 便秘, 歯肉増殖, 歯牙の形成不全, 甲状腺機能異常, 高血糖など.	【散】【錠】フェニトインとして1日200〜300 mg, 食後3回に分服（適宜増減）. 主としてCYP2C9で代謝されるので, この酵素の活性に影響を与える薬物との併用には注意が必要. またCYP3AおよびCYP2B6を誘導するので, これらの酵素で代謝される薬物の効果が減弱する可能性がある.
バルビツール酸系薬	プリミドン primidone (プリミドン)	(1) てんかんの痙攣発作：強直-間代発作（全般痙攣発作, 大発作）, 焦点発作（ジャクソン型発作を含む）, (2) 精神運動発作, (3) 小型（運動）発作［ミオクロニー発作, 失立（無動）発作, 点頭てんかん（幼児けい縮発作, BNS痙攣等）］.	GABA$_A$受容体を刺激することでGABAと同様の抑制作用を発揮する. GABAの代謝を抑制する作用, Na$^+$チャネルおよびCa^{2+}チャネルを抑制する作用もある.	重大な副作用に皮膚粘膜眼症候群（Stevens-Johnson症候群）および再生不良性貧血. その他に過敏症, 巨赤芽球性貧血, 肝機能障害, 腎障害, 眠気, 倦怠感, 心悸亢進, 悪心・嘔吐, 歯牙の形成不全など.	成人では, 1日量最大2gまでを2〜3回に分服. バルビツール酸系化合物に対し過敏症の患者と急性間欠性ポルフィリン症の患者には禁忌.
	フェノバルビタール phenobarbital (フェノバール)	【散】【末】【錠】【内用液】は, (1) 不眠症, (2) 不安緊張状態の鎮静, (3) てんかんの痙攣発作：強直-間代発作（全般痙攣発作, 大発作）, 焦点発作（ジャクソン型発作を含む）, (4) 自律神経発作, 精神運動発作.	プリミドンと同様.	重大な副作用に皮膚粘膜眼症候群（Stevens-Johnson症候群）, 中毒性表皮壊死症（Lyell症候群）, 剥脱性皮膚炎, 過敏症症候群, 依存性, 局所壊死【注】, 顆粒球減少, 血小板減少, 肝機能障害呼吸抑制. その他に過敏症, 巨赤芽球性貧血, 肝機能障害, 腎障害, 眠気, 倦怠感, 心悸亢進, 悪心・嘔吐, 歯牙の形成不全, 血清葉酸値の低下など.	【散】【末】【錠】【内用液】フェノバルビタールとして1日30〜200 mg, 1〜4回に分服. バルビツール酸系化合物に対して過敏症の患者, 急性間欠性ポルフィリン症の患者, ボリコナゾールを投与中の患者,【内用液】ジスルフィラムまたはシアナミドを投与中の患者には禁忌.

表1.10 つづき

分類	薬物名(商品名)	適応	作用と特徴	主な副作用	備考
オキサゾリジン系薬	トリメタジオン trimethadione (ミノ・アレビアチン)	(1) 定型欠神発作（小発作），(2) 小型（運動）発作［ミオクロニー発作，失立（無動）発作，点頭てんかん（幼児けい縮発作，BNS痙攣等）］．	作用機序の詳細は不明であるが，動物実験で，電撃，ペンテトラゾールまたはストリキニーネによる痙攣を抑制する．	重大な副作用に皮膚粘膜眼症候群（Stevens-Johnson症候群），中毒性表皮壊死症（Lyell症候群），SLE様症状，再生不良性貧血，汎血球減少，筋無力症がある．その他に中毒疹様発疹，白血球減少，肝障害，腎障害，眠気，めまい，血圧降下，視覚障害，悪心・嘔吐，脱毛など．	1日1g食後3回に分服，最高1日2gを限度とする．本剤の成分に対し過敏症の患者，妊婦または妊娠している可能性のある婦人，重篤な肝障害または腎障害のある患者，重篤な血液障害のある患者，網膜・視神経障害のある患者には禁忌．
スクシミド系薬	エトスクシミド ethosuximide (エピレオプチマル，ザロンチン)	定型欠神発作（小発作），小型（運動）発作［ミオクロニー発作，失立（無動）発作，点頭てんかん（幼児けい縮発作，BNS痙攣等）］．	T型Ca^{2+}チャネルに対する抑制作用が強い．抗痙攣作用はトリメタジオンに類似し，ラットのペンテトラゾール誘発間代性痙攣を抑制する．	重大な副作用に皮膚粘膜眼症候群（Stevens-Johnson Syndrome），SLE様症状，再生不良性貧血．その他に中毒疹様発疹，光線過敏症，白血球減少，眠気，運動失調，抑うつ，幻覚，羞明，悪心・嘔吐，しゃっくりなど．	1日0.45～1g，2～3回に分服．本剤の成分に対して過敏症の既往歴のある患者および重篤な血液障害のある患者には禁忌．
ベンゾジアゼピン系薬	クロナゼパム clonazepam (リボトリール，ランドセン)	小型（運動）発作：ミオクロニー発作，失立（無動）発作，点頭てんかん（幼児けい縮発作，BNS痙攣等），(2) 精神運動発作，(3) 自律神経発作．	$GABA_A$受容体のベンゾジアゼピン結合部位に結合して受容体のGABA親和性を増大させることで，抑制性GABA神経の作用を特異的に増強．GABAの代謝も抑制する．また，Na^+チャネルおよびCa^{2+}チャネルを抑制する作用もある．	重大な副作用に依存性，呼吸抑制，錯乱，肝機能障害．その他に眠気，運動失調，構音障害，寡動，喘鳴，複視，唾液増加，悪心・嘔吐，尿失禁，血小板減少，発疹，倦怠感など．	初回量1日成人・小児0.5～1mg，1～3回に分服．以後，症状に応じて至適効果が得られるまで徐々に増量し，維持量1日成人・小児2～6mg，1～3回に分服（適宜増減）．本剤の成分に対し過敏症の既往歴のある患者，急性狭隅角緑内障の患者，および重症筋無力症の患者には禁忌．

表1.10 つづき

分類	薬物名(商品名)	適応	作用と特徴	主な副作用	備考
ベンゾジアゼピン系薬	ジアゼパム diazepam (ダイアップ)	小児の熱性痙攣およびてんかんの痙攣発作の改善.	GABA$_A$受容体のベンゾジアゼピン結合部位に結合して受容体のGABA親和性を増大させることで,抑制性GABA神経の作用を特異的に増強.GABAの代謝も抑制する.また,Na$^+$チャネルおよびCa^{2+}チャネルを抑制する作用もある.	重大な副作用に依存性,刺激興奮・錯乱等および呼吸抑制.その他に眠気,ふらつき,気道分泌過多,白血球減少症,悪心,嘔吐,食欲不振,発疹,脱力感など.	小児1回0.4～0.5 mg/kg,1日1～2回,直腸内に挿入(適宜増減).1日1 mg/kgまで.急性狭隅角緑内障のある患者,重症筋無力症のある患者,低出生体重児・新生児およびリトナビルを投与中の患者には禁忌.
	クロバザム clobazam (マイスタン)	他の抗てんかん薬で十分な効果が認められない次の発作型において,他の抗てんかん薬と併用する.(1) 部分発作：単純部分発作,複雑部分発作,二次性全般化強直-間代発作,(2) 全般発作：強直-間代発作,強直発作,非定型欠神発作,ミオクロニー発作,脱力発作.	GABA$_A$受容体のベンゾジアゼピン結合部位に結合して受容体のGABA親和性を増大させることで,抑制性GABA神経の作用を特異的に増強すると考えられる.	重大な副作用に依存性および呼吸抑制.その他に眠気,ふらつき・めまい,構音障害,精神活動減退,注意力低下,複視,眼振,気道分泌過多,唾液分泌過多,食欲不振,嘔気,白血球減少など.	1日10 mgから開始し,維持量は1日10～30 mg.1～3回に分服.最高1日量は40 mg.本剤の成分に対し過敏症の既往歴のある患者,急性狭隅角緑内障の患者,および重症筋無力症の患者には禁忌.

表1.10 つづき

分類	薬物名(商品名)	適応	作用と特徴	主な副作用	備考
ベンズイソキサゾール系薬	ゾニサミド zonisamide (エクセグラン)	(1) 部分発作：単純部分発作［焦点発作（ジャクソン型を含む），自律神経発作，精神運動発作］，複雑部分発作（精神運動発作，焦点発作），二次性全般化強直間代痙攣［強直－間代発作（大発作）］，(2) 全般発作：強直－間代発作［強直－間代発作（全般痙攣発作，大発作）］，強直発作（全般痙攣発作），非定型欠神発作（異型小発作），(3) 混合発作（混合発作）．	作用機序の詳細は不明．$GABA_A$受容体機能の亢進，Na^+チャネルおよびCa^{2+}チャネルに対する抑制作用の可能性が示唆されている．	重大な副作用に皮膚粘膜眼症候群(Stevens–Johnson症候群)，遅発性の重篤な過敏症状，再生不良性貧血，急性腎不全，間質性肺炎，肝機能障害，横紋筋融解症，腎・尿路結石，発汗減少に伴う熱中症など．その他に眠気，食欲不振，γ-GTP・Al-P・ALT (GPT)・AST (GOT) の上昇，無気力・自発性低下，運動失調，悪心・嘔吐，倦怠・脱力感，精神活動緩慢化など．	成人には，最初1日100～200 mg，以後1～2週ごとに増量し1日200～400 mgまで漸増．最高1日600 mgまで．1～3回に分服．本剤の成分に対し過敏症の既往歴のある患者には禁忌．
スルホンアミド系薬	スルチアム sultiame (オスポロット)	精神運動発作．	炭酸脱水酵素阻害作用を有する．抗痙攣作用機序の詳細は不明．動物実験で，電撃，ペンテトラゾールまたはペンテトラゾールで誘発される痙攣に抑制作用を示す．	重大な副作用に腎不全がある．その他に中毒疹様発疹，白血球減少，眠気，めまい，知覚異常，多発神経炎，倦怠感，悪心・嘔吐，舌のもつれ，呼吸促迫など．	1日200～600 mg，食後2～3回に分服．本剤の成分に対し過敏症の既往歴のある患者および腎障害のある患者には禁忌．
アセチル尿素系薬	アセチルフェネトライド acetylpheneturide (クランポール)	(1) てんかんの痙攣発作：強直－間代発作（全般痙攣発作，大発作），焦点発作（ジャクソン型発作を含む），(2) 精神運動発作，(3) 自律神経発作．	動物実験で，最大電撃痙攣およびペンテトラゾール痙攣を強く抑制．作用機序の詳細は不明．	重大な副作用に再生不良性貧血がある．その他に中毒疹様発疹，白血球減少，肝障害，腎障害，眠気，運動失調，構音障害，めまい，悪心，クル病，流涎など．	成人には1日0.3～0.4 gから始め，十分な効果が得られるまで1日量0.1 gずつ漸増して維持量（成人0.6～1.2 g）を決める．1日3回食後分服．本剤の成分またはフェニル尿素系化合物に対して過敏症の患者には禁忌．

200～400 mg を 1～2 回に分服し，至適効果が得られるまで徐々に増量する．消化管からの吸収は緩徐で，単回投与時の最高血中濃度は 4～24 時間後に得られ，未変化体の血中半減期は約 36 時間である．反復投与時には薬物代謝酵素の誘導が起こり，血中半減期は 16～24 時間に短縮する．

C. ヒダントイン誘導体

1）フェニトイン

［作用機序・薬理作用の特徴］ 電位依存性かつ頻度依存性に，電位依存性 Na^+ チャネルの不活性化状態からの回復を遅延させることにより，持続的な脱分極による神経活動電位の反復発火を抑制する．臨床的な低濃度では GABA およびグルタミン酸の作用には大きな影響を及ぼさないが，高濃度では GABA の作用を増強する．

［副作用・相互作用］ 重大な副作用に皮膚粘膜眼症候群（Stevens-Johnson 症候群）・中毒性表皮壊死症（Lyell 症候群）・SLE 様症状，遅発性の重篤な過敏症状，再生不良性貧血等の血液障害，肝機能障害・黄疸，間質性肺炎，心停止等の心機能障害，呼吸停止〔注射〕，強直発作〔注射〕，リンパ腫・リンパ節腫脹がある．主として薬物代謝酵素 CYP2C9 および一部 CYP2C19 で代謝されるため，これらの酵素を阻害または誘導する薬物により，本薬の作用が増強または減弱する．また，CYP3A の誘導作用をもつので，この酵素で代謝される薬物の作用を増強する．

［適用・使用方法・薬物動態］ てんかんの痙攣発作およびてんかん重積状態に，フェニトインとして 1 日 200～300 mg を食後 3 回に分服（増減）で，または 125～250 mg を 1 分間 50 mg を超えない速度で静注で用いられる．経口投与時（錠）の C_{max} は約 4 時間後に得られ，半減期は約 14 時間である．主として肝臓で代謝され，尿中に排泄される．

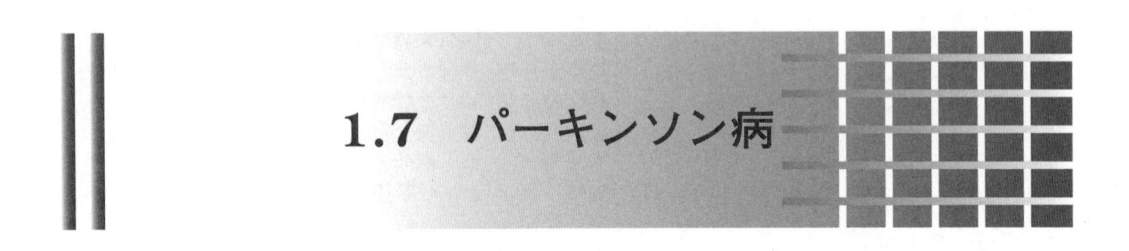

1.7 パーキンソン病

パーキンソン病は，1817 年にイギリスの医師 James Parkinson によって初めて記述された疾患で，黒質−線条体系ドパミン作動性神経の 70～80％以上の変性・脱落を主因とする進行性の錐体外路系疾患である．残存した神経細胞には Lewy（レビー）小体と呼ばれる特徴的な細胞内封入体が出現する．安静時振戦，筋固縮，動作緩慢・無動および姿勢異常・歩行障害の 4 大症候を呈するが，これらは運動機能調節におけるドパミン作動系とコリン作動系のバランスが崩れ，相対的なコリン作動系の機能過剰によって引き起こされると考えられている．自律神経症状（便秘，立ちくらみ，排尿障害）や精神症状（うつ状態，認知症など）が随伴する場合もある．原因は不明である．

パーキンソン病は，高齢者で 4 番目に多い神経変性疾患である．一般に発症は 40 歳以降であり，高齢になるにつれて発症率が増加する．本邦における有病率は 10 万人当たり 100 人前後で

ある．人種差があり，黒人や黄色人種よりも白人でより高率にみられる．また，性差も認められ，女性の有病率は男性よりも 1.5～2 倍高い．ほとんどは孤発性であるが，約 5～10％は遺伝的背景を有する家族性である．

　治療を行わないと，患者は発症後 5～10 年で不動状態となり，誤嚥性肺炎や肺塞栓のような不動に起因する合併症で死に至る．薬物療法の進歩によりパーキンソン病の予後は劇的に改善された．多くの場合，良好な運動機能が長期にわたって維持され，患者の平均余命も延長している．

1.7.1　病態と症状

1.7.1.1　病　態

　パーキンソン病では，中脳の黒質緻密帯や青斑核（橋上部被蓋），迷走神経背側核などにあるメラニン含有神経細胞が特異的に変性・脱落し，残存細胞には，Lewy 小体が現れる．黒質緻密帯のメラニン含有神経細胞はドパミン作動性であり，線条体（被殻，尾状核）に軸索を投射しているため，線条体におけるドパミン含量が低下する．その結果，基底核を中心とする運動回路のうち淡蒼球内節と視床下核の細胞が異常興奮を起こして，パーキンソニズムと呼ばれる特有の運動障害を発症する．また，青斑核ではドパミンからノルアドレナリンが生合成されるが，パーキンソン病ではこの部位のノルアドレナリン含量も減少する．

　黒質ニューロンが変性に至る原因は未解明であるが，多因子遺伝と外来性または内因性毒物，加齢などが複合的に関連していると考えられており，遺伝的素因が 60％，環境要因が 40％寄与しているとの疫学的な推計も報告されている．

1. 特発性パーキンソン病の原因：※未だに仮説の段階である．
    1) 神経毒説：内因性神経毒/外因性環境化学物質
        MPTP → MPP$^+$→霊長類の黒質ドパミン作動性神経を選択的に破壊
        神経毒説は MPTP（1-methyl-4-phenyl-1,2,3,6-tetrahydropyridine）という物質が黒質ニューロンを選択的に破壊することから有力視された説である．MPTP は Parkinson 病の原因物質ではないことが明らかにされているが，類似の物質が原因となっている可能性は否定できない．
    2) 酸化ストレス説：ドパミンが代謝される過程で過酸化水素が産生されることや，Parkinson 病の剖検脳黒質から脂質過酸化物など酸化的ストレスの反応産物が検出されることなどの事実から想定された．さらに，Parkinson 病の脳では，黒質への鉄の沈着や過酸化水素を消去する酵素群の減少等も知られている．
    3) ミトコンドリアのエネルギー産生障害説：Parkinson 病の剖検脳において，ミトコンドリア呼吸に関連する酵素の活性低下が認められること，またミトコンドリア呼吸に対する毒物が選択的な黒質ニューロン死を引き起こすことなどから提唱された．1) および 2)

の機序も，最終的にはミトコンドリアを障害する．

2. 続発性パーキンソン症候群：各種疾患や薬物等の，明らかな原因が存在する．
   1) 薬物（抗精神病薬，フルナリジン，レセルピン等）
      ドパミン受容体の遮断やドパミン作動性神経の機能不全をもたらす薬物による．
   2) 脳血管疾患（動脈硬化，脳梗塞）
   3) 脳炎（日本脳炎，ヘルペス脳炎等）
   4) 正常圧水頭症
   5) 頭部外傷
   6) 神経変性疾患
   7) 中毒（CO, Mn 等）

続発性パーキンソン症候群は，大脳基底核におけるドパミン作動性神経の機能低下により生じる．薬物，各種疾患，または外因性化学物質が原因である．最も多い原因は薬物であり，特に抗精神病薬によるドパミン受容体の遮断と，レセルピンによって貯蔵顆粒ドパミントランスポーターが破壊される結果生じる神経終末部におけるドパミンの枯渇が重要である．まれな原因として，中脳または基底核の梗塞，脳炎，水頭症，脳腫瘍，一酸化炭素またはマンガンによる中毒等がある．

1.7.1.2 症　状

安静時振戦，筋固縮，動作緩慢・無動，および姿勢異常・歩行障害をパーキンソン病の4大症候という．

1) 振　戦
上肢・下肢・口周囲に現れる4〜7回/秒の振戦であり，安静時に強く現れるという特徴があり，興奮時や疲労時に増大する．随意運動中には減弱し，睡眠時には現れない．最も目立つ症候であるが，約30％の患者ではこれを欠く．振戦が現れる部位は上肢が最も頻度が高い．手の振戦の場合，指で丸薬を丸めるような動きにみえることがある（pill rolling tremor，50〜80％にみられる）．

2) 筋固縮
時期を問わない必発症候で，受動運動時に肘や手の関節でみられる．γ-固縮．他動的に患者の関節を伸展・屈曲するときに生じる反応で，ガクガクと細かい断続的な抵抗として感じることが多い．歯車様固縮ともいう．

3) 動作緩慢・無動
これも常にみられる症候で，筋力低下によらない自発運動の緩慢，減少，拙劣（運動開始の遅

表 1.11　Hoehn & Yahr の重症度分類

Stage I	障害は一側性で，体の片側だけの振戦，固縮を示す．軽症例．
Stage II	障害は両側性で，姿勢の変化がかなり明瞭となり，振戦，固縮，寡動～無動とも両側に生じるため，日常生活や職業に多少の支障はあるが行い得る．歩行障害はない．
Stage III	明らかな歩行障害がみられ，方向変換の不安定など立ち直り反射障害がある．日常生活動作障害もかなり進み，突進現象もはっきりとみられる．機能的には活動が幾分制限されるものの，仕事の内容によっては働く力は残っている．独立した生活が可能で，障害は中等度．
Stage IV	起立や歩行など日常生活動作の低下が著しく，労働能力は失われる．何とか介助なしの歩行が可能であるが，他の日常動作には部分的な介助が必要．
Stage V	日常生活に全面的な介助が必要で，介助なしには全く移動できず，寝たきりとなる．

れ，運動のリズムの消失，学習/思考の障害，易疲労性）．仮面様顔貌 masked face や小声 small voice，小書字 micrographia も無動の現れである．あらゆる日常生活動作が遅くなり，無意識の運動が減少する．通常，筋力の低下はない．

4）姿勢異常・歩行障害

初期にはまずみられない．姿勢反射障害のために特徴的前屈姿勢をとる．歩幅も小さくなり（小股歩行），軽く押されただけで体勢を立て直せずに突進したり（突進現象），転倒したりする．また，歩き始めの第一歩が踏み出せず，その場で下肢が細かくふるえるようにみえる現象（すくみ足）もみられる．

左右一側の安静時振戦，筋固縮，動作緩慢・無動で始まり，小股歩行や前傾姿勢などの両側性障害へと移行するのが普通である．脂顔，流涎，多汗，便秘（約 70 ％にみられ，最も頻度が高い），冷え性などの自律神経症状や，抑うつ気分（40 ％にみられる），不眠，自発性低下などの精神症状を伴うこともある．また約 20 ～ 50 ％の患者が知的機能低下を伴う．

重症度の判定には Hoehn & Yahr の分類が用いられる（表 1.11）．

1.7.2　薬物治療

パーキンソン病患者に対する薬物の投与は，自覚的困難と QOL を考慮して決める．治療の原則は，低下しているドパミン作動性神経機能の増強，または相対的に優位となっているコリン作動性神経機能の抑制を介して，両神経のバランスを是正することである．レボドパや抗コリン薬が使用され，劇的な効果を示すことが多い．しかし，レボドパには長期使用に伴う効果の減弱（耐性，wearing-off 現象）や動揺（up-down 現象，on-off 現象），中枢性副作用（幻覚・妄想などの精神症状，不随意運動）などの問題があり，ドパミン受容体刺激薬（ドパミンアゴニスト）などを併用する多剤併用療法が主流となりつつある．抗コリン薬も記憶障害や精神症状などの副作用が多いことから，使用が控えられる傾向にある．

パーキンソン病の多くは薬物療法によく反応するが，改善が得られない症例も存在する．また，振戦や固縮はレボドパで長期間よく抑えられるが，無動と姿勢異常/歩行障害に対する効果は，治療開始後10年以上を経過すると減弱することが多い．薬物療法が困難な例に対して，外科的治療－定位脳手術を行うことがある．

どの薬剤も突然の服薬中止により悪性症候群を生ずる可能性がある．

1）初期治療および軽症（Hoehn & Yahr 重症度Ⅰ～Ⅱ度）例

少量のドパミン受容体刺激薬（ブロモクリプチンメシル酸塩，ペルゴリドメシル酸塩，塩酸タリペキソール，カベルゴリン）で治療を開始するのが原則である．数週間ごとに漸増し，維持量とする．食欲低下や吐き気を副作用として生じる患者に対しては，ドンペリドンを併用する．ドパミン受容体刺激薬を最高維持量まで使用しても十分な改善の得られない場合や副作用のため十分量を服用できないときは，レボドパと末梢性ドパ脱炭酸酵素阻害薬（カルビドパまたはベンセラジド塩酸塩）の合剤を追加する．それでも症状が十分改善しない場合は，更に補助薬を追加する．振戦が残る例には抗コリン薬（トリヘキシフェニジル塩酸塩，ビペリデン塩酸塩，塩酸マザチコールなど）の，また歩行障害の改善を要する例にはドパミンの放出促進作用・再取込み抑制作用・合成促進作用を有するアマンタジン塩酸塩やモノアミン酸化酵素B（MAO-B）阻害薬のセレギリンの併用を試みる．抗コリン薬は認知機能低下を引き起こすため，65歳以上の高齢者や，すでに認知障害を示している患者には投与しない．

2）中等症以上（Hoehn & Yahr 重症度Ⅲ度以上）例

直ちにレボドパ・末梢性ドパ脱炭酸酵素阻害薬合剤による治療を開始し，状況に応じてドパミンアゴニストやアマンタジン塩酸塩，選択的B型モノアミン酸化酵素（MAO-B）阻害薬の塩酸セレギリンを追加する．振戦が強く，65歳未満で痴呆のない患者には抗コリン薬を，すくみ足のみられる例にはノルアドレナリン・プロドラッグのドロキシドパを併用する．

一方，レボドパの投与を開始して数年を経ると，さまざまな問題症状が現れるため，それらへの対応も重要となる．

a. Wearing-off 現象および on-off 現象：Wearing-off 現象とは，レボドパの薬効持続時間が短縮し，薬効の消退（off）が意識される現象である．一方，on-off 現象というのは，レボドパの効果に日内変動が認められる現象のことである．いずれも脳内のドパミン濃度の変動と関連して起こるので，そのような現象が現れた場合は，ドパミン受容体刺激薬やドパミンの代謝を抑制する MAO-B 阻害薬（塩酸セレギリン）の併用を試みる．

ただし，すでにジスキネジアを有する患者の場合は，MAO-B 阻害薬によりジスキネジアがさらに悪化する可能性があるので，レボドパの短時間頻回投与（2～3時間ごとに内服）とする．

b. No on/Delayed on 現象：レボドパの効果が現れなくなったり，または効果発現までの時間が延長する現象で，消化管からの吸収障害が主な原因である．レボドパをレモン水に溶かして服用させたり，レボドパを食前または空腹時に服用させるなどの工夫がなされている．また，レボドパは空腸上部で吸収されるため，ドンペリドンを併用して胃からの排出時間の短縮を図るのも効果的な方法である．

c．ジスキネジア：レボドパ過剰の症状であるので，1回量および総量を減らす方向で検討を行う．ドパミン受容体刺激薬が未使用であれば追加し，レボドパの1回量をさらに減量するよう努める．レボドパの減量が困難な場合，ジスキネジアの軽減作用もあるアマンタジン塩酸塩を追加する．

d．ジストニア：ジストニアは，レボドパの作用が不十分な状態を示す症状である．早朝に生じる例には，起床後すぐにレボドパを服用することで対応する．日中のジストニアは，wearing-off 現象の off 症状であるので，wearing-off 現象の改善を目指す処置で対応する．

e．すくみ足：Wearing-off 現象の on 時に出現するすくみ足には，ノルアドレナリン・プロドラッグのドロキシドパを投与する．

f．幻覚・妄想：抗コリン薬，アマンタジン塩酸塩，ドロキシドパ，ドパミン受容体刺激薬を使用している場合は中止する．レボドパを減量する．これらの対応でも消失しない場合は，フマル酸クエチアピンやリスペリドン等の非定型抗精神病薬を使用する．

g．不眠：三環系または四環系の抗うつ薬，あるいはベンゾジアゼピン系の睡眠薬等を使用する．

レボドパを長期服用している患者が，突然その使用を中止すると，悪性症候群 syndrome malin が現れることがあるので，十分な服薬管理が必要である．

内科的治療でうまく治療ができない場合は，定位脳手術法という外科療法が施されることがある．目標部位を電気凝固し破壊する方法と目標部位に刺激電極を刺入し持続的に刺激する（深部脳刺激）方法があるが，いずれも対症的治療であり根治的手術ではなく，また高度に進行した症例やレボドパが奏効しない症状には効果が期待できないので，手術への過剰な期待は禁物である．

1.7.3 治療薬各論

A．ドパミン前駆体

1）レボドパ

［作用機序・薬理作用の特徴］ ドパミンの前駆物質である．経口投与後，小腸から急速に芳香族アミノ酸の能動輸送系によって吸収され，血液－脳関門を通過し脳内に取り込まれる．脳内でドパ脱炭酸酵素によりドパミンに変換されて生理作用を発揮し，パーキンソン病およびパーキンソン症候群に効果を現す．末梢におけるドパミンへの代謝を抑制して脳内への移行率を高めると同時に，末梢における副作用を軽減するため，通常は末梢性ドパ脱炭酸酵素阻害薬（カルビドパまたは塩酸ベンセラジド）と併用される．

［副作用・相互作用］ 重大な副作用に悪性症候群 syndrome malin，錯乱・幻覚・抑うつ，胃潰瘍・十二指腸潰瘍の悪化，溶血性貧血，突発的睡眠がある．それ以外の副作用で比較的頻度が高いのは，悪心・嘔吐，食欲不振，不随意運動，精神症状，不眠，頭痛，口渇，めまいである．非選択的モノアミン酸化酵素阻害薬との併用は禁忌である．

［適用・使用方法・薬物動態］　パーキンソン病およびパーキンソン症候群に伴う諸症状の治療および予防に，経口投与または点滴静注で用いられる．経口投与後の血中レボドパ濃度は，0.5～3時間にピークに達し，その後比較的急速に減少して6時間後にはほとんど消失する．脳内への取込みは血中濃度とほぼ並行して起こり，尾状核，被殻への局在が認められる．ほとんどが24時間以内にホモバニリン酸（HVA）または 3,4-dihydroxyphenyl acetic acid（DOPAC）の形で尿中に排泄される．

B. ドパミン受容体刺激薬

1）ブロモクロプチンメシル酸塩

　［作用機序・薬理作用の特徴］　ドパミン受容体刺激作用があり，中枢神経系で黒質－線条体系に作用して抗パーキンソン作用を示す．

　［副作用・相互作用］　重大な副作用に（a）ショック，急激な血圧低下，起立性低血圧，（b）悪性症候群 syndrome malin，（c）胸膜炎，心膜炎，胸膜線維症，肺線維症，（d）幻覚・妄想，せん妄，錯乱，（e）胃・十二指腸潰瘍悪化，（f）痙攣，脳血管障害，心臓発作，高血圧，（g）後腹膜線維症，（h）突発的睡眠がある．その他の副作用のうち，主なものは悪心・嘔気・嘔吐，食欲不振，胃部不快感，幻覚・妄想，ジスキネジア，めまい・ふらつき，頭痛・頭重感等の循環器症状である．本薬は主にCYP3Aで代謝されるので，この酵素を阻害または誘導する薬物は，本薬の作用に影響を及ぼす可能性がある．

　［適用・使用方法・薬物動態］　パーキンソン病またはパーキンソン症候群に伴う諸症状の治療および予防に，経口投与で用いられる．1回経口投与後の T_{max} は約3時間で得られ，$t_{1/2}$ は約3時間である．肝臓で代謝され経口投与120時間後までに約85％が糞中に排泄される．

C. 中枢性ムスカリン性アセチルコリン受容体遮断薬

1）塩酸マザチコール

　［作用機序・薬理作用の特徴］　トリヘキシフェニジルと同等か，やや強い中枢性の抗コリン作用を有するが，末梢性の抗コリン作用（散瞳，口渇等）は弱い．また，トリヘキシフェニジルと同程度のラット線条体神経終末へのドパミンの取込み抑制作用を有する．さらに，本薬を前投与しておくと，トレモリン誘発振戦およびハロペリドール誘発錐体外路症状が著明に抑制される．

　［副作用・相互作用］　重大な副作用に悪性症候群 syndrome malin がある．その他の副作用の主なものは，めまい・ふらつき・立ちくらみ，口渇，悪心・嘔吐等である．

　［適用・使用方法・薬物動態］　向精神薬投与によるパーキンソン症候群に，経口投与で用いられる．

D. ドパミン作動性神経の機能を増強する薬物

1）アマンタジン塩酸塩

　［作用機序・薬理作用の特徴］　ドパミンの放出促進作用・再取込み抑制作用・合成促進作用によりドパミン作動性神経の機能を亢進する．コリン作動系がカテコールアミン作動系に対して過剰な状態にあるパーキンソン症候群において，両者のバランスを是正することにより効果を示

す．

［副作用・相互作用］　重大な副作用に（a）悪性症候群 syndrome malin，（b）皮膚粘膜眼症候群（Stevens-Johnson 症候群），中毒性表皮壊死症（Lyell 症候群），（c）視力低下を伴うびまん性表在性角膜炎，角膜上皮浮腫様症状，（d）心不全，（e）肝機能障害，（f）腎障害，（g）意識障害（昏睡を含む），精神症状（幻覚，妄想，せん妄，錯乱等），痙攣がある．また，その他の副作用の発現頻度は，精神神経系（不安，気分高揚，激越，失調，悪夢，興奮，めまい，頭痛・頭重，神経過敏，集中力障害，不随意運動・振戦等）と消化器系（便秘，下痢，食欲不振，悪心・嘔吐，腹痛等）に高い．チアジド系利尿と併用すると，本薬の腎排泄が低下して血中濃度が上昇し，作用が増強されることがある．

［適用・使用方法・薬物動態］　パーキンソン症候群に内服で用いられる．初期量1日100 mgを1～2回に分服し，1週間後に維持量として1日200 mgを2回に分服（増減）．1日300 mgを3回分服までとする．経口投与後の T_{max} は約3時間，$t_{1/2}$ は約10時間である．経口投与後24時間までに約60％が，48時間までに約70％が未変化体で尿中に排泄される．

2）セレギリン塩酸塩

［作用機序・薬理作用の特徴］　選択的なB型モノアミン酸化酵素（MAO-B）阻害作用を有する．MAO-AおよびMAO-Bの阻害に必要な本薬の濃度比（MAO-A/MAO-B）は200～1,000と，MAO-Bに対する高度な選択性が認められている．また，線条体へのドパミン取込み阻害作用を有することから，内因性のドパミンの効果を増強することが示唆されている．黒質－線条体ドパミン神経に対するMPTP（1-methyl-4-phenyl-1,2,3,6-tetrahydropyridine）の毒性抑制作用や，線条体ドパミン濃度を増加させる作用が認められている．

［副作用・相互作用］　重大な副作用に（a）幻覚，妄想，錯乱，せん妄，（b）狭心症があり，類薬で悪性症候群 syndrome malin の報告がある．その他の副作用のうち，主なものは悪心・嘔吐，ジスキネジア，幻覚，食欲不振，めまい・ふらつきである．ペチジン塩酸塩，非選択的モノアミン酸化酵素阻害薬・塩酸サフラジン，三環系抗うつ薬・アミトリプチリン塩酸塩等，選択的セロトニン再取込み阻害薬・フルボキサミンマレイン酸塩・塩酸パロキセチン水和物，セロトニン・ノルアドレナリン再取込み阻害薬・塩酸ミルナシプランとは，併用禁忌である．

［適用・使用方法・薬物動態］　Yahr 重症度ステージⅠ～Ⅳのパーキンソン病（過去のレボドパ含有製剤治療において，十分な効果が得られていないもの）に対するレボドパ含有製剤との併用療法において，経口投与で用いられる．1日1回2.5 mg を朝食後から始め，2週ごとに1日量として2.5 mg ずつ増量し，最適投与量を定めて，維持量とする（標準維持量1日7.5 mg）．1日量は5 mg 以上の場合は朝食および昼食後に分服．ただし，7.5 mg の場合は朝食後5 mg および昼食後2.5 mg を服用．なお，年齢，症状に応じて適宜増減するが1日10 mg を超えないこととする．経口投与後の T_{max} は 0.08～2.42 時間，$t_{1/2}$ は 0.22～1.47 時間であり，未変化体の吸収ならびに血中からの消失は非常に速い．血小板 MAO 活性の阻害はきわめて速やかに現れ，その阻害は非可逆的である．肝臓の CYP2D6 および CYP3A4 によって代謝され，主に尿中に排泄される．

表1.12 パーキンソン症治療薬

分類	薬物名(商品名)	適応	作用と特徴	主な副作用	備考
ドパミン前駆体	レボドパ levodopa (ドパストン, ドパゾール)	パーキンソン病・パーキンソン症候群に伴う寡動〜無動, 筋強剛, 振戦, 日常生活動作障害, 仮面様顔貌, 歩行障害, 言語障害, 姿勢異常, 突進現象, 膏様顔, 書字障害, 精神症状, 唾液分泌過剰等の治療および予防.	ドパミンの前駆物質である. 脳内に取り込まれ, ドパミンに変換されて作用を現す.	重大な副作用に悪性症候群, 錯乱・幻覚・抑うつ, 胃潰瘍・十二指腸潰瘍の悪化, 溶血性貧血, 突発的睡眠がある. その他に不随意運動, 多弁, 見当識障害, 頭痛, 口渇, めまい, 悪心・嘔吐, 食欲不振, 排尿異常, 白血球減少起立性低血圧, 嗄声, 汗・尿・唾液の黒色着色など.	経口剤は1日200〜750 mgを1〜3回に分けて食直後服用. その後2〜3日ごとに1日200〜400 mgずつ漸増し, 維持量は1500〜3600 mg. 注射剤は1日25〜50 mgを1〜2回に分けて投与. 閉塞隅角緑内障の患者, 非選択的モノアミン酸化酵素阻害薬投与中の患者には禁忌.
	レボドパ・カルビドパ levodopa・carbidopa (ネオドパストン, メネシット)	パーキンソン病, パーキンソン症候群	カルビドパは末梢性のドパ脱炭酸酵素阻害薬である. 末梢でのレボドパのドパミンへの変換を抑制することにより脳内への移行率を上昇させ, 同時に投与されたレボドパの薬効を増強する.	同上	〔1〕レボドパ未投与例:1回100〜125 mg, 1日100〜300 mgから始め, 漸増して維持量(標準:1回200〜250 mg, 1日3回)を決める. 1日1500 mgを超えない. 〔2〕レボドパ投与例:レボドパ1日維持量の約1/5量に相当するレボドパ量を目安として初回量を決め, 1日3回に分服する. 以後, 漸増して維持量を決める. 閉塞隅角緑内障の患者, 非選択的モノアミン酸化酵素阻害薬投与中の患者には禁忌.

表 1.12 つづき

分類	薬物名(商品名)	適応	作用と特徴	主な副作用	備考
ドパミン受容体刺激薬(ドパミンアゴニスト)	ブロモクリプチンメシル酸塩 bromocriptine mesilate (パーロデル)	パーキンソン症候群	中枢神経系の黒質-線条体系に存在するドパミンD_2受容体を持続的に刺激して,抗パーキンソン病作用を示す.	重大な副作用にショック,悪性症候群,胸膜炎,肺線維症,幻覚・妄想,胃・十二指腸潰瘍悪化,脳血管障害,心臓発作,後腹膜線維症,突発的睡眠などがある.その他に悪心・嘔気・嘔吐,食欲不振,胃部不快感,便秘,口渇等の胃腸症状,幻覚・妄想,ジスキネジア,めまい・ふらつき,頭痛・頭重感等の精神神経症状,立ちくらみ等の循環器症状など.	1日1回1.25 mgまたは2.5 mgから始め,漸増して維持量(標準1日15〜22.5 mg)を定める.麦角アルカロイドに対し過敏症の患者,妊娠中毒症の患者,産褥期高血圧の患者には禁忌.
	ペルゴリドメシル酸塩 pergolide mesilate (ペルマックス)	パーキンソン病	同上	重大な副作用に悪性症候群,間質性肺炎,肺線維症,心臓弁膜症,後腹膜線維症,突発的睡眠,幻覚,腸閉塞,意識障害,肝機能障害,血小板減少など,その他に幻覚,ジスキネジア,めまい・ふらつき,すくみ足,悪心,胃部不快感・胸やけ,食欲不振,嘔吐,口中しびれ感・異和感,呼吸困難・息切れ,貧血,浮腫,排尿障害,熱感などがある.	通常レボドパ製剤と併用する.1日1回50 μgから始め,有効性および安全性を考慮しつつ増量し,維持量(標準1日750〜1250 μg)を定める.麦角製剤に対して過敏症の既往歴を有する患者および心エコー検査により,心臓弁尖肥厚,心臓弁可動制限およびこれらに伴う狭窄等の心臓弁膜の病変が確認された患者およびその既往歴のある患者には禁忌.
	塩酸タリペキソール talipexole hydrochloride (ドミン)	パーキンソン病	同上	重大な副作用に突発的睡眠,悪性症候群,幻覚・妄想,せん妄,その他に傾眠96件(19.59%),幻覚58件(11.84%),悪心48件(9.80%),胃部不快感41件(8.37%),嘔吐73件(2.27%),ふらつき,めまい,起立性低血圧,プロラクチン分泌抑制,成長ホルモン分泌異常,視力異常など.	1日1回0.2 mgまたは0.4 mgから始め,漸増して維持量(標準1日1.2 mg〜3.6 mg)を定める.妊婦または妊娠している可能性のある婦人,クロニジン塩酸塩に対し過敏症の患者には禁忌.

表 1.12 つづき

分類	薬物名(商品名)	適応	作用と特徴	主な副作用	備考
ドパミン受容体刺激薬(ドパミンアゴニスト)	カベルゴリン cabergoline (カバサール)	パーキンソン病 ※非麦角製剤の治療効果が不十分または忍容性に問題があると考えられる患者のみに使用する.	同上	重大な副作用に幻覚・妄想, 悪性症候群, 間質性肺炎, 胸膜炎・胸水・肺線維症, 心臓弁膜症, 後腹膜線維症, 突発的睡眠, 肝機能障害, 狭心症など. その他に嘔気, 食欲不振, 胃部不快感, 口渇, 嘔吐, 便秘, 興奮, 眠気, ふらつき, めまい, 頭重感, 起立性低血圧など.	1日量0.25 mgから始め, 漸増して維持量(標準1日量2〜4 mg)を定める. いずれの投与量の場合も1日1回朝食後. 麦角製剤に対し過敏症の既往歴のある患者および心エコー検査により心臓弁尖肥厚・心臓弁可動制限およびこれらに伴う狭窄等の心臓弁膜の病変が確認された患者およびその既往歴のある患者には禁忌.
	ロピニロール塩酸塩 ropinirole hydrochloride (レキップ)	パーキンソン病	同上	重大な副作用に突発的睡眠・極度の傾眠および幻覚・妄想・興奮・錯乱・せん妄があり, 類薬で悪性症候群が現れたとの報告がある. その他にめまい, 傾眠, ジスキネジア, 起立性低血圧, 悪心, 嘔吐, 便秘, 末梢性浮腫など.	1回0.25 mg, 1日3回から始め, 漸増して維持量(標準1日量3〜9 mg)を定める. いずれの投与量の場合も1日3回分服. 1日量15 mgを超えない. 前兆のない突発的睡眠および傾眠等がみられることがあるとの警告が出されている. 妊婦には禁忌.
中枢性ムスカリン性アセチルコリン受容体遮断薬	塩酸マザチコール mazaticol hydrochloride (ペントナ)	向精神薬投与によるパーキンソン症候群	中枢神経系で抗コリン作用を発揮し, 抗パーキンソン効果を発揮する. 神経終末へのドパミン取込み抑制作用もある.	重大な副作用に悪性症候群がある. その他にめまい・ふらつき・立ちくらみ, 幻覚, 脱力感, 口渇, 悪心・嘔吐, 排尿困難, 尿閉, 発疹, 不整脈, 霧視, 調節障害, 肝機能障害, 胸部狭扼感, 鼻閉など.	1回4 mg, 1日3回. 緑内障の患者, 重症筋無力症の患者, 尿路に閉塞性疾患(前立腺肥大等)のある患者には禁忌.
	トリヘキシフェニジル塩酸塩 trihexyphenidyl hydrochloride (アーテン, トレミン)	(1) 向精神薬投与によるパーキンソニズム・ジスキネジア(遅発性を除く)・アカシジア, (2) 特発性パーキンソニズムおよびその他のパーキンソニズム(脳炎後, 動脈硬化性)	同上	重大な副作用に悪性症候群, 精神錯乱・幻覚・せん妄, 閉塞隅角緑内障がある. その他に興奮, 多幸症, 見当識障害, 運動失調, めまい, 悪心, 嘔吐, 排尿困難, 尿閉, 発疹, 心悸亢進, 調節障害, 散瞳など.	効能 (1): トリヘキシフェニジル塩酸塩として1日2〜10 mg, 3〜4回に分服. (2): トリヘキシフェニジル塩酸塩として第1日目1 mg, 第2日目2 mg, 以後1日につき2 mgずつ増量し維持量1日6〜10 mg, 3〜4回に分服. 緑内障の患者, 重症筋無力症の患者には禁忌.

表1.12 つづき

分類	薬物名(商品名)	適応	作用と特徴	主な副作用	備考
中枢性ムスカリン性アセチルコリン受容体遮断薬	ビペリデン塩酸塩 biperiden hydrochloride (アキネトン)	特発性パーキンソニズム，その他のパーキンソニズム（脳炎後，動脈硬化性，中毒性），向精神薬投与によるパーキンソニズム・ジスキネジア（遅発性を除く）・アカシジア	中枢神経系で抗コリン作用を発揮し，抗パーキンソン効果を発揮する．	重大な副作用に悪性症候群および依存性がある．その他に幻覚・せん妄・精神錯乱，口渇，悪心，嘔吐，食欲不振，排尿困難，発疹，血圧低下，血圧上昇，眼の調節障害，肝障害など．	【散】【細】【錠】ビペリデン塩酸塩として1回1 mg 1日2回からはじめ，その後漸増し，1日3～6 mgを分服．【注】乳酸ビペリデンとして5～10 mg筋注．特殊な場合にのみ同量を5 mgにつき約3分かけて徐々に静注．緑内障の患者，重症筋無力症の患者には禁忌．
ドパミン作動性神経の機能を増強する薬物	アマンタジン塩酸塩 amantadine hydrochloride (シンメトレル)	パーキンソン症候群	ドパミンの放出促進作用・再取込み抑制作用・合成促進作用等により，中枢においてドパミン作動性神経の機能を亢進することにより効果を示す．抗A型インフルエンザウイルス作用を有する．	重大な副作用に悪性症候群，皮膚粘膜眼症候群・中毒性表皮壊死症，視力低下を伴うびまん性表在性角膜炎・角膜上皮浮腫様症状，心不全，肝機能障害，腎障害，意識障害（昏睡を含む）・精神症状（幻覚，妄想，せん妄，錯乱等）などがある．その他の副作用にめまい，頭痛・頭重，視調節障害（霧視等），便秘，下痢，悪心・嘔吐，口渇，立ちくらみ（起立性低血圧，多形滲出性紅斑，低体温，脱力感，倦怠感など．	初期量は1日100 mgを1～2回に分服．維持量は1日200 mgを2回に分服．1日300 mgを3回分服まで．重篤な腎障害のある患者，妊婦には禁忌．

表1.12 つづき

分類	薬物名(商品名)	適応	作用と特徴	主な副作用	備考
ドパミン作動性神経の機能を増強する薬物	セレギリン塩酸塩 selegiline hydrochloride (エフピー)	パーキンソン病におけるレボドパ含有製剤との併用療法.	選択的なMAO-B阻害効果によりドパミンの代謝を抑制し,線条体ドパミン濃度を増加させる.	重大な副作用に幻覚・妄想・錯乱,せん妄,狭心症,悪性症候群,低血糖,胃潰瘍がある.その他の副作用の主なものは,悪心・嘔吐,ジスキネジア,食欲不振,めまい・ふらつき,CK (CPK)の上昇,LDHの上昇,Al-Pの上昇など.	レボドパ含有製剤と併用.1日1回2.5 mgから始め,漸増して最適投与量を定め,維持量とする(標準維持量1日7.5 mg).1日10 mgを超えないこと.統合失調症の患者,覚醒剤・コカイン等の中枢興奮薬に依存の患者には禁忌.塩酸ペチジン,非選択的モノアミン酸化酵素阻害薬(サフラジン),三環系抗うつ薬(アミトリプチリン等),選択的セロトニン再取込み阻害薬(フルボキサミン,パロキセチン,セルトラリン),セロトニン・ノルアドレナリン再取込み阻害薬(ミルナシプラン)とは併用禁忌.
ノルアドレナリン前駆体	ドロキシドパ droxidopa (ドプス)	パーキンソン病(Yahr重症度ステージⅢ)におけるすくみ足,立ちくらみの改善.	中枢で芳香族L-アミノ酸脱炭酸酵素によりノルアドレナリンに変換されて作用を現す.	重大な副作用に悪性症候群,白血球減少がある.その他の副作用の主なものに,悪心,血圧上昇,頭痛・頭重感,食欲不振,めまい,胃痛(胃部不快感等),動悸など.	ドロキシドパとして1日100 mg,1日1回から始め,漸増して最適投与量を定め,維持量とする(標準維持量1日600 mg,1日3回に分服).1日900 mgを超えない.閉塞隅角緑内障の患者,妊婦,重篤な末梢血管病変(糖尿病性壊疽等)のある血液透析患者には禁忌.コカイン中毒の患者,心室性頻拍のある患者には原則禁忌.ハロタン等のハロゲン含有吸入麻酔薬,イソプレナリン等のカテコールアミン製剤とは併用禁忌.

1.8 アルツハイマー病

　老年期に認知障害を呈する疾患は多数あるが，その代表的疾患が遅発型アルツハイマーAlzheimer病（65歳以上で発症するアルツハイマー病）と脳血管性の認知症である．わが国の65歳以上人口の認知症有病率は約6％と推定されるが，そのうち約半数を遅発型アルツハイマー病が占める．遅発型アルツハイマー病は孤発性であり，その発症機序はまだ十分には解明されていないが，アポリポタンパクE4（ApoE4）を有する頻度が健常者集団よりも有意に高いことが見出されている．アポリポタンパクには，112番と158番目のコドンにアミノ酸の置換を伴ういくつかの多型が存在し，ApoE2，ApoE3，ApoE4などと分類されているが，これらのうち，ApoE4の多型が遺伝的危険因子と考えられるようになってきた．ただ，ApoE4があっても，必ずしもアルツハイマー病が発症するとは限らないので，ApoE4はいくつか存在するアルツハイマー病の危険因子の一つととらえるべきであろう．それ以外の危険因子として，女性（罹患率は男性の約2倍），アルツハイマー病の家族歴，強度の頭部外傷，甲状腺機能低下症等があげられている．罹患率は加齢とともに増加する．

　一方，全アルツハイマー病の2〜5％を占める若年型アルツハイマー病の場合は，40〜60歳で家族性に発症し，21番，14番および1番染色体上のアミロイド前駆体タンパク（APP）遺伝子，プレセニリン1（PS1）遺伝子およびプレセニリン2（PS2）遺伝子の異常が原因と考えられている．

　アルツハイマー病では，広範な脳の萎縮とそれに伴う脳機能の低下がみられるため，頭部X線CT，MRI，脳波，PET等の検査により，生前に85〜90％の精度で診断が可能である．しかし，確定診断には剖検が必須であり，特に老年期に発症した場合は，脳血管性認知症との鑑別が必要となる．

　遅発型アルツハイマー病による認知障害は確実に進行する．その速度は個人差が大きいが，一般的には，数年の初期および中期を経て，約6〜8年で末期に至る．感染症や下痢などの全身疾患をきっかけとして寝たきりとなることが多く，肺炎等の合併症により，発症後平均7年で死に至る．

1.8.1　病態と症状

　遅発型アルツハイマー病の脳では，老人斑，神経原線維変化，そして広範な神経細胞の脱落が観察される．遅発型アルツハイマー病の詳細な発症機序は不明であるものの，アミロイドβタンパク質（Aβ）沈着を伴う老人斑の形成が主要な病因ではないかと推測されている．また，神経

原線維変化の主体は paired helical filament であるが，そこに含まれるタウタンパク質，特に過剰にリン酸化されたタウタンパク質が，神経機能の低下との関連で注目されている．

特に，大脳皮質や海馬に投射するコリン作動性神経の起始核である前脳基底核（Meynert 基底核）における変化が注目されており，この部位のコリンアセチルトランスフェラーゼの活性低下と認知障害の程度が相関すること，またスコポラミン等の中枢作用性抗コリン薬がアルツハイマー病に似た症状を引き起こすことから，コリン作動性神経の機能不全がアルツハイマー病の症状に本質的な意義を有するとするコリン作動性仮説が広く受け入れられている．

病変は大脳半球全体に万遍なく現れるわけではなく，側頭葉や帯状回後部，海馬，中脳，扁桃体，前脳基底核等で著しい．これらの部位では，アセチルコリン以外に，GABA，ソマトスタチン，substance-P などの含量も減少することが知られている．

認知症とは，記憶力，判断力，理解力などの知的機能が低下した状態をいい，これにさまざまな日常生活を営む能力の障害や，精神症状，身体症状を伴うことが多い．

初期のアルツハイマー病では，まず最近の記憶と時間に関する障害が現れる．病状が進行すると，簡単な計算や作業等にも困難を感じるようになり，日常生活や仕事に支障を生じる．

知的機能の低下はゆっくりと進行し，やがて中期に至ると知的障害はさらに深刻になる．瞬間的なことしか認識できず，新しいことは全く記憶できなくなる．ただ，この時期になっても，昔の記憶は比較的良好に保たれる．次々と日常の基本的な動作や社会的な行動ができなくなる．不眠や夕暮れ症候群と呼ばれる夕方から夜にかけての徘徊がみられるようになるのもこの頃である．精神活動は低下し，表情や感情の変化が乏しくなり，うつ状態や妄想，攻撃的態度がみられるようになる．この時期までは，著しい知的障害があるにもかかわらず視覚や運動の機能は保持される．

後期から末期になると，尿失禁や便失禁が常にみられるようになり，生活全般に介助が必要となる．神経細胞の脱落がさらに進行する結果，筋の緊張が亢進して姿勢の維持ができなくなり，また歩行は緩徐で小刻みになる．活動性が低下して寝たきりになると，嚥下障害による栄養不良と誤嚥性肺炎の危険が高まる．次第に高次の精神機能が失われていき，最終的には無言無動状態となる．

アルツハイマー病では，初期には脳波に異常がみられないことが多く，病期の進行とともに，α 波の低振幅化と徐波化が現れるようになる．脳内では，アセチルコリンのみでなく，セロトニン，ノルアドレナリンなどを伝達物質とする神経の機能も障害されるため，情緒や，さまざまな症状を引き起こす原因となっている．

1.8.2　薬物治療

現在のところ，アルツハイマー病に対する根本的な予防薬および治療薬はなく，また病期の進行を遅延させる薬物もない．

アルツハイマー病の主な症状である認知機能障害に対する薬物治療学的アプローチは脳のコリ

ン作動性機能を亢進させる試みである．

わが国では，1999年に中枢性アセチルコリンエステラーゼ阻害薬のドネペジルが，「軽度及び中等度のアルツハイマー型痴呆における痴呆症状の進行抑制」という適応で認可を受け，軽度〜中等度のアルツハイマー病の治療に用いられている．アルツハイマー病患者における認知スコアを一時的に改善するといわれるが，この薬が病態の進行を抑制するという証拠は得られていない．ドネペジルは脳内でアセチルコリンの分解を抑制し，シナプスにおけるアセチルコリン濃度を高めることによって，コリン作動性神経機能を増強する．脳内への移行が良好で，末梢に多いブチリルコリンエステラーゼに対する阻害作用が弱いため，末梢性副作用が比較的少ないものの，心臓における刺激伝導障害や不整脈，消化器症状として悪心，下痢，嘔吐，消化性潰瘍など，迷走神経性の副作用がみられることがある．

また，認知障害以外の症状に応じて，種々の薬物が使い分けられている．

意欲や自発性の低下には，脳循環代謝改善薬のニセルゴリンやドパミン作動性神経機能を増強するアマンタジンが用いられるほか，抗炎症薬や脳代謝賦活薬が投与されることがある．

抑うつおよび常同症状には，選択的セロトニン再取込み阻害薬（SSRI）のフルボキサミンや四環系抗うつ薬のマプロチリン，トリアゾロピリジン系抗うつ薬のトラゾドンなどが使用される．

興奮，幻覚・妄想に対してはブチロフェノン系抗精神病薬のブロムペリドールやハロペリドール，ベンザミド系抗精神病薬のチアプリド，セロトニン・ドパミン・アンタゴニスト（SDA）のリスペリドン等を用いる．

不眠にはシクロピロロン系催眠薬のゾピクロンやチエノトリアゾロジアゼピン系催眠薬のブロチゾラム等の短時間作用型薬物が効果的である．

1.8.3 治療薬各論

A. 中枢性アセチルコリンエステラーゼ阻害薬

1）ドネペジル塩酸塩

［作用機序・薬理作用の特徴］ 中枢神経系において，アセチルコリンエステラーゼ（AChE）を選択的かつ可逆的に阻害することにより脳内のACh含量を増加させ，コリン作動性神経系の機能を増強する．ラット脳内コリン作動性神経機能低下モデルにおいて，経口投与で学習障害改善作用が認められている．

［副作用・相互作用］ 重大な副作用に失神，徐脈，心ブロック等の循環器症状，消化性潰瘍等の消化器症状，肝炎，黄疸等の肝機能障害，脳性発作，脳出血等の脳循環機能異常，錐体外路障害，悪性症候群 syndrome malin，横紋筋融解症，呼吸困難，急性膵炎，急性腎不全，原因不明の突然死がある．その他の副作用では，LDHの上昇やCK（CPK）の上昇の頻度が比較的高い．本薬は主として薬物代謝酵素CYP3A4および一部CYP2D6で代謝されるので，これらの酵素を阻害したり誘導したりする薬物は，本薬の作用に影響を与える．

表1.13 アルツハイマー治療薬

分類	薬物名(商品名)	適応	作用と特徴	主な副作用	備考
中枢性アセチルコリンエステラーゼ阻害薬	ドネペジル塩酸塩 donepezil hydrochloride (アリセプト)	軽度および中等度のアルツハイマー型痴呆	中枢神経系に存在するアセチルコリンエステラーゼを阻害し、脳内アセチルコリン濃度を高めることによって効果を現す。動物実験で学習障害改善作用を示す。	重大な副作用に心不全、胃・十二指腸潰瘍、肝機能障害、脳血管障害：脳性発作（てんかん、痙攣等）、脳出血、脳血管障害、錐体外路障害、悪性症候群、横紋筋融解症、呼吸困難、急性膵炎、急性腎不全、原因不明の突然死など。その他に発疹、悪心、下痢、嘔吐、興奮、不眠、徘徊、LDHの上昇、動悸、BUNの上昇、ヘマトクリット値減少、白血球減少、CK（CPK）の上昇、転倒など。	本剤の成分またはピペリジン誘導体に対し過敏症の既往歴のある患者には禁忌。

［適用・使用方法・薬物動態］ 軽度および中等度のアルツハイマー型認知症における痴呆症状の進行抑制のために、ドネペジル塩酸塩として1日1回3 mgから開始し、1〜2週間後に1日量を5 mgに増量して経口投与で用いる。投与後3〜4時間で最高血中濃度に達し、血中からの消失半減期は70〜90時間と長い。血中では約90％が血漿タンパク質と結合して存在する。

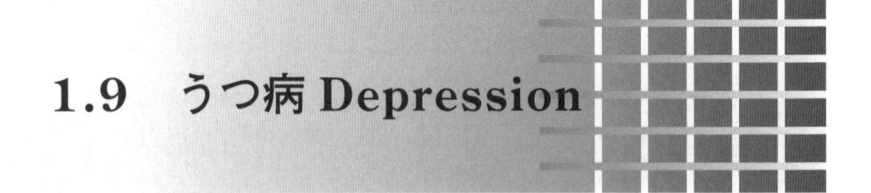

1.9 うつ病 Depression

1.9.1 病態と症状

うつ病は抑うつ気分や悲観的認知などの精神症状とともに、疲労、倦怠感、不眠などの身体症状を示す症候群であり、一般に意識や記憶、知能は障害されない。また、うつ病は、感情・気分の障害を中核症状とする疾患の総称である双極性気分障害におけるうつ病相を指す場合もある（図1.4、表1.14）。うつ病はありふれた疾患の一つであり、生涯罹患率は約15％である。これに対して双極性障害の生涯罹患率は約1％に過ぎない。職場における人事異動、転居、家族との離別など、生活環境の大きな変化がうつ病発症のきっかけになることが多く、几帳面で責任感の強い人が発病しやすい。

うつ病の病態生理には、遺伝的要因、心理社会的要因、生理学的要因など多様な要因が関与し

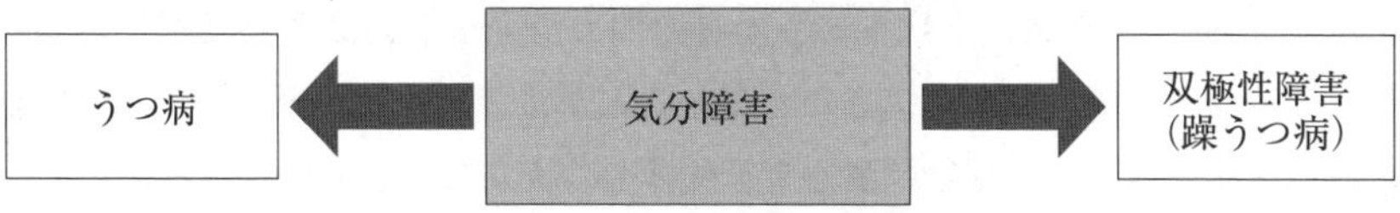

図1.4　気分障害におけるうつ病の位置づけ

表1.14　DSM-IVによる気分障害の分類

うつ病性障害	大うつ病性障害，単一エピソード 大うつ病性障害，反復性 気分変調性障害 特定不能のうつ病性障害　など
双極性障害	双極I型障害 双極II型障害 特定不能の双極性障害　など
他の気分障害	一般身体疾患による気分障害 物質誘発性気分障害　など

ている．うつ病は遺伝性疾患ではないが，家族内にうつ病罹患者がいる場合の発症危険率はそうでない場合と比較して有意に高く，何らかの遺伝的要因の関与が推測されている．また，うつ病の発症メカニズムの詳細は不明であるが，「モノアミン仮説」が提唱されている．すなわち，まず，脳内モノアミン（ノルアドレナリンおよびセロトニン（5-HT））作動性神経に何らかの原因で伝達物質の枯渇または遊離障害が起こる．その変化に対応して，シナプス後性のアドレナリンβ受容体と5-HT$_2$受容体，そしてシナプス前性のアドレナリンα_2受容体数が増加するアップレギュレーションが生じる．そのため，アドレナリン作動性神経からはますますノルアドレナリンが出にくくなり，受容体のアップレギュレーションがさらに進行するという悪循環に陥る．その結果，ストレスによって大量のモノアミンが放出された場合，シナプス後性アドレナリンβおよび5-HT$_2$受容体が過剰に反応して，自律神経症状を伴う情動性の精神障害（うつ状態）が現れるとの仮説であり，近年は，セロトニンの機能不全に注目が集まっている．

　うつ病の主症状は抑うつ，おっくう感，不安・焦燥などの精神症状であるが，頭痛・頭重，食欲不振，体重減少，不眠など，多彩な身体症状（自律神経症状）を示すことも多い．身体症状が強く前面に現れるために精神症状が隠蔽されてしまう例もあり，仮面うつ病と呼ばれる（表1.15）．

　うつ病は発症の原因別に，薬剤性うつ病，症候性うつ病，器質性うつ病，神経症性または反応性うつ病，内因性うつ病などに分類される．特に，内因性うつ病の場合，症状には日内変動があり，朝方に悪く，夕方から夜にかけて軽快する．また，秋から冬にかけてうつ状態となり，春から夏にかけて回復する季節性うつ病も知られている（表1.16）．

　うつ病の診断には，国際疾病分類（ICD-10）における診断基準が汎用されている（表1.17）．うつ病は再発率が高く，慢性化しやすい．また，1割程度に自殺がみられるなど，予後の悪い場合もある．初回発症例では大半が6～12週間の薬物治療で軽快する．通常は，まず抑うつ気分に改善がみられ，意欲の低下や億劫さが，それより遅れて回復する．しかし，症状が軽快した時

点で治療を中止すると，50％以上は4〜9か月の間に再発する．この繰り返しによって，治療薬に反応しにくくなり，慢性化への道をたどる．したがって，症状が軽快した後も安易に治療を中断せず，最低半年間は十分な薬物治療を継続する必要がある．自殺企図者において，最も多い精神疾患はうつ病であり，自殺はうつ病の一徴候であるといえる．うつ病の治療とともに希死念慮も軽快するので，十分な治療により自殺を減少させることは可能である．

表1.15 うつ病の症状別分類

分類	症状
抑うつ性感情障害（抑うつ気分）	はっきりした原因がなく気分が沈む．「気が滅入る，沈む，重苦しい」など，悲哀感から絶望感までさまざまな程度がある．周囲の出来事が生き生きと感じられず，また何事にも喜びや楽しみを感じることができず無感動となる．表情や動作はいかにも元気がなく，声は小さく口調も遅くなる．不安感や焦燥感が強い場合もあり，顕著な興奮を示すものを激越性うつ病という．
意欲・行為障害（精神運動制止）	意欲低下，自発性減退により，日常的な仕事や身だしなみを整えることもおっくうになり，努力しないとできない．さらには努力しても仕事が手につかない．制止のため閉居，臥床し，人に会うことも避ける．制止が極度に強いと無動状態となり，話しかけても応答しないうつ病性混迷となる．
思考障害（思考制止）	思考過程の障害により思考の内容は貧困となり，速度も遅くなる．自信がなく，判断や決断ができない．思考内容の障害により，自己を低く評価して劣等感や自責感を抱き，何事も悪いほうに解釈する．将来に対しても悲観的，虚無的となる．微小妄想はこれらの思考障害が訂正不能な妄想まで達したもので，罪業妄想，貧困妄想，心気妄想（回復不能の重い病気になったと信じ，種々の身体症状を訴える）が含まれる．
希死念慮（自殺念慮）	最重症期には自殺の決断力もないため，発病初期と回復期に多い．
身体症状（身体的障害）	睡眠障害はうつ病者の90％以上で出現する．多くは不眠を訴え，特に早朝覚醒が特徴的である．食欲低下，便秘・下痢，体重減少，性欲低下も多い．その他に疲労感・倦怠感，頭重・頭痛，めまい，心悸亢進，呼吸困難感，胸痛・腹痛などの疼痛，口渇，月経異常，頻尿，発汗などがみられる．

表1.16 発症要因によるうつ病の分類

うつ病の種類	発症要因
1) 薬剤性うつ病	メチルドパ，クロニジン，レセルピン，プロプラノロール，シメチジン，メトクロプラミド，インターフェロン α，β および γ-1a，HMG-CoA還元酵素阻害薬，メフロキン，インターロイキン製剤　など
2) 症候性うつ病	内分泌障害（甲状腺・副甲状腺・副腎疾患），感染症（インフルエンザ，肝炎など），膠原病（SLE，RAなど），心筋梗塞，糖尿病，悪性腫瘍（特に膵癌），高血圧，悪性貧血，アルコール症，ビタミン B_{12} 欠乏　など
3) 器質性うつ病	脳動脈硬化症，脳梗塞，アルツハイマー病，パーキンソン病，脳腫瘍，脳炎，頭部外傷，てんかん（周期性気分変調）　など
4) 神経症または反応性うつ病	心理的または環境的な原因
5) 内因性うつ病	原因不明（遺伝的・体質的素因が関連，性格に依存）

表 1.17 ICD-10 によるうつ病の診断ガイドライン

重症度	診断基準
軽症うつ病エピソード	1. 抑うつ気分，興味と喜びの喪失，易疲労性のうち，少なくとも二つがみられること． 2. さらに以下の症状のうち，少なくとも二つがみられること． 　　集中力と注意力の減退 　　自己評価と自信の低下 　　罪責感と無価値観 　　将来に対する希望のない悲観的な見方 　　自傷あるいは自殺の観念や行為 　　睡眠障害 　　食欲不振 3. 上記はいずれも著しい程度ではない． 4. エピソード全体で最低2週間以上持続している．
中等症うつ病エピソード	1. 抑うつ気分，興味と喜びの喪失，易疲労性のうち，少なくとも二つがみられること． 2. さらに以下の症状のうち，少なくとも三つ（四つが望ましい）がみられること． 　　集中力と注意力の減退 　　自己評価と自信の低下 　　罪責感と無価値観 　　将来に対する希望のない悲観的な見方 　　自傷あるいは自殺の観念や行為 　　睡眠障害 　　食欲不振 3. いくつかの症状は著しい程度にまでなる傾向をもつが，もし全体的で広汎な症状が存在するならば，このことは必要事項ではない． 4. エピソード全体で最低2週間以上持続している．
重症うつ病エピソード	1. 抑うつ気分，興味と喜びの喪失，易疲労性のすべてがみられること． 2. さらに以下の症状のうち，少なくとも四つがみられること，そのうちのいくつかが重症でなければならない． 　　集中力と注意力の減退 　　自己評価と自信の低下 　　罪責感と無価値観 　　将来に対する希望のない悲観的な見方 　　自傷あるいは自殺の観念や行為 　　睡眠障害 　　食欲不振 3. 激越や精神運動制止などの重要な症状が顕著であれば，多くの症状を確認できない場合も，重症エピソードとする． 4. エピソード全体で最低2週間以上持続している．しかし，きわめて重症であれば，2週間未満でもこの診断を下してもよい． 5. 妄想，幻覚，うつ病性昏迷が存在する場合，精神病症状を伴う重症うつ病エピソードと診断する．

1.9.2　薬物治療

　うつ病には薬物治療が必要であり，そして薬物により治癒可能な病気である．主体は抗うつ薬であるが，症状の改善には2～4週間を要するのが普通である．症状に応じて抗不安薬，精神安定薬，睡眠薬，脳循環改善薬，脳代謝賦活薬なども，単独または併用で用いられる．これらの薬は速効性であり，効果発現まで長時間を要する抗うつ薬の短所を補うという意味もある．抗うつ薬によりうつ状態が消失した後は，初発時は4～6か月，2回目以降の発症時は以前の病相に相当する期間，急性期の用量を減量せず抗うつ薬を継続使用することが望ましい．再発予防にはリチウムやカルバマゼピンが用いられることもある．

1.9.3　治療薬各論

　使用する抗うつ薬は，うつ状態の型により以下のような選択をする．軽症から中等症のうつ病の場合は，副作用が少なく安全性が高いという点から，選択的セロトニン取込み阻害薬（SSRI）や選択的セロトニン・ノルアドレナリン再取込み阻害薬（SNRI）が第一選択薬となる．6～8週間使用しても効果がみられないときは，他の抗うつ薬への変更を考慮する．第一世代薬のイミプラミン，アミトリプチリン，クロミプラミン，ノルトリプチリンなどや，第二世代薬のマプロチリン，アモキサピン，トラゾドン，ミアンセリンなどが第二選択薬の候補となる．一般に，第二世代薬のほうが抗コリン作用による副作用が少なく使いやすい．また，抗躁薬のリチウムや抗てんかん薬のカルバマゼピン，甲状腺ホルモン（レボチロキシンナトリウム，乾燥甲状腺）やドパミンアゴニストのブロモクリプチンを抗うつ薬と併用することで，抗うつ効果の増強やうつ病の再発予防が期待できる．なお，双極性障害のうつ病期に抗うつ薬を用いると躁転化することがあるので，使用には注意が必要である．

　中等症以下のうつ病に対しては，三環系抗うつ薬とSSRIでは効果に差がないとされている．しかし，重症例に対しては，SSRIは三環系抗うつ薬に比較して効果が劣るという報告もあり，有効性の差異についての結論は出ていない．また，重症例は三環系抗うつ薬，SSRI，SNRIのいずれも使用できるが，一般的には抗うつ作用の確かな三環系抗うつ薬を使用することが多い．

　次に，各薬物群の特性について述べる（表1.18）．

1.9.3.1　三環系抗うつ薬

　古典的な薬ではあるが，現在でも広く使われている．神経終末部へのノルアドレナリンおよびセロトニンの再取込み阻害作用に加えて，ムスカリン受容体，α_1アドレナリン受容体，ヒスタ

1.9 うつ病

表1.18 抗うつ薬の種類とその作用

分類		薬物名（商品名）	適応	作用と特徴	主な副作用	備考
三環系	第1世代	イミプラミン imipramine （トフラニール） クロミプラミン clomipramine （アナフラニール） トリミプラミン trimipramine （スルモンチール） ノルトリプチリン nortriptyline （ノリトレン） アミトリプチリン amitriptyline （トリプラノール）	精神科領域におけるうつ病・うつ状態 遺尿症（トフラニール・アナフラニール）夜尿症（トリプラノール）	神経終末へのカテコールアミンおよびセロトニンの再取込みを阻害． ムスカリン性アセチルコリン受容体を遮断． アドレナリンα_1受容体を遮断． ヒスタミンH_1受容体を遮断．	口渇，眠気，悪性症候群，てんかん発作，無顆粒球症，心不全など．	MAO阻害薬との併用は禁忌．緑内障には禁忌．
	第2世代	ロフェプラミン lofepramine （アンプリット） アモキサピン amoxapine （アモキサン） ドスレピン dosulepin （プロチアデン）				
四環系	第2世代	マプロチリン maprotiline （ルジオミール） ミアンセリン mianserin （テトラミド） セチプチリン setiptiline （テシプール）	うつ病・うつ状態	カテコールアミンの再取込みを選択的に阻害． シナプス前α_2受容体遮断によりノルアドレナリン遊離を促進．	口渇，めまい，眠気，悪性症候群，無顆粒球症など．	MAO阻害薬との併用は禁忌．
SSRI	第3世代	フルボキサミン fluvoxamine （デプロメール，ルボックス） パロキセチン paroxetine （パキシル） セルトラリン sertraline （ジェイゾロフト）	うつ病・うつ状態	セロトニンの再取込みを選択的に阻害．	せん妄，錯乱，自殺企図，悪性症候群など．	肝薬物代謝酵素阻害作用による薬物相互作用に注意が必要．
SNRI	第4世代	ミルナシプラン milnacipran （トレドミン）	うつ病・うつ状態	セロトニンおよびノルアドレナリンの再取込みを選択的に阻害．	悪性症候群，てんかん発作など．	MAO阻害薬との併用は禁忌．作用は速効性である．肝薬物代謝酵素阻害による相互作用を考慮しなくてもよい．
その他		トラゾドン trazodone （レスリン，デジレル） スルピリド sulpiride （ドグマチール，アビリット，ミラドール）	うつ病・うつ状態	セロトニンの再取込みを選択的に阻害（トラゾドン）． ドパミンD_2受容体遮断（スルピリド）．		

表1.19 モノアミン再取込み抑制作用と臨床効果

抗うつ薬	再取込み抑制 NA	再取込み抑制 5-HT	抗コリン作用	鎮静作用（→不安・焦燥）	賦活作用（→精神運動抑制）	気分明朗化作用（→抑うつ気分）	効果の即効性
第一世代							
3級三環系							
イミプラミン	++	+++	++	+	+	++	−
アミトリプチリン	++	+++	+++	+++	−	+	−
クロミプラミン	+	+++	++	++	+	++	±
トリミプラミン	++	−	++	++		+	
2級三環系							
ノルトリプチリン	++	+	++	++	++	+	
第二世代							
三環系							
アモキサピン	++	+/−	+/−	+/−	++	++	+
ロフェプラミン	++	+	−	−	+	+	+
ドスレピン	++	++	+	++	−	+	+
四環系							
マプロチリン	+++	+	+/−	++	++	++	+
ミアンセリン	+/−	−	+	++	+	+	+
セチプチリン	−		+/−	+	+	++	+
その他							
トラゾドン	+	++	−	++		+	+

副作用

アドレナリン$α_1$受容体遮断（眠気，血圧低下）　　アドレナリン$α_2$受容体遮断（持続勃起）　　ドパミンD_2受容体遮断（錐体外路症状，乳中分泌）

ムスカリン受容体遮断（霧視，口渇，便秘，尿閉，インポテンツ）　　ヒスタミンH_1受容体遮断（眠気，食欲増進）

三環系抗うつ薬
四環系抗うつ薬

SSRI

SNRI

主作用
ノルアドレナリン系賦活（抗うつ作用）

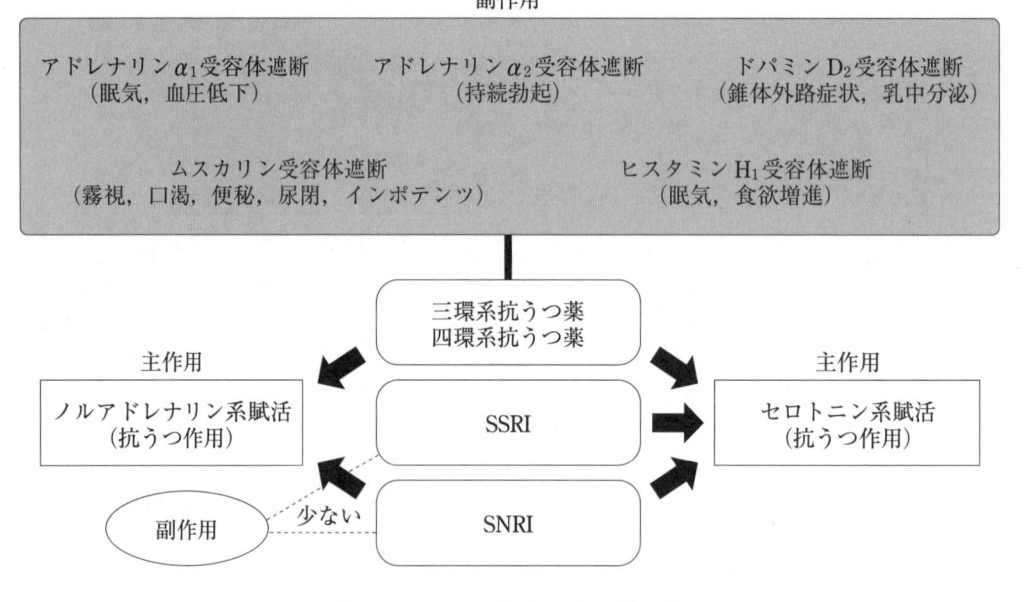

主作用
セロトニン系賦活（抗うつ作用）

副作用　少ない

図1.5　抗うつ薬の作用と副作用

ミン受容体に対する遮断作用を有する．抗うつ薬の作用として，意欲増進，抗不安・焦燥などが知られるが，各作用の強さには三環系抗うつ薬それぞれに特徴がある（表1.19）．三環系抗うつ薬はさまざまな受容体への作用が強いため，副作用が多い．致死的となりうる副作用は心毒性で

ある．また頻発する副作用に抗コリン作用があり，口渇・便秘をきたすとともに，高齢者では緑内障の悪化，尿閉・イレウスを起こしうる（図1.5）．イミプラミンは消化管からよく吸収され，脱メチル化，酸化および水酸化により代謝される．デシプラミンはイミプラミンの脱メチル化産物である．デシプラミンはセロトニン再取込み阻害作用が比較的弱く，ノルアドレナリンの阻害作用が強い．

1.9.3.2　四環系抗うつ薬

　ノルアドレナリンの取込みを選択的に阻害し，セロトニンに対する阻害作用は弱い．また，三環系抗うつ薬に比較して他の受容体への作用も弱いため，副作用が少なく使いやすい．マプロチリンは，イミプラミンやアミトリプチリンよりも，うつ症状に対してやや広い作用スペクトルを示し，不安，不眠，食欲不振にも有効とされる．速効性でかつ半減期が長いので1日1回投与が可能であり，広く用いられている．ミアンセリンは，イミプラミンと同等の抗うつ作用を有するが，速効性であることが特徴である．抗コリン作用が弱く，消化器系および心血管系への悪影響が少ない．食欲亢進作用があり，眠気を惹起する場合がある．モノアミンオキシダーゼ（MAO）阻害薬，アルコール，中枢神経抑制薬，降圧薬との併用に注意を要する．

　三環系抗うつ薬や四環系抗うつ薬などのモノアミン再取込み阻害薬は，作用発現に1～2週間を要する．薬の反復投与によりモノアミンの再取込み阻害が維持されると，シナプス部の神経伝達物質濃度は持続的に正常より高い水準に保たれる．その結果，神経伝達物質に対する受容体群はダウンレギュレーションを受け，その数を減少させる．このような機序で，亢進した受容体系の感受性が正常化され，ストレスに対する過剰な反応が抑制されて，うつ状態の発症が阻止されると考えられている．

1.9.3.3　SSRI

　SSRIは，セロトニントランスポーターに特異的に結合してセロトニンの神経終末への再取込みを選択的に阻害し，シナプス間隙のセロトニン濃度も上昇させることによって抗うつ作用を発揮する．うつだけでなく，強迫性障害やパニック障害などへの適用もある．わが国では，フルボキサミン，パロキセチンおよびセルトラリンが臨床応用されている．SSRIはアドレナリン受容体，アセチルコリン受容体などへの親和性が低く，副作用が少ないのが特徴である．半減期も長く，長期投与が可能な抗うつ薬である．なお，性機能障害，頭痛，悪心・下痢などの消化器症状などの副作用はあるものの，継続使用によって減弱する場合が多い．セロトニン症候群についても留意する必要がある．

　フルボキサミンは，薬物代謝酵素CYP1A2，2C9，3A4などを阻害するので，同様の機序で代謝される薬物との併用には注意を要する．パロキセチンは症状の初期増悪がみられ，青少年の自殺のリスクを高めるとして，2003年には18歳未満の大うつ病患者への投与は禁忌となったが，その後の国際的な動向の変化により，2006年には「適応を慎重に検討すること」という警告へと改定された．なお，セルトラリンは他のSSRIに比べて下痢作用が強い．

1.9.3.4 SNRI

　セロトニンとノルアドレナリンの両方のトランスポーターを抑制するが，他の受容体への作用は少ない．現在，使われている唯一のSNRIであるミルナシプランは，他の抗うつ薬に比べて作用の発現が速く，再発予防のための維持療法にも有効である．代謝経路がほかの抗うつ薬と異なるため，肝の代謝酵素阻害による薬物相互作用を考慮しなくてよい．ただし，腎不全患者では体内に蓄積しやすいので注意が必要である．主な副作用に，排尿障害・血圧上昇・頻脈・頭痛・振戦などがある．

　SSRIとSNRIはアミントランスポーターに高い親和性を有する新しい型の抗うつ薬であり，再取込み阻害以外の作用は弱いため，相対的に他の機序で発生する副作用の頻度が低く，安全性が高い．

1.9.3.5 その他

　トラゾドンは弱いセロトニン取込み阻害作用を有し，強い鎮静作用や眠気を示すが，三環系抗うつ薬にみられる抗コリン作用，心毒性および痙攣誘発などの副作用は少ない．軽症から中等症の患者で，鎮静，抗コリン性および循環系の副作用を避けたい場合には，ドパミンD_2受容体遮断薬のスルピリドを使用することがある．抗うつ薬に反応しない各種のうつ状態には，中枢興奮作用を有するメチルフェニデートやペモリンが用いられることがある．なお，薬物療法に反応しない難治例や自殺の恐れが強い例，悪性症候群への移行例などに対しては，電撃療法が最も効果的な手段となっている．

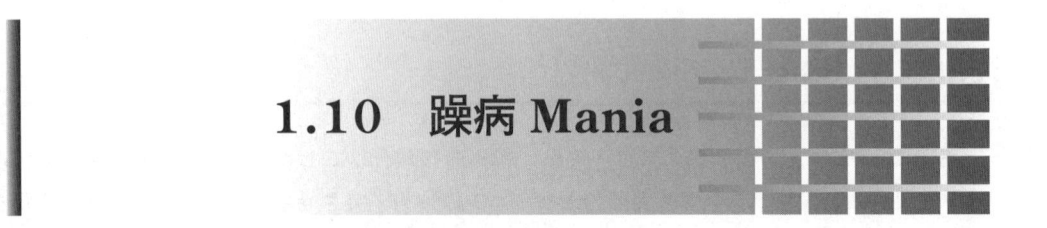

1.10 躁病 Mania

1.10.1 病態と症状

　躁病はうつ病と対称的な病態であり，気分爽快，意欲亢進，思考促進などの精神症状を主徴とする．躁病は，うつ病相を含む双極性気分障害の躁病相として現れることがほとんどである．双極性障害の発症は20歳代に最も多い．有病率は全人口の0.5％程度で，性差はみられない．患者に病識が乏しいため，治療に非協力的で思うように治療が進まないことが多い．また，興奮や攻撃性を示すなどの理由から，治療には強制入院を必要とする場合が少なくない．

　躁病の程度にはかなりの幅があり，軽度の気分高揚や爽快感にとどまるものから，ほとんど制

表1.20 ICD-10による躁病の診断ガイドライン

重症度	診断基準
軽躁病・躁病エピソード	1. 次の3項目以上が4日以上続けば軽躁病，1週間以上続けば躁病と診断される． ① 気分が高揚して自我感情が肥大するため自信過剰となる． ② 多弁で自己主張を押し通そうとしたり，他人に干渉したりする．このとき自分の考えや行為が妨げられたりすると，容易に刺激的となり，些細なことで激高し，攻撃的になりやすい． ③ さまざまなアイデアが浮かぶため，話題は次々と変わって話にまとまりがなくなる（観念奔逸）． ④ 行動は短絡的かつ衝動的（行為促迫）となる． ⑤ 金銭に不自由しない感じがするため，高価な品物を購入するなど，多大な浪費をする． ⑥ 眠らずとも疲れを感じない（睡眠欲求の減少）ので，睡眠時間は短縮し，早朝から活発に行動する． ⑦ 社会的抑制が欠如しがちである． ⑧ 性欲は亢進し，恋愛感情も高まる． ⑨ 多方面に関心が生じるため，さまざまな行事・活動に参加したり，また次々に新しい計画を立てたりするが，計画倒れに終わることも多い．

御できない興奮に至るものまでさまざまである．躁病の診断には，国際疾病分類（ICD-10）の診断基準が汎用されている（表1.20）．

近年，疾患関連遺伝子の検索が活発になされており，双極性障害と染色体5, 11, X染色体上の遺伝子座との関連に関する報告がなされている．一次性の躁病は遺伝に依存する部分が大きいと考えられるが，病因遺伝子に関する明確な結論は得られていない．発症のメカニズムとして，脳内モノアミン作動性神経の機能異常（セロトニン作動性神経機能の低下，ノルアドレナリン作動性神経機能の亢進，ドパミン作動性神経機能の亢進）が推定されている．

二次性の躁病は，脳の器質的異常（脳血管障害，痴呆，頭部外傷など）や，内分泌疾患（甲状腺機能亢進症，アジソン病など），膠原病（全身性エリテマトーデス：SLE），薬物（ステロイドホルモン，インターフェロン，レボドパ，覚醒剤，アルコールなど）などで引き起こされる．重度の躁病の場合，統合失調症との鑑別が難しい．

1.10.2 薬物治療

社会的行為の逸脱，自我感情の高揚による他者との軋轢などが起こる可能性が高いため，原則として入院治療が行われる．薬物による治療が主となるが，患者は病気であるとの自覚に乏しく，興奮や攻撃性のために治療が難しいことが多い．薬物療法には主としてリチウムが用いられるが，鎮静作用の強い強力な抗精神病薬が用いられる場合も多い．一般に薬物の用量が比較的大量で，しかも長期にわたって投与する必要がある．なお，興奮の強いときや薬物に抵抗性の症例には電撃痙攣療法を行う場合もある．

1.10.3 治療薬各論

　第一選択薬はリチウムであるが，興奮や攻撃性の高い例にはカルバマゼピンが，また不快気分を伴う例にはバルプロ酸が効果的である．中等症以下の例にはこれらを単独で用いるが，重症例や難治性の躁病には複数の気分安定薬の併用や精神安定薬の追加投与を行う．精神安定薬では，スルピリド，ハロペリドール，レボメプロマジン，チミペロンなどがよく使用される．これらは，リチウムの効果が現れるまでの間，逸脱行為や興奮状態を抑制する目的でも用いられる．なお，躁病は再発しやすいため，症状が軽快してもリチウムまたはカルバマゼピンによる寛解維持療法が必要である．

1.10.3.1 リチウム

　他の向精神薬による鎮静とは異なり，リチウムは患者の意識水準を低下させることなく自然な形で躁状態を鎮静させ，抗精神病作用や錐体外路症状はみられないという特徴を有する．この効果は比較的純粋な躁状態に限られていて，興奮が激しい場合や，幻覚，意識障害などの病像を示す例には，抗精神病薬のほうが有効である．さらに，リチウムの特徴として，リチウム自身には抗うつ作用はないが，双極性障害に対する予防効果をもつという点もあげられる．すなわち，リチウムの服用を続けることにより病相の発現回数が少なくなり，現れる病相の程度も軽くなる．血清リチウム濃度のモニタリングによって重大な副作用を避けることができるようになり，躁病に対する特異的な薬物として広く用いられるようになった．治療域は 0.8～1.4 mEq とされる．

　リチウムの作用発現には 10 日前後を要する．抗躁機序として，次の五つの可能性が提唱されているが，各機序の相対的重要性は明らかではない．

① ナトリウムと置換して神経の興奮を全般的に抑制する．
② 神経からのモノアミン（ノルアドレナリン，セロトニン，ドパミン）の遊離を抑制し，また神経へのモノアミンの再取込みを軽度促進することにより，モノアミン作動性神経の機能を抑制する．
③ イノシトール-1-リン酸分解酵素を阻害してイノシトールの代謝回転を低下させることにより，イノシトール代謝が関与する受容体系の機能を抑制する．
④ グリコーゲンシンターゼキナーゼ3βの阻害を介して脳神経の構築を変化させ，またイノシトール-3-リン酸/ジアシルグリセロール系の情報伝達を抑制する．
⑤ アデニル酸シクラーゼを阻害することにより cAMP の産生を減少させる．

　ただし，⑤ の機序には治療濃度以上の Li^+ が必要とされるため，臨床上の意義には疑問がある．

　リチウムは有効量と中毒量の差が小さく，甲状腺機能低下症や腎機能障害を引き起こしやすいので注意を要する．過量による中毒症状として，まず胃腸症状（食欲不振，嘔吐）や神経筋症状

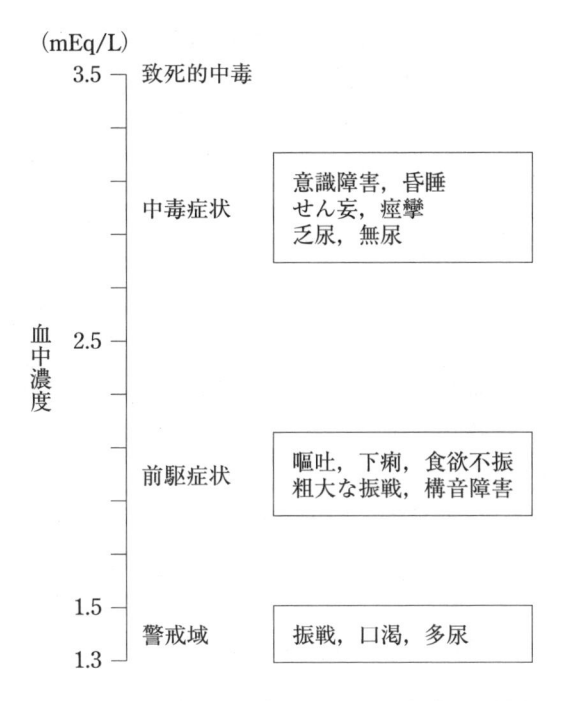

図 1.6　リチウムの中毒症状と血中濃度の関係

（振戦，筋痙縮），心臓血管症状（徐脈，心電図変化），腎症状（多尿，口渇）などがみられ，重症になると失調，意識障害，痙攣をきたす（図 1.6）．特に注意すべき点は，血清ナトリウム濃度が低いとリチウムの毒性が強く現れることであり，減塩食やチアジド系利尿薬を用いている場合には禁忌である．

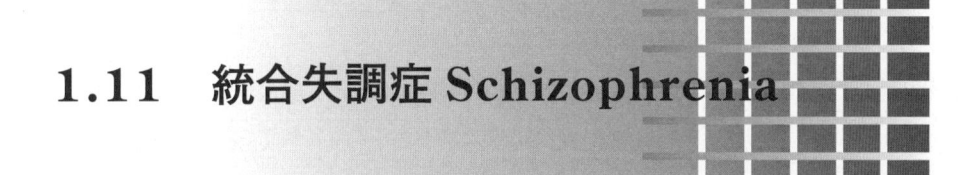

1.11　統合失調症 Schizophrenia

1.11.1　病態と症状

　統合失調症は代表的な内因性の精神疾患である．従来，精神分裂病と呼ばれていたが，薬物療法を中心とした治療法の進歩により予後が好転し，統合失調症と改名された．特異的な身体所見を欠き，意識・記憶・知能の障害はみられず，器質的な病変も認められない．好発年齢は 10 歳代後半から 20 歳代後半であり，意識は清明であるにもかかわらず，しばしば幻覚や妄想が増悪を繰り返して慢性化し，社会生活機能が低下する．発症頻度には地域や文化，性による差は認め

られないものの，低所得者層に多いとの指摘がなされており，また発症時期は男性よりも女性のほうが遅い．生涯有病率は約 1 ％であるが，片親あるいは兄弟が統合失調症であると，この割合が 10 ％に増加し，一卵性双生児における一致率は 30 ％である．発病には遺伝以外の因子の関与も大きく，糖尿病や高血圧の場合と同様に，多数の遺伝子と感染などの環境要因の両者が密接に関連する多因子遺伝疾患と考えられている．1/4 の患者はほぼ完全に回復するが，2/3 は再発を繰り返し，10 ～ 15 ％は症状が遷延する．

統合失調症の急性期には知覚，思考，意欲，感情および行動に，表 1.21 に示すような異常な症状がみられる．これらの症状に基づいて，次のような診断基準が提案されている．(i) 特徴的症状：① 妄想，② 幻覚，③ 混乱した会話，④ 奇妙な行動，⑤ 引きこもり・無関心・意欲の欠如，(ii) 社会的または職業的機能の低下，(iii) 障害の徴候が少なくとも 6 か月間持続的に存在する．(i) の五つの症状のうち二つ以上と，(ii) および (iii) がみられることが必要条件である．①，② は陽性症状，③，④ は解体症状，⑤ は陰性症状といわれる（表 1.22）．

統合失調症は幻覚・妄想を中心とする妄想型，昏迷・拒絶・興奮などの行動異常が顕著な緊張型，思考障害や感情平板化を特徴とする破瓜型（あるいは解体型）の三亜型と，その他（鑑別不能型，統合失調症後抑うつ，残遺型）に分けることができる（表 1.23）．発病当初は，前駆症状として神経衰弱様状態や身辺の始末のだらしなさ，または引きこもりなどの傾向がみられること

表 1.21 統合失調症の急性期における症状

症　状	内　容
知覚の異常	幻聴，特に人の声を感じる幻声が多い．幻嗅や幻視をみることもある．
思考の障害	内容の異常と過程の異常とがある．内容の異常はほとんどが妄想であり，過程の異常には非論理的な連想や思考の途絶などがある．
感情と意欲の障害	感情面の鈍麻，平板化，不適切な表出を特徴とし，自閉的となる．意欲面では，無関心・無為となるが，突然，異常な緊張・興奮を示すこともある．
行動の異常	カタレプシー，常同症，衒奇的行為，拒絶症・反響症・衝動行為などの奇異な行動をとることがある．

表 1.22 統合失調症における臨床症状

陽性症状	幻覚（実際にはないのに，あたかもあるように知覚されること） 　誰もいないのに声がする（幻聴） 　毒のような味やにおいがする（幻味，幻嗅） 妄想（根拠のない誤った判断に基づいてつくられた主観的な信念） 　悪口を言われていると信じ込んでいる（被害妄想） 　自分は神の生まれ変わりである（誇大妄想） 自我障害（自分の考えが他人に見透かされたり，誰かに操られていると感じる体験）
陰性症状	自閉（自分の主観的世界に閉じこもり，現実への関心を失う） 　閉じこもって社会や他者との交流をなくす（引きこもり，無気力） 感情の平坦化（喜怒哀楽の感情に乏しい） 　何に対しても反応がなく，笑顔がほとんどみられない（感情鈍麻） 連合弛緩（話の文脈がうまくまとまらない） 両価感情（相反する感情や意志が同時に起こる）
認知症状	集中力低下（読書や会話に集中できない） 情報処理能力低下（自分の感情をうまく説明できない）

表1.23　統合失調症の分類

妄想型	最も一般的な統合失調症の亜型である．比較的固定した妄想が優勢であり，通常，幻覚とりわけ幻聴を伴う．感情・意欲・会話の障害，および緊張病症状は顕著でない．
緊張型	精神運動興奮，昏睡が主な病像である．同一姿勢を保持する（蝋屈症）場合もある．
破瓜型（解体型）	感情の平坦化，意欲低下の他，思考障害（一貫性を欠く，まとまりのない思考，会話）もみられる．妄想や幻覚は一時的，断片的である．
鑑別不能型	上記のどの亜型にも合致しないか，あるいはどちらかがはっきりと優位に立つことなく，二つ以上の亜型の特徴を示す．
統合失調症後抑うつ	統合失調症の罹患後12か月以内に生じる抑うつ性のエピソードである．統合失調症症状がいくつか残存しているが，臨床像を支配するほどではない．急性期に入院治療を受けた患者の約1/4に生じるとの報告がある．
残遺型	診断基準に示されているような著明な症状はみられなくなり，何らかの陰性症状が長期間持続する．長期経過後に，この病型に分類されることが多い．

が多い．急性期には陽性症状が強く現れる例が多いが，慢性期に入ると陰性症状が目立つようになる．病因は明らかではないが，中脳被蓋野から大脳皮質へ投射する脳内ドパミン作動性神経D_2受容体系の機能過剰に原因を求めるドパミン仮説が有力である．ドパミン作動性神経の過活動によるものか，あるいはD_2受容体の感受性亢進（D_2受容体遺伝子の変異例が知られている）によるものかは明らかではない．最近は，さらにセロトニン系など，他の神経伝達物質の関与の可能性も明らかにされつつある．

1.11.2　薬物治療

　統合失調症の治療に有用な向精神薬は，抗精神病薬または神経遮断薬と呼ばれる．抗精神病薬のドパミンD_2受容体に対する親和性（力価）と陽性症状に対する治療量との間には，強い相関関係が認められる．陰性症状の改善にはセロトニン$5-HT_2$受容体の遮断が有効である．薬物の化学構造から，フェノチアジン系，ブチロフェノン系，ベンザミド系などに分類される．それぞれ高力価群，低力価群とそれらの中間群がある．フェノチアジン系のフルフェナジン，ブチロフェノン系のハロペリドールおよびスピペロン，ベンザミド系のネモナプリドはいずれも高力価群に属し，急性期治療の第一選択薬である．一方，鎮静・催眠を要する場合や，急性錐体外路症状を避けたい場合には，フェノチアジン系のクロルプロマジンを使用する．回復期の維持療法には，鎮静効果および急性錐体外路症状が比較的弱いフェノチアジン系のプロペリシアジンやベンザミド系のスルピリド，その他に分類されるピモジドなどが使用される．錐体外路症状が少なく，抗幻覚作用と意欲賦活作用（それぞれ，陽性症状と陰性症状を改善する作用）を有する非定型性抗精神病薬にセロトニン・ドパミンアンタゴニスト（SDA：ペロスピロン，リスペリドン）と多種受容体標的薬（MARTA：クエチアピン，オランザピン）がある．また，ドパミン受容体部分作動薬（DDS）であるアリピプラゾールも使用されている（表1.24，表1.25）．フルフェナ

表1.24 主な抗精神病薬の分類

分類		薬物名（商品名）	適応	作用と特徴	主な副作用	備考
定型抗精神病薬	フェノチアジン系	クロルプロマジン chlorpromazine（コントミン）	統合失調症，躁病，神経症における不安・緊張・抑うつ	中脳辺縁系経路におけるシナプス後部のドパミン受容体の遮断．	鎮静・催眠，肝障害，起立性低血圧，不整脈，錐体外路症状，悪性症候群，遅発性ジスキネジア，乳汁分泌，月経異常．	抗精神病薬の基準となる薬．吃逆にも適応あり．
	ブチロフェノン系	ハロペリドール haloperidol（セレネース）	統合失調症，躁病（セレネース）			強い抗幻覚・妄想作用をもつが，鎮静催眠作用は弱い．せん妄にも用いられる．EPSの発現頻度は高い．有効血中濃度 5～50 ng/mL（ハロペリドール）．
		スピペロン spiperone（スピロピタン）	統合失調症（スピロピタン）			
非定型抗精神病薬	SDA	ペロスピロン perospirone（ルーラン）	統合失調症	中脳辺縁系経路におけるシナプス後部のドパミン受容体の遮断．中脳皮質経路におけるセロトニン5-HT_{2A}受容体遮断によるドパミン放出の増加．	高プロラクチン血症（乳汁分泌），月経異常，射精不能．	昏睡状態，エピネフリン投与中は禁忌．
		リスペリドン risperidone（リスパダール）	統合失調症			
	MARTA	クエチアピン quetiapine（セロクエル）	統合失調症		体重増加，血糖上昇．	糖尿病，糖尿病既往歴には禁忌．
		オランザピン olanzapine（ジプレキサ）				
	DDS	アリピプラゾール aripiprazole（エビリファイ）	統合失調症	ドパミンD_2受容体に対する部分作動薬．	不眠，焦燥，胃腸症状．	5-HT_2/D_2拮抗作用がある．

表1.25 抗精神病薬の各種受容体への遮断作用

抗精神病薬名と分類			ドパミン（錐体外路系副作用：D_2受容体）					ノルアドレナリン（起立性低血圧）	ムスカリン性アセチルコリン（口渇，複視，便秘，尿閉）	セロトニン（錐体外路系副作用に対する保護）	ヒスタミン（鎮静・体重増加）
			D_2	D_3	D_4	D_1	D_5	$α_1$	M_3	5-HT_{2A}	H_1
定型抗精神病薬		クロルプロマジン	++	++++	+	++	+	+++	+++	+++	+++
		ハロペリドール	+++	++	+	±	+	+	−	+	−
非定型抗精神病薬	SDA	リスペリドン	+++	+	+	+	−	++	−	+++	++
		ペロスピロン	+++			±		+	−	++++	+++
	MARTA	クエチアピン	++	++	+	±		+++	+	+++	++++
		オランザピン	++	++	++	+	+	++	++	+++	+++

ジンとハロペリドールには持効性注射製剤（デポ剤）があるので，服薬遵守が困難な例に使用するとよい．興奮や焦燥が著しい患者には，精神安定薬に加えてベンゾジアゼピン系の抗不安薬を投与する．精神安定薬による治療効果が不十分の場合には，リチウム，カルバマゼピン，バルプロ酸などを併用することがある．

1.11.3　治療薬各論

1.11.3.1　定型抗精神病薬

　使われる機会は減少してきており，現在では，すでに定型抗精神病薬で状態が安定している患者や興奮などにより筋肉内投与を要する患者，またコンプライアンス不良でデポ剤を要する患者に使用が限定されている．

　定型抗精神病薬の副作用としては，投与後数日から数週間以内に，起立性低血圧，錐体外路症状（ジストニア，パーキンソン病様症状），悪性症候群，尿閉，便秘などがみられることが多い．フェノチアジン系では眼障害，ブチロフェノン系では頻脈や横紋筋融解症，ベンザミド系では肝機能障害や黄疸がみられることもある．また，数か月後に現れる慢性症状として，遅発性ジスキネジア，肥満，多量飲水などがある（表1.24）．

　定型抗精神病薬とアドレナリンとの併用は禁忌である．また中枢神経系抑制薬（麻酔薬やバルビツール酸系薬など），降圧薬，抗コリン薬，モノアミンオキシダーゼ阻害薬，抗ヒスタミン薬との併用にも注意を要する．さらに，心臓のQT延長を起こす薬物（キニジンなど）投与中の患者や，薬物代謝酵素CYP2D6の阻害薬やCYP2D6により代謝される薬物（フルボキサミン，パロキセチン，イミプラミン，アミトリプチリンやβ遮断薬）投与中の患者への使用は避ける．

1.11.3.2　非定型抗精神病薬

　現在，リスペリドン，ペロスピロン（以上，SDA），クエチアピン，オランザピン（以上，MARTA），およびアリピプラゾール（DDS）の5剤が使用可能である．定型抗精神病薬に比べ，錐体外路症状，過鎮静，薬剤性の認知障害などの副作用が少なく，QOLの向上とコンプライアンスの改善が得られることから，統合失調症における薬物療法の第1選択となっている．なお，SDAはドパミンD_2受容体遮断作用により抗幻覚作用を発揮しつつ，セロトニン5-HT_2受容体遮断により陰性症状の緩和および錐体外路系障害の軽減をもたらす．また，MARTAは多種類の神経伝達物質受容体を遮断することにより，異なる情報伝達系からなる神経ネットワークに作用して，陽性・陰性症状を改善し，錐体外路系症状を緩和する．さらに，非定型抗精神病薬は，抑うつ症状に対してもある程度の効果を期待できる（表1.26）．一方，定型向精神病薬に比較してその重篤度は低いものの，SDAは高プロラクチン血症，MARTAは体重増加や血糖上昇，DDSは不眠，焦燥，胃腸症状などの副作用を生じることが知られている（表1.24）．

表1.26　MARTAの作用

作　用	関与する脳内部位	作用機序
陽性症状の改善	中脳−辺縁系	ドパミンD_2受容体遮断 アドレナリンα_1受容体遮断
陰性症状の改善	中脳−大脳皮質前頭前野	セロトニン5-HT_2受容体遮断 ドパミン作動性神経亢進 ノルアドレナリン作動性神経亢進
錐体外路症状の緩和	中脳黒質−線条体	セロトニン5-HT_2受容体遮断 ムスカリンM_5受容体遮断 ドパミン作動性神経亢進

1.11.3.3　ベンゾジアゼピン系薬剤

急性期に，抗精神病薬とベンゾジアゼピン系薬を併用すると，不安，焦燥感，精神病症状が軽減する．また，抗精神病薬の減量につながる．ロラゼパムおよびクロナゼパムがよく用いられる．一方，ベンゾジアゼピン系薬には脱抑制行動，認知障害，薬物依存・乱用などの問題があるため，長期的に漫然と使用すべきではない．

1.11.3.4　気分安定薬

リチウムを併用すると，興奮，抑うつなどの気分症状に改善が認められることがある．また，カルバマゼピンを併用することで精神運動興奮や躁状態，衝動性が改善されるとの報告がなされている．ただし，カルバマゼピンにより肝臓の薬物代謝酵素が誘導され，抗精神病薬の血中濃度が低下するので注意が必要である．さらに焦燥，興奮，攻撃性・暴力に対する補助療法として，バルプロ酸の併用が推奨されている．

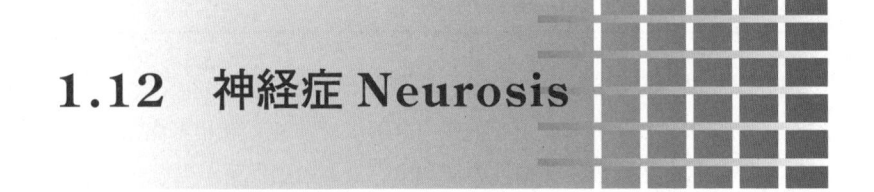

1.12　神経症 Neurosis

1.12.1　病態と症状

神経症とは，「心理的または情緒的な原因によって起こる精神神経の機能障害のうち，人格の崩壊を示さず，かつ身体的症状を呈することがあっても自律神経症状の範囲に留まり，器質的病変を認めない場合」をいう．なお，精神的な原因によって器質性の身体症状が出現するもの，例

えば心的緊張の持続によって胃潰瘍が生じるなどの場合は，心身症と呼ばれる．先天的な素質に後天的な生活史が影響を与え，さらに心理的な要因が加わって生じる．神経症患者は，生きていく上で避けることのできない不安を異常なものとして危惧し，不安の除去を求めて医師や周囲の人に頼ろうとする．身体症状は不安が置換されて表出したものといえる．現実を正しく認識する能力を保持しており，病識があるという点で統合失調症とは異なる．症状は数か月から数年続き，ノイローゼともいう．人格の偏りが小さく，環境の影響が明確で調整可能な例ほど予後がよい．不安神経症は薬で軽快しやすいが，激しい強迫行為や疾病固執型の心気症などは薬物療法に抵抗性を示す．

　神経症の正確な発症頻度は明確ではないが，受診者の20％は神経症であるといわれる．好発年齢は男女とも10歳代後半から30歳代であり，加齢による人格の成熟に伴い減少する．一般的には神経症は遺伝せず，家庭，職場，近隣での対人関係における葛藤などの環境要因が神経症発症の第一要因になると考えられている．ただし，強迫性障害になりやすい強迫性人格には遺伝傾向が認められる．神経症を発症しやすい人格は欲求不満に耐える能力が低く，幼小児期に親が過保護・過干渉である場合が多い．なお，生命に脅威を与える極限状況（戦争，大災害など）では，ほとんどの人が神経症を発症する．

　神経症は当初，神経疾患一般を意味する用語として用いられた．しかし，各種の脳器質疾患や精神病などが独立した疾患として扱われるようになり，神経症は心因によって症状が引き起こされた状態を示すものとして使用が限定されてきた．さらに，最近，従来の神経症においても，心理的因子だけでなく生物学的因子が関与していることが明らかにされてきており，それを受けて，臨床や研究において診断基準としてよく用いられている米国精神医学会による精神疾患の診断・統計マニュアル（DSM-Ⅳ）やWHOの国際疾病分類（ICD-10）では，心因性疾患を意味する神経症という用語の使用を取りやめている（表1.27）．

　近年，わが国においても従来の分類は廃止され，新しい考え方が採用されつつある（表1.28）．表中の症状は，健康人の生活にも多かれ少なかれみられるのが普通であるが，神経症患者の場合は，その程度が日常生活に支障をきたすほど著しいという点で問題となる．

表1.27　近年の神経症の分類

近年の国際的分類（ICD-10）	従来の臨床分類
恐怖症性不安障害	恐怖神経症
パニック障害 全般性不安障害	不安神経症
強迫性障害	強迫神経症
解離性（転換性）障害	ヒステリー
遷延性抑うつ反応 気分変調症（感情障害）	抑うつ神経症

表 1.28 ICD-10 による神経症の分類

分　類	症　状
恐怖症性不安障害	通常では危険のない特定の状況や対象によっても強い不安が誘発される．患者は不合理さを自覚しているものの，その状況や現象を回避することに執着するため，生活が制限され，状況を想像するだけで不安を生じるようになる． 家を離れる，店・雑踏・公衆の場所へ行く，列車・バス・飛行機に乗ることなどに対する恐怖（広場恐怖，空間恐怖）や，対人恐怖，赤面恐怖，視線恐怖，自己臭恐怖など，他人から注目されることへの恐怖（社会恐怖）などがある．
パニック障害	特定の状況に限定されず，予期できないパニック発作を反復する．突発的に激しい恐怖・不安とともに始まり，数分で最強となり数分間持続する．身体症状は自律神経症状が主で，動悸，発汗，振戦，呼吸困難感，過呼吸，嘔気，紅潮，寒け，しびれ感などがみられる．精神症状は現実感喪失，めまい感，発狂しそう，死にそうという恐怖感などが特徴的である．
全般性不安障害	特定の状況に限定されない，持続的で漫然としたコントロール困難な不安．パニック発作はない．絶えず将来を心配し，不安でいらいらし，頭痛，振戦や自律神経症状（ふらつき，発汗，動悸，めまいなど）を訴える．
強迫性障害	本人が無意味，不合理と認識している強迫思考（意志に反して繰り返し心に浮かぶ考え）あるいは強迫行為（何度も繰り返される常同行為）を反復するため，患者は苦悩し正常な生活が損なわれる．強迫行為は強迫思考による不安を打ち消すための行為も多い．
解離性（転換性）障害	従来のヒステリーに相当し，転換症状と解離症状が現れる．転換症状には，麻痺，失調，失声，不随意運動類似の運動，痙攣，弓なり緊張（体を反らせる）などの運動症状や知覚麻痺がある． 解離症状とは意識障害や精神症状のことをいい，混迷，トランス状態，健忘，多重人格などが該当する．

1.12.2　薬物治療

　神経症の治療には精神療法が主として用いられ，薬物療法が併用される．主流はベンゾジアゼピン系の抗不安薬であるが，近年，セロトニン再取込み阻害作用を有する抗うつ薬の強迫性障害に対する有効性が認められ，広く治療に用いられるようになっただけでなく，その病態や成因に対する理解が目覚ましく進歩している．軽症から中等症の患者にはSSRIのフルボキサミンまたはパロキセチンを，また重症の患者には三環系抗うつ薬のクロミプラミンを投与することがある．不安が強い場合はベンゾジアゼピン系の抗不安薬（ブロマゼパムやクロナゼパム）が，また脅迫観念が妄想的に発展する場合はセロトニン・ドパミンアンタゴニスト（SDA）のリスペリドンやブチロフェノン系のハロペリドールなどの精神安定薬が併用される．

1.12.3　治療薬各論

1.12.3.1　ベンゾジアゼピン系抗不安薬（表1.29）

　ベンゾジアゼピン系抗不安薬は全般性不安障害（慢性的に持続する不安，緊張，焦燥など）に有効で，中・長時間型を使用する．漫然と長期投与せず，治療期間を設定して依存や耐性の形成を避ける．原則として少量から開始して症状と副作用を観察し増減する．中止するときは漸減する．急性で一過性の不安には短時間型の頓用も行う．

　パニック障害には力価の高いベンゾジアゼピン系抗不安薬のアルプラゾラム，ロラゼパム，ロフラゼプ酸エチル，クロナゼパム（保険適用はてんかん）などが用いられる．激しいパニック発作にはジアゼパムが静注される．

　強迫性障害や解離性障害など，性格要因の強い神経症ではベンゾジアゼピン系抗不安薬の有効性は低い．

　ベンゾジアゼピン系抗不安薬の副作用を表 1.30 に示したが，他にも次のような注意が必要である．

　肝障害患者や高齢者では，肝代謝能の低下により薬物が体内に蓄積して作用の増強が起こりやすいため，健忘，意識障害，筋弛緩作用による転倒・骨折などが生じやすい．したがって，治療

表 1.29　主な抗不安薬の分類

薬品名（商品名）	作用時間	抗不安作用
ベンゾジアゼピン系	短時間	
クロチアゼパム（リーゼ）		+
フルタゾラム（コレミナール）		++
エチゾラム（デパス）		+++
アルプラゾラム（ソラナックス，コンスタン）	中間	+++
ロラゼパム（ワイパックス）		+++
ブロマゼパム（レキソタン，セニラン）		+++
オキサゾラム（セレナール）	長時間	+
メダゼパム（レスミット）		+
クロルジアゼポキシド（バランス，コントール）		++
ジアゼパム（セルシン，ホリゾン）		++
フルジアゼパム（エリスパン）		++
クロラゼプ酸二カリウム（メンドン）		++
メキサゾラム（メレックス）		++
クロキサゾラム（セパゾン）		+++
プラゼパム（セダプラン）	超長時間	++
ロフラゼプ酸エチル（メイラックス）		++
フルトプラゼパム（レスタス）		+++
$5\text{-}HT_{1A}$受容体部分作動性	短時間	
タンドスピロン（セディール）		++

表 1.30　ベンゾジアゼピン系抗不安薬の副作用

しばしば生じる副作用	ときに生じる副作用	まれな副作用
眠気，ふらつき，めまい，失調，脱力感，倦怠感	食欲不振，悪心・嘔吐，口渇，腹痛，下痢・便秘，頭痛，発疹・そう痒，動悸，血圧低下，耳鳴，霧視，複視，排尿困難，残尿感，頻尿，性欲低下，筋肉痛，関節痛	肝機能障害，腎機能障害，血液障害，発汗，熱感，痙攣，振戦，しびれ，浮腫，いびき，乳房痛，乳汁分泌，月経異常，不穏，興奮，いらいら，前向健忘

には筋弛緩作用が弱く，低・中力価で中時間型の抗不安薬や睡眠薬を使用し，投与量は成人量の1/2程度にとどめる．肝機能変化の影響を受けにくいロラゼパムおよびロルメタゼパムも使いやすい．

　長期にわたる連用で精神的依存に加え身体的依存を生じることがあり，退薬時には禁断症状（離脱症状または退薬症候ともいう）として反跳性不安，不眠，REM 睡眠の増加，振戦，痙攣，せん妄，妄想，幻覚などを示すことがある．短時間型ほど薬物依存に陥りやすく，また禁断症状の発現が急激でその程度も強い．前向性健忘と呼ばれる服用後の一過性の記憶障害がみられることがある．特にトリアゾラムのような高力価の超短時間型で生じやすく，アルコールとの併用でさらに発症しやすくなる．

　ベンゾジアゼピン系抗不安薬は，中枢神経抑制薬（フェノチアジン誘導体，バルビツール酸誘導体など），MAO 阻害薬，またはアルコールとの併用で中枢抑制作用が増強される．トリアゾラム，アルプラゾラム，ミダゾラム，ブロチゾラムなどは肝薬物代謝酵素 CYP3A4 の基質であり，アゾール系抗真菌薬（ケトコナゾール，イトラコナゾールなど），シメチジン，マクロライド系抗生物質（エリスロマイシンなど），ジルチアゼムなどとの併用により代謝が阻害され，作用が増強される．一方，薬物代謝酵素を誘導するリファンピシンにより代謝が促進され，作用が減弱する．

1.12.3.2　その他の治療薬

　5-HT$_{1A}$ 受容体部分作動性薬のタンドスピロンには抗痙攣作用および筋弛緩作用がなく，催眠作用も弱いため，軽症の神経症や心身症がよい適応となるが，効果発現に 1～2 週間を要する．抗うつ薬の SSRI や三環系抗うつ薬のクロミプラミンは強迫性障害に有効である．

1.13 心身症 Psychosomatic disorder

1.13.1 病態と症状

　心身症とは,「身体疾患のなかで,その発症や経過に心理社会的因子が密接に関与し,器質的障害（消化性潰瘍,虚血性心疾患,本態性高血圧症,糖尿病など）または機能的障害（過敏性腸症候群,過換気症候群,片頭痛など）が認められる病態をいう.ただし神経症やうつ病など,他の精神障害に伴う身体症状は除外する.」（日本心身医学会,1991）と定義されている.近年,思春期や青年期には機能的病態としての心身症が多くみられ,成人期以降は器質的病態としての心身症が増える傾向にある.ただし,小児期は成人期とは異なり,心身が未発達なため,両者のバランスがとれないことから,全身的な反応として出現する場合が多い.

　心身症は独立した疾患の名称ではなく,上記の条件にあてはまる病態名であり,多くの身体疾患の発症,症状増悪に関与する（表1.31）.ただし,どのような身体疾患でも,精神面の変化にある程度一致した身体症状の変動がみられるものの,心身症の場合は必ずしも身体疾患の原理に従わないことがあるので,「心の病気」,「精神的な病気」として扱われることがある.これらは本病態が遷延する要因の一つとなっている.現在,わが国ではどの程度以上の身体症状の変動があれば心身症と診断するかについての統一的な見解はないので,今後,診断基準の妥当性という点で十分な再検討が必要であろう.

　心身症の成因・原因については確立した理論はないが,心因が密接に関与する器質的,機能的病態であるので,心身相関のメカニズム解明が重要である.フロイトの精神分析論,キャノンの緊急反応やホメオスタシスの概念,セリエのストレス学説,パブロフやブイコフの条件反射学説などが基盤となった脳生理学および精神生理学の発展によって,情動ストレスが中枢神経系を介して,視床下部を基幹中枢とする自律神経系の機能や大脳辺縁系−視床下部−下垂体−副腎系

表1.31　発症,症状の増悪に心身症の病態が関与する身体疾患

消化器系	消化性潰瘍,潰瘍性大腸炎,胃炎,胃アトニー,過敏性腸症候群,神経性嘔吐,下痢,呑気症
呼吸器系	気管支喘息,過換気症候群
心血管系	狭心症,本態性高血圧症,レイノー病,片頭痛
骨・関節・筋肉系	関節リウマチ,頸肩腕症候群
内分泌系	糖尿病,腎性糖尿,甲状腺機能亢進症
泌尿生殖器系	夜尿症,頻尿,インポテンツ,月経困難症,無月経,月経過多
皮膚系	円形脱毛症,皮膚そう痒症,神経性皮膚炎,多汗症,湿疹,蕁麻疹

表 1.32 神経症と心身症の鑑別基準

鑑別の指標	神経症	心身症
症状の種類	精神症状が主体	身体症状が主体
症状の性質	精神症状が一過性に多発する	特定器官の障害が持続的に現れる
障害の内容	機能的	機能的または器質的
発症の要因	心理的因子	身体的基盤＋心理的因子

などの内分泌系・免疫機能に大きな影響を及ぼすことが明らかにされ，心理学的事象と心身症発症との関連を示唆する知見が数多く報告されている．さらに，種々の心労や抑うつ状態において，感染症，自己免疫疾患，癌などの発生率が増加すること，そして，これらの反応にはストレスによって生じるサイトカインの関与が示唆されていることから，心身症発症における免疫機能の関与も注目されている．臨床的に，心身相関の有無は，患者のこれまでの生活の内容と身体症状との間の時間的な関連性や，ストレス負荷による症状悪化の再現性，対人関係の変化による症状の変動などによって判断することができる．すなわち，環境の変化に一致して身体症状が変動しやすい場合や，身体的異常の程度だけから予想されるよりも症状が強い場合には，心理社会的因子が関与している可能性が考えられる．

心身症と神経症とは混乱を招きやすい疾患であるが，両者はおおむね，表 1.32 に示すような基準で鑑別することができる．

1.13.2　薬物治療

治療は各科の薬物療法を含めた身体的治療に，心理療法や代替補完医療を病態に応じて組み合わせることが多い．薬物療法では，各疾患に応じた薬物（例えば胃潰瘍に対する抗潰瘍薬など）とともに，病態にストレス，不安，うつ状態，不眠などが影響している場合は，抗不安薬，抗うつ薬，睡眠薬などが適宜用いられる．近年，抗不安薬の主流となっているアルプラゾラムやフルジアゼパムなどのベンゾジアゼピン系薬に加え，セロトニン作動性抗不安薬であるタンドスピロンなども使用されるようになった．心理療法には，一般心理療法，自律訓練法，行動療法，家族療法，認知行動療法などがある．代替補完医療には，バイオフィードバック，漢方薬などの東洋医学，絶食療法などがある．

心身症の患者は，潜在的な不安感や憂うつ感は強いものの，病気であるという自覚に乏しいため，身体症状が悪い時期でも苦悩を訴えず，治療に関する医師の指示に従わない傾向があるので注意を要する．

1.13.3 治療薬各論

　神経症の治療に準じて，いらいら，緊張，不安，抑うつ，不眠などの精神神経症状に応じて，抗不安薬（ベンゾジアゼピン系）や抗うつ薬（三環系，四環系，SSRI，SNRI，スルピリド），睡眠薬（ベンゾジアゼピン系など）が用いられる．ただ，神経症に効果的な抗不安薬が必ずしも心身症にも有効であるとは限らず，また心身症の内容によっても適した薬は異なる．器質的疾患（胃潰瘍など）や，臓器特異的機能障害（過敏性腸症候群など）に対しては，病態に応じた薬物療法を行う．

参　考

本章は，薬学モデル・コアカリキュラム（日本薬学会，平成14年）のC14　薬物治療，(3) 疾患と薬物治療（腎疾患等），【神経・筋の疾患】，(4) 疾患と薬物治療（精神疾患等），【精神疾患】に含まれるSBOの修得に必要な内容を含む．

第2章 心臓・血管系疾患

2.1 心不全 Heart failure

　心不全とは，心臓のポンプ機能が何らかの原因で低下し，全身へ送り出す血液量（心拍出量）が減少して血液が十分に循環できなくなった状態をいう．心不全の発症時には，組織における酸素の需要供給がアンバランスとなり，組織は機能不全に陥る．

2.1.1 病態と症状

　心臓は，血液に循環のエネルギーを与えるポンプである．心臓の働きは，身体が遭遇するさまざまな状況に応じて刻々と変化するが，心臓が健康であり，その機能を十分に発揮することができれば，どのような場合にも身体に不都合が生じることはない．また，心機能に多少の不調が生じても種々の代償性機構が作動するため，身体に変調を来すようなことにはならないのが普通である．心不全とは，それら代償性機構を総動員しても十分なポンプ機能の回復が得られず，全身に十分な血液を送り出せなくなった状態をいう．
　心拍出量は四つの要素，すなわち，心拍数，前負荷（循環血液量），後負荷（末梢血管抵抗）および心収縮力によって決定される．心不全の病態が，どの要素が原因で起こっているかを明ら

```
        心拍数
          ↓
前負荷 → 心拍出量 ← 後負荷
          ↑
        収縮力
```

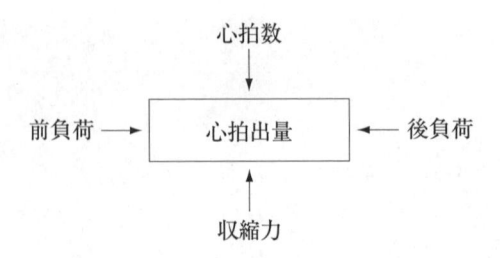

図 2.1　心拍出量を決定する 4 要素

表 2.1　心不全の原因の分類

障害の種類	発生機序	原因疾患
機械的な障害	圧負荷の増大 容量負荷の増大 心室流入障害 拡張障害	高血圧症，大動脈弁狭窄など 大動脈弁閉鎖不全，僧帽弁閉鎖不全，心室中隔欠損など 僧帽弁狭窄，左房粘液腫など 収縮性心膜炎，心アミロイドーシスなど
心筋障害	一次性 二次性	心筋炎，心筋症など 冠動脈疾患，代謝異常，呼吸障害など
調律異常	高度の徐脈 高度の頻脈	心停止，完全房室ブロックなど 心室頻拍，心房細動など

かにし，薬物治療に結びつけなければならない（図 2.1）．

　心不全の原因はさまざまであるが，障害の種類によって三つに大別することができる（表 2.1）．

　急性心不全に陥ると，突然の呼吸困難，起坐呼吸，咳嗽などとともに，冷感，チアノーゼ，頻脈などがみられる．慢性心不全では，徐々に疲れやすさや労作時の息切れを感じるようになり，尿量が減少して，体重増加や浮腫が現れる．また，肝臓や脾臓に腫大がみられることがある．心不全の重症度の判定には，現在，心労作の程度と自覚症状に基づく NYHA の分類が広く用いられている（表 2.2）．

表 2.2　重症度分類〔New York Heart Association（NYHA）の心機能分類〕

Ⅰ度	日常労作で自覚症状がない．
Ⅱ度	安静時には無症状であるが，通常の身体活動で自覚症状が出現する．
Ⅲ度	安静時には無症状であるが，通常の労作以下の身体活動で自覚症状が出現する．
Ⅳ度	安静時にも自覚症状があり，労作で増悪する．

＊ほかに，Killip の分類，Forrester の分類，Weber-Janick の分類がある．

2.1.2 薬物治療

心不全治療の最終目標は，血行動態を改善して quality of life（QOL）を向上させることである．そのためには，感染性心内膜炎，弁膜症，虚血性心疾患，先天性心疾患など，心不全の原因疾患を同定してその除去に努めるのみならず，貧血，不整脈，腎機能障害，呼吸器疾患，感染，肥満や栄養障害，食塩・水分の過剰摂取，薬剤の不適切な服用などの増悪因子を排除する必要がある．また，ノルアドレナリン，アドレナリン，心房性ナトリウム利尿ペプチド atrial natriuretic peptide（ANP），脳性ナトリウム利尿ペプチド brain natriuretic peptide（BNP），血漿レニン活性 plasma renin activity（PRA），アルドステロンなどの神経体液性因子の是正を図ることも重要である．

血行動態により治療薬を選択しなければならないが，Forrester 分類を理解すると便利である（図2.2）．一般的に，前負荷の軽減には利尿薬・静脈作動性血管拡張薬（亜硝酸薬），後負荷の軽減には血管拡張薬（降圧薬）が用いられるが，本項では心収縮力を維持あるいは増強する強心薬を中心に記述する（図2.3）．

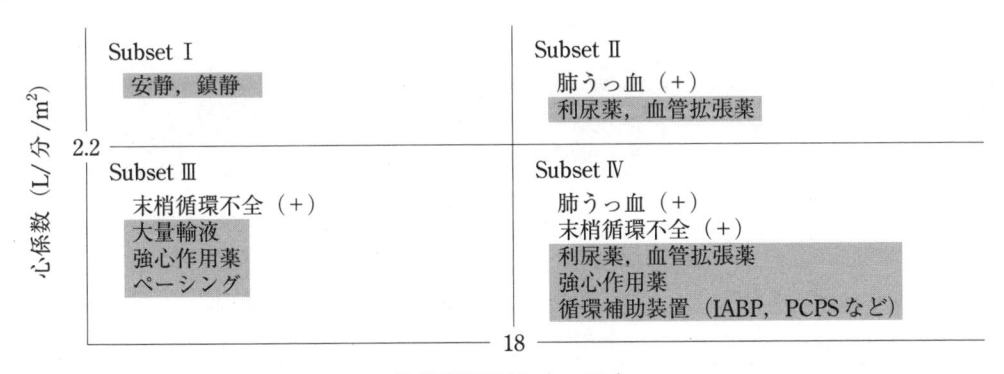

心係数（L/分/m^2）

Subset I 安静，鎮静	Subset II 肺うっ血（+） 利尿薬，血管拡張薬
Subset III 末梢循環不全（+） 大量輸液 強心作用薬 ペーシング	Subset IV 肺うっ血（+） 末梢循環不全（+） 利尿薬，血管拡張薬 強心作用薬 循環補助装置（IABP，PCPS など）

2.2 ─────────────── 18

肺動脈楔入圧（mmHg）

図2.2　Forrester の血行動態分類と治療方針
　　部分は処理法を示す．

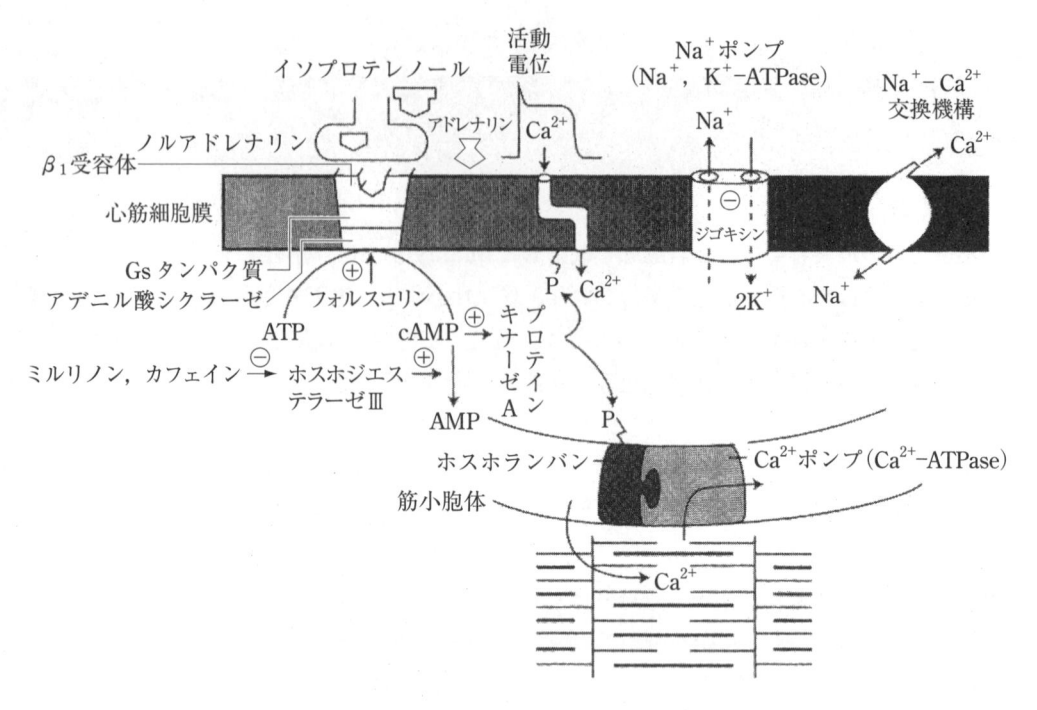

図2.3 心筋収縮力に影響を及ぼす機序の模式図

2.1.3 治療薬各論

A. ジギタリス製剤

◆ジギトキシン，ジゴキシン，メチルジゴキシン，デスラノシド（注射薬のみ），ラナトシドC，プロスシラリジン◆

　ジギタリス製剤は，心筋梗塞による心原性ショックなどの例外を除いて，心不全の第一選択薬として使われてきたが，近年，強心作用を期待して救急的に投与されることは少ない．したがって，本書では，"強心配糖体" を "ジギタリス製剤" と改めることとした．以前，ジギタリス製剤は，心不全の心筋収縮力増強および心房細動の房室伝導抑制を目的に使用されていたが，最近では，その処方意図は心房細動を原因とする頻脈の治療に大きくシフトしている．

　ジギタリス製剤の作用機序として，① Na^+, K^+-ATPase 阻害作用による心筋収縮力増加作用，② 迷走神経亢進および交感神経抑制による心拍数低下作用，③ 房室結節伝導遅延作用，④ ジギタリスの直接的な腎血流量増加作用による緩和な利尿作用，の四つが知られている．

　① において，Na^+, K^+-ATPase 阻害作用による心筋細胞内の持続的脱分極で心収縮力が増大するが，その作用はあまり強くない．ジゴキシンの有効血中濃度は，以前 1.0〜2.0 ng/mL とされていたが，近年，1.0 ng/mL 以下に変更されている．したがって，ジギタリス製剤は心不全治療に対し，強心作用を期待して投与する機会は少なくなっている．②，③，④ が，現在心

不全治療に有用と考えられているジギタリス製剤の作用である（有効血中濃度；1.0 ng/mL 以下で発現）．

副作用として，消化器症状（悪心，嘔吐，腹痛），中枢神経症状（頭痛，めまい，意識障害，視覚異常；二重にものが見える），女性化乳房，乳汁分泌，アレルギー症状などが知られるが，特に調律異常（重篤な徐脈，房室ブロック，心室性不整脈）には注意が必要である．消化器症状，女性化乳房，乳汁分泌，アレルギー症状は，血中濃度とは無関係に現れるが，中枢神経障害，心機能異常は血中濃度に依存するといわれる．

ジギタリス製剤は安全域の狭い薬として知られており，特に低カリウム血症はジギタリスの副作用を増強するので，利尿薬との併用は慎重に行わなければならない．よって，ジギタリス製剤と利尿薬を併用する場合は，カリウム保持性利尿薬（抗アルドステロン薬）が使用される．高齢者や腎障害患者では，ジギタリス中毒が生じやすいので注意が必要である．

重大な副作用の初期症状は，悪心・嘔吐，二重視，めまい・ふらつき，徐脈である．

B. カテコールアミン製剤およびその類似薬

◆注射薬のみ：**ドパミン塩酸塩，ドブタミン塩酸塩，ノルアドレナリン，アドレナリン**，内服薬のみ：**ドカルパミン，デノパミン***，内服薬・注射薬あり：**イソプロテレノール塩酸塩，エチレフリン塩酸塩*** ◆（＊は非カテコールアミン製剤）

急性心不全と慢性心不全の急性増悪に対する治療薬として使用されるが，強力な強心作用（アドレナリン β_1 またはドパミン受容体刺激作用）を有するので，重症例では第一選択となることがある．頻脈を中心とする不整脈，心筋酸素消費量増加など，注意を要する作用が多いものの，静脈内持続注入で用いられることが多く，投与量を調節することにより軽症の心不全から心原性ショックまで広く用いることができる．ドカルパミンはドパミンのプロドラッグで，内服で持続的な効果を発揮する．いずれの薬もアドレナリン β_1 受容体を刺激し，細胞内 cAMP（cyclic adenosine monophosphate）の合成促進を介して心収縮力を増大させる．また，イソプロテレノールを除いて，いずれの薬も投与量が多くなるとアドレナリン α 受容体刺激作用が現れる．アドレナリン，ノルアドレナリンおよびイソプロテレノールは，ショックと心停止に対してしばしば用いられる．表2.3に各種カテコールアミン薬の薬理学的特徴を示す．

副作用に不整脈，動悸，めまい，顔面紅潮，不安，吐気などがある．

表2.3 カテコールアミンの受容体親和性

	α_1, α_2	β_1		β_2	Dopamine(D_1)
	末梢血管収縮	心収縮性増加	心拍数上昇	末梢血管拡張	腎動脈血流増加
ドパミン塩酸塩	＋＋	＋＋＋	＋	－	＋＋＋
ドブタミン塩酸塩	＋	＋＋＋	＋	＋	－
ノルアドレナリン	＋＋＋＋	＋＋＋＋	－	－	－
アドレナリン	＋＋＋＋	＋＋＋＋	＋＋	＋＋	－
イソプロテレノール塩酸塩	－	＋＋＋＋	＋＋＋＋	＋＋＋＋	－

C. ホスホジエステラーゼ phosphodiesterase（PDE）阻害薬

◆非選択的；安息香酸ナトリウムカフェイン，カフェイン，アミノフィリン，コリンテオフィリン，ジプロフィリン，プロキシフィリン◆

◆PDE-Ⅲ選択的；アムリノン，オルプリノン塩酸塩，ミルリノン◆

　非選択的阻害薬のキサンチン類は，強心作用が弱いため，心不全に単独で用いられることはない．選択的PDE-Ⅲ阻害薬は，他の薬剤で十分な効果が得られない急性の心不全に用いられ，ドパミンやドブタミンに比較して強心作用が強く，心筋酸素需要の増加は少ないが，催不整脈作用があり，注意を要する．

　PDE阻害薬の作用機序は，cAMPの分解を抑制することにあり，心筋細胞内cAMP濃度を上昇させることで強心作用を発揮する．心臓以外にも作用するので，同時に降圧や気道抵抗の減少，利尿などがみられる．PDE-Ⅲは特異的にcAMPの分解を触媒するPDEのアイソザイムで，この酵素の選択的阻害薬は，主に治療抵抗性の急性心不全に用いられている．不整脈，血圧低下，血小板減少，白血球減少，痙攣などの副作用が知られる．

D. その他の心不全治療薬

◆ベスナリノン，ピモベンダン，ブクラデシンナトリウム，アンジオテンシン変換酵素 angiotensin converting enzyme（ACE）阻害薬，アンジオテンシン angiotensin AT₁受容体遮断薬，アドレナリンβ₁受容体遮断薬，カルペリチド◆

　ベスナリノンの作用機序の詳細は不明であるが，遅い内向きカルシウムイオン電流の増大と外向きカリウムイオン電流の抑制が，強心作用の主な機序ではないかと考えられている．無顆粒球症という重篤な副作用が知られている．白血球の減少により易感染となり，感染症で死亡した症例が報告されており，使用頻度は極端に減少している．

　ピモベンダンはカルシウム感受性増強作用とPDE-Ⅲ阻害作用を有する強心薬であり，急性および慢性の心不全に適応がある．

　ブクラデシンナトリウムは細胞膜透過性のcAMP誘導体（ジブチリルcAMP）であり，細胞内でcAMPに変換して強心作用を現す．血圧低下，期外収縮・心室性頻拍・心房細動などの不整脈，肺動脈楔入圧上昇，心拍出量低下などの副作用が現れることがある．

　コルホルシンダロパート塩酸塩はcAMP合成酵素であるアデニル酸シクラーゼの賦活薬であり，血管拡張作用と強心作用を示す．心室性頻拍，心室細動などの不整脈，消化器症状（悪心・嘔吐），肝機能障害，腎機能障害などの副作用があるが，他の強心薬で効果が不十分な例で著効を示すことがある．

　強心効果以外の作用を目的に投与される心不全治療薬に，ACE阻害薬，AT₁受容体遮断薬，β₁受容体遮断薬（現在，心不全の効能を取得しているのは，カルベジロールのみである），カルペリチド（心房性ナトリウム利尿ペプチド製剤）などがある．このうち，ACE阻害薬は高血圧治療薬として開発されたが，レニン-アンジオテンシン系を抑制し，血行動態および心筋リモデリングの是正などによる心筋保護作用，腎保護作用，インスリン抵抗性の改善などにより，心不全治療薬の第一選択薬になりつつある．また，β₁受容体遮断薬も，生命予後改善および心不全

増悪予防効果が明らかとなっている.

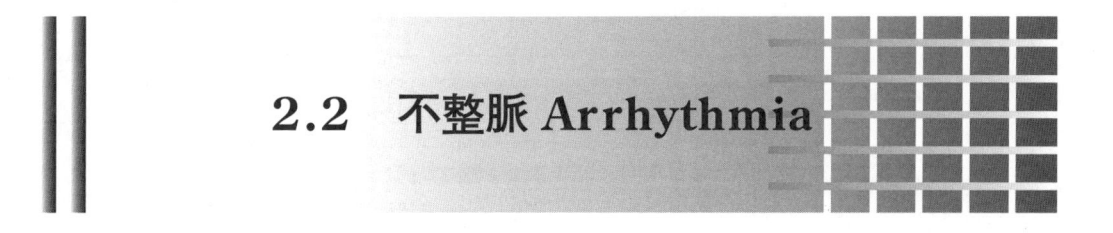

2.2 不整脈 Arrhythmia

　心拍数の異常な多寡や不規則な拍動,異所性自動能の出現など,心臓拍動数とそのリズムの異常を総称して不整脈という.その程度は,動悸のような軽いものから突然死を招く重篤なものまでさまざまである.

2.2.1 病態と症状

　わが国の抗不整脈薬適応患者の数は約百万人であるが,国民の高齢化に伴い,その数は増加しつつある.不整脈の原因として,虚血性心疾患,心臓の器質的障害,薬の副作用などがある.不整脈は偶発的に現れることが多いため,病態を正確に把握することは容易ではなく,原因を特定することはさらに難しい.現在,抗不整脈薬として使用されている薬は,すべて症状を軽減するための対症療法薬である.抗不整脈薬は,心臓という生命維持に即時的に関わる臓器を標的とする薬であるだけに高度の安全性が望まれるが,安全域が狭く,重篤な有害反応を引き起こす薬が多い.一方,根治療法としてアブレーション ablation 治療がある.アブレーションとは「取り除くこと」,「切除すること」という意味で,カテーテルの先から高周波電流を流して,接している生体組織を焼き切る方法である.

　不整脈には多くの種類があるが,下記の三つの基準に従って分類することができる.
1) 発症の機序:興奮発生の異常(異所性自動能),興奮伝導の異常(洞房・房室ブロック,リエ

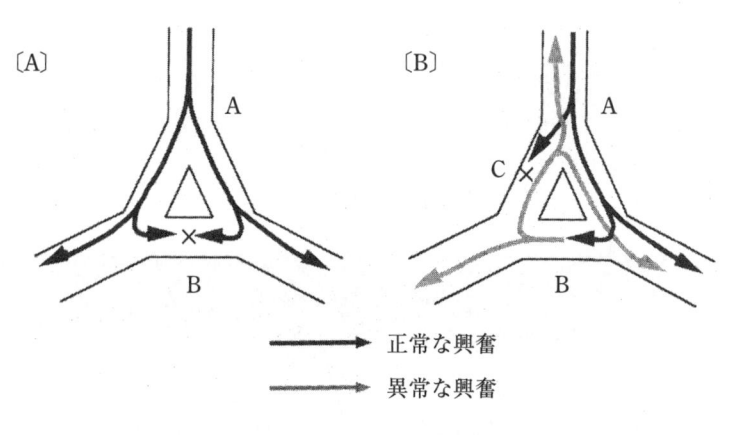

図2.4 リエントリーの模式図

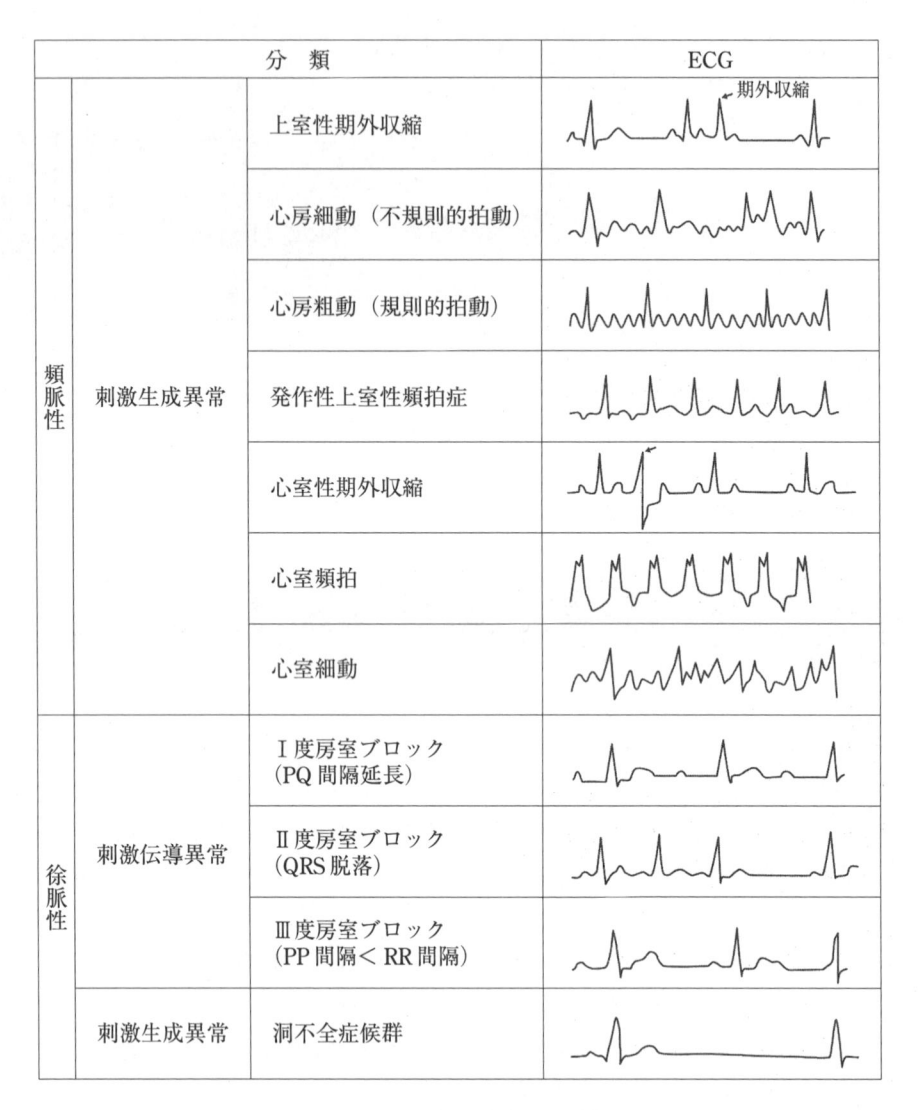

分類			ECG
頻脈性	刺激生成異常	上室性期外収縮	(期外収縮)
		心房細動（不規則的拍動）	
		心房粗動（規則的拍動）	
		発作性上室性頻拍症	
		心室性期外収縮	
		心室頻拍	
		心室細動	
徐脈性	刺激伝導異常	Ⅰ度房室ブロック（PQ間隔延長）	
		Ⅱ度房室ブロック（QRS脱落）	
		Ⅲ度房室ブロック（PP間隔＜RR間隔）	
	刺激生成異常	洞不全症候群	

図2.5 不整脈の分類と心電図

(MR研修テキストⅠ 疾病と治療, ミクス, p.58より)

ントリー）（図2.4）
2）脈拍数：頻脈性，徐脈性
3）部位：心房性，上室性，心室性

　臨床的には，脈拍数による分類，すなわち頻脈性と徐脈性に分類して対処されることが多い．図2.5に代表的な不整脈名とその心電図波形を示す．

2.2.2　薬物治療/治療薬各論

　不整脈が薬物療法の適応となるか否かは，放置した場合の危険性やQOL（quality of life）へ

の影響などを総合的に考慮したうえで判断される．現在までに多くの抗不整脈薬が市販されているが，その分類法として，心筋細胞のイオン流入への作用および心筋活動電位に対する作用を基準にしたVaughan-Williamsの分類が長年にわたり用いられてきた．この分類法は，必ずしも臨床効果と一致していないため，同じ群に分類されているからといって，個々の不整脈には効果が異なる場合がある．より安全でかつ有効な抗不整脈治療を目的として，新たにSicilian Gambitの分類が発表されたが，やや複雑である．

抗不整脈薬は，多少なりとも心抑制作用を有し，それ自身不整脈を誘発する作用（催不整脈作用）があることを認識しておく必要がある．したがって，抗不整脈薬を漫然と長期投与することは慎まなければならないのは勿論であるが，不整脈の治療を抗不整脈薬のみに頼ることなく，代謝異常の改善や他臓器疾患の除去による症状軽減の可能性も考慮すべきである．

2.2.2.1　Vaughan-Williamsの分類

A.　Ⅰ群（ナトリウムチャネル抑制薬）

共通の作用機序はナトリウムチャネルの抑制である．それにより心筋の興奮閾値を上昇させ，また興奮伝導速度を低下させる．

(1) Ia：APD（action potential duration；活動電位持続時間）延長，ナトリウムチャネルとの結合解離速度は中間

◆キニジン硫酸塩，プロカインアミド塩酸塩，アジマリン，ジソピラミド，ジソピラミドリン酸塩，シベンゾリンコハク酸エステル，ピルメノール塩酸塩◆

(a) 有効率が高い，(b) 上室性と心室性の不整脈に有効である，(c) 経口投与ができる，などの特徴がある．薬剤により差があるが，重篤な不整脈（心室細動，torsades de pointes，心ブロックなど）を生じる可能性があり，QT延長・QRS幅増加，心不全の増悪，抗コリン作用（キニジン，ジソピラミド）に基づく口渇，排尿障害，便秘，視力障害，カリウムチャネル阻害作用による低血糖（ジソピラミド，シベンゾリンなど）の副作用を生ずることがある．

前立腺肥大・緑内障に，禁忌となっている薬物がある．また，CYP3A4で代謝される薬物は，グレープフルーツジュース禁忌とすべきである．

(2) Ib：APD短縮，ナトリウムチャネルとの結合解離速度は速い

◆リドカイン塩酸塩，メキシレチン塩酸塩，アプリンジン塩酸塩（不応期不変，結合解離速度は中間）◆

心室性不整脈に有効であり，① 徐脈，房室伝導障害，QT延長，重篤な不整脈の誘発などの副作用が，Ia群の薬剤より少ない，② 心筋収縮力抑制作用が弱い，等の優れた性質を示す．しかし，① 上室性不整脈に効かない，② 半減期が短い，③ 代謝が肝血流量に影響を受けやすい，等の欠点があり，中枢神経症状（めまい，ふるえ，精神症状）を生ずることがある．アプリンジンの臨床的効果は，Ibよりむしろ Iaに近い．

(3) Ic：APD 不変，ナトリウムチャネルとの結合解離速度は遅い

◆フレカイニド酢酸塩，ピルジカイニド塩酸塩，プロパフェノン塩酸塩◆

　上室性不整脈と心室性不整脈に有効であり，心機能抑制作用が比較的弱い．遅発性の催不整脈作用が知られているので，注意が必要である．

B. II群（アドレナリンβ受容体遮断薬）

◆プロプラノロール塩酸塩，アルプレノロール塩酸塩，アロチノロール塩酸塩，オクスプレノロール塩酸塩，ブフェトロール塩酸塩，アセブトロール塩酸塩，アテノロール，カルテオロール塩酸塩，メトプロロール酒石酸塩，ナドロール，ビソプロロールフマル酸塩，ピンドロール◆（高血圧，虚血性心疾患の項を参照；表2.4に代表的なβ受容体遮断薬の特徴を示す）

　［作用機序］　心臓の調律・変力機能は主として自律神経系によって調節されている．交感神経系の興奮は心臓のほぼ全域を支配しており，β_1受容体の刺激を介して陽性の変時，変力，変伝導作用を発揮する．β_1受容体の過剰な刺激は不整脈の原因となるが，β受容体遮断薬はそのような不整脈に著効を示す．β受容体遮断薬には，β受容体遮断作用のほかに，膜安定化作用（キニジン様作用，局所麻酔作用），部分的なβ受容体刺激作用（固有活性，ISA（intrinsic sympathomimetic activity；内因性交感神経刺激作用））などを有するものもあるが，それらの有無は抗不整脈薬作用に大きな影響は与えない．

　［適　応］　頻脈性の洞性・上室性・心室性不整脈，心室性期外収縮に用いられる．

　① 他の抗不整脈薬との併用で有用性が高い，② 狭心症や高血圧の合併例で使いやすい，という長所があるが，反面，抗不整脈効果が不確実で，使用が困難な例があるという短所もある．

　［副作用］　心機能に対する交感神経性の促進効果を除去してしまうので，徐脈，伝導遅延，心不全などの心抑制症状が現れることがある．気管支喘息，糖尿病性ケトアシドーシス，代謝性アシドーシス，高度または症状を呈する徐脈，房室ブロック（II，III度），洞房ブロック，洞不全症候群，心原性ショック，肺高血圧による右心不全，うっ血性心不全，低血圧症，長期間絶食状態，重度の末梢循環障害（壊疽など），未治療の褐色細胞腫，異型狭心症を有する患者には禁忌となる．糖尿病患者にβ遮断薬を使用する場合，頻脈がマスクされることによる低血糖の遷延化に留意しなければならない．

C. III群（APDを延長させる薬）

◆アミオダロン塩酸塩，ニフェカラント塩酸塩，ソタロール塩酸塩◆

　［作用機序］　カリウムチャネルの抑制が主な作用機序であるが，それ以外のナトリウムチャネルやカルシウムチャネルを抑制する作用も知られており，多チャネル遮断薬と呼ばれることがある．イオンチャネルが抑制される結果，洞調律の抑制，心房内および房室結節における興奮伝導時間の延長，心房，房室結節および心室の有効不応期の延長，心房筋，洞房結節，心室筋およびプルキンエ線維の活動電位持続時間の延長などが現れる．

　［適　応］　心室性および上室性不整脈に有効であるが，主として生命に危険のある再発性の心室細動，心室性頻拍，肥大型心筋症に伴う発作性心房細動のうち，他の抗不整脈薬が無効か，または使用できない場合に用いられる．ナトリウムチャネル遮断薬と異なり，多チャネル遮断薬は

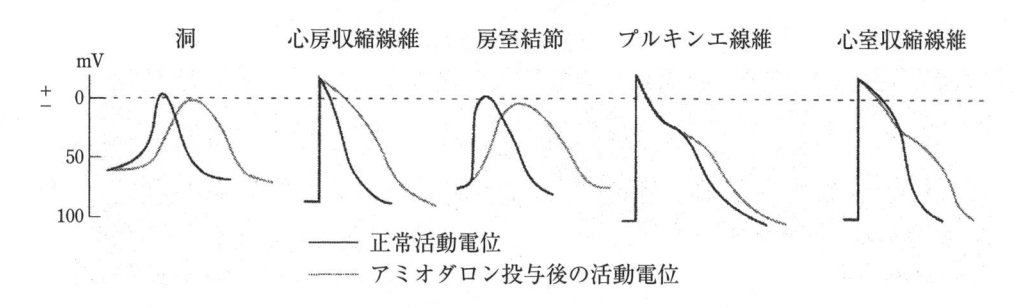

図2.6 心筋活動電位に対するアミオダロンの作用

不応期延長作用により抗不整脈作用を示すので，心機能抑制作用が少なく，心機能低下例に有用である（図2.6）．

［副作用］　アミオダロンは有用な薬であるが，副作用の発現頻度は高く，間質性肺炎，肺胞炎，肺線維症，肝障害などの重大な副作用が報告されている．不整脈を増悪または誘発させること，甲状腺ホルモンの生合成と代謝に影響を及ぼすこと，またほぼ全例で角膜色素沈着が現れることが知られている．ソタロールとニフェカラントは，QT延長に伴う重症心室性不整脈を誘発する可能性がある．

D. Ⅳ群（カルシウムチャネル遮断薬）

◆ベラパミル塩酸塩，ジルチアゼム塩酸塩，ベプリジル塩酸塩◆

［作用機序］　共通の作用機序は，細胞外からのカルシウムイオン流入の低下に伴う，房室伝導の抑制である．

ベラパミルはslow channelを通るカルシウムイオン流入を抑制する．房室結節に対する作用が強く，房室伝導系の不応期を延長し，房室伝導を遅延させる．

ジルチアゼムは洞結節の自発周期と房室結節内伝導時間をわずかに延長する．

ベプリジルは心筋細胞のナトリウムチャネル，カルシウムチャネルおよびカリウムチャネルに作用し（クラスⅠ，Ⅲの作用をもつ），また冠血管を拡張させ，心拍数および末梢血管抵抗を減少させる作用をもつ．QT延長などⅠおよびⅢ群様の催不整脈作用（重大な副作用）を有するため，第一次選択薬とはならない．

［適　応］　ベラパミル：頻脈性不整脈（発作性上室性頻拍，発作性心房細動，発作性心房粗動）

ジルチアゼム：頻脈性の上室性不整脈

ベプリジル：頻脈性の心室性不整脈（他剤が無効の場合のみ使用可）

［副作用］　徐脈，洞房・房室ブロック，不整脈，異常頻脈，動悸，低血圧などの心血管症状のほか，過敏症，呼吸困難，咳，喘鳴，皮疹，足首・下肢の腫脹などが現れることがある．ベプリジルの主な副作用は，QT延長，徐脈，嘔気である．

表2.4 β受容体遮断薬の分類

群	ISA*	MSA*	薬物名	商品名	高血圧症	本態性高血圧症	本態性高血圧症（軽症～中等症）	腎実質性高血圧症	褐色細胞腫による高血圧症
Ⅰ（非選択性）	(+)	(+)	オクスプレノロール oxprenolol	トラサコール					
			ボピンドロール bopindolol	サンドノーム			●		
	(−)	(+)	プロプラノロール propranolol	インデラル			●		
				インデラル LA			●		
			ブフェトロール bufetolol	アドビオール			●		
	(+)	(−)	ピンドロール pindolol	カルビスケン			●		
			カルテオロール carteolol	ミケラン			①		
				ミケラン LA			●		
	(−)	(−)	ナドロール nadolol	ナディック			●		
			ニプラジロール nipradilol	ハイパジール			●		
			チリソロール tilisolol	セレカル			●		
Ⅱ（β₁選択性）	(+)	(+)	アセブトロール acebutolol	アセタノール			●		
				セクトラール			●		
	(+)	(−)	セリプロロール celiprolol	セレクトール			●	●	
	(−)	(−)	メトプロロール metoprolol	セロケン			●		
				ロプレソール			●		
				セロケン L			●		
				ロプレソール SR			●		
			アテノロール atenolol	テノーミン			●		
			ビソプロロール bisoprolol	メインテート			●		
			ベタキソロール betaxolol	ケルロング			●	●	
Ⅲ（αβ遮断）	(+)	(+)	ラベタロール labetalol（β/α = 3）	トランデート		●			●
	(−)	(+)	カルベジロール carvedilol（β/α = 8）	アーチスト			②	②	
	(−)	(−)	アロチノロール arotinolol（β/α = 8）	アルマール			●		
			アモスラロール amosulalol（β/α = 1）	ローガン		●			●
Ⅳ（その他）	(−)	(+)	ベバントロール bevantolol（β₁/α₁ = 14）	カルバン	●				

* ISA：内因性交感神経刺激作用，MSA：膜安定化作用
① 錠剤のみ適応
② 10 mg・20 mg のみ適応
③ 頻脈性不整脈（発作性上室性頻拍，新鮮心房細動，除細動後の洞調律の維持）
④ 期外収縮（上室性，心室性）
⑤ 心室性期外収縮
⑥ 発作性頻拍の予防，頻拍性心房細動（徐脈効果），新鮮心房細動，発作性心房細動の予防
⑦ 褐色細胞腫手術時
⑧ 心臓神経症
⑨ 次の状態で，アンジオテンシン変換酵素阻害薬，利尿薬，ジギタリス製剤等の基礎治療を受けている患者「虚血性心疾患または拡張型心筋症に基づく慢性心不全（20 mg 錠を除く）」
⑩ 本態性振戦

2.2 不整脈

適応					特徴				主な副作用	備考（禁忌）
不整脈				狭心症	その他	β遮断効果（プロプラノール=1）	n-octanol/水分配率（pH = 7.4）	血液・脳関門通過性	尿中未変化体排泄率（%）		
頻脈性不整脈	期外収縮	洞性頻脈	その他の不整脈							
●				●		2	2.28	+	3	心不全，徐脈，末梢循環障害（冷感，しびれ），中枢神経症状（不眠，悪夢，抑うつ状態，倦怠感），内分泌への影響（高脂血症，糖尿病），呼吸器への悪影響（喘息様症状，咳嗽），脳血管障害	うっ血性心不全（カルベジロールを除く），気管支喘息，脳血管障害
						30〜35 活性体	10.2	+	0		
	④	●	⑥	●	⑦	1	20.2	+	<1		
		●	●			1〜2		−	8		
		●	●			15〜20	0.82	+	35		
●	④	●		●	⑧	5〜15	0.35	−	57〜65		
●			●			5	0.066	−	14		
		●	●			3	2.1	−	5〜7.5		
		●				1	0.24	−	47.5〜49.7		
③	●	●		●		0.1	0.68	−	18		
				●		0.2〜0.3	0.05	−	10		
●				●		0.8〜1.0	0.98	+	3		
●	●	●		●		1	0.015	−	40		
	⑤			●		4〜5	1.09 (pH=7.0)	−	50		
				●		4	4	±	26〜27		
				●		0.3	11.5	±	<4		
				②	⑨	4〜5	226	±	0.1〜0.2		
●			●		⑩	5	1.2	−	5〜10		
						0.25	5.5	−	30 (24 hr)		
						2	1.09 (pH=7.0)	?	1〜2		

2.3 虚血性心疾患 Ischemic heart disease（狭心症 Angina pectoris/急性心筋梗塞 Acute myocardial infarction）

　狭心症は，心筋への酸素の需給バランスの崩れが原因で起こる疾患である．人口の超高齢化と生活習慣の欧米化により，虚血性心疾患の発症は増加している．労作性狭心症に罹患している人の数は全国で約60万人いるといわれ，その80％は男性で，50〜60歳代に発症することが多い．症状の安定した慢性の労作性狭心症の予後は悪くないが，症状が急激に悪化する不安定狭心症では死亡率は40％に上る．

2.3.1　病態と症状

　狭心症は，狭心痛といわれる胸痛または胸内苦悶感を主訴とする．心臓には知覚神経終末は存在しないが，虚血部に発した求心性神経のインパルスが中枢に達する過程で，胸部から上腕部に分布する知覚神経を刺激するため，痛みを感じる．したがって，狭心痛は心臓に限局して感じられるわけではなく，広く胸全体を覆うことが多い．また，頸部や上腕部に感じることもある．労作性狭心症，安静狭心症および不安定狭心症に分類される．

　心筋梗塞の場合は，20分以上続く激烈な胸痛とともに心室性不整脈が現れ，急性心不全や心原性ショックに陥ることがある．死の恐怖感を伴うことも多く，嘔気，嘔吐，冷汗などがみられ

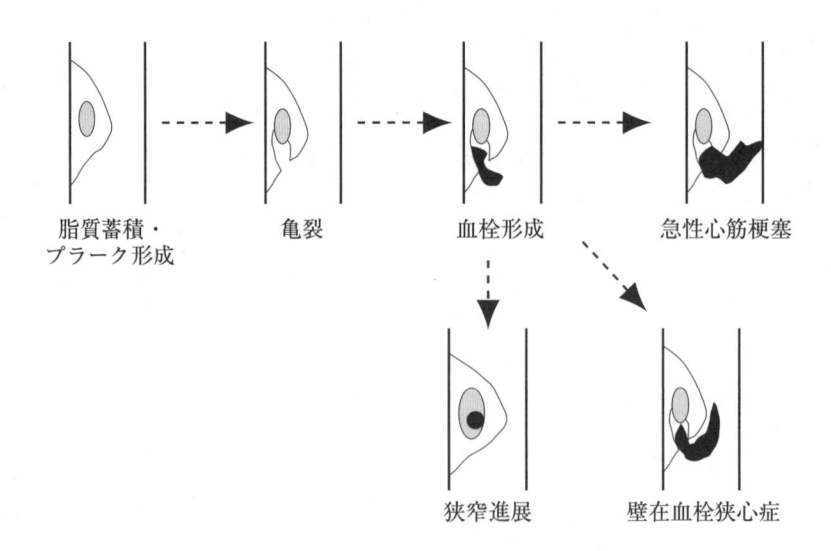

脂質蓄積・プラーク形成 → 亀裂 → 血栓形成 → 急性心筋梗塞
　　　　　　　　　　　　　　　　　　　↓　　　↘
　　　　　　　　　　　　　　　　　　狭窄進展　壁在血栓狭心症

図2.7　プラーク破綻に伴う急性冠動脈症候群

る．高齢者や糖尿病患者では胸痛以外の症状で発症が明らかになる場合がある．急性心筋梗塞の約 1/3 ～ 1/2 では狭心症の前兆なく，突然発症する．心筋梗塞は，冠動脈の不安定プラーク（粥腫）の破綻と，それによる血栓形成が原因で起こるといわれている（急性冠動脈症候群 acute coronary syndrome（ACS；図 2.7））．

狭心症と心筋梗塞には特異的な心電図パターンがあり，両者を識別しなければならない（図

労作性狭心症

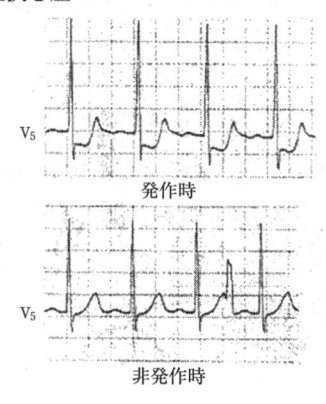

V_5
発作時

V_5
非発作時

安静狭心症

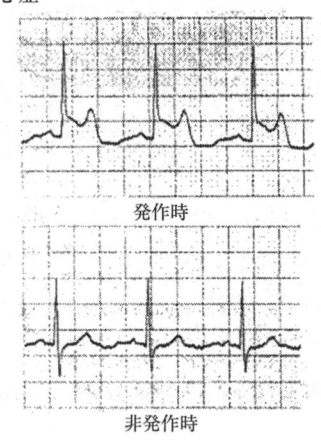

発作時

非発作時

心筋梗塞

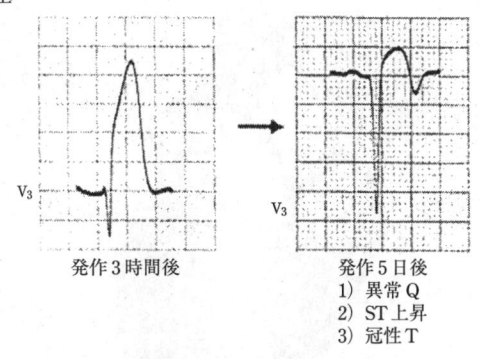

V_3
発作 3 時間後

V_3
発作 5 日後
1) 異常 Q
2) ST 上昇
3) 冠性 T

図 2.8 虚血性心疾患の心電図の特徴

(心電図の ABC（日本医師会），p.11 ～ 13 改変)

2.8).狭心症では心電図のST部は低下するが,急性心筋梗塞では上昇する.

A. 労作性狭心症

　冠動脈（図2.9）の粥状硬化に基づく冠狭窄が原因である．安静時に必要な血流は供給されるが，冠動脈に狭窄があるため，一定以上の運動により心筋の酸素需要が増加したときに十分な対応ができず，虚血状態となる．冠動脈硬化が進行すると，わずかな精神の緊張・興奮でも発作が起こるようになる．心筋酸素需要増大の原因が除かれれば，症状は消失する．

B. 安静狭心症（異型狭心症）

　左冠動脈起始部の太い部分が強く収縮（攣縮またはスパスムという）することにより，冠動脈に一過性の著しい狭窄または閉塞が起こるため，安静時に必要な冠血流も確保できない状態となって，心筋虚血が生ずる．発症頻度には日内変動が認められ，深夜から早朝にかけて多発するという特徴がある．安静狭心症の発作中に致死性の不整脈が出現して突然死を招いたり，また心筋梗塞へ移行したりすることもあるため，早期の積極的治療が必要である．

C. 不安定狭心症

　「狭心痛が3週間以内に発生し，かつ最後の発作が1週間以内に認められるなど持続時間・頻度・強度が増強された状態であるが，心電図上新しい心筋梗塞の所見がなく，血中逸脱酵素の上昇を認めないもの」と定義されていたが，次の急性冠動脈症候群に包括された．

D. 急性冠動脈症候群・心筋梗塞

　近年，不安定狭心症，急性心筋梗塞から心臓突然死までの疾患を急性冠動脈症候群と包括し，冠動脈プラーク（粥腫）の破綻とそれに続く急激な血栓形成が原因で起こる冠動脈閉塞後の虚血の程度によって，これら三つの疾患のいずれかが現れるとする考え方が広く受け入れられている（図2.7）．心筋梗塞は，冠動脈の高度狭窄ではなく，むしろ軽度の動脈硬化病変から発症することが多いといわれ，血栓形成による急激な冠動脈の閉塞により心筋壊死が生じた状態をいう．心

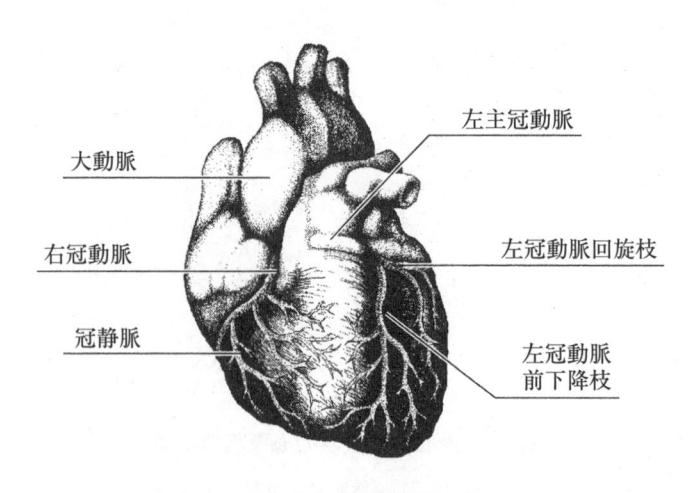

図2.9　冠状動脈

筋梗塞では胸痛が20分以上続く．心臓のポンプ機能が低下すると急性心不全に陥るが，一方，障害の範囲が狭くても，障害心筋は不整脈の原因となるため，重篤な心室性不整脈を引き起こして，生命を危険に曝すことがある．いずれにしても，直ちに適切な処置を施さないと死に直結する疾患である．

2.3.2 薬物治療

2.3.2.1 狭心症治療薬

　狭心症治療の目的は，① 発作の寛解，② 発作の予防，③ 心筋梗塞への移行阻止であり，目的に応じた薬剤を選択する必要がある．一般的には，狭心症発作の寛解にはどの型であっても速効型硝酸薬（舌下錠）を用いる．また労作性狭心症発作の予防には，持続型硝酸薬（経口徐放剤，貼付製剤），β_1受容体遮断薬，またはカルシウムチャネル遮断薬を用いる．しかし，安静狭心症の場合は，カルシウムチャネル遮断薬は用いるが，β_1受容体遮断薬は攣縮を助長するので使用しない．また，不安定狭心症では，硝酸薬の静注あるいは外科的治療を行う．薬物療法で不十分な場合には，経皮的冠動脈形成術 percutaneous transluminal coronary angioplasty（PTCA）や冠動脈バイパス手術 coronary artery bypass grafting（CABG）を施行し，冠血流量（酸素の供給量）の増加を図る．PTCAには，バルーンで血管を拡張させる方法と，金属チューブ〔ステント，bare metal stent（BMS）〕を挿入する方法がある（図2.10，図2.11）．ステントを用いた場合は，挿入部位の血管平滑筋細胞が増殖することにより再狭窄が起こり，再治療を余儀なくされることがある．近年，薬剤溶出型ステント drug eluting stent（DES）が開発され，その表面には血管平滑筋細胞の増殖を抑制するため，免疫抑制薬のシロリムスがコーティングされている

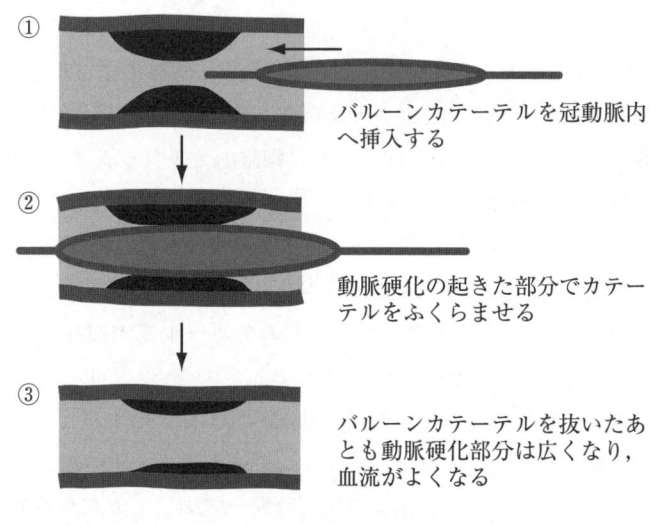

図2.10　バルーンカテーテルの入れ方

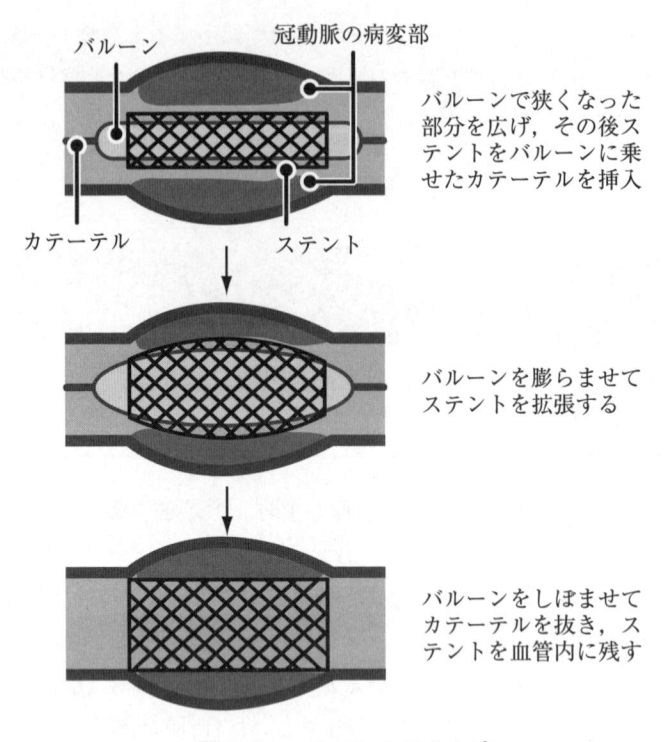

図2.11 ステントの入れ方

(Cypher stent). なお，PTCAを行った際，ステント挿入部位での血栓予防を目的として抗血小板療法が行われる．抗血小板薬としてチクロピジンが使用され，その期間は標準で，従来型のBMSの場合は2週間，DESを使用した場合は3か月である．チクロピジンを使用すると，血栓性血小板減少性紫斑病（TTP），無顆粒球症（好中球減少症），および重篤な肝障害という重大な副作用が発現することがあるため，初期症状に十分注意しなければならない．

A. 有機硝酸エステル類

◆亜硝酸アミル，ニトログリセリン，イソソルビド硝酸塩，一硝酸イソソルビド，ニコランジル◆

［作用機序］ 分子内に $-NO_2$ を有するという特徴があり，酵素的または非酵素的にNOを遊離することで血管平滑筋内のcGMP産生を増加させ，細胞内カルシウムイオン濃度を減少させる．その結果，血管（動脈よりも静脈のほうがよく拡張する）が拡張して，静脈還流量の減少が現れ，心臓の前後負荷が低下する結果，心筋酸素需要が減少する．また，冠動脈拡張作用（本作用は，臨床上あまり観察できないとの意見もある）もあり，心筋への酸素供給も増大する．ニトログリセリンからのNOの放出にはグルタチオンなどのチオール基が関与するといわれ，長期投与時にはその欠乏が起こるため，耐性発現の一因となる．

ニコランジルは硝酸基を有するニコチン酸誘導体で，NOを放出する作用とともにカリウムチャネルの開口作用がある．その結果，カリウムイオンの透過性を亢進させて活動電位の再分極を早めるため，結果的にはカルシウムチャネルの開口時間を短縮してカルシウムイオンの流入を減少させることから，カルシウムチャネル遮断薬に類似した作用を示す．他の狭心症治療薬に比べ

て，血圧低下作用と心筋抑制作用が弱い．

［適 応］労作性狭心症，安静狭心症，どちらの狭心症に対しても，発作の寛解には欠くことのできない薬である．ニトログリセリン舌下錠は速効性であるが，作用の持続は短い．イソソルビド硝酸塩の口腔内スプレーも発作時に用いられる．発作の予防には，硝酸または一硝酸イソソルビドの錠剤や徐放製剤，ニトログリセリンやイソソルビド硝酸塩のテープ，軟膏，パッチ剤などが用いられる．

［副作用］頭痛，めまい，顔面紅潮，低血圧などが知られている．眼圧を上昇させる恐れがあるので，閉塞隅角緑内障には禁忌である．耐性を生じることがあるので，連用時には注意を要する．

B. カルシウムチャネル遮断薬

◆ニフェジピン，ベニジピン塩酸塩，ニソルジピン，ニトレンジピン，エホニジピン塩酸塩，ベシル酸アムロジピン，ジルチアゼム塩酸塩，ベラパミル塩酸塩◆

［作用機序］電位依存性L型カルシウムチャネルを遮断することで，心筋細胞や血管平滑筋細胞へのカルシウムイオン流入を抑制し，心筋収縮力の低下，冠動脈の拡張，全身血圧の低下をもたらす．カルシウムチャネル遮断薬はジヒドロピリジン系の高拍出型とジルチアゼム塩酸塩，ベラパミル塩酸塩などの低拍出型の大きく二つに分類できる．高拍出型の薬剤は，末梢血管拡張作用が強いため，反射性頻拍を起こしやすいが，低拍出型は末梢血管拡張作用が弱いため，反射性頻拍を起こしにくく，心臓に対する抑制作用が現れやすい．したがって，高拍出型はおもに高血圧の治療に用いられ，低拍出型は発作性上室頻拍などの不整脈の治療（Vaughan-Williams分類Ⅳ群）に用いられる（高拍出型は反射性頻脈が起こりやすいため，不整脈には用いられない）．

［適 応］カルシウムチャネル遮断薬は，発作を寛解する作用は弱いので，労作性および安静狭心症の予防に用いられる．特に冠攣縮の発生を強力に抑制するため，就寝中に発生することが多い安静狭心症予防の第一選択薬となっている．就寝前に徐放錠を服用する．

［副作用］頭痛，顔面紅潮，低血圧，めまいなど，血管拡張に基づく有害反応が多いが，ある程度の予測が可能であり，危険性は低い．ジヒドロピリジン系薬（ニフェジピン，ニトレンジピン，ベニジピン）は反射性交感神経興奮に基づく狭心症の悪化に，また非ジヒドロピリジン系薬（ジルチアゼム，ベラパミル）は過度の心抑制による心不全に注意が必要である（ただし，アムロジピンによる反射性交感神経興奮はかなり弱い）．

カルシウムチャネル遮断薬は，CYP3A4で代謝を受けるため，小腸CYP3A4を阻害するグレープフルーツまたはジュースを摂取すると，吸収が増大し血中濃度が上昇するため，注意が必要である（アムロジピンはほとんど影響しないことが報告されている）．

C. アドレナリンβ受容体遮断薬

◆アテノロール，カルベジロール，ナドロール，ニプラジロール，ピンドロール，ビソプロロールフマル酸塩，アセブトロール塩酸塩，アルプレノロール塩酸塩，アロチノロール塩酸塩，オクスプレノロール塩酸塩，カルテオロール塩酸塩，セリプロロール塩酸塩，チリソロール塩酸塩，ブフェトロール塩酸塩，プロプラノロール塩酸塩，ベタキソロール塩酸塩，メトプロロール酒石酸塩◆（表2.4）

［作用機序］ β_1受容体を遮断することで内因性カテコールアミンの心刺激作用を取り除き，心収縮力の低下と心拍数の減少をもたらす．その結果，心筋酸素需要が減少し，抗狭心症作用となって現れる．

［適応］ 労作性狭心症に用いられる．β受容体の遮断はカテコールアミンの冠拡張作用を抑制するため，冠攣縮を助長する可能性があり，安静（異型）狭心症には禁忌である．また，使用に際しては，β_1受容体への選択性，内因性交感神経刺激作用（ISA）の有無，物理的性質（水・油への溶解性）などを考慮する必要がある（Prichard分類，表2.4）．β受容体遮断薬は，狭心症に対して単独で用いられることは少なく，血管拡張作用をもつカルシウムチャネル遮断薬と併用されるのが一般的である．この点は，どちらの狭心症にも使える硝酸薬やカルシウムチャネル遮断薬と異なる．

［副作用］ 過度の心抑制に基づく心不全，徐脈，低血圧などのほか，気管支喘息，末梢循環障害，低血糖などを誘発・増悪することがある．

D. その他の冠血管拡張薬

◆ジピリダモール，トラピジル，ジラゼプ塩酸塩，トリメタジジン塩酸塩，エタフェノン塩酸塩◆

［作用機序］ ジピリダモールはアデノシン再取込みを抑制して虚血部位の冠動脈を拡張させ，心筋への酸素供給を増加させる．

トラピジルはトロンボキサンA_2 thromboxane A_2（TXA_2）の合成および作用を抑制するとともに，プロスタサイクリン prostacyclin（＝ prostaglandin I_2；PGI_2）の生成を促進する．

［適応］ ジピリダモールは他の薬と併用するのが普通．抗血小板作用・側副血行路形成促進を期待する．

トラピジルは狭心症一般に用いられる．

［副作用］ ジピリダモールはまれに狭心症状が悪化することがある．

トラピジルはまれに皮膚粘膜眼症候群（Stevens-Johnson症候群）が現れることがある．

これらに加え，急性心筋梗塞への移行を予防するために，抗血小板作用を有するアスピリンまたはチクロピジンを少量併用するのが一般的である．

なお，チクロピジンは，血栓性血小板減少性紫斑病（TTP），無顆粒球症（好中球減少症），および重篤な肝障害という重大な副作用を有するため，その初期症状である発熱，のどの痛み，鼻や歯ぐきからの出血，血尿や尿の着色（茶色），あざができやすくなる（紫，赤），皮膚や目が黄色くなる，湿疹，食欲不振，意識低下，重篤な疲労感に注意が必要である．また，重大な副作用防止対策として，1. 投与開始後2か月間は原則として2週間に1回，血球算定（白血球分画を含む）および肝機能検査を行う，2. 投与開始後2か月間は原則として1回2週間分の処方とする，3. チクロピジンの投薬歴の確認（転院先の主治医に対する情報伝達）を行う（副作用発現時には厚生労働省医薬食品局安全対策課に報告する）．

2.3.2.2 急性心筋梗塞に用いられる薬

治療開始が早いほど予後は良好となるので，胸痛などの自覚症状，心電図，心筋逸脱酵素など

から速やかに診断することが肝要である．緊急的診断には心電図検査が最も重要である（図2.8）．急性心筋梗塞の治療目標は不整脈死の防止と梗塞巣の縮小であるが，梗塞巣は冠動脈閉塞後4～6時間で急速に完成するため，一刻も早く冠動脈を再開するよう努めなければならない．激烈な痛みに基づく不安感や心臓のポンプ機能の低下は交感神経の緊張を高め，虚血による心筋壊死をさらに進展させるので，安静，鎮痛，鎮静による心負荷軽減を図ることも重要である．治療の指針としてForresterの分類（図2.2）が利用される．

A. 有機硝酸エステル類

◆ニトログリセリン，イソソルビド硝酸塩◆

　虚血心筋の保護を目的に，直ちにニトログリセリンまたはイソソルビド硝酸塩の点滴静注，舌下投与または噴霧を行う．これらの薬は心筋虚血を改善することで急性心筋梗塞の苦痛を軽減し，また死亡率を低下させる．

B. 血栓溶解薬/血液凝固阻止薬

◆ウロキナーゼ，アルテプラーゼ〈遺伝子組換え t-PA（tissue plasminogen activator）〉，ナテプラーゼ〈遺伝子組換え〉，モンテプラーゼ〈遺伝子組換え〉◆
◆ヘパリンナトリウム，ヘパリンカルシウム，ワルファリン◆

　血栓を溶解させて再灌流を図り，血栓形成による再発を予防するために用いられる．

C. 血小板凝集阻害薬

◆低用量アスピリン（= 100 mg 程度），チクロピジン，シロスタゾール，クロピドグレル◆

　血栓形成の初期段階に関与する血小板を介する反応を抑制することにより，冠動脈血栓の形成を予防する．救急搬送中に（救急車の中で）アスピリンを使用する場合は，通常用量（約100 mg）より多量を投与する（162～324 mg，腸溶性製剤の場合は噛み砕いて服用する）．また，その際，アスピリン喘息のチェックを行う．アスピリン，チクロピジンは，投与中止後効果が消滅するまでに約7日を要する．

D. 鎮痛薬

◆モルヒネ塩酸塩，ペンタゾシン，ブプレノルフィン塩酸塩◆

　疼痛の寛解と不安の除去を目的として投与される．特に，麻薬性鎮痛薬は発作時の激痛を和らげるうえで重要である．

E. カルシウムチャネル遮断薬

◆ベラパミル塩酸塩，ジルチアゼム塩酸塩◆

　再灌流時のカルシウム過負荷による心毒性発現の予防，心筋酸素需要の抑制，冠動脈側副血行路の拡張を目的として用いられる．

F. アドレナリンβ受容体遮断薬

心収縮力を低下させることで心筋酸素消費量を減少させる．その結果，虚血の程度が改善され，梗塞巣の拡大・進展と心破裂を防止する（表2.4）．

G. その他の薬

心筋梗塞に由来する心不全に対しては強心薬が，また心室性不整脈に対しては抗不整脈薬が用いられる．ACE阻害薬は，心筋梗塞後心不全および心筋梗塞の再発を抑制する．

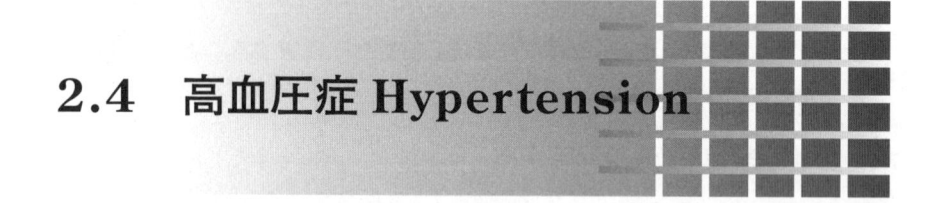

2.4 高血圧症 Hypertension

生体が統合された個体として正常な機能を維持するためには，すべての臓器への必要十分な血液の供給が不可欠である．各臓器に分配される血液量は複雑で巧妙なメカニズムによって精密に調節されている．

高血圧とは，血圧が持続的に上昇した状態のことであり，血圧の上昇が継続すると，各種臓器（網膜，脳，心臓，腎臓および大血管などの血管床）における障害のリスクが高まる．高血圧症に関連する病態には，アテローム性動脈硬化症，脳卒中，心不全，腎不全などがあるが，その罹患率や死亡率は，収縮期血圧と拡張期血圧の上昇に伴って高くなる．フラミンガム Framingham 研究*からは，高血圧症患者では正常血圧対照群に比較して，脳血管障害が4倍，うっ血性心不全が6倍に増加することが示されている．また，高齢者の収縮期高血圧が，心血管系および脳血管系の合併症を増加させることも明らかとなっている．しかし，これら標的臓器に障害が現れるまでは，無症状のまま経過することが多い．

高血圧症患者のうち，約90～95％を原因不明の本態性高血圧症（特発性高血圧症とも呼ばれる）が占める．残りは原因が明らかなもので，二次性高血圧症と呼ばれる．

2.4.1 病態と症状

血圧を正確に評価するために，ストレスのかからない状態で血圧測定を繰り返す．測定血圧が 210/120 mmHg 以上または臓器障害を合併している場合は，1回のみの測定で高血圧症と診断するが，一般には数週間以上の観察で複数回異常高値を示す場合に高血圧症と診断する．家庭血

---

* 循環器疾患の増加を抑制するための対策を検討するため，半世紀前に開始された．同研究は地域住民を対象として循環器疾患に先行する因子とその自然歴の調査から開始し，現在も継続中の大規模な前向きの（prospective）疫学的研究である．

圧計や携帯型24時間血圧モニターは患者の日常血圧の評価に有用であり，(1) 白衣性高血圧（診察というストレスによる血圧上昇），(2) 前高血圧，(3) 突発性の血圧上昇，などが疑われるときに用いられ，薬物治療中の日内血圧変動の評価も可能である．

血圧測定の結果，一定の基準よりも高い動脈圧が持続する状態を高血圧症という．一般的には，収縮血圧が140 mmHg以上または拡張期血圧が90 mmHg以上であるときに高血圧症と診断される．

2004年に日本高血圧学会の「高血圧治療ガイドライン2004年版」が発表された．成人の血圧について，140/90 mmHg未満を至適・正常・正常高値に分類された．また高血圧140/90 mmHg以上を軽症・中等症・重症に分類している（表2.5）．

高血圧症患者の予後は，高血圧に基づく臓器障害の程度と高血圧以外の危険因子で左右されるので，高血圧症のリスクはそれらにより低・中等・高の3段階に層別化されている（表2.6）．

重症の高血圧症患者では，高血圧性脳症や頭痛（後頭部に限局），めまい，動悸，易疲労性，鼻出血，血尿，視力のちらつき，一過性脳虚血発作による脱力発作，狭心症，心不全による呼吸困難などの症状が現れることがある．軽症例では自覚症状はほとんどないのが普通であるが，肩こり，頭痛，動悸，めまいなどを生じることがある．二次性高血圧症の場合は，褐色細胞腫（発作性の発汗，動悸，頭痛など），原発性アルドステロン症（脱力発作，多飲，多尿など），甲状腺機能亢進症（発汗，頻脈，ふるえなど）などの原因疾患に伴う特有の症状がみられる．

表2.5 成人における血圧の分類

収縮期血圧（mmHg）		拡張期血圧（mmHg）	分類
< 120	and	< 80	至適血圧
120～129	and	80～84	正常血圧
130～139	or	85～89	正常高値血圧
140～159	or	90～99	軽症高血圧
160～179	or	100～109	中等症高血圧
≧ 180	or	≧ 110	重症高血圧
≧ 140	and	≦ 90	収縮期高血圧

家庭血圧，24時間自由行動下血圧の高血圧の基準

家庭血圧	≧ 135/85 mmHg
24時間自由行動下血圧	≧ 135/80 mmHg

125/80 mmHg未満を正常血圧とする
（高血圧症治療ガイドライン2004年版より）

表2.6 高血圧患者のリスクの層別化

血圧以外のリスク要因	軽症高血圧 140～159 90～99	中等症高血圧 160～179 100～109	重症高血圧 ≧ 180 ≧ 110
危険因子なし	低リスク	中リスク	高リスク
1～2個の危険因子	中リスク	中リスク	高リスク
糖尿病以外の1～2個の危険因子あり	高リスク	高リスク	高リスク
糖尿病，臓器障害，心血管病，3個以上の危険因子のいずれかがある	高リスク	高リスク	高リスク

正常高値血圧であっても糖尿病，心血管病の既往があれば高リスクと判定
（高血圧症治療ガイドライン2004年版より）

A. 本態性高血圧症（特発性高血圧症）

本態性高血圧症の発症には，多くの遺伝子が関与することが明らかにされているが，環境因子の影響も大きい．本態性高血圧症の患者では，病因は単一ではなく，複数の異常が認められるのが普通である．これらの異常が，それぞれ原発性か続発性か，一つの病的過程の異なる表現か，または異なる疾患単位の反映かなど，明らかにされていない点も多い．

B. 二次性高血圧症

神経系や内分泌系（褐色細胞腫，Cushing 症候群，原発性高アルドステロン症，ナトリウム貯留を来す副腎‐腎臓系の遺伝性疾患など）の異常，腎血管・実質疾患，心臓・大動脈の病変，妊娠中毒，薬物など，血圧上昇の原因が明らかな場合をいう．原因が明らかになったからといって，そのことは必ずしも原因療法が可能だということを意味しない．原因の排除が困難であったり，高血圧の期間が長期に及び標的臓器に障害を来しているために，対症療法に頼らざるを得ないという例のほうが多い．

2.4.2 薬物治療

高血圧症の治療目標は，血圧を下げることにより，合併症の出現を抑制することである．直ちに薬物治療が開始される高リスク群を除いて，生活習慣の修正がまず第一に行われる（表2.7）．通常は，中等リスク群では3か月，低リスク群では6か月の経過観察の結果に応じて薬物治療が開始される（図2.12）．治療には，患者の状態に適した薬剤の選択が必要である．

血液は動脈血管内を拍動流として流れる．収縮期血圧は，

$$\text{収縮期血圧（SBP）} = \text{心拍出量（CO）} \times \text{末梢血管抵抗（TPR）}$$

で規定され，各項に多彩な因子が影響を与える．CO は1回拍出量（SV）と心拍数（HR）の積で規定されるため，循環血液量の増加（ナトリウムの過剰摂取，排泄障害，再吸収促進）により

表2.7 生活習慣の修正項目

1.	食塩制限	6 g/日未満
2.	野菜・果物の積極的摂取	コレステロールや飽和脂肪酸の摂取を控える
3.	適正体重の維持	BMI（体重kg/身長m^2）が25を超えない
4.	運動療法	心血管病のない高血圧患者が対象で，有酸素運動を毎日30分以上を目標に定期的に行う
5.	アルコール制限	エタノールで男性は20～30 mL/日以下，女性は10～20 mL/日以下
6.	禁煙	

生活習慣の複合的な修正はより効果的である
（高血圧症治療ガイドライン2004年版より）

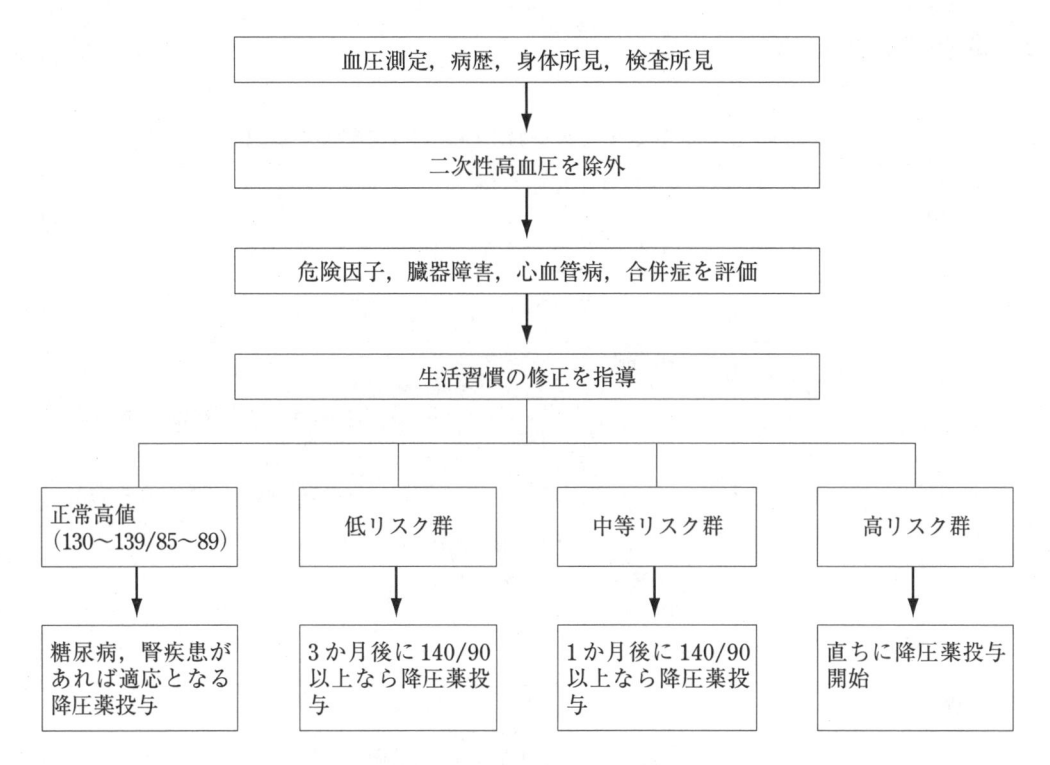

```
┌─────────────────────────────────────┐
│ 血圧測定，病歴，身体所見，検査所見 │
└─────────────────┬───────────────────┘
                  ↓
        ┌──────────────────┐
        │ 二次性高血圧を除外 │
        └────────┬─────────┘
                 ↓
┌─────────────────────────────────────┐
│ 危険因子，臓器障害，心血管病，合併症を評価 │
└─────────────────┬───────────────────┘
                  ↓
        ┌──────────────────┐
        │ 生活習慣の修正を指導 │
        └────────┬─────────┘
```

図2.12 初診時の治療計画

(高血圧症治療ガイドライン2004年版より)

SVが増えるか，交感神経興奮に基づくβ_1受容体刺激亢進などによりHRが上昇すると，COが増加して血圧上昇を来す．またα_1受容体刺激の亢進やレニン–アンジオテンシン–アルドステロン系（RAAS）の活性化，抵抗血管内皮細胞機能の破綻や動脈硬化の進展（高インスリン血症，加齢が関与）は，TPRを増加させて血圧が上昇する．血液粘性の増加や血流速度の上昇も高血圧症の原因となる（表2.8）．

血圧調節機構の複雑さを反映して，多彩な作用機序の薬が市販されており，多様な治療計画が可能であるが，昇圧を来している主な機序，危険因子の有無とその程度，患者の体質や生活環境などを考慮した適切な薬物を選択する（表2.9）．

第一選択薬として利尿薬，β受容体遮断薬，カルシウムチャネル遮断薬，アンジオテンシン変換酵素阻害薬（ACE阻害薬），アンジオテンシンII受容体遮断薬（AII受容体遮断薬；ARB），α_1受容体遮断薬があげられており，推奨される併用薬の組み合わせとして，カルシウムチャネル遮断薬とACE阻害薬（または，AII受容体遮断薬），ジヒドロピリジン系カルシウムチャネル遮断薬とβ受容体遮断薬，ACE阻害薬（または，AII受容体遮断薬）と利尿薬，β受容体遮断薬とα_1受容体遮断薬，利尿薬とβ受容体遮断薬などがある．例えば，心拍数が多く，臓器障害が軽度な若年者では，β受容体遮断薬や$\alpha\beta$受容体遮断薬から開始されることが多く，加齢による動脈壁の弾性低下が考えられる高齢者では，長時間作用型のカルシウムチャネル遮断薬が選択されることが多い．低カリウム血症と低レニン血症を伴う例では，内分泌性高血圧の中で最も頻度が高いアルドステロン血症を考慮し，抗アルドステロン薬（スピロノラクトン，エプレレノ

ン）が選択される．

表2.8 血圧を規定する因子およびそれらに関与する因子

収縮期血圧 (SBP)	心拍出量（CO）×末梢血管抵抗（TPR）		
	心拍出量 (CO)	1回拍出量（SV）×心拍数（HR）	
		増加に関与する因子	
	1回拍出量 (SV)	心筋収縮性 ・交感神経活動亢進 　（ストレス，褐色細胞腫，甲状腺機能亢進など） 循環血液量（前負荷：preload） ・Na^+摂取過剰，遺伝的素因 ・Na^+排泄障害（ろ過面積減少：糖尿病性腎症，腎炎など） ・Na^+再吸収亢進（高アルドステロン症）	
	心拍数 (HR)	交感神経活動亢進	
	総末梢抵抗 (TPR)	後負荷（afterload） ・交感神経活動亢進 ・血管平滑筋の機能性収縮 ・RAAS亢進 ・血管壁の構造的肥大，弾力性低下 ・高インスリン血症，動脈硬化，加齢，肥満 ・血管平滑筋の細胞膜異常 ・内皮由来因子（NO，ET，PG）	
	血液密度	多血症	
	血流速度		

SBP；systolic blood pressure, CO；cardiac output, TPR；total peripheral resistance, RAAS；renin-angiotensin-aldosterone system, NO；nitric oxide, ET；endothelin, PG；prostaglandin

表2.9 降圧薬の積極的な適応と禁忌

降圧薬	積極的な適応	禁忌
Ca^{2+}チャネル遮断薬	脳血管疾患後，狭心症，糖尿病，高齢者	房室ブロック（ジルチアゼム）
アンジオテンシン受容体遮断薬（ARB）	脳血管疾患後，心筋梗塞後，心不全，左室肥大，腎障害，糖尿病，高齢者	妊娠，高カリウム血症，両側腎動脈狭窄
アンジオテンシン変換酵素阻害薬（ACE阻害薬）	脳血管疾患後，心筋梗塞後，心不全，左室肥大，腎障害，糖尿病，高齢者	妊娠，高カリウム血症，両側腎動脈狭窄
利尿薬	脳血管疾患後，心不全，腎不全（ループ利尿薬），高齢者	痛風
β受容体遮断薬	狭心症，心筋梗塞後，心不全，頻脈	喘息，房室ブロック，末梢循環障害
$α_1$受容体遮断薬	高脂血症，前立腺肥大	起立性低血圧

（高血圧症治療ガイドライン2004年版より）

2.4.3 治療薬各論

A. 利尿薬

　化学構造の異なる4種類の利尿薬があるが（表2.10），最もよく使われているのはチアジド系利尿薬である．代謝上の副作用を避けるため，使用量を少量に留め，β受容体遮断薬やACE阻害薬またはAⅡ受容体遮断薬と併用されることが多い．

　［作用機序］（初期）利尿作用によって体液量が減少し，その結果，心拍出量が低下して降圧が起こる．

　（中長期）末梢血管抵抗の減少が認められる．その機序として，血管壁浮腫の軽減や，血管反応性の変化が想定されているが，詳細は不明である．

　［適　応］広く軽〜中等症に単独で使用されるほか，他の薬剤と併用されることも多い．食塩摂取の多いわが国では，重要な位置を占める．

　チアジド系利尿薬はうっ血性心不全合併例に好んで用いられる．原則的に併用不可能な薬はなく，特にβ受容体遮断薬，ACE阻害薬との併用が高い有効性を示す．チアジド系利尿薬による長期処置は，脳血管障害と心不全の発症を抑制するが，虚血性心疾患の発症頻度は低下させないとの疫学的な調査結果が発表されて以来，使用量が減少している．

　ループ利尿薬の利尿効果は四者の中で最も強力である．徐放性製剤の開発で，高血圧症に対してチアジド系利尿薬と同様の使用が可能となった．

　カリウム保持性利尿薬であるスピロノラクトン（抗アルドステロン薬）は，原発性/二次性アルドステロン症を始め，大部分の本態性高血圧症に有効である．尿酸値への悪影響が少ないので，痛風例にも使用が可能である．脂質代謝の障害作用も弱い．トリアムテレンは，遠位尿細管におけるNa^+-K^+交換機構を阻害することで利尿作用を発揮する．どちらも，降圧作用の増強と血清電解質の補正を目的に，チアジド系利尿薬と併用されることが多い．

　［副作用］チアジド系/ループ利尿薬では，低カリウム血症，高尿酸血症，耐糖能低下，高脂血症などがみられる．

　カリウム保持性利尿薬では，高カリウム血症，性ホルモンへの影響などがみられる．

B. β受容体遮断薬

　［作用機序］末梢の$β_1$受容体遮断を介した心拍出量の減少と腎臓からのレニン分泌の抑制のほか，中枢性の交感神経活動低下，血管抵抗の減弱，調圧反射の変化などが考えられている．したがって，交感神経活動が亢進している例に著効を示す．降圧に伴う反射性頻脈が問題となる血管拡張薬や，循環レニン活性を上昇させる傾向のある利尿薬と併用すると，特に有用である．

　［適　応］① 降圧作用が緩徐，② チアジド系利尿薬，血管拡張薬，カルシウムチャネル遮断薬，$α_1$受容体遮断薬など，他の抗高血圧薬との併用で作用の増強が期待できる，③ 狭心症や不整脈を合併する例にも有効，④ 受容体サブタイプ選択性，ISA，脂溶性の相違から多くの種類が

表2.10 利尿薬の種類

分類	薬物名（商品名）	適応	作用と特徴（使用目的は前負荷の軽減）	主な副作用
チアジド系利尿薬	トリクロルメチアジド trichlormethiazide（フルイトラン）	高血圧症（本態性，腎性等），悪性高血圧，心性浮腫（うっ血性心不全），腎性浮腫，肝性浮腫，月経前緊張症	遠位尿細管でのNa，Cl再吸収抑制	低カリウム血症，高尿酸血症，耐糖能低下，高脂血症，再生不良性貧血，間質性肺炎，肺水腫，スティーブンス・ジョンソン症候群，汎血球減少症など
	ヒドロクロロチアジド hydrochlorothiazide（ダイクロトライド）	高血圧症（本態性，腎性等），悪性高血圧，心性浮腫（うっ血性心不全），腎性浮腫，肝性浮腫，月経前緊張症，薬剤（副腎皮質ホルモン，フェニルブタゾン等）による浮腫		
	ベンジルヒドロクロロチアジド benzylhydrochlorothiazide（ベハイド）	高血圧症（本態性，腎性等），悪性高血圧，心性浮腫（うっ血性心不全），腎性浮腫，肝性浮腫		
チアジド系類似薬	インダパミド indapamide（ナトリックス）	本態性高血圧症		
	トリパミド tripamide（ノルモナール）			
	クロルタリドン chlorthalidone（ハイグロトン）	高血圧症（本態性等），心性浮腫（うっ血性心不全），腎性浮腫，肝性浮腫		
	メチクラン meticrane（アレステン）	本態性高血圧症における降圧		
ループ利尿薬	フロセミド furosemide（ラシックス）	高血圧症（本態性，腎性等），悪性高血圧，心性浮腫（うっ血性心不全），腎性浮腫，肝性浮腫，月経前緊張症，末梢血管障害による浮腫，尿路結石排出促進	ヘンレループ上行脚でのNa，Cl再吸収抑制	
	メフルシド mefruside（バイカロン）	高血圧症（本態性，腎性），慢性浮腫（心性浮腫，腎性浮腫，肝性浮腫）における利尿		
	ブメタニド bumetanide（ルネトロン）	心性浮腫，腎性浮腫，肝性浮腫，癌性腹水		
カリウム保持性利尿薬	スピロノラクトン spironolactone（アルダクトンA）	高血圧症（本態性，腎性等），心性浮腫（うっ血性心不全），腎性浮腫，肝性浮腫，突発性浮腫，悪性腫瘍に伴う浮腫および腹水，栄養失調性浮腫，原発性アルドステロン症の診断および症状の改善	遠位尿細管のアルドステロン依存性Na^+-K^+交換部位に作用。Na排泄促進	高カリウム血症，性ホルモンへの影響（女性化乳房［スピロノラクトン，カンレノ酸カリウム］）など
	トリアムテレン triamterene（トリテレン）	高血圧症（本態性，腎性等），心性浮腫（うっ血性心不全），腎性浮腫，肝性浮腫		

表2.10 つづき

分類	薬物名（商品名）	適 応	作用と特徴（使用目的は前負荷の軽減）	主な副作用
カリウム保持性利尿薬	カンレノ酸カリウム potassium canrenoate（ソルダクトン）	経口抗アルドステロン薬の服用困難な下記症状（高アルドステロン症によると考えられる）の改善 原発性アルドステロン症，心性浮腫（うっ血性心不全），肝性浮腫，開心術および開腹術時における水分・電解質代謝異常		
	エプレレノン eplerenone（セララ）（2007年7月承認）	高血圧症	ミネラルコルチコイド受容体を選択的に遮断することにより，アルドステロンによるNa^+蓄積/K^+排泄抑制	高カリウム血症など（女性化乳房など内分泌への影響は，現在のところ少ないと考えられている）

表2.11 β受容体遮断薬のβ受容体遮断作用以外の性質と薬物選択の指針

性質\病態	ISA あり	ISA なし	β₁選択 あり	β₁選択 なし	α, β遮断薬	溶解性 水溶性	溶解性 脂溶性
頻脈傾向	×	○					
徐脈傾向	○	×					
閉塞性肺疾患	○		○	×			
ヘビースモーカー	○		○	×			
末梢血行障害			○	×	○		
腎機能低下			○		○		○
糖尿病		○	○				
筋症状・CRK上昇	×	○					
高脂血症	○		○		○		
振戦				○			
起立性低血圧					×		
肝障害						○	
抑うつ・不眠・悪夢						○	×
服薬回数						少ない	多い

あり，患者による選択の幅が広い，などの長所があるが，① 心不全合併例には慎重な注意が必要，② 各種の副作用により使えない疾患がある等の短所もある．

Ⅰ～Ⅳ群薬は，軽～中等度の褐色細胞腫を除く二次性と本態性高血圧症に用いられる（表2.4）．特に虚血性心疾患合併例に有用である．Ⅲ群のα, β受容体遮断薬は褐色細胞腫に優れた効果を示す．

［副作用］β受容体遮断に基づくものが主であるため，ある程度予測が可能である．過度の心抑制，気管支喘息発作の誘発/重積化，末梢循環障害，β受容体遮断薬中断症候群，全身倦怠感，めまい，睡眠障害，悪夢などが知られている．

中枢性副作用の回避を目的とする場合，また肝障害のある患者に投与する場合は脂溶性の低い

薬を選ぶとよい．

C. カルシウムチャネル遮断薬

◆ニフェジピン，ニカルジピン塩酸塩，ニソルジピン，ベニジピン塩酸塩，バルニジピン塩酸塩，エホニジピン塩酸塩，フェロジピン，シルニジピン，アラニジピン，ジルチアゼム塩酸塩，ベシル酸アムロジピン，マニジピン塩酸塩，ニトレンジピン，ニルバジピン，アゼルニジピン◆

［作用機序］ 電位依存性L型カルシウムチャネルを遮断することで，血管平滑筋細胞内へのカルシウムイオンの流入を抑制する．この作用は，抵抗血管といわれる細動脈に選択性が高く，その部位の血管平滑筋を拡張させて，血圧の低下をもたらす．アンジオテンシンIIによるアルドステロン生合成/分泌の亢進を抑制する作用もあるとの示唆があるが，その臨床的意義は明らかではない．

［適 応］ 非常に使用頻度の高い抗高血圧薬である．作用持続時間の長い新世代のカルシウムチャネル遮断薬や新剤型の開発で使いやすくなった．ジヒドロピリジン系は軽症～重症の高血圧症に，ジルチアゼムは軽症の高血圧症に用いられる．

［副作用］ カルシウムチャネル遮断とそれに基づく反射性の自律神経活動変化に基づく副作用が主なものであり，ある程度の予測が可能である．頭痛，顔面紅潮，のぼせ，動悸，頻脈，浮腫，低血圧，悪心，便秘などが知られている．

反射性頻脈が問題となるのは，主にジヒドロピリジン系の薬剤の場合である．ベンゾチアゼピン系のジルチアゼムの場合は，むしろ心抑制が現れるので頻脈性の高血圧症に適応がある．

カルシウムチャネル遮断薬（アムロジピンを除く）は，グレープフルーツまたはジュースの摂取に注意する．

D. アンジオテンシン変換酵素阻害薬（ACE阻害薬）

◆カプトプリル，エナラプリルマレイン酸塩，アラセプリル，デラプリル塩酸塩，シラザプリル，リシノプリル，ベナゼプリル塩酸塩，イミダプリル塩酸塩，テモカプリル塩酸塩，キナプリル塩酸塩，トランドラプリル，ペリンドプリルアルブミン◆

［作用機序］ 次の二つが考えられている．(a) ACE阻害によりアンジオテンシンIIの産生が減少し，その結果，血管（特に細動脈）拡張が起こるため血圧が下降する．(b) ACEはキニナーゼIIと同一の酵素であるため，ACE阻害薬はキニナーゼIIも阻害することによりブラジキニンの分解を抑制する．ブラジキニンは，血管拡張性プロスタグランジンやNOを介する強力な血管拡張作用を有するため，その作用が増強されて血圧は降下する．

このほか，アンジオテンシンIIの減量とプロスタグランジンおよびNOの増量によるナトリウム・水利尿が降圧に関与している可能性がある．

なお，カプトプリルとリシノプリルのみが，そのままの形で作用するが，これら以外の薬はすべてプロドラッグであり，体内で代謝されて活性体となって作用する．例えば，キナプリルの活性代謝物は，キナプリラートである．

［適 応］ ① 長期投与の経験がない，② 副作用として咳の頻度がかなり高い，などの問題点はあるものの，性別・年齢・血漿レニン活性に関わりなく中等度までの高血圧症に幅広く使用が

可能であり，単独使用での有効率が高い（約70％）．心・腎保護作用により，心不全・心筋梗塞・腎障害・糖尿病・高尿酸血症を合併する患者に好んで用いられる．① 臓器血流量を減少させない，② 降圧利尿薬，β遮断薬，カルシウムチャネル遮断薬との併用により作用の増強を図ることができる．③ 糖，尿酸，脂質の代謝に悪影響がない，④ ナトリウムイオン排泄，カリウムイオン保持の傾向がある．⑤ 重篤な副作用が少ない，⑥ 起立性低血圧を来さない，などの優れた特性を有する．

［副作用］ 浮腫，発疹などが現れることもあるが，通常は空咳以外には問題となる副作用が少なく，安全性が高い．ただ，重篤な副作用として，神経血管性浮腫を起こす可能性がある．SH基を有する薬に特有の副作用として，味覚異常がある．

E. アンジオテンシンⅡ受容体遮断薬（AⅡ受容体遮断薬）

◆ロサルタンカリウム，バルサルタン，カンデサルタン・シレキセチル，テルミサルタン，オルメサルタン，メドキソミル◆

［作用機序］ 血中を循環しているアンジオテンシンⅡのAT₁受容体への作用を遮断するとともに，ヒトの心臓，血管および腎に存在するキニナーゼによって産生されるアンジオテンシンⅡの局所作用も抑制することから，ACE阻害薬とは若干異なる降圧効果を示す．さらに，アンジオテンシンⅡによるAT₂受容体刺激の増大を介してブラジキニンやNOの産生が促進され，降圧効果を増強している可能性も示唆されている．

［適 応］ AⅡ受容体遮断薬は，ACE阻害薬と同様の適応を有する．また，心臓や腎臓などへの保護作用もACE阻害薬とほぼ同等と考えられている．

［副作用］ 副作用（特に空咳）の点で有用性が期待されている．頭痛，動悸，血管浮腫あるいはめまいがみられることがあるが，ACE阻害薬のように空咳を生じることもほとんどなく，他の降圧薬よりもQOLで優れ，服薬継続率が高いことが確認されている．

F. アドレナリンα_1受容体遮断薬

◆プラゾシン塩酸塩，ブナゾシン塩酸塩，テラゾシン塩酸塩，ウラピジル，ドキサゾシンメシル酸塩◆

［作用機序］ 血管平滑筋のα_1受容体を遮断することにより，交感神経-副腎髄質系によるカテコールアミン性の血管緊張を低下させ，血圧を降下させる．

［適 応］ 軽～中等度の本態性高血圧症と腎性高血圧症，および褐色細胞腫に用いられる．糖や脂質の代謝に悪影響がないので，糖尿病や高脂血症患者にも投与が可能である．

① 降圧による反射性頻脈を生じにくい，② 抵抗血管と容量血管の両者を拡張させるため，心不全合併例に有用である，③ 心および腎機能を変化させない，④ 血清脂質改善作用がある，⑤ 電解質，糖，尿酸などの代謝に悪影響がない，などの長所がある．起立性低血圧がしばしばみられるのが欠点であるが，慣れが生じることが多い．チアジド系利尿薬やβ受容体遮断薬と併用されることが多い．

［副作用］ 起立性低血圧（first-dose phenomenon：投与初回に意識消失を伴う過大な血圧低下が起こる現象），体液貯留，意識混濁，めまい，頭痛，倦怠感，鼻閉などが主なものである．

G. その他の抗高血圧薬

第一選択薬で十分な降圧が得られない場合に，第二段階の治療薬として用いられる．

(1) 中枢性交感神経抑制薬

◆メチルドパ，クロニジン塩酸塩，グアナベンズ酢酸塩，グアンファシン塩酸塩◆

メチルドパは中枢でα-メチルノルアドレナリン（α_2受容体作動薬）に変換され，中枢性に交感神経活動を抑制することで，強力な降圧をもたらす．溶血性貧血，白血球減少，血小板減少などの副作用が知られる．

クロニジン塩酸塩はα_2受容体に対する部分作動薬であり，中枢性のみならず末梢性にも作用するので，現れる反応は複雑である．副作用にリバウンド高血圧・眠気，口渇，倦怠感などがある．グアナベンズ酢酸塩，グアンファシン塩酸塩も類似の作用を有する．

(2) 交感神経抑制薬

レセルピンは中枢および交感神経終末部でノルアドレナリンやセロトニンの枯渇を起こす．最近はあまり使われないが，チアジド系利尿薬と併用されることがある．うつ病増悪，消化管障害，体液貯留などの副作用がある．類似の薬物にレシナミンがある．

(3) 血管拡張薬

狭義の血管拡張薬をさす．作用機序は不明ながら，細動脈平滑筋に直接作用して，持続的な降圧をもたらす．フタラジン誘導体（トドララジン塩酸塩，ヒドララジン塩酸塩，ブドララジン）とピリダジン誘導体（カドララジン）がある．反射性の心機能亢進，顔面紅潮，めまい，起立性低血圧などの副作用が知られる．

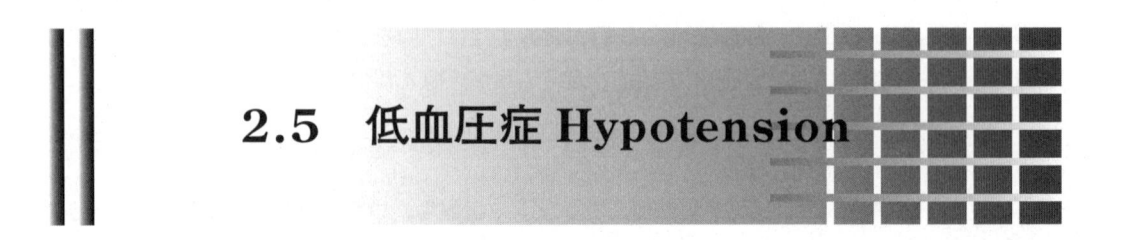

2.5 低血圧症 Hypotension

低血圧症の明確な定義はないが，一般的には収縮期血圧が 100 mmHg 以下をいい，拡張期血圧は問題とされないのが普通である．臨床上は，臓器循環障害が現れる場合に問題となる．

原因となる疾患が特にない本態性低血圧と，何らかの明らかな原因で低血圧を呈する症候性（二次性）低血圧に分類される．

本態性低血圧は，若い女性に多く，自覚症状を呈するのは1割程度で，病的意義は低い．無症状のものを体質性低血圧として区別する場合もある．

急激に発症する症候性（二次性）低血圧はショックと呼ばれ，原因疾患に基づいた治療が必要である．

特殊な条件下で血圧が低下するものとしては，起立性低血圧，血管迷走神経性失神（神経調節性失神）や，食事性（食後）低血圧などがある．

2.5.1 病態と症状

脳の虚血症状が主で，めまい，眼前暗黒感，立ちくらみなどを呈し，重症の場合は失神する．動悸，息切れなどの循環器症状，頭痛，肩こり，全身倦怠感や，悪心，食欲不振，腹痛，胃部不快感など消化器症状が現れることもある．

A. 本態性低血圧症

自覚症状（約10％に頭重，めまい，発汗，ふるえ，頻尿，肩こりなどの不定愁訴）や臓器障害が現れる場合に治療を行う．

B. 起立性低血圧

急激な体位変換に伴い血圧が低下する．一般に，安静臥位から起立したときに収縮期血圧が20 mmHg以上低下する場合をいう．
Schellong試験（自動的起立法）やhead-up tilt試験（起立台による能動的起立法）などにより診断される．

C. 血管迷走神経性失神（神経調節性失神）

恐怖，痛み，過度の精神的緊張などの交感神経活動亢進状態で，血管迷走神経反射が誘発されて失神が起こる．

D. 食事性（食後）低血圧

消化器血流の増加と消化管ペプチドやインスリンなどの分泌が血圧低下をもたらす．通常，血圧は自律神経などの働きで維持されるが，神経疾患（多系統萎縮症，パーキンソン病）患者や高齢者で現れやすい．

E. 症候性（二次性）低血圧

1）急性低血圧（ショック）

種々の原因で血圧が低下（一般に80 mmHg以下）し，循環不全を呈する症候群．原因を除去しないと低酸素によりエネルギー代謝が変化し，嫌気性解糖による乳酸の増加からアシドーシスを来たし，障害は非可逆的となる．

ショックを起こすと，体内では主要臓器である脳および心臓への血流確保が最優先されるため，皮膚への血流は減少し，四肢は蒼白で冷たく湿潤になる．交感神経活動の亢進に基づく頻拍がみられることが多い．腎血流が低下するため，尿量は減少する．不穏状態や意欲の低下，めまい，失神などの症状を伴う．

原因により ① 低容量性ショック：出血，吐血・下血，広範な火傷などによる循環血液量の低

下による．外頸静脈や皮膚表在静脈の虚脱などを伴う（cold shock）．②心原性ショック：心筋障害による収縮不全や拡張不全，また重度の不整脈による．③細菌性ショック：グラム陰性桿菌の感染による場合が多い．心拍出量は上昇し，末梢血管抵抗は減少する．皮膚は温かく乾燥する（warm shock）．④血管運動性ショック：過剰な血管拡張に基づく相対的な循環血液量の低下による．⑤アナフィラキシーショック：Ⅰ型アレルギー反応による血管拡張，血管透過性亢進，気管支収縮などが原因で発症する．IgE抗体が関与する．

2）症候性慢性低血圧

心不全，副腎皮質不全，甲状腺機能低下，パーキンソン病，多発性神経炎，シャイ・ドレーガー症候群，大動脈狭窄，神経梅毒，重症肝障害，悪性腫瘍などの疾患，降圧薬，向精神薬などの薬剤服用中にみられる．

2.5.2　薬物治療

危機的状態にある急性低血圧症の場合は，昇圧薬を中心に，原因に応じた薬物治療を施行する．無症状の本態性低血圧は特に治療の必要はないが，症状がある場合は治療を検討する．血圧低下を助長する疲労，脱水，飲酒などを避け，規則的な生活，十分な睡眠，バランスのとれた食事，適度な塩分および水分の摂取，適度な運動などを心がける．薬物治療としては，交感神経刺激作用（昇圧作用）のある経口薬剤を用いる．不定愁訴に対しては，対症療法を行う．

2.5.3　治療薬各論

A．カテコールアミン類

◆ドパミン塩酸塩，ドブタミン塩酸塩，アドレナリン，ノルアドレナリン，イソプロテレノール塩酸塩，デノパミン，ドカルパミン◆

［作用機序］　心臓のβ受容体または血管のドパミン受容体/α受容体を刺激することにより血圧を上昇させ，循環状態の改善を図る（表2.3）．

［適　応］　心原性ショックにはドパミンが第一選択であるが，単独で効果が不十分な場合は，ドブタミンまたはノルアドレナリンを併用する．それでも，十分な効果が得られない場合は，さらにPDE Ⅲ阻害薬を作用することもある．作用時間が短いので，点滴静注が一般的な投与法である．デノパミンは経口投与が可能なβ_1選択的強心薬，ドカルパミンはドパミンのプロドラッグである．

［副作用］　過度の心刺激または昇圧により，頻脈，不整脈，狭心痛，めまい，頭痛，肺水腫，脳出血などが現れることがある．悪心，嘔吐，発汗なども知られる．

B. 非カテコールアミン性交感神経興奮様薬

◆メトキサミン塩酸塩，エチレフリン塩酸塩◆

作用機序，適応，副作用はカテコールアミン類に準ずるが，補助的使用が多い．

C. その他

◆ジヒドロエルゴタミンメシル酸塩，アメジニウムメチル硫酸塩，ミドドリン塩酸塩◆

ジヒドロエルゴタミンメシル酸塩は，血管平滑筋を直接収縮させることで昇圧をもたらす．片頭痛および起立性低血圧症が適応となる．

アメジニウムメチル硫酸塩は，交感神経終末へのノルアドレナリン再取り込み阻害作用とMAO阻害作用により，内因性ノルアドレナリンの作用を増強し，昇圧を引き起こす．起立性低血圧症と腎透析時の血圧低下の改善に適応がある．

ミドドリン塩酸塩は，選択的α_1受容体刺激作用により末梢血管の収縮を起こして血圧を上昇させ，また起立時の血圧低下を抑制する．心臓および脳血管系に対する作用はなく，また正常血圧には影響を及ぼさない．

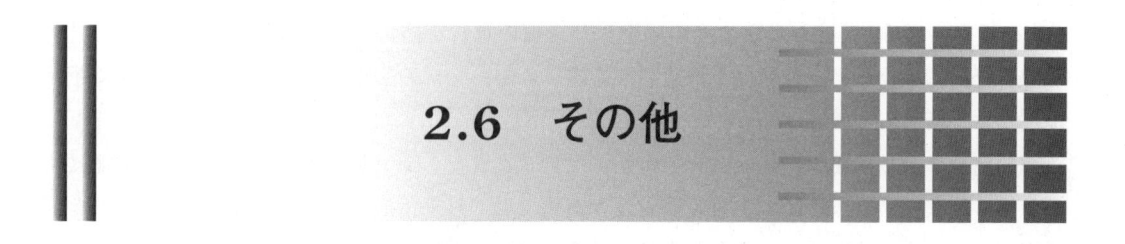

2.6 その他

2.6.1 閉塞性動脈硬化症 Arteriosclerosis obliterans（ASO）

動脈硬化により動脈が閉塞し，末梢の血流が途絶する病態をいう．高血圧症，高脂血症，糖尿病の増加に伴い増加傾向にある．閉塞性血栓血管炎 thromboangiitis obliterans（TAO），大動脈炎症候群，ベーチェット病，膠原病などによっても動脈の閉塞が惹起される．

皮膚の色調（蒼白，チアノーゼの有無）と温度差，動脈の拍動の左右差により診断される．下肢/上肢の血圧の測定と脈拍の触知は重要で，これらにより動脈閉塞の部位が推定できる．外科的処置を考慮して血管造影検査なども行われる．

2.6.1.1 病態と症状

動脈硬化性病変（アテローム性動脈硬化：粥状硬化）により，中・小動脈，特に中動脈の慢性の閉塞を来す疾患であり，腸骨動脈，大腿動脈，膝窩動脈に好発する．症状としては，軽度な虚血で冷感，しびれ感などが生ずる．虚血が中～高度になると，一定距離の歩行により痛みのため

表2.12 閉塞性動脈硬化症の自覚症状分類（Fontanie分類）

第1度	冷感，しびれ感，色の変化など
第2度	間欠性跛行
第3度	安静時疼痛
第4度	潰瘍・疼痛

歩行不能になるが，しばらく休むと再度歩行可能となる．これが繰り返される状態を，間欠性跛行 intermittent claudication と呼ぶ．動脈閉塞のため血液供給が極度に不足すると，夜も眠れないほどの持続的な痛みを感じる（安静時疼痛）．さらに進行すると，潰瘍，壊死などを来す（表2.12）．Fontanie分類の第2度程度によると医療機関に受診する患者が増える．

慢性疾患であるため，血管の狭窄は徐々に起こり，症状は緩やかに進展する．

2.6.1.2 薬物治療

まず，原因疾患の治療と生活改善を行う．薬物治療が優先するのは，Fontanie分類の1度と2度の場合である．3度および4度の場合は，虚血の進行を防止するために，まず血行再建術や交感神経的切除術などを含めた手術適応が考慮される．一部の2度の症例の場合も，患者の行動範囲から手術適応が考慮されることがある．

薬物治療には，抗血小板薬や血管拡張薬，プロスタグランジン製剤などが用いられ，冷感やしびれ感，間欠性跛行，疼痛の少ない限局性の潰瘍では，外来治療で抗血小板薬を中心とした経口薬が用いられる．注射薬は重症例および急性増悪例に単独で用いられたり，あるいは術前投与として使用されるが，周術期の補助療法として用いられることもある（表2.13）．

表2.13 閉塞性動脈硬化症に用いられる治療薬

注射薬	プロスタグランジン製剤	アルプロスタジル
		アルプロスタジルアルファデクス
	抗トロンビン薬	アルガトロバン
	抗血栓性末梢循環改善薬	バトロキソビン
		ヘパリン
	血栓溶解薬	ウロキナーゼ
経口薬	PGE_1誘導体	リマプロストアルファデクス
	PGI_2誘導体	ベラプロストナトリウム
	抗血小板薬	チクロピジン塩酸塩
		シロスタゾール
	アスピリン製剤	アスピリン（低用量）
	EPA製剤	イコサペント酸エチル
	$5-HT_2$遮断薬	サルポグレラート塩酸塩

2.6.2 心原性ショック Cardiogenic shock

抗不整脈療法の発達により，急性心筋梗塞の急性期死因中に占める不整脈死の割合が減り，心原性ショックの割合が最も多くなった．

2.6.2.1 病態と症状

心原性ショックとは，いわゆるポンプ失調の状態であり，循環動態が破綻して重要臓器の機能を維持できなくなった状態をいう（表2.14）．ほとんどの原因は心筋梗塞であるが，不整脈，拡張型心筋症，弁膜症によっても起こることがある．

表2.14 心原性ショックの診断基準

1. 収縮期血圧：90 mmHg 以下（通常の血圧より 30 mmHg 以上低下）
2. 心係数：2.2 L/min/m² 以下
3. 肺動脈楔入圧：18 mmHg 以上
4. 中心静脈圧：18 mmHg 以上
5. 尿量：0.5 mL/kg/h 以下が2時間持続
6. 四肢：冷感，チアノーゼ
7. 意識障害

2.6.2.2 薬物治療

血行動態の管理には，Swan-Ganz カテーテルを挿入し，Forrester 分類（図2.2）においてどの象限の状態かを把握して治療する必要がある．薬物治療は，心収縮力増強と血管拡張を期待してカテコールアミンが第一選択となるが，PDE 阻害薬が使用されることもある（図2.3）．カテコールアミンは受容体サブタイプへの親和性（表2.3）を考慮して使用される．薬物で循環動態は改善されない場合は，機械的循環補助として，大動脈内バルーン・パンピング intra-aortic balloon pumping（IABP）や経皮的心肺補助装置 percutaneous cardiopulmonary support system（PCPS）が用いられる．これらの処置によっても効果が不十分な場合は，補助人工心臓 ventricular assist system（VAS）が装着される．

参 考

本章は，薬学モデル・コアカリキュラム（日本薬学会，平成14年）のC14 薬物治療，（2）疾患と薬物治療（心臓疾患等），【心臓・血管系の疾患】に含まれる SBO の修得に必要な内容を含む．

第3章
炎症と免疫疾患

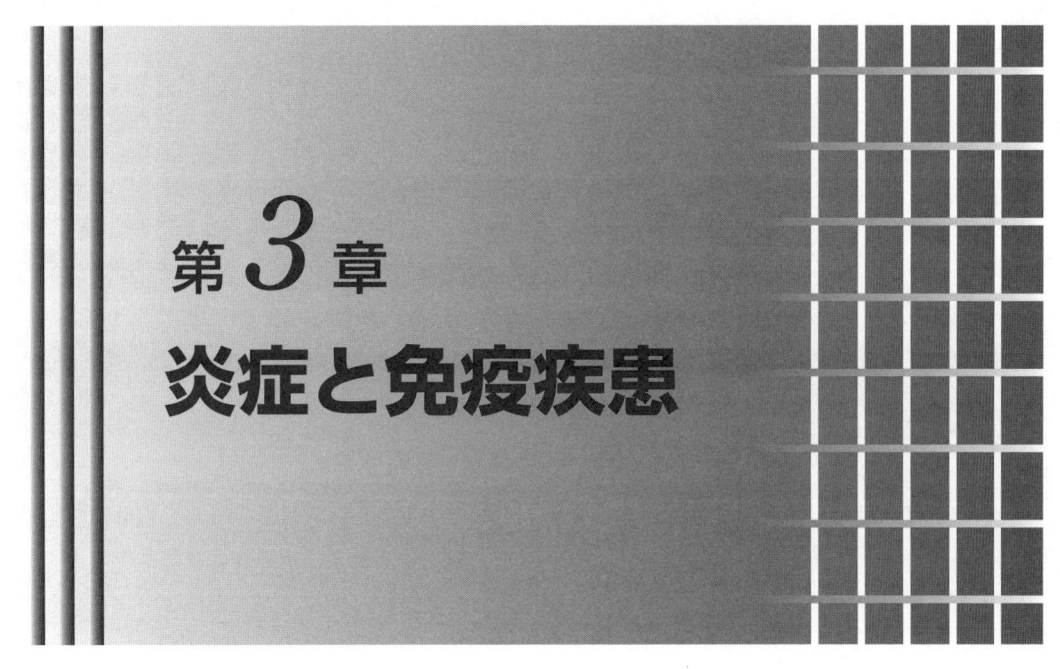

　炎症とは生体の組織に加えられた有害な刺激（侵害刺激）に対して起こる生体の防御反応であり，過剰に起こった場合にはしばしば病的現象として捉えられる．一方，免疫疾患とは生体内に侵入した細菌やウイルスなどの異物を排除するために備わっている免疫機構が，生体に傷害を与えることにより起こる疾患の総称であり，炎症を伴うことが多い．免疫系が関与する炎症はアレルギー性炎症，また免疫系が関与しない炎症は非アレルギー性炎症反応と呼ばれる．

表3.1　炎症および自己免疫疾患の分類と主要な薬物

3.1　炎　症
　　ステロイド性抗炎症薬
　　非ステロイド性抗炎症薬（NSAIDs）
　　解熱鎮痛薬

3.2, 3.3　アレルギー
　　抗ヒスタミン薬
　　抗アレルギー薬

3.4　自己免疫疾患
　　関節リウマチ
　　　非ステロイド性抗炎症薬（NSAIDs），抗リウマチ薬（DMARDs），
　　　ステロイド性抗炎症薬，免疫抑制薬，生物学的製剤
　　全身性エリテマトーデス
　　　非ステロイド性抗炎症薬（NSAIDs），ステロイド性抗炎症薬，免疫抑制薬

3.5　移植免疫
　　免疫抑制薬，ステロイド性抗炎症薬

3.1 炎症

3.1.1 炎症の病態生理

炎症時には一般に，発赤・紅斑，疼痛，発熱，浮腫の4主徴がみられる．近年，機能障害もその特徴の一つとして含まれるようになり，炎症の5主徴と呼ばれる．炎症反応は組織傷害から修復・治癒までの一連の過程であり，種々の炎症性化学伝達物質（ケミカルメディエーター）が関

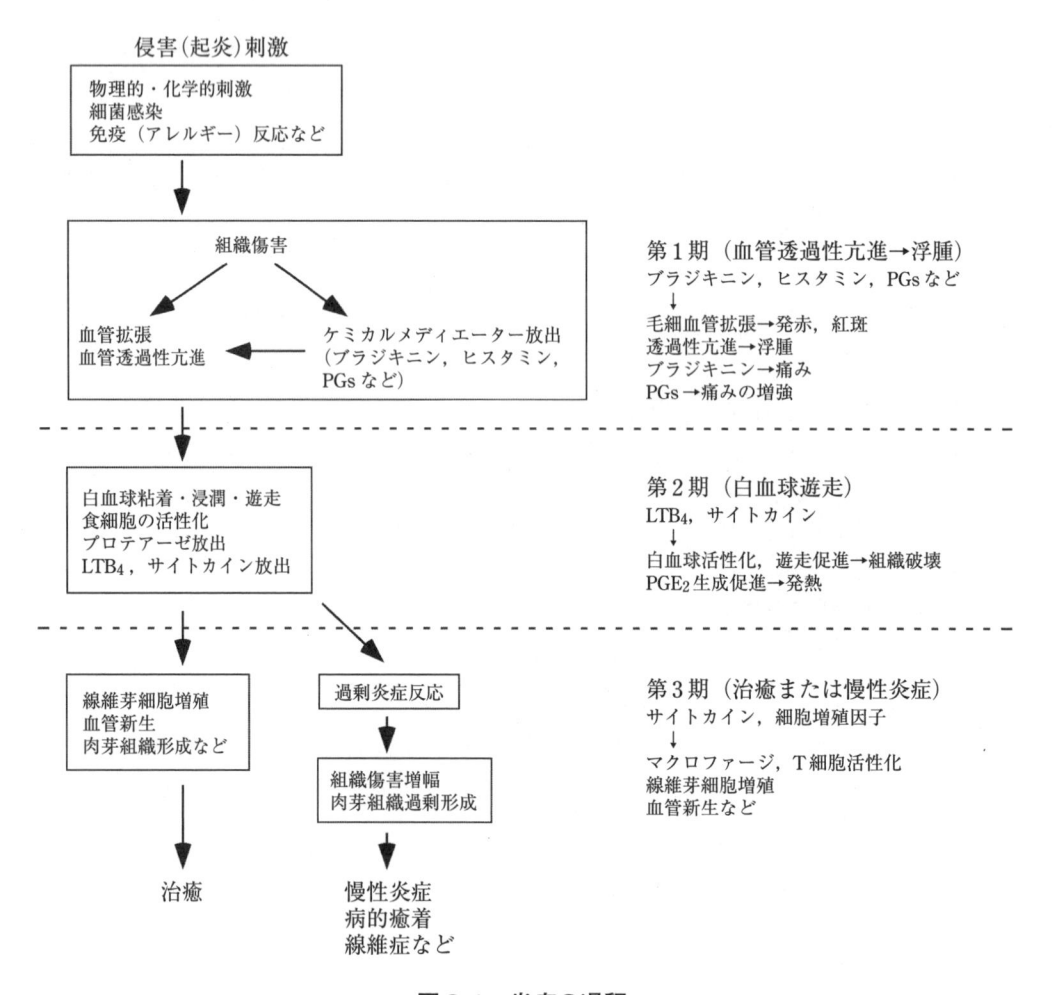

図3.1　炎症の過程

与している（図3.1）．

　原因因子（侵害刺激：外傷，熱，紫外線，酸・アルカリ，細菌感染，免疫反応など）により組織に傷害が惹起されると，ケミカルメディエーターとしてヒスタミン，ブラジキニン，プロスタグランジン類（PGs），ロイコトリエン類（LTs）などが放出され，毛細血管が拡張し，発赤・紅斑，発熱が誘起され，さらに血管透過性が亢進することにより浮腫が生じる．また，これらのケミカルメディエーターの一部は同時に知覚神経に作用し，痛みや痒みを惹起する．LTs は主として血管透過性の亢進や白血球の活性化などに関与しており，PGs はそれ自身では発痛作用は弱いが，知覚神経終末における他の発痛物質の感受性を増強（痛覚過敏）することが知られている．炎症時における局所の発熱は，血管拡張などに伴うものと考えられるが，全身性の発熱は炎症や感染症に伴う好中球やマクロファージから産生される内因性発熱物質であるインターロイキン-1（IL-1）や腫瘍壊死因子（TNF）などのサイトカインが，体温調節に関連する視床下部におけるPGs（特に，PGE_2）産生を刺激することによるものと考えられている．さらに，白血球などの炎症性細胞の炎症部位への遊走・浸潤は，LTs，補体，およびIL-1やTNFなどのサイトカイン（炎症性サイトカイン）が関与している．炎症性細胞から産生される活性酸素や一酸化窒素（NO），さらにリソソームから遊離される種々のプロテアーゼや加水分解酵素，起炎性タンパク質などは，生体に侵入した異物，組織や細胞の壊死物などを処理する上で重要であるが，過剰な場合には組織障害をもたらす．修復・治癒の段階では，線維芽細胞の増殖による肉芽形成，血

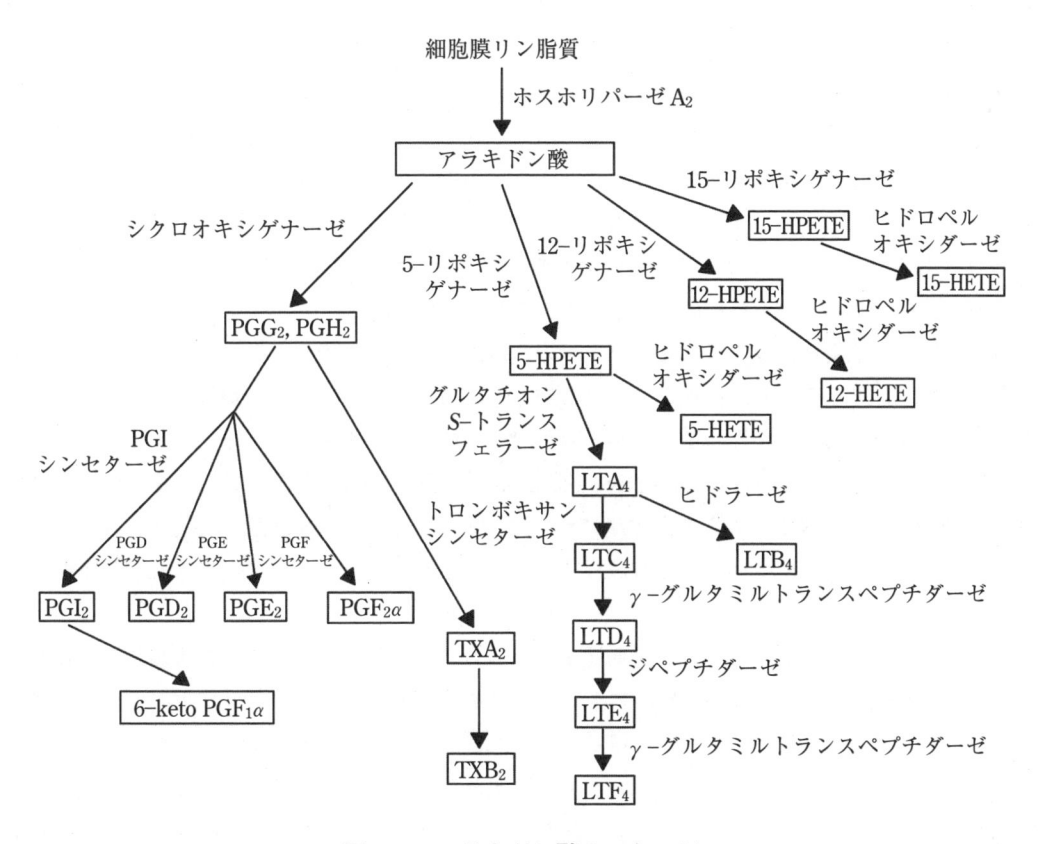

図3.2　アラキドン酸カスケード

管新生が起こり，最終的に組織は再生される．これらの過程には種々のサイトカインや細胞増殖因子などが関与している．

炎症に関連するケミカルメディエーターの中で，抗炎症薬のターゲットとして最も重要なのはPGsやLTsなどのオータコイドである．これらはリン脂質からホスホリパーゼA_2により生成される不飽和脂肪酸であるアラキドン酸を原料に，それぞれシクロオキシゲナーゼおよびリポキシゲナーゼの触媒作用によって産生される．一般に，アラキドン酸代謝経路はアラキドン酸カスケードと呼ばれることがある（図3.2）．

3.1.2 薬物治療

3.1.2.1 抗炎症薬

炎症を抑制し，組織傷害を軽減する目的で使用する薬物は抗炎症薬と呼ばれ，ステロイド性抗炎症薬と非ステロイド性抗炎症薬に大別される．また抗炎症作用は弱いが，解熱および鎮痛作用に優れている薬物として解熱鎮痛薬がある．

A. ステロイド性抗炎症薬

ステロイド性抗炎症薬は，強力な抗炎症作用および免疫抑制作用を有することから，アレルギー性疾患，膠原病，自己免疫疾患などに広く用いられている．しかし，薬理作用が多彩であることからさまざまな副作用を有しており，また元来生体内にある副腎皮質ステロイドホルモン（糖質コルチコイド）であるヒドロコルチゾンの分泌パターンに影響を及ぼすため，その投与方法，投与量，あるいは退薬時には注意が必要である．特に，投与量が多い場合には感染症をはじめ，副腎皮質機能不全などの重篤な副作用を引き起こす可能性がある．

ステロイド性抗炎症薬は炎症の急性期にみられる血管反応性の変化，炎症性細胞の遊走・浸潤などを抑制するのみならず，慢性期における肉芽形成に対しても強力な抑制作用を示す．ステロイド性抗炎症薬および内因性の糖質コルチコイドは，細胞質中の受容体と結合して核内に取り込まれ，GRE (glucocorticoid responsive element) を介する抗炎症性タンパク質の誘導，アラキドン酸の産生を触媒する酵素であるホスホリパーゼA_2 (PLA_2) の阻害，IL-1やTNFなどの種々のサイトカインの産生抑制，白血球の遊走抑制などの作用により，抗炎症作用を発揮すると考えられている．

臨床で使用されている主なステロイド性薬の種類およびヒドロコルチゾンを基準とした薬理作用の力価比を表3.2に示した．天然のステロイドであるコルチゾンやヒドロコルチゾンは主として，アジソン病などに補充療法として用いられる．これらのステロイドはミネラルコルチコイドの作用も有するため，電解質および水分代謝が問題となり，また炎症を抑制する作用も弱いことから抗炎症薬としてはあまり使用されない．しかし，ショックに対する効果は他のステロイドよりも優れているので，緊急時には使用されることがある．これら天然ステロイドの短所を改善

表3.2 主なステロイド性抗炎症薬の特徴

薬物名（商品名）	糖質コルチコイド作用の力価比*	作用時間	電解質コルチコイド作用の力価比*
コルチゾン酢酸エステル cortisone acetate（コートン）	0.8	短	1
ヒドロコルチゾン hydrocortisone（コートリル）	1	短	0.7
プレドニゾロン prednisolone（プレドニゾロン，プレドニン）	4	中	0.8
メチルプレドニゾロン methylprednisolone（メドロール）	5	中	0
トリアムシノロン triamcinolone（レダコート）	5	中	0
酢酸パラメタゾン paramethasone acetate（パラメゾン）	10	中	0
デキサメタゾン dexamethasone（デカドロン）	25～30	長	0
ベタメタゾン betamethasone（リンデロン）	25～30	長	0

*ヒドロコルチゾンに対する力価比

表3.3 ステロイド性抗炎症薬の主な副作用

重大な副作用	その他の副作用
・感染症の誘発・増悪 ・骨粗鬆症と骨折，低身長 ・動脈硬化病変 ・副腎不全，離脱症候群 ・消化性潰瘍 ・糖尿病の誘発・増悪 ・精神障害 ・ミオパチー ・低カリウム性アルカローシス	・異常脂肪沈着（中心性肥満，満月様顔貌，野牛肩） ・多毛，皮下出血，痤瘡，皮膚線条，皮膚萎縮，発汗異常 ・後嚢白内障，緑内障，眼球突出 ・浮腫，高血圧，うっ血性心不全，不整脈 ・関節の不安定化（関節腔内投与） ・ステロイド筋症 ・白血球増多 ・食欲増進（トリアムシノロンでは食欲低下）

し，抗炎症作用を増強したのが合成副腎皮質ホルモンのプレドニゾロン，デキサメサゾン，ベタメタゾンなどである．プレドニゾロンは即効性や作用の点では他のものに劣るが，比較的副作用が少なく，厳密に維持量をコントロールしなければならない疾患に対して使いやすく，各種疾患の維持療法に適している．デキサメサタゾンやベタメタゾンの作用はきわめて強力であり，即効性であるため急を要する場合に用いられるが，副腎皮質機能低下作用が強く，長期使用には適さない．

表3.3に主な副作用を示した．ステロイド性抗炎症薬の副作用は投与量や製剤によって異なる．通常，重症副作用と軽症副作用に分けられる．長期使用で特に問題となるのが骨粗鬆症と動脈硬化病変である．内服の場合は，有効な抗菌薬の存在しない感染症および全身の真菌症の患者，ステロイド剤に対する過敏症の既往歴のある患者への投与は禁忌である．また注射剤の場合は，不安定な関節の関節腔内，感染症のある関節腔内，骨液嚢内，腱鞘内または腱周囲への投与は禁忌となっている．

B. 非ステロイド性抗炎症・鎮痛薬

　非ステロイド性抗炎症薬 non-steroidal anti-inflammatory drug（NSAID）とは，ステロイド以外の化学構造を有する抗炎症薬の総称である．抗炎症作用のほかに，鎮痛，解熱，抗血小板作用などのを示すのが普通である．アスピリンやインドメタシン，イブプロフェンなどが含まれる（表3.4）．スルピリンやアセトアミノフェンなどにも弱い抗炎症作用があるが，これらは鎮痛解熱薬として扱われる．

1) 酸性非ステロイド性抗炎症薬

　酸性 NSAID は種々の炎症性疾患に使用されるが，とりわけ関節リウマチなどの慢性疾患に対する第一選択薬として重要である．ステロイド性抗炎症薬に比較して効果は劣るものの，副作用は比較的少なく，長期投与が可能である．

　抗炎症作用の機序は，アラキドン酸から PGs を産生する酵素であるシクロオキシゲナーゼ（COX）を阻害することにより PG 産生を低下させることによるものと考えられている．酸性 NSAID には多くの種類があり，これらは構造的にさらに細分類されている．各薬物に対する感受性は個人差が大きく，ある薬物で効果が得られない場合でも，他の薬物に変更すると効果が得られる場合がある．その際，同系統の中で変更するよりも他の異なった系統から選ぶとよい．

　酸性 NSAID に共通して認められる副作用の中で，最も頻度の高いものが消化管障害である．胃痛をはじめとした胃腸管刺激作用がよく知られており，重篤な場合には胃出血や消化性潰瘍が起こる．その他，腎・肝障害などが起こることがある．これらの副作用はいずれも消化管や腎，肝などにおける COX-1 由来の PG 産生低下に起因すると考えられている．アスピリン喘息を示す患者には，NSAID は禁忌である．また，フェナム酸やジクロフェナクはライ症候群およびインフルエンザによる死亡や脳症の原因として疑われており，我が国ではアスピリン，サリチル酸ナトリウム，ジクロフェナク，メフェナム酸などの NSAID は 15 歳未満の小児のインフルエンザや水痘に伴う発熱に対して，解熱などの目的で，原則として使用しないことになっている．

　さらに，酸性 NSAID は種々の薬物と相互作用を示すことが知られており，以下にその代表的なものを示す．

1) ワルファリンなどのクマリン系抗凝固薬や経口血糖降下薬のトルブタミドなどの作用を増強し，出血傾向や低血糖を引き起こす可能性がある．その機序としては，血漿タンパク置換や抗血小板作用との協調作用やインスリン分泌刺激作用などが関与しているものと考えられている．
2) エノキサシンなどのニューキノロン系抗菌薬との併用は中枢の抗 GABA 作用を増強するため，痙攣を誘発することがある．
3) 炭酸リチウムと併用すると，腎の PG 産生が低下することにより炭酸リチウムの腎排泄が抑制され，手指振戦や歩行失調などの中毒症状を引き起こすことがある．
4) メトトレキサート（MTX）との併用は，MTX の腎尿細管分泌の阻害や PG 産生低下による腎血流量の低下などにより MTX の血中濃度が上昇し，骨髄抑制，消化器障害，口内炎などが出現しやすくなることが知られている．

表3.4 化学構造による非ステロイド性抗炎症薬の分類

		薬物名（商品名）	作用と特徴	主な副作用	備考
酸性抗炎症薬	サリチル酸	サリチル酸ナトリウム salicylate sodium（サルソニン）	注射剤：症候性神経痛	ショック，皮膚症状，浮腫，血液障害，肝・腎障害など	禁忌：サリチル酸系薬過敏症，妊婦
		アスピリン aspirin（アスピリン，サリチゾン）	鎮痛＞消炎 抗血小板作用	ショック，出血，皮膚症状，過敏症，胃腸障害，血液・肝・腎障害，アスピリン喘息など	禁忌：サリチル酸系薬過敏症，消化性潰瘍，重篤な血液異常，肝・腎障害，心機能不全，アスピリン喘息，妊婦
	フェニル酢酸	ジクロフェナクナトリウム diclofenac sodium（ボルタレン）	比較的強力 鎮痛＜消炎	ショック，消化性潰瘍，血液障害，皮膚症状，喘息誘発，肝・腎障害など	禁忌：消化性潰瘍，重篤な血液異常，肝・腎疾患，高血圧症，心機能不全，アスピリン喘息，インフルエンザ臨床経過中の脳炎・脳症，妊婦，およびトリアムテレンとの併用（急性腎不全）など
	インドール酢酸	インドメタシン indometacin（インダシン）			
	プロピオン酸	イブプロフェン ibuprofen（ブルフェン）	消炎，鎮痛，解熱作用を均等に有する比較的副作用が少ない	ショック，血液障害，胃腸障害，皮膚症状，肝・腎障害，喘息誘発など	禁忌：消化性潰瘍，重篤な血液・肝・腎障害，高血圧症，心機能不全，アスピリン喘息，およびエノキサシン・ロメフロキサシン・ノルフロキサシン・プルリフロキサシン（フルルビプロフェン）・シプロフロキサシン（ケトプロフェン，ナプロキセン）との併用など
		フルルビプロフェン flurbiprofen（フロベン）			
		オキサプロジン oxaprozin（アルボ）	作用が持続的		
		ナプロキセン naproxen（ナイキサン）			
		ケトプロフェン ketoprofen（カピステン，オルヂス）	（SR）持続性のpH作動型製剤		
	フェナム酸（アントラニル酸）	メフェナム酸 mefenamic acid（ポンタール）	鎮痛作用が比較的強力	ショック，血液障害，胃腸障害，皮膚症状，肝・腎障害など	禁忌：消化性潰瘍，重篤な血液・肝・腎障害，アスピリン喘息
		フルフェナム酸アルミニウム flufenamic acid aluminum（オパイリン）		出血性大腸炎，発疹，消化器症状など	
	ピラゾロン	ブコローム bucolome（パラミヂン）	効果は強力で半減期も長い 尿酸排泄作用があり，痛風にも適応	消化性潰瘍，ショック，過敏症，皮膚症状，血液障害，腎・肝障害など	禁忌：消化性潰瘍，重篤な血液・肝・腎障害，アスピリン喘息

表3.4 つづき

	薬物名（商品名）	作用と特徴	主な副作用	備考
酸性抗炎症薬 オキシカム	ピロキシカム piroxicam（フェルデン，バキソ）	半減期長い 腎機能低下例には注意が必要	消化性潰瘍，ショック，過敏症，皮膚症状，血液障害，腎・肝障害	禁忌：消化性潰瘍，重篤な血液異常・肝・腎障害・心機能不全・高血圧症，妊娠末期，アスピリン喘息，リトナビルとの併用
	テノキシカム tenoxicam（チルコチル）			
プロドラッグ	ロキソプロフェンナトリウム loxoprofen sodium（ロキソニン）	プロピオン酸系のプロドラッグ 鎮痛作用が強い 消化管障害が比較的少ない	ショック，血液障害，過敏症，皮膚症状，腎・肝障害など	禁忌：消化性潰瘍，重篤な血液・肝・腎障害，心機能不全，アスピリン喘息，妊娠末期
	スリンダク sulindac（クリノリル）	インドール酢酸系のプロドラッグ 鎮痛作用強い 消化管障害が比較的少ない		
	ナブメトン nabumetone（レリフェン）	持続性プロドラッグ		
	アンピロキシカム ampiroxicam（フルカム）			
	プログルメタシンマレイン酸塩 proglumetacin maleate（ミリダシン）	インドメタシンのプロドラッグ 胃腸障害少ない	インドメタシンの項参照	インドメタシンの項参照
	インドメタシンファルネシル indometacin farnesil（インフリー）	インドメタシンのプロドラッグ 副作用軽減と特異的な局所移行性		
	アセメタシン acemetacin（ランツジール）	インドメタシンのプロドラッグ 胃腸障害軽減		
COX-2選択薬	エトドラク etodolac（ハイペン，オステラック）	COX-2にある程度の選択性を有する 消化管障害などの副作用が少ない	ショック，血液障害，過敏症，皮膚症状，腎・肝障害など	禁忌：消化性潰瘍，重篤な血液・肝・腎障害・心機能不全・高血圧症，アスピリン喘息，妊娠末期
	メロキシカム meloxicam（モービック）			
	セレコキシブ celecoxib（セレコキシブ，セレコックス）	COX-2に選択性が高く，消化管障害などの副作用が少ない	ショック，消化性潰瘍，心疾患，腎・肝・血液障害，皮膚症状など	禁忌：スルホンアミド系薬過敏症，アスピリン喘息，消化性潰瘍，重篤な肝・腎・心機能不全・冠動脈バイパス再建術，妊娠末期

表3.4 つづき

	薬物名（商品名）	作用と特徴	主な副作用	備考
塩基性抗炎症薬	チアラミド塩酸塩 tiaramide hydrochloride（ランタール）	手術後ならびに外傷後の鎮痛，消炎	ショック，過敏症，食欲不振など	禁忌：消化性潰瘍，重篤な血液・肝・腎障害，アスピリン喘息など
	エピリゾール［メピリゾール］ epirizole（メブロン）	抗リウマチ作用は少ない 副作用が比較的少ない		
	エモルファゾン emorfazone（ペントイル）			
ピラゾロン（ピリン）系解熱鎮痛薬	スルピリン sulpyrine（スルピリン，メチロン）	解熱鎮痛作用	ショック，皮膚症状，血液障害，肝・胃腸障害など	禁忌：ピラゾロン系薬過敏症，先天性G-6PD欠乏症，重篤な血液異常，肝・腎障害，緑内障，前立腺肥大など
	イソプロピルアンチピリン isopropylantipyrine（各社）			禁忌：ピラゾロン系薬過敏症
	ミグレニン migrenin（ミグレニン）			
パラアミノフェノール（非ピリン）系解熱鎮痛薬	アセトアミノフェン acetaminophen（ピリナジン，アンヒバ）	解熱鎮痛作用 比較的の安全性は高い	ショック，肝障害，皮膚症状，喘息誘発，消化器症状など	禁忌：消化性潰瘍，重篤な血液・肝・腎障害，心機能不全，アスピリン喘息

近年，消化管障害などの副作用を軽減する目的で，いわゆるプロドラッグが用いられることがある．胃腸管内では不活性であるが，吸収後に活性型に変換されるため胃腸管障害を引き起こす作用は弱い．また，炎症部位でのみ活性化されるプロドラッグも開発されてきており，そのような薬物が完成すれば，全身性の副作用が軽減される可能性がある．

2）選択的 COX-2 阻害薬

COX には COX-1 と COX-2 の二つのアイソザイムが存在する．COX-1 は多くの細胞・組織に恒常的に発現しているが，一方 COX-2 は平常時にはほとんど発現しておらず，種々の刺激により，主として炎症関連細胞などで新たに誘導される酵素である．COX-2 の発現は，特に炎症局所で顕著であることから，COX-1 を阻害することなく COX-2 のみを選択的に阻害すれば，副作用の少ない抗炎症薬になる可能性があり，その効果が期待されている．現在，臨床で使用されている NSAID の中にも，エトドラクやメロキシカムなどのように，COX-2 に対して比較的選択性の高い薬物がある．より COX-2 に選択性の高い阻害薬としてセレコキシブが開発され，欧米では既に臨床使用されている．わが国でも現在臨床試験段階にあるが，最近，選択的 COX-2 阻害薬の一つであるロフェコキシブの投与が心筋梗塞や脳卒中などの心血管系リスクを増大させることが報告され，販売が中止された．セレコキシブについては，欧米での使用および我が国での臨床試験は引き続き行われているが，選択的 COX-2 阻害薬を使用する場合は，心血管系の副作用に注意する必要がある．

3）塩基性非ステロイド性抗炎症薬

酸性のものに比較して鎮痛作用に優れるが，関節リウマチなどの異常反応性炎症に対する効果は弱く，慢性よりも急性炎症に効果がある．解熱作用も弱く，またPG産生をほとんど阻害せず，その作用機序は不明である．

4）解熱鎮痛薬

NSAID以外の解熱鎮痛薬としては，アミノピリンで代表されるピラゾロン誘導体（ピリン系）とフェナセチンに代表されるパラアミノフェノール誘導体（非ピリン系）が中心である．

① ピラゾロン（ピリン）系解熱鎮痛薬

比較的強力な解熱鎮痛作用を有している．主として感冒の解熱に用いられていたが，過敏症，重症皮膚障害，血液障害，筋注による筋硬縮などが問題になってから使用頻度は低くなっている．またアミノピリンは，食物中の亜硝酸と反応して発癌性のニトロソ化合物を形成するおそれがある．副作用としては，ショックや過敏症に注意する必要があり，その他，腎，肝，胃腸障害等が知られている．

② パラアミノフェノール（非ピリン）系解熱鎮痛薬

アスピリンに匹敵する解熱鎮痛作用を有するが，抗炎症作用は弱い．フェナセチンの代謝産物であるアセトアミノフェンは比較的安全性が高く，アスピリンとの併用で作用が増強されるなどの利点を有しており，広く用いている．また，アスピリンが禁忌である15歳未満のインフルエンザや水痘の小児に対しては好んで用いられる．一方，フェナセチンは長期投与時の腎乳頭壊死や膀胱癌などの副作用が明らかにされ，我が国では2001年に製造・販売が中止になった．副作用としては，ショック，アナフィラキシー様症状，喘息の誘発などに注意する必要がある．

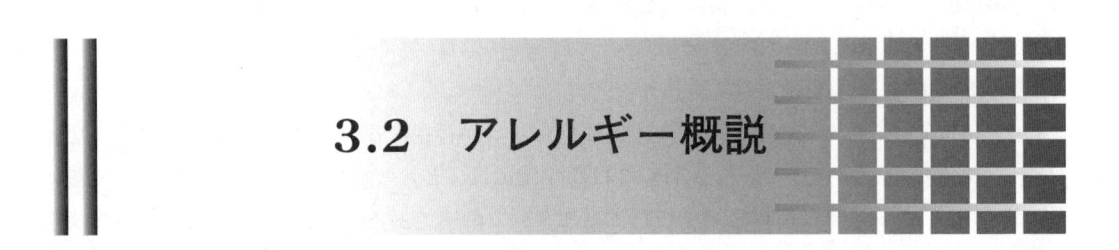

3.2 アレルギー概説

3.2.1 免疫応答

免疫は非自己と認識される異物（抗原：アレルゲン）を排除するために働く，生体防御上の不可欠な生理機能である．免疫系はB細胞で産生される抗体を中心とした体液性免疫と，T細胞を中心とした細胞性免疫に大別される．両者は共同して作用し，さまざまな機能を発現する（図3.3）．

体内に侵入した異物（外来抗原）は，まず樹状細胞やマクロファージなどの抗原提示細胞 antigen-presenting cell（APC）によって細胞内に取り込まれ，分解されて主要組織適合（遺伝子）複合抗原（主要組織適合抗原）major histocompatibility (gene) complex antigen（MHC antigen）（ヒトの場合は HLA 抗原 human leukocyte antigen）に結合し，細胞表面に送り出されて T 細胞に提示される．体液性免疫では APC 表面の MHC クラス II 上に提示した抗原を CD4

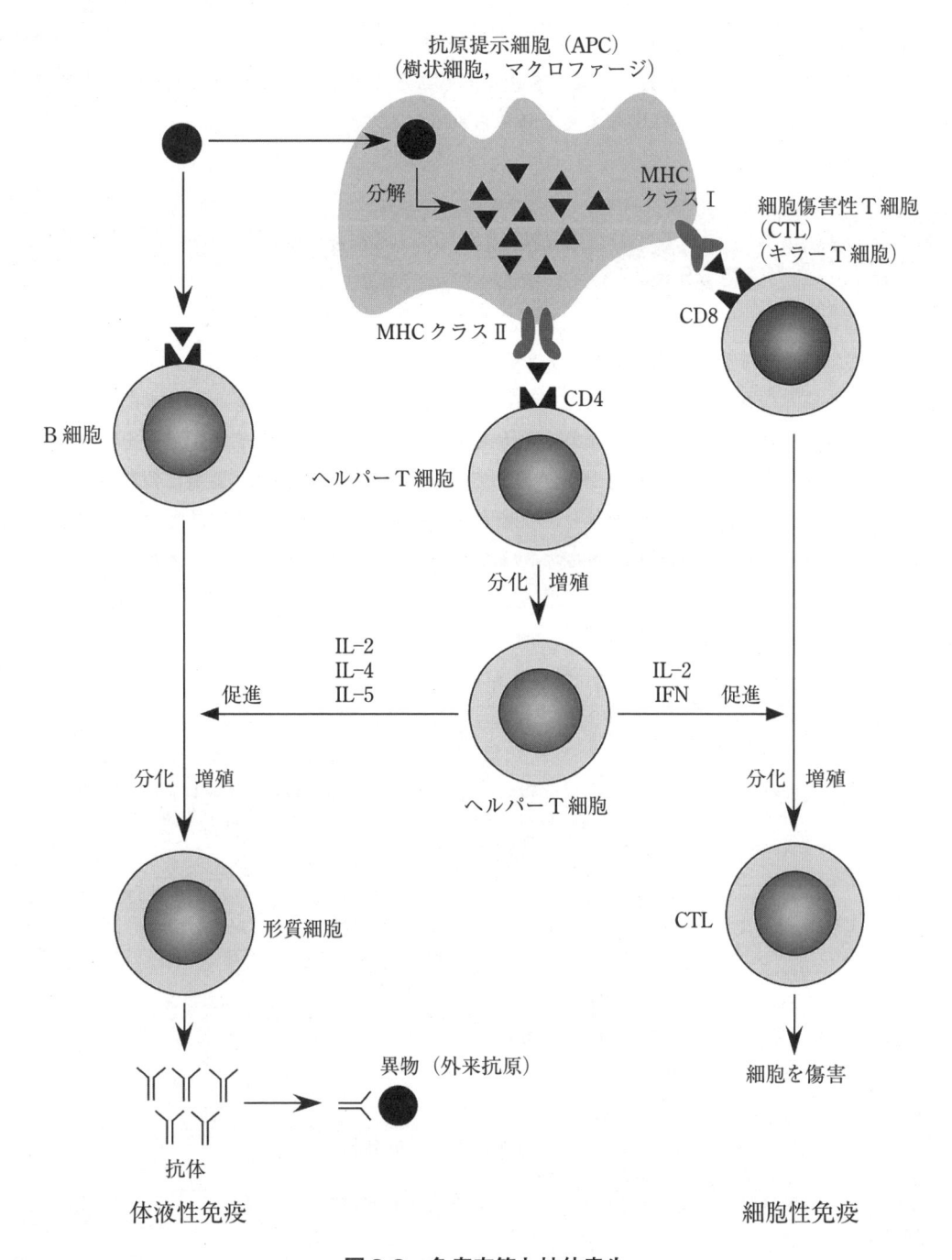

図 3.3　免疫応答と抗体産生

陽性T細胞が認識し，ヘルパーT細胞へと分化し，インターロイキン-2（IL-2）などのサイトカインを産生することにより，B細胞をIgG，IgM，IgA，IgDおよびIgEなどの抗体（免疫グロブリンimmune globulin）を産生する形質細胞にまで分化・増殖させる．一方，細胞性免疫ではAPCによりMHCクラスIを介して提示された抗原をCD8陽性T細胞が認識し，細胞傷害性T細胞 cytotoxic T lymphocyte（CTL）（またはキラーT細胞）に分化・増殖し，細胞を傷害する．また，ヘルパーT細胞は産生するサイトカインにより大きくTh1細胞とTh2細胞に分類され，前者はIL-2，インターフェロン-γ（IFN-γ）などを産生することによりCTLの成熟を促し，後者はIL-4，IL-5，IL-13などを産生することで主としてB細胞の抗体産生を刺激することによりアレルギー反応に関与すると考えられている．

3.2.2 アレルギーの分類

　免疫反応は，重要な生体防御機能であるが，ときにこの反応が過剰に起こり，自己の組織や細胞を傷害することがある．このような免疫系による生体傷害反応を，アレルギーまたは過敏症と呼ぶ．アレルギー反応はその機序によりI型からV型に分類され，またアレルギーを引き起こす抗原（アレルゲン）と接触後，反応が生じるまでの時間により即時型と遅延型に分類される（表3.5）．即時型はその発症に抗体が関与し，抗原と接触後数分で反応が現れ，数時間以内に反応が最大に達するもので，I～III型がこれに含まれる．一方，感作T細胞（エフェクターT細胞）が関与するIV型は後者に含まれ，抗原に接触後数時間以降に反応が現れ，2～3日後に最大となる．

表3.5　アレルギーの反応型と特徴

アレルギー分類	反応時間	標的細胞	対応する疾患あるいは正常反応	関与する因子 液性因子	関与する因子 細胞	関与する因子 補体
I型 アナフィラキシー型	即時型 15～30分後	肺（気管支），皮膚，鼻粘膜	花粉症，気管支喘息，じんま疹，アレルギー性鼻炎，アナフィラキシーショック	IgE抗体	肥満細胞，好塩基球	関与なし
II型 細胞傷害型	即時型	赤血球，白血球，血小板	自己免疫性溶血性貧血，顆粒球減少症，血小板減少症，グッドパスチャー症候群	IgG, IgM抗体	マクロファージ，好中球	関与あり
III型 免疫複合体型（アルサス型）	即時型 4～8時間後	血管，皮膚，関節，胃，肺	血清病，糸球体腎炎，全身性エリテマトーデス，関節リウマチ	IgG, IgM抗体	貪食細胞，多形核白血球	関与あり
IV型 遅延型，過敏症型	遅延型 24～48時間後	皮膚，肺，甲状腺，中枢神経	ツベルクリン反応，接触性皮膚炎，同種移植拒絶	サイトカイン	T細胞	関与なし
V型 刺激型	即時型	甲状腺，リンパ球，マクロファージ	グレーブス（バセドウ）病	抗レセプター抗体		関与なし

A. I型アレルギー

I型アレルギーは即時型アレルギーとも呼ばれ，IgE抗体が関与する．抗原が体内に入るとIgE抗体が産生され，血液中の肥満細胞や好塩基球の表面にあるIgE抗体のFc（fragment crystalizable）に対する受容体（Fcε受容体）に結合する．抗原が再度体内に入ると，このFcε受容体に結合したIgE抗体に結合し，この反応が引き金となって肥満細胞や好塩基球からケミ

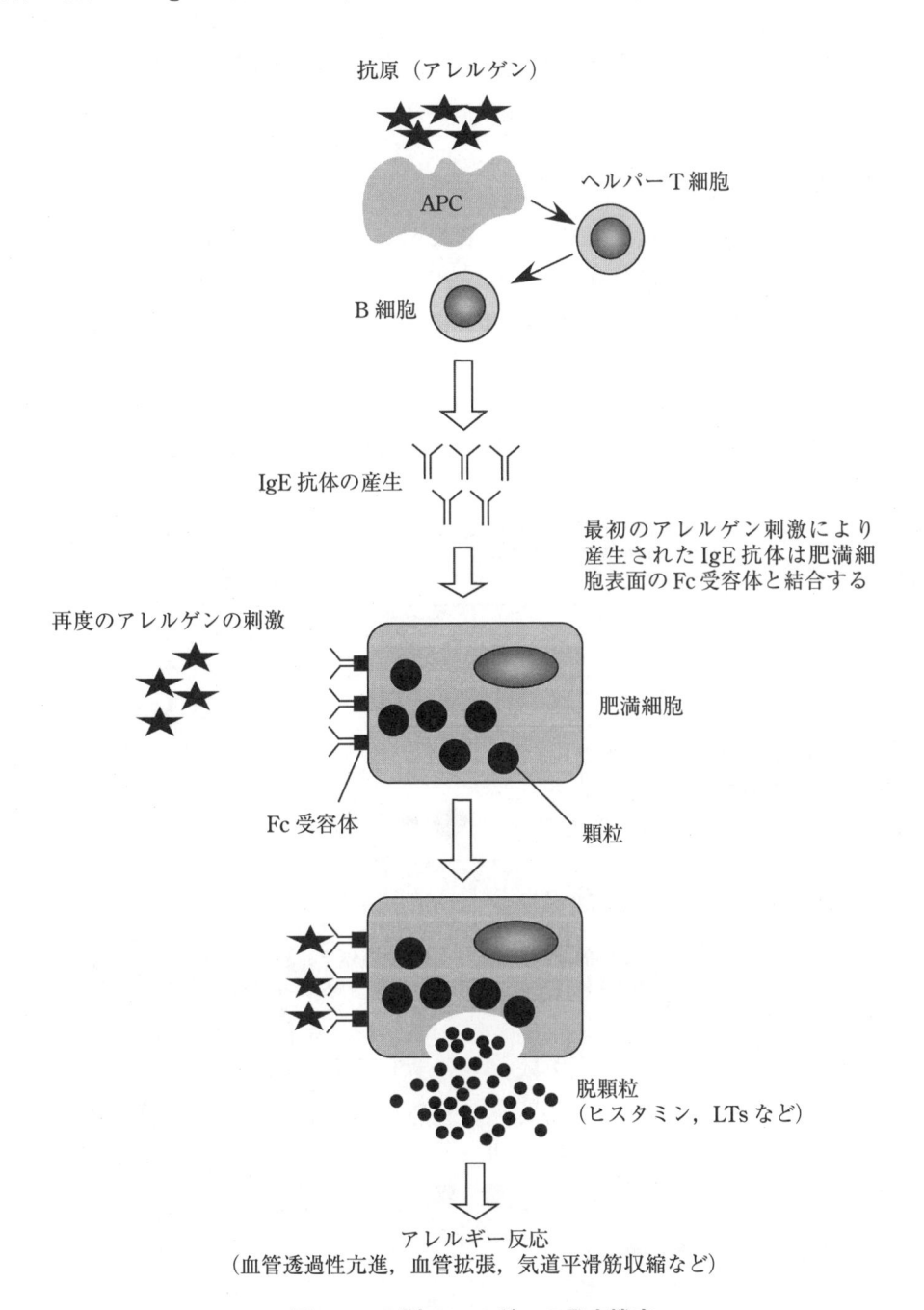

図3.4　I型アレルギーの発症機序

カルメディエーターが放出される．ケミカルメディエーターのうち，脱顆粒で細胞外に放出されるヒスタミンやセロトニンは毛細血管に作用してその透過性を高め，血管内の液性成分を血管外組織に漏出させる結果，組織の浮腫と血液障害を生じる（図3.4）．皮膚に現れた浮腫がじんま疹であるが，浮腫が咽頭に生じると呼吸障害を起こす．また，ヒスタミンの平滑筋収縮作用により気管支喘息が起こる．脱顆粒とは別にアラキドン酸代謝が亢進することによりロイコトリエン（LTs）が産生される．LTs はヒスタミンに比べて作用の発現が遅く，ゆっくりと平滑筋を収縮させる．さらに，肥満細胞や好塩基球は好酸球走化因子を放出することで好酸球を局所に集める．好酸球内の顆粒に含まれる殺菌性の塩基性タンパク質は寄生虫の傷害，排除に寄与する一方の発現が遅く，気管支喘息などの場合には組織傷害を引き起こすと考えられている．

B. Ⅱ型アレルギー

細胞に対する抗体（IgM，IgG）が体外から移入されたり，体内で産生されたりすることにより起こるアレルギー反応である．細胞膜抗原に IgG または IgM 抗体が結合することにより補体系が活性化され，その結果，細胞融解が起こる．細胞膜表面の抗原の濃度が低い場合や抗体の補体結合率が低い場合には，補体活性化による細胞融解は起こりにくく，このような場合にはマクロファージやキラー細胞（K 細胞）が補体受容体や Fc 受容体を介して抗体と結合した細胞を捕らえ，細胞を傷害して処理する（図3.5）．K 細胞による細胞傷害には IgG 抗体が必要であるこ

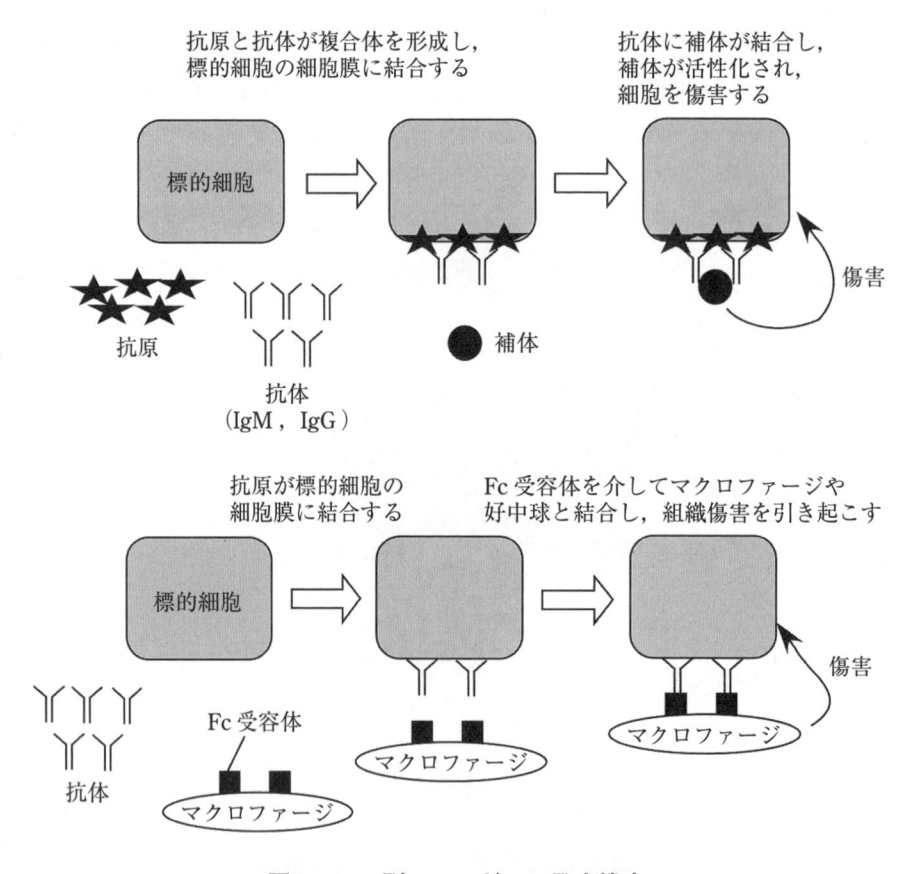

図3.5　Ⅱ型アレルギーの発症機序

とから，この反応は抗体依存性細胞傷害反応 antibody-dependent cell mediated cytotoxicity (ADCC) と呼ばれる．II型アレルギーとして血液型不適合による溶血反応がよく知られており，また自己赤血球に対する抗体の出現による自己免疫性溶血性貧血などにも関与している．

IgG 抗体が細胞表面の抗原と結合して現れる組織傷害の特殊型として，抗原がホルモンなどの受容体である場合にはV型に分類されることがある．この場合，生理的なリガンドに代わって抗体が受容体を刺激して細胞を活性化したり，逆に受容体を傷害して細胞の機能を抑制したりすることが知られている．V型アレルギーの例として，TSH 受容体に対する刺激抗体の出現による慢性甲状腺ホルモンの慢性的分泌亢進が原因で起こるバセドウ病がある．

C. III型アレルギー

可溶性抗原と IgG 抗体とが抗原-抗体複合体（免疫複合体 immune complex）を形成し，標的組織に沈着することにより傷害を起こすアレルギー反応である．生成した免疫複合体が血管壁に沈着して補体を活性化するとアナフィラトキシンや好中球走化因子が産生される．前者は肥満細胞や好塩基球に作用してヒスタミンなどのケミカルメディエーターを放出させることにより血管拡張や透過性亢進を引き起こし，また後者は好中球を集合させて脱顆粒を起こし，放出された顆粒中の酵素が組織を傷害する．III型アレルギーの例としてはアルサス Arthus 反応や血清病がよく知られており，他にも全身性エリテマトーデス（SLE）や関節リウマチ（RA）などの自己

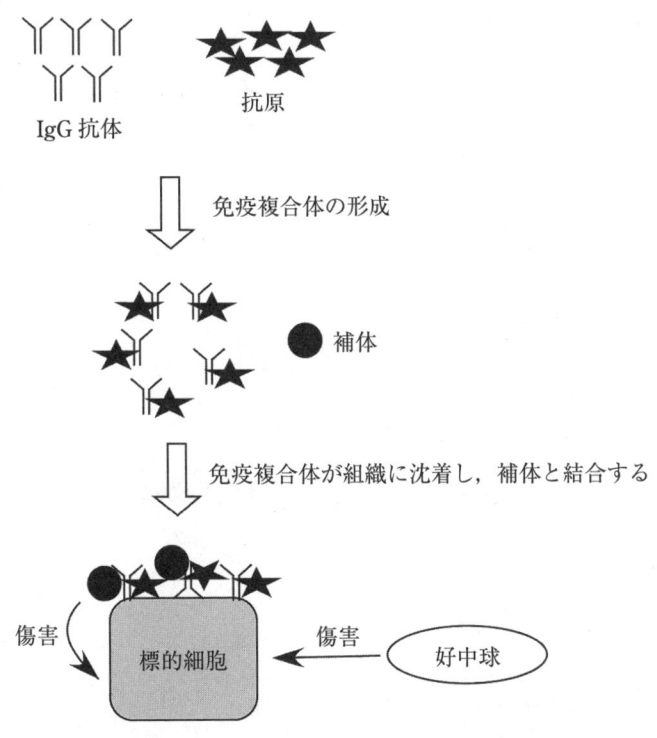

図 3.6　III型アレルギーの発症機序

免疫疾患などにも関係している（図3.6）．

アルサス反応とはウサギの皮下にウマ血清を毎週注射した際に生じる局所性の炎症反応のことである．また血清病とは，ジフテリアや破傷風などの治療のために大量に異種動物で作製した抗血清を注射した際に異種タンパク質とその抗体による免疫複合体が形成されることで起こる反応で，発熱，全身倦怠感，皮膚発疹，関節痛やリンパ節腫脹などを呈する．

D．Ⅳ型アレルギー

主として抗原で感作されたT細胞により引き起こされる反応で，抗体や補体は関与しない．感作後24時間くらい経過してから反応が出現することから，遅延型アレルギーとも呼ばれる．感作T細胞（Th1型ヘルパーT細胞）が再度抗原と接触することにより活性化されると，IFN-γや腫瘍壊死因子-β（TNF-β）などのサイトカインを産生してマクロファージの活性化を引き起こす．活性化したマクロファージは直接細胞を傷害するとともに，TNF-α，IL-1，IL-6などの炎症性サイトカインを産生して炎症反応を助長する．また，活性化された感作T細胞自身も細胞を直接傷害する．Ⅳ型アレルギーの例として，ツベルクリン反応や接触性皮膚炎がよく知られており，他にも肉芽腫性疾患や臓器特異的自己免疫疾患などにも関与している（図3.7）．

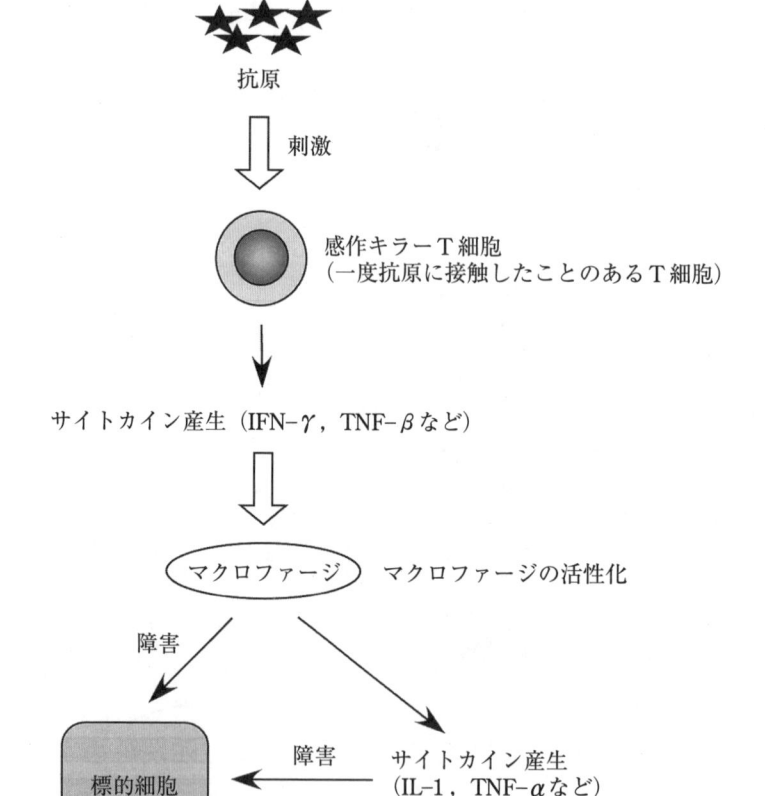

図3.7　Ⅳ型アレルギーの発症機序

3.2.3 アレルギー治療薬

アレルギー治療薬は抗ヒスタミン薬と抗アレルギー薬に大別される（表3.6）．抗ヒスタミン薬は第一世代（古典的）ヒスタミン H_1 受容体遮断薬であり，ヒスタミンによる種々の作用を抑

表3.6 アレルギー治療薬の分類と特徴

分　類		薬物名（商品名）	作用と特徴	副作用	備　考
第一世代抗ヒスタミン薬	エタノールアミン系	ジフェンヒドラミン diphenhydramine（レスタミン）	鎮静作用・止痒作用強い 抗めまい，制吐作用	抗コリン作用が強い 中枢神経抑制作用が強い	禁忌：緑内障，前立腺肥大など
		ジフェニルピラリン diphenylpyraline（ハイスタミン，プロコン）	特に止痒作用強い	過敏症，眠気，消化器症状など	
		クレマスチン clemastine（タベジール）	抗アレルギー作用 催眠作用少ない 持続性		
		ジメンヒドリナート dimenhydrinate（ドラマミン）	抗めまい作用（メニエル病，動揺病），制吐作用		禁忌：MAO阻害薬との併用，ジフェニルメタン系薬過敏症
	プロピルアミン系	クロルフェニラミン chlorpheniramine（クロダミン，アレルギン）	抗ヒスタミン作用が強力 中枢神経抑制作用が比較的少なく，第一世代抗ヒスタミン薬の中では昼間の投与に最適	ショック，痙攣・錯乱，血液障害，発疹，肝障害など	禁忌：緑内障，前立腺肥大など
		トリプロリジン triprolidine（ベネン）	即効性．最近はあまり使用されていない	過敏症，眠気，消化器症状など	
	フェノチアジン系	プロメタジン promethazine（ピレチア，ヒベルナ）	作用は緩和で，鎮静作用が強い α 遮断作用，局所麻酔作用，制吐作用，抗パーキンソン作用	抗コリン作用が強い ショック，皮膚症状，血液障害，喘息誘発，腎・肝障害など	禁忌：サリチル酸，フェノチアジン系薬過敏症，消化性潰瘍，昏睡状態，緑内障，前立腺肥大，2歳未満の乳幼児
	ピペラジン系	ヒドロキシジン hydroxyzine（アタラックス）	鎮静作用が比較的強い 抗セロトニン作用，抗ブラジキニン作用，抗コリン作用	ショック，肝障害，眠気，興奮，錯乱，消化器症状など	禁忌：ポルフィリン症，妊婦，セチリジン・ピペラジンなどの過敏症
		ホモクロルシクリジン homochlorcyclizine（ホモクロミン）	抗コリン作用	過敏症，眠気，消化器症状など	禁忌：緑内障，前立腺肥大など

表3.6 つづき

分類	薬物名（商品名）	作用と特徴	副作用	備考
（つづき）ピペリジン系	シプロヘプタジン cyproheptadine（ペリアクチン）	抗セロトニン作用，抗コリン作用，筋固縮減少作用	抗コリン作用 錯乱・幻覚，痙攣，無顆粒球症，消化器症状など	禁忌：緑内障，前立腺肥大，消化管閉塞，気管支喘息発作時など 食欲亢進・体重増加作用
抗アレルギー薬 メディエーター遊離抑制薬	クロモグリク酸ナトリウム sodium cromoglicate（インタール）	吸入，点鼻	発疹，消化器症状，咽頭刺激感など	
	トラニラスト tranilast（リザベン）	経口	膀胱炎症状，肝・腎障害など	禁忌：妊婦
第二世代抗ヒスタミン薬	ケトチフェン ketotifen（ザジテン）	作用時間長いケミカルメディエーター遊離抑制	中枢抑制，鎮静作用は多少ある痙攣・興奮，膀胱炎症状など	
	アゼラスチン azelastine（アゼプチン）	LTs，ヒスタミン産生抑制	眠気，消化器症状など	
	メキタジン mequitazine（ゼスラン，ニポラジン）	中枢抑制，鎮静作用が非常に少ない	抗コリン作用があるショック，肝障害など	
	フェキソフェナジン fexofenadine（アレグラ）	眠気少ない		禁忌：緑内障，前立腺肥大など
トロンボキサンA_2合成酵素阻害薬	オザグレル ozagrel（ベガ，ドメナン）	TX合成酵素阻害 即時型および遅延型喘息反応および気道過敏症の亢進抑制	発疹，瘙痒など	
トロンボキサンA_2受容体遮断薬	セラトロダスト seratrodast（ブロニカ）	TXA_2受容体遮断	肝障害など	
プロスタグランジンD_2・トロンボキサンA_2受容体遮断薬	ラマトロバン ramatroban（バイナス）	TXA_2による血管透過性亢進および炎症細胞浸潤を抑制	肝障害，発疹・瘙痒，出血傾向など	
ロイコトリエン受容体遮断薬	プランルカスト pranlukast（オノン）	選択的LT受容体遮断薬 気道収縮抑制作用	ショック，血液・肝障害，横紋筋融解症など	
	モンテルカスト montelukast（ジングレア，キプレス）	Cys LT_1受容体に選択的な遮断薬	アナフィラキシー様症状，血管浮腫，肝障害など	
Th2サイトカイン阻害薬	トシル酸スプラタスト suplatast tosilate（アイピーディ IPD）	IgE抗体，IL-4，IL-5産生抑制	肝障害，ネフローゼ症候群，消化器症状など	

制するが，それ以外にも中枢神経抑制作用，抗コリン作用，抗セロトニン作用などの臨床上注意が必要な作用を併せもつ．一方，抗アレルギー薬には，ケミカルメディエーター遊離抑制薬，第二世代ヒスタミン H_1 受容体遮断薬，トロンボキサン A_2（TXA_2）阻害薬，ロイコトリエン（LT）受容体遮断薬，Th2 サイトカイン阻害薬がある．クロモグリク酸ナトリウムに代表されるケミカルメディエーター遊離抑制薬が狭義の抗アレルギー薬に分類されるが，他の作用を有するものも多い．フマル酸ケトチフェンや塩酸アゼラスチンなどの第二世代ヒスタミン H_1 受容体遮断薬は，抗ヒスタミン作用に加えてケミカルメディエーター遊離抑制作用，気道反応抑制作用などを有し，第一世代の薬物に比べて中枢抑制作用や抗コリン作用が少ない．TXA_2 阻害薬には TX 合成酵素を特異的に阻害する塩酸オザグレルや，受容体への TXA_2 の結合を遮断するセラトロダストなどがあり，これらは特に遅発型アレルギー反応に有効である．LT 受容体遮断薬（プランルカスト水和物，モンテルカストナトリウム）は，LTs の作用を介する気道収縮反応や血管透過性亢進作用などを特異的に抑制する．トシル酸スプラタストは，Th2 細胞によって産生される IL-4，IL-5 などの Th2 サイトカインの産生を抑制し，また肥満細胞などからのケミカルメディエーターの遊離を抑制することにより，抗アレルギー作用を示す．

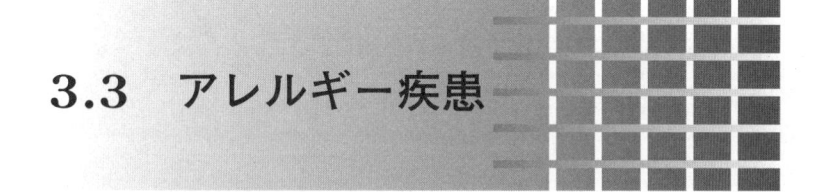

3.3 アレルギー疾患

3.3.1 じんま疹 Urticaria

3.3.1.1 病態と症状

じんま疹は，かゆみとともに皮膚真皮上層における限局性の発赤を伴う膨疹が突然出現し，数時間後には消失する皮疹である．じんま疹の発症には肥満細胞から放出されるヒスタミンなどのケミカルメディエーターが関与しており，毛細血管の透過性が亢進することにより血漿成分が真皮組織に移行するために膨疹となる．じんま疹の原因あるいは誘因はさまざまであるが，大きくアレルギー性と非アレルギー性に分けられる．アレルギー性の場合は，主として IgE 抗体を介する I 型アレルギー反応が関与するが，免疫複合体形成の結果生成されるアナフィラトキシンによる肥満細胞刺激など，I 型アレルギー反応以外の機序も関与する場合がある．アレルゲンとして，サバなどの魚，牛乳，鶏卵，そば，木の実，薬剤，ダニ，ハウスダストなどが知られている．一方，非アレルギー性の場合は，機械的刺激（圧迫など），温度刺激（寒冷じんま疹など），日光刺激（光線過敏症など）などの物理的因子や薬剤や薬品などによる化学的因子，さらには心理的因子などにより起こる（図 3.8）．

図3.8 じんま疹の発症機序

3.3.1.2 薬物治療

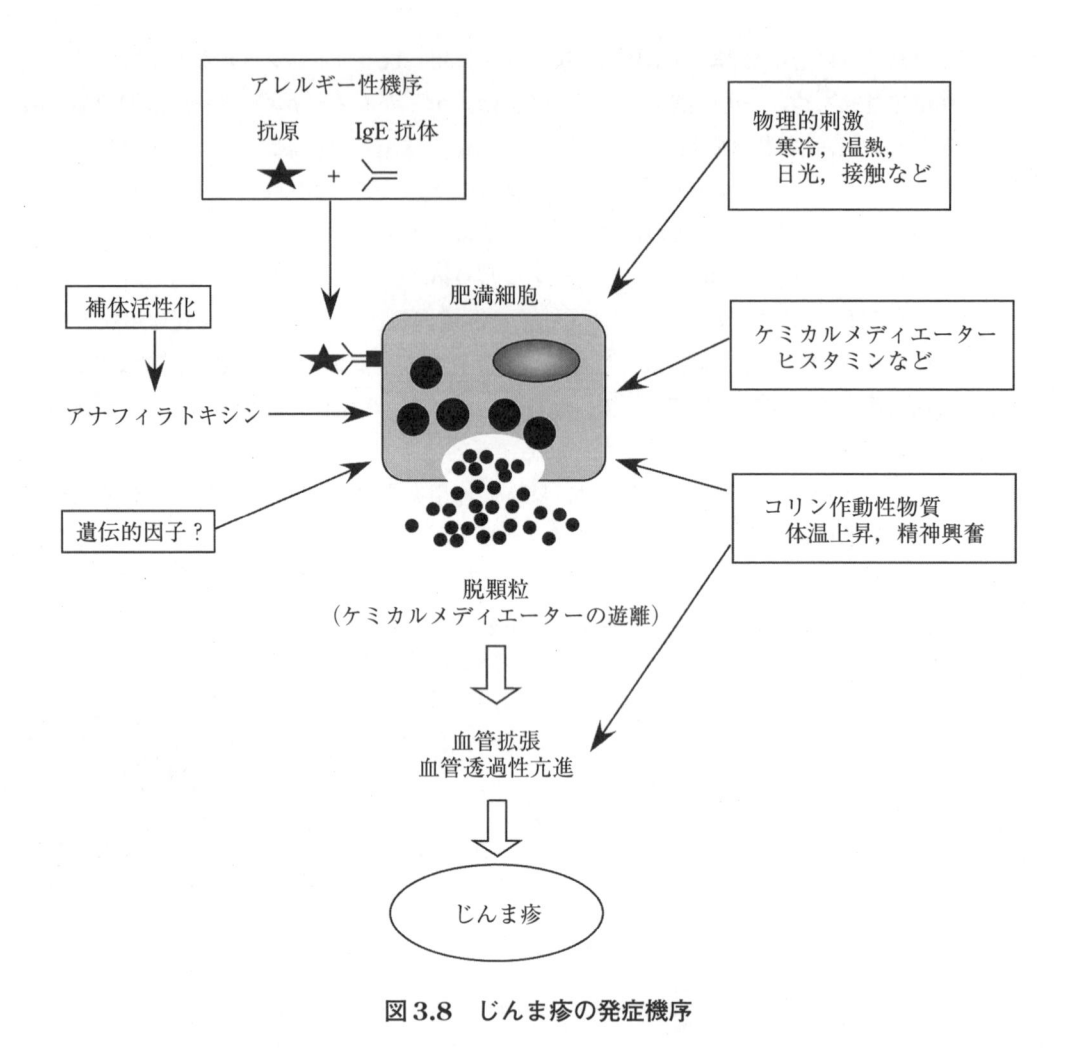

　じんま疹の原因を特定し，それを取り除くことが最も重要であるが，原因が不明の場合には抗ヒスタミン薬や抗アレルギー薬が投与される．また，これらの薬物で効果が不十分な場合は，短期間の副腎皮質ステロイド薬の経口（全身）投与を行う．

3.3.2　光線過敏症 Photosensitive dermatitis

3.3.2.1　病態と症状

　光線過敏症は，健常人では反応しない通常量の光線に曝されることにより異常かつ過剰な反応

表3.7 光線過敏症の病態

	光毒性反応	光アレルギー反応
発生頻度	高い	低い
感作期間	不要	必要
必要薬物量	多い	少ない
症状	日焼け	多形性湿疹
再発	なし	あり
交互反応	なし	あり

を起こす病態で，光線の当たる部位に紅斑，小水疱を主徴とする皮疹を生じる．光線過敏症には，光毒性反応と光アレルギー反応の2種類の病態が関与すると考えられている．光毒性反応は，皮膚内に蓄積した薬物がその物質の吸収波長の光を照射されることにより励起される結果，DNA合成障害などを起こすものである．一方，光アレルギー反応は，光照射を受けた物質（薬物など）が光化学反応により不安定な構造に変化し，タンパク質と結合することで完全抗原となり，皮膚内で抗体を産生して感作状態となるものである．表3.7に示すように，両者の臨床症状には差がみられる．また，光線過敏症の原因または誘因は外因性と内因性に分けられ，外因性は光エネルギーによって活性化される光感作物質が外因的に皮膚に到達して発症するものであり，一方，内因性は生体内に元々存在するある種の物質の産生低下，代謝異常あるいは原因不明の異常が原因となって発症するものである．

3.3.2.2 薬物治療

外因性のものは原因除去と日光を避けるような生活指導が基本となる．内因性のものに関しては，遮光に留意した生活指導を行う．いずれの場合も必要に応じて薬物治療を行い，効力の異なる副腎皮質ステロイド外用薬を病態と症状に応じて選択して塗布する．皮膚炎が重篤な場合には，副腎皮質ステロイド薬を短期間経口投与する．光接触皮膚炎および薬物性光過敏症の急性期などには，必要に応じて抗アレルギー薬や抗ヒスタミン薬を経口投与する．また，重症例ではアザチオプリンやシクロスポリンなどの免疫抑制薬が用いられることもある．

3.3.3 アトピー性皮膚炎 Atopic dermatitis

3.3.3.1 病態と症状

アトピー性皮膚炎は，増悪・寛解を繰り返す，そう痒のある湿疹を主病変とする疾患であり，患者の多くはアトピー素因をもつ．アトピー素因とは，家族歴・既往歴（気管支喘息，アレルギー性鼻炎，アトピー性皮膚炎のうちいずれか，あるいは複数の疾患），そしてIgE抗体を産生しやすい体質のことである．発症率は乳幼児で高く，小児期から成人へと経過するに従って次第に

治癒していくことが多い．従来，アトピー性皮膚炎はIgE抗体と肥満細胞を介するⅠ型アレルギー反応と考えられてきたが，近年，皮膚表面より侵入した抗原が表皮ランゲルハンス細胞表面に存在するIgE抗体に特異的に結合し，ランゲルハンス細胞が皮膚のヘルパーT細胞に接触して外来抗原を提示する結果，Ⅳ型アレルギー反応が引き起こされて生じるという機序も存在することが明らかになってきた．

3.3.3.2 薬物治療

増悪と軽快を繰り返して慢性の経過をたどるため，外用ステロイド薬を中心に根気強く皮膚炎の治療を続ける必要がある．また，可能な限り原因抗原を除去することや，皮膚のバリア機能を正常化するためのスキンケアも重要である．薬物治療は対症療法が主体であり，かゆみを除去するために抗ヒスタミン薬や抗アレルギー薬が使用される．重症例に対しては，副腎皮質ステロイド薬や精神安定薬を短期間使用することもある．

外用ステロイド薬は局所の抗炎症効果の強さにより5段階に分類されているが（表3.8），吸収性に差があるため，必ずしも強さだけでは効果を予測できない．したがって，症状の重篤度と作用の強さの他，塗布部位，塗布方法，剤形などにより外用ステロイド薬を選択する．足底などの皮膚角質層の厚い部位では吸収が悪く，顔面，頸部，陰部などの薄い部位では吸収が良い．乳

表3.8 副腎皮質ステロイド外用薬の分類

分　類	ステロイド薬（商品名）
Strongest（最強）	クロベタゾールプロピオン酸エステル clobetasol propionate ［0.05％］（デルモベート） ジフロラゾン酢酸エステル diflorasone diacetate ［0.05％］（ジフラール，ダイアコート）
Very strong（かなり強力）	デキサメタゾンプロピオン酸エステル dexamethasone propionate ［0.1％］（メサデルム） ベタメタゾンジプロピオン酸エステル betamethasone dipropionate ［0.064％］（リンデロン-DP） ジフルプレドナート difluprednate ［0.05％］（マイザー） アムシノニド amcinonide ［0.1％］（ビスダーム） フルオシノニド fluocinonide ［0.05％］（トプシム）
Strong（強力）	ベタメタゾン吉草酸エステル betamethasone valerate ［0.12％］（リンデロン-V，ベトネベート） ベクロメタゾンプロピオン酸エステル beclometasone dipropionate ［0.025％］（プロパデルム） デキサメタゾン吉草酸エステル dexamethasone valerate ［0.12％］（ザルックス，ボアラ） プレドニゾロン吉草酸エステル酢酸エステル prednisolone valerate acetate ［0.3％］（リドメックス）
Medium（中程度）	トリアムシノロンアセトニド triamcinolone acetonide ［0.1％］（ケナコルト-A，レダコート） ヒドロコルチゾン酪酸エステル hydrocortisone butyrate ［0.1％］（ロコイド，プランコーン） アルクロメタゾンプロピオン酸エステル alclometasone dipropionate ［0.1％］（アルメタ）
Weak（弱い）	デキサメタゾン dexamethasone ［0.1％］（デキサメサゾン） プレドニゾロン prednisolone ［0.5％］（プレドニゾロン，デルポPD） ヒドロコルチゾン hydrocortisone （オイラックスH）

児の場合は，大人と比べて一般に吸収が良好で，副作用が出やすい．また，同じステロイド薬でも，単純塗布と密封包帯療法 occlusive dressing technique（ODT）などの塗布方法の違いや，軟膏，クリーム，ローションなどの剤形の違いにより吸収性が異なり，効果に差がみられる．免疫抑制薬であるタクロリムス水和物 tacrolimus hydrate の軟膏剤（プロトピック）も有効性は高く，副腎皮質ステロイド外用薬では効果が不十分な場合や副作用によりステロイド薬が使用できない場合等に使用される．しかし，本剤使用によるリンパ腫と皮膚癌発生に関する情報を十分に説明し，理解と同意を得た上で使用することが義務づけられている．

3.3.4 接触性皮膚炎 Contact dermatitis

3.3.4.1 病態と症状

接触性皮膚炎とは，いわゆる「かぶれ」と称されるものであり，外来性の刺激物が直接皮膚に反復接触することにより生体が感作されて発症する．接触物質が皮膚から吸収されて皮膚組織内のタンパク質や脂質と結合して抗原性を獲得し，アレルギー性の皮膚病変を起こすもので，IV型（遅延型）アレルギー反応が関与する．感作抗原は多種多様であり，ウルシ，ギンナンなどの植物成分をはじめ，工業用材料，薬品，化粧品，繊維，金属などが知られている．皮膚の感作には数年を要するのが普通であるが，感作能の強いものでは接触後2～3週間で発症することもある．真皮の軽度の変化から表皮の破壊をもたらす場合まであり，強いかゆみと灼熱感を伴う．典型的な病変は多型性湿疹様の変化であり，紅斑，丘疹，表皮剥離，浮腫，膿皮を形成する．慢性型のものでは乾燥，肥厚もみられる．

3.3.4.2 薬物治療

原因の除去が重要である．アトピー性皮膚炎の場合と同様に，薬物療法は対症療法が主体であり，かゆみの症状を除去するために抗ヒスタミン薬や抗アレルギー薬を経口投与したり，副腎皮質ステロイド外用薬を局所に塗布したりする．重症例では副腎皮質ステロイド薬の経口投与が行われる．

3.3.5 アレルギー性結膜炎

3.3.5.1 病態と症状

アレルギー性結膜炎は，花粉，ダニ，ハウスダスト，動物の毛などがアレルゲンとなり，結膜

で起こるアレルギー性の炎症である．これらのアレルゲンは眼瞼結膜内の肥満細胞の細胞膜上に結合している特異的IgE抗体に結合してI型アレルギー反応を起こし，肥満細胞からヒスタミンやロイコトリエンなどのケミカルメディエーターを遊離させることで炎症を惹起する．主な症状は，強い目のかゆみ，結膜の浮腫・充血，および流涙であるが，くしゃみ，鼻水，鼻づまりなどを症状とするアレルギー性鼻炎を併発することが多い．

3.3.5.2 薬物治療

まず，アレルゲンとの接触回避を試みる．薬物療法には，抗ヒスタミン薬やケミカルメディエーターの遊離を抑制する抗アレルギー薬，および副腎皮質ステロイド薬の点眼剤が使用される．

3.3.6 アレルギー性鼻炎

3.3.6.1 病態と症状

　花粉，ダニ，ハウスダストなどのアレルゲンが鼻粘膜に付着することによって起こる鼻粘膜のアレルギー性炎症であり，くしゃみ，鼻汁，鼻閉の3大症状がみられる．発症の時期により，通年性アレルギー性鼻炎と季節性アレルギー性鼻炎に分類されるが，前者ではハウスダストやダニ，後者ではスギなどの花粉が主なアレルゲンとなる．アレルギー性鼻炎の発症にはI型アレルギー反応が関与している（図3.9）．鼻腔に侵入したアレルゲンが鼻粘膜に付着すると，鼻粘膜中の肥満細胞や好塩基球の表面に存在する特異的IgE抗体と結合して抗原抗体反応が起こり，その結果これらの細胞からヒスタミンなどのケミカルメディエーターが放出されて，くしゃみ発作，鼻汁分泌亢進，鼻粘膜浮腫などのアレルギー反応が生じる．ヒスタミンやLTsにより鼻粘膜中の三叉神経終末が刺激させることによりくしゃみ中枢が刺激され，くしゃみが誘発される．また，分泌中枢へも刺激が伝わるため，副交感神経のビディアン神経を介して鼻分泌腺が刺激されて鼻汁分泌が亢進する．さらに，ケミカルメディエーターによる鼻粘膜血管の拡張および透過性亢進により鼻閉が生じる．これらの反応はアレルゲンに曝露されてから数十分以内に発現する即時型アレルギー反応である．

　一方，肥満細胞や好塩基球より放出されたLTsや血小板活性化因子 platelet-activating factor（PAF）などによって好酸球や好中球の遊走が起こり，これらの細胞からさらにヒスタミンやPAFが放出されて，鼻閉などの症状が惹起される．この反応は，アレルゲンに曝露されてから6時間くらい経過してから起こる遅発反応である．アレルギー性鼻炎には，その他，サイトカインを産生するヘルパーT細胞も関与しているものと考えられている．

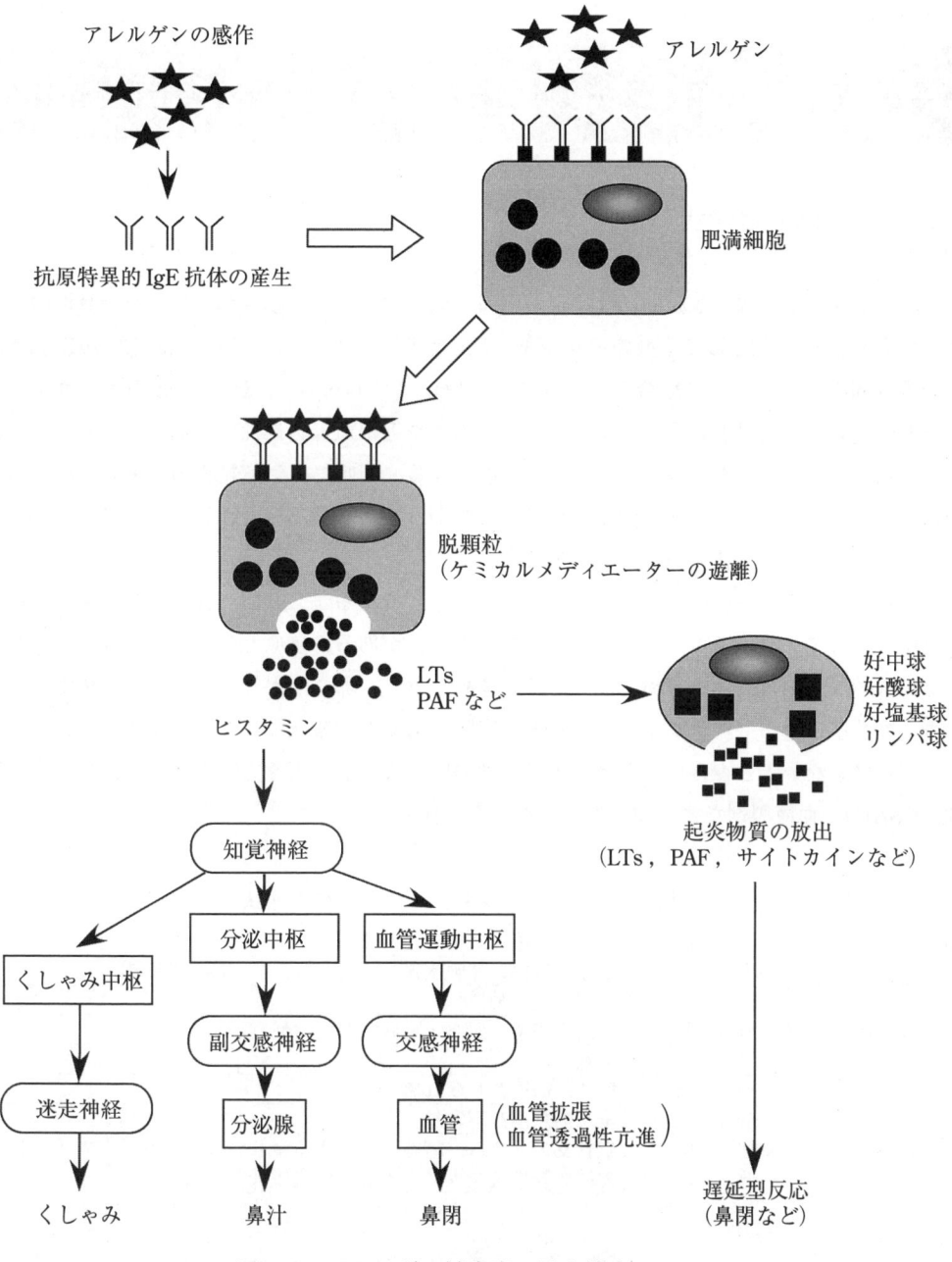

図3.9 アレルギー性鼻炎の発症機序

3.3.6.2 薬物治療

アレルゲンからの回避が重要である．薬物療法には局所点鼻薬と内服薬が用いられる．前者には副腎皮質ステロイド薬や抗コリン薬，抗アレルギー薬があり，後者には抗ヒスタミン薬や抗アレルギー薬などがある．

3.3.7 アナフィラキシーショック Anaphylactic shock

3.3.7.1 病態と症状

　アナフィラキシーは，臨床的には特定の要因抗原などにより惹起された急速な全身性のアレルギー反応を指し，主としてⅠ型のアレルギー反応が関与している．抗原と特異的IgE抗体が全身の肥満細胞や好塩基球に結合し，ヒスタミンやロイコトリエン，PAFなどのケミカルメディエーターが大量に遊離されることにより，血管拡張や毛細血管透過性の亢進が起こり，末梢血管抵抗が低下し，血漿量も減少してショック状態となる．同時に，気道粘膜の浮腫および肺血管透過性の亢進などが起こり，呼吸困難を来す．したがって，循環不全と呼吸不全がアナフィラキシーショックの病態の主体である（表3.9）．

　多くの場合，抗原は経静脈的に投与された薬物などであるが，経口，経皮，経気道的に投与された場合にもアナフィラキシーショックが起こることがある．抗原として，ペニシリン系およびセフェム系抗生物質，ハチ毒およびヘビ毒，エビ，カニ，卵などが知られている．また，非アレルギー性機序による"アナフィラキシー様反応"もあるが，臨床的にはアナフィラキシーショックと区別できないことが多い．非アレルギー性機序によるものの原因物質としては，ヨード造影剤，NSAID，血液製剤などが知られている（表3.10）．

表3.9　アナフィラキシーショックの症状

前駆症状	皮　　膚	痒み，熱感，潮紅，じんま疹
	呼　　吸	咽頭閉塞感，呼吸困難，くしゃみ，咳，胸部苦悶感
	循　　環	心悸亢進，動悸
	消 化 器	口内違和感，悪心・嘔吐，腹痛，便意
	泌 尿 器	尿意
	神　　経	四肢，口周囲しびれ感
	全身症状	全身倦怠感，不安感
致命的症状	呼　　吸	気管支スパスム，咽頭浮腫による激しい呼吸困難，チアノーゼ
	循　　環	末梢血管抵抗減少による著しい血圧低下，循環虚脱

表3.10　アナフィラキシーの分類と原因物質

分　類	原因物質
アナフィラキシー	抗生物質（ペニシリンなど） 異種タンパク質 （異種抗血清，ホルモン，ハチ毒，アレルゲン）
アナフィラキシー様反応	ヨード造影剤（ケミカルメディエーター遊離促進） NSAID（アラキドン酸代謝物の増加） 血液製剤（免疫複合体形成，補体活性化：Ⅲ型アレルギー）

3.3.7.2　薬物治療

アナフィラキシーショック発症時には，気道確保が最優先事項である．まず，仰臥位にし，前頸部を引き上げて舌根沈下を防止する．患者が自発換気不能の場合には，気管内挿管して100％酸素で人工呼吸を行う．咽頭浮腫が強く，アドレナリンに反応せず，気管内挿管できない場合には気管切開などの外科的処置が必要となる．薬物療法としてはアドレナリン（0.1％）が最も重要な薬剤である．気管支拡張（β作用），気道浮腫の改善（α_1作用による血管収縮），血圧上昇（α_1作用による血管収縮とβ_1作用による心機能亢進）を目的として，皮下あるいは筋肉注射で用いられる．

また，血圧・循環血液量の維持の目的で，年齢，体格，心疾患の有無などに応じて，ソルビトール加乳酸リンゲル液500〜1000 mLを点滴静注する．補液で血圧が維持できない場合にはドパミンを投与する．

気道狭窄がある場合には，テオフィリンの静注を行う．テオフィリンに反応しないときは，β_2刺激薬の吸入を行う．

副腎皮質ステロイドは即効性ではないが，アナフィラキシーによる炎症反応を抑制し，再発を予防する効果が期待できる．

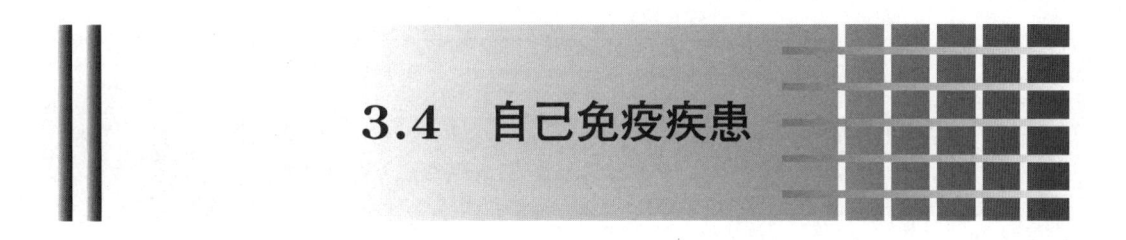

3.4　自己免疫疾患

自己免疫 autoimmunity とは，自己成分に対して体液性または細胞性免疫反応が起こることであり，自己免疫疾患は自己抗体や自己成分に感作されたリンパ球が自己の組織を障害することにより生じる．正常では，自己成分には免疫反応を起こさない（免疫寛容）が，何らかの原因で免疫寛容が崩れ，自己成分に対する抗体（自己抗体）が産生されて免疫反応を起こし，生体の器官，組織に障害を来すようになる疾患を自己免疫疾患と呼ぶ．自己免疫疾患には臓器特異的および臓器非特異的（全身性）自己免疫疾患に大別される．

A. 臓器特異的自己免疫疾患

臓器特異的自己免疫疾患は，特定の器官・組織成分に対して特異的に作用する自己抗体の出現によって起こる．代表的なものに，甲状腺サイログロブリンやミクロソームに対する自己抗体による慢性甲状腺炎（橋本病），アセチルコリン受容体に対する自己抗体による重症筋無力症，膵島β細胞に対する自己個体によるⅠ型糖尿病，胃の内因子に対する自己抗体による悪性貧血，赤血球や血小板に対する自己抗体による自己免疫性溶血性貧血や特発性血小板減少性紫斑病などがある．

B. 臓器非特異的（全身性）自己免疫疾患

臓器非特異的自己免疫疾患は，特定の臓器に限ることなく，全身の臓器・組織に対して共通の自己抗体が出現することにより起こる．この際，自己抗原と自己抗体の免疫複合体が皮膚や血管，腎臓などに沈着して病変を起こす．代表的なものに，DNAや核抗原に対する抗体による全身性エリテマトーデス（SLE）やリウマトイド因子の出現による関節リウマチがある．

参　考

膠原病 collagen disease（こうげんびょう）

　膠原病とは，全身の膠原（コラーゲン）線維にフィブリノイド変性がみられる疾患群の総称であり，膠原線維のみならず，全身の結合組織に病変が認められることから結合組織病とも呼ばれる．膠原病では種々の自己抗体が証明されており，全身性の自己免疫疾患である．代表的な膠原病に，全身性エリテマトーデス（SLE），強皮症（全身性硬化症（PSS）），皮膚筋炎（DM），関節リウマチ（RA），リウマチ熱（RF），結節性多発動脈炎（PN）の6疾患があり，その他シェーグレン症候群（SjS）やベーチェット病なども病態や病像が膠原病に似ていることから，膠原病近縁疾患と呼ばれる．

3.4.1　関節リウマチ Rheumatoid arthritis（RA）

慢性かつ進行性の多発性関節炎を主徴とする全身性の結合組織の自己免疫疾患であり，関節に最も顕著な症状が現れる．

3.4.1.1　病態と症状

　好発年齢は30〜40歳であり，女性に多い（わが国のRA患者の男女比は1：4以上である）．RAの病因は不明であるが，70〜80％の患者の血清および骨髄中にリウマトイド因子 rheumatoid factor（RF）が認められている．RFはIgGに対する自己抗体であり，IgGと結合して免疫複合体を形成することにより自己免疫を活性化すると考えられている．また，RAが多発する家系があることなどから，遺伝的要因も示唆されている．現在，最も有力視されている原因はウイルス感染であり，これにより免疫系の変調が生じて，RAの発症に繋がると推定されているが，確証はなく，また原因ウイルスも特定されていない．

　RAの発症機序にはⅢ型アレルギーが関与しており，細胞性および体液性免疫反応の両者の関連が想定されている（図3.10）．未知の病因によって，滑膜細胞やマクロファージが刺激されることにより種々のサイトカインが産生される．また，滑膜のB細胞から産生されたリウマトイ

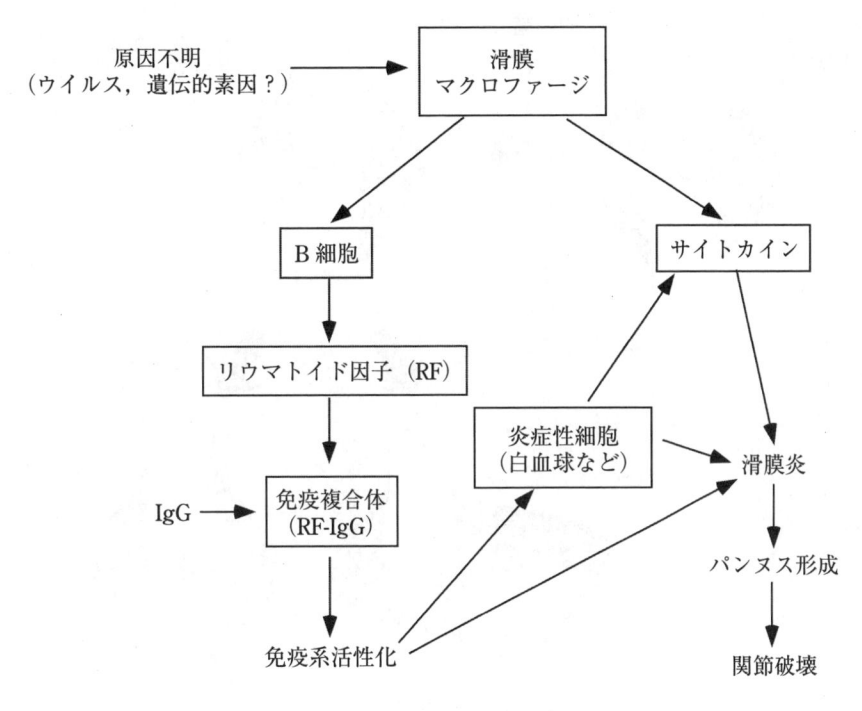

図 3.10 RA の病態

ド因子は IgG と結合して免疫複合体を形成することにより免疫系を活性化し，好中球などにおけるサイトカイン産生が亢進する．これらのサイトカインが滑膜の増殖を促進し，さらに滑膜に炎症性細胞の浸潤が生じ，血管と線維芽細胞が増殖して肉芽組織を形成する．増大した肉芽組織が繊毛様に肥厚し（パンヌス），これが軟骨を吸収して骨を破壊することで慢性関節炎を生じ，関節破壊が進むものと考えられている．

A. 関節症状

発症初期には多発性および対称性の関節痛と腫脹が特徴的であり，一般的には指や手の関節にこわばりがみられることが多い．朝のこわばりも特徴的で，手指に限らず，肩，膝などにもみられ，その持続時間は RA の活動性に依存する．RA の進行に伴い，関節包や靱帯の弛緩，拘縮が起こり，筋腱のバランスが乱れることにより，関節の可動域の制限や変形が現れる（図 3.11）．典型的な変形は，手指では白鳥の首変形，足では外反母趾である．

B. 関節外症状

全身症状は，全身倦怠感，微熱などであり，しばしばリンパ節に腫脹が生じる．また，RA 患者の 20 %に皮下結節（リウマトイド結節）がみられるが，RA 上に特徴的な所見として診断基準の一つとなっている．その他，間質性肺炎，心膜炎，乾性角結膜炎，口腔乾燥症，腎障害，貧血，骨粗鬆症などがみられることがある．

RA の診断は臨床症状と検査所見の組合せによって行われており，現在は 1987 年改訂のアメリカ・リウマチ学会（ACR）の診断基準が広く用いられている（表 3.11）．一般的血液検査で

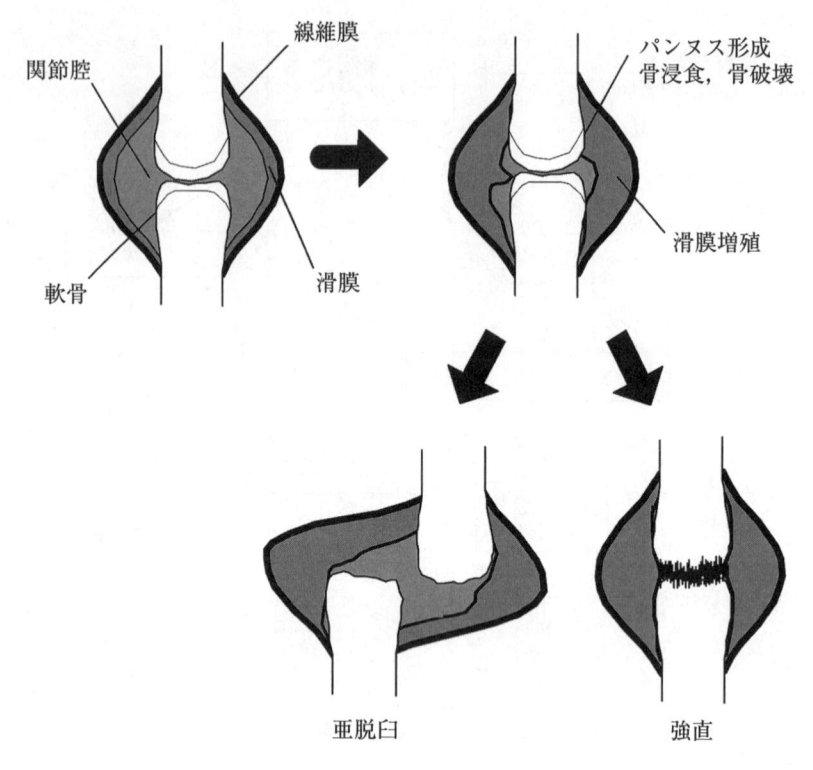

図3.11 関節病変の進行

表3.11 1987年改訂アメリカ・リウマチ学会（ACR）の関節リウマチの診断基準

1. 少なくとも1時間以上持続する朝のこわばり
2. 同時に三つ以上の関節領域に認められる関節腫脹
3. 手，MCP，PIPの3関節領域のうち少なくとも1領域以上にみられる腫脹
4. 対称性関節腫脹
5. 皮下結節（骨突出部，伸側表面あるいは関節近傍の皮下結節）
6. 血清リウマトイド因子陽性
7. 手・指関節の典型的X線像

以上7項目中4項目を満たすものをRAと診断する．第1〜4項目は少なくとも6週間以上持続することが必要．
なお，関節領域とは左右のMCP，PIP，手，肘，膝，足，MTP関節の14領域をいう．
MCP：中手指節関節，PIP：近位指節関節，MTP：中足趾節関節

は，赤沈の亢進，CRP（炎症性タンパク質）値の上昇などの炎症反応が陽性となるのが普通であり，いずれもRAの活動性を反映する指標とされている．RFはIgGのFc部分と特異的に反応する自己抗体であり，主にIgMクラスに属する．RFはRA患者の70〜80％に認められるが，RF陰性のRA患者も存在しており，またRA以外の疾患でも陽性を示す場合がある．最近ではIgGクラスのRFも測定されており，IgMクラスのRFよりもRAの重篤度との相関性が高いといわれる．X線検査はRAの病期分類（Steinbrocker分類）（表3.12）の基準として用いられており，初期には軟部組織の腫脹，関節周囲の骨萎縮，関節辺縁のびらんがみられ，進行するとほとんどの症例において関節裂隙の狭小化，関節面の破壊などがみられる．

表 3.12　関節リウマチの病期分類（Steinbrocker 分類）

Stage I．初期
＊1．X線写真上に骨破壊像なし．
　2．X線学的に，ときに骨萎縮．

Stage II．中等度
＊1．X線学的に軽度の軟骨下骨の破壊を伴う，あるいは伴わない萎縮がある．
　2．関節運動は制限されていてもよいが，関節変形はない．
　3．関節周辺の筋萎縮がある．
　4．結節および腱鞘炎のような関節外軟組織の病変はあってもよい．

Stage III．高度進行期
＊1．骨萎縮のほかにX線学的軟骨および骨の破壊がある．
＊2．亜脱臼，尺側変異，あるいは過進展のような関節変形がある．
　3．強度の筋萎縮がある．
　4．結節および腱鞘炎のような関節外組織の病変があってもよい．

Stage IV．末期
＊1．線維性あるいは骨性強直がある．
　2．それ以外は Stage III の基準を満たす．

＊印のある基準項目は，特にその病期あるいは進行度で患者を分類するためには必ずなければならない項目である．

3.4.1.2　薬物治療

　RA の根本的治療法はなく，現時点での治療の基本は，病因の免疫異常を是正することが主体となっている関節炎をできる限り抑制し，関節破壊の進展を防ぐとともに，疼痛を軽減し，日常生活動作 activity of daily living（ADL）を確保することにより，筋萎縮を防止し，患者の生活の質 Quality of Life（QOL）の向上を図ることが目標である．治療方法は，図 3.12 に示すピラミッド型の方針に沿って治療が進められる．すなわち，患者の生活指導や教育および関節機能を維持するための運動療法や炎症所見の強い場合には，安静や保温などの基礎療法ピラミッドの底辺とし，その上に薬物療法，さらには外科的治療へと段階的に進むのが一般的である．

　薬物療法における第一選択薬は NSAID であり，十分な効果が得られない場合や RA の診断が確定した場合には，疾患修飾性抗リウマチ薬 disease modifing anti-rheumatic drug（DMARD）および副腎皮質ステロイド薬を使用する．DMARD は効果の発現が緩徐であるが，RA の自然経過を変え得る薬物であり，NSAID と併用されることが多い．炎症の強い関節が少数の場合には副腎皮質ステロイド薬の関節腔内投与が行われることもある．さらに，症状にあわせて免疫抑制薬や生物学的製剤が使用される．

　近年，RA の治療は大きく変化してきている．従来の薬物療法は，副作用の少ない薬物，多くは NSAID や弱い DMARD を選択し，半年程度経過を観察して効果が不十分な場合に，副作用の頻度は上がるが，効果の期待できる薬剤へと切り替えていき，それでも効果が不十分な場合にステロイド薬や免疫抑制薬の使用を考慮するというものであった．しかし，この方法では関節破壊の防止や機能維持に有効でないこと，また予想以上に NSAID の副作用頻度が高いことなどか

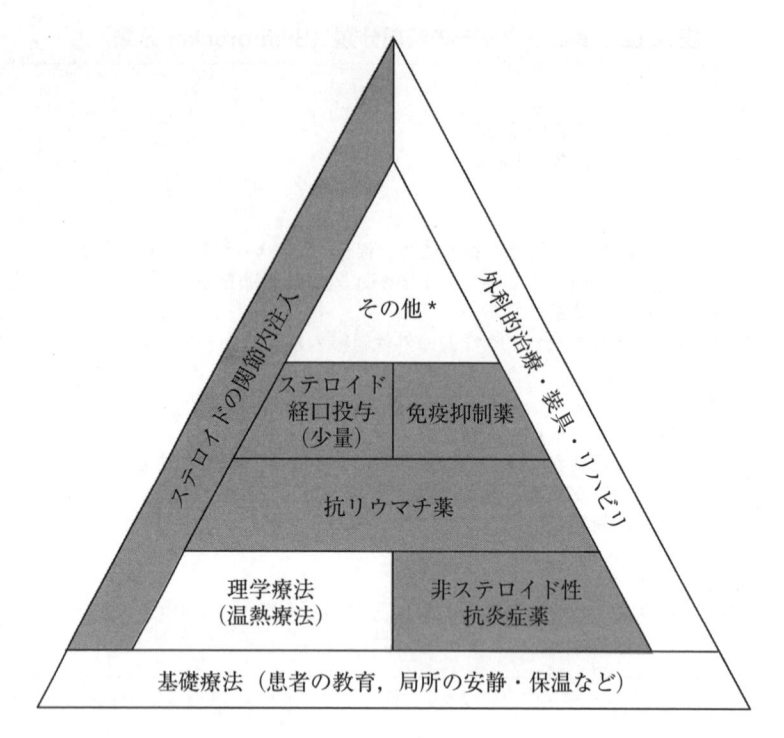

図3.12 関節リウマチのピラミッド型治療方針

ら，RAと診断後は早期から効果の高いDMARDを積極的に使用する治療が主体となり，これを"逆ピラミッド"と称することもある．2002年にアメリカ・リウマチ学会（ACR）はRAの新しい治療ガイドラインを示した（図3.13）．RA診断後3か月以内にDMARDの使用を開始し，NSAIDはDMARDの効果が出現するまでの"橋渡し"として使用する．また，ステロイド薬は活動性抑制や関節破壊抑制効果が再確認され，活動性の高い症例では，短期間，低用量または局所で使用することを考慮する．DMARDの使用においては，従来は効果が少ないものの副作用も少ないものから使用されたが，現在では副作用のリスクを有しながらも早期から確実な臨床効果の期待できるものを早期から使用する．現在最も治療効果が期待できると推奨されるDMARDは，メトトレキサート，ブシラミン，サラゾスルファピリジンであり，これにレフルノミドやRAに適応追加となったタクロリムス，さらにはインフリキシマブやエタネルセプトなどの生物学的製剤が注目されている．

3.4.1.3 治療薬各論

A. 疾患修飾性抗リウマチ薬（DMARD）

疾患修飾性抗リウマチ薬 disease modifing anti-rheumatic drugs（DMARD）は，RA治療

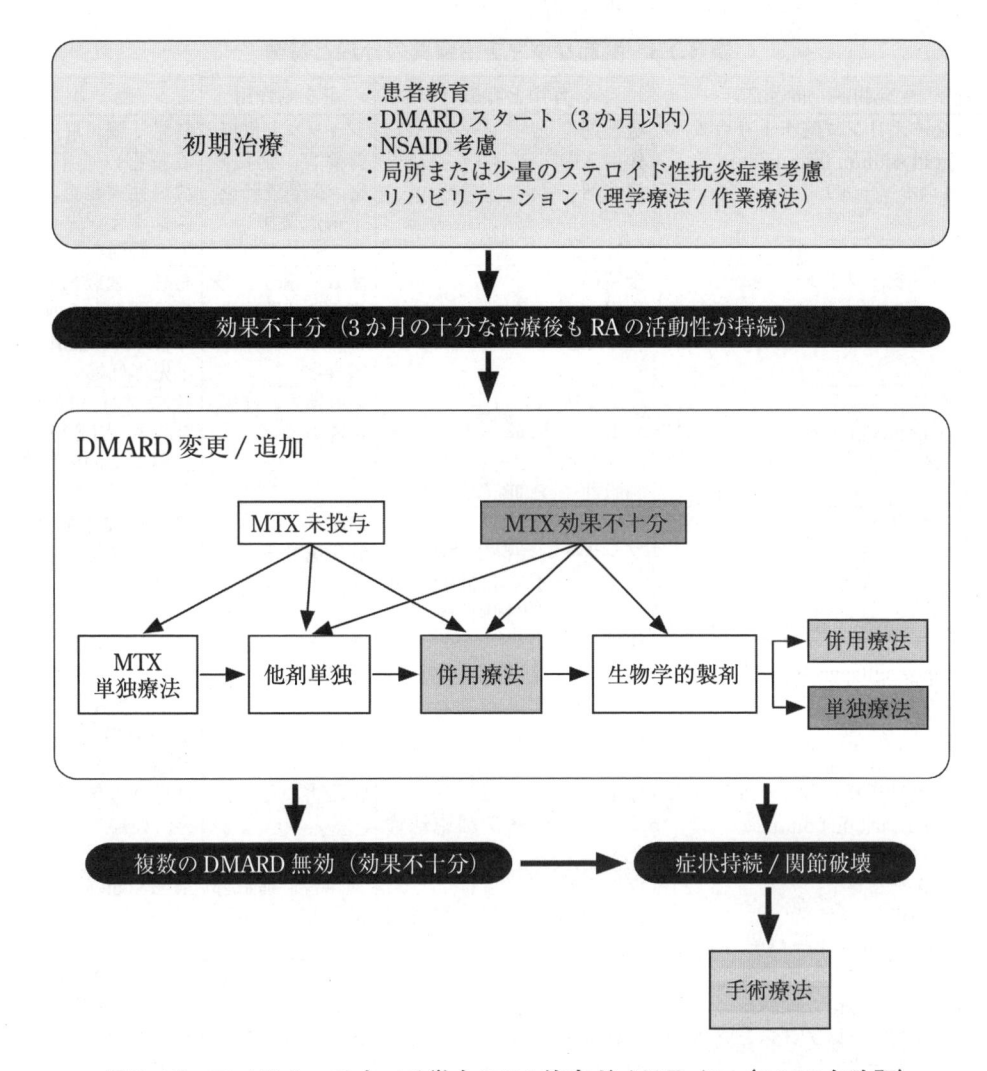

図3.13　アメリカ・リウマチ学会のRA治療ガイドライン（2002年改訂）

における中心的な薬物である．DMARDは，炎症自体を抑える作用は弱いものの，免疫担当細胞や炎症細胞に作用して，RAにおける免疫異常を改善し，RAの活動性をコントロールすることで治療効果を発揮する．DMARDには即効性はないが，効果の持続が比較的長く，長期にわたってRAの活動性を抑制することが可能である．寛解導入薬，免疫調整薬，あるいは遅効性抗リウマチ薬とも呼ばれる（表3.13）．

B. 免疫調整薬

1）金製剤

金チオリンゴ酸ナトリウム（GST）は最も古くから使用されている抗リウマチ薬である．消化管からの吸収がほとんどなく，筋注投与される．効果は強く，骨破壊の抑制効果はMTXと同等であるが，筋注投与の煩雑さや副作用の発現頻度が他のDMARDと比べて高いことなどから，使用頻度は減少しつつある．副作用として皮疹，口内炎，腎障害が多くみられ，また重篤な副作

表3.13 関節リウマチ治療薬の分類と特徴

分類	薬物名（商品名）	作用と特徴	主な副作用	備考
免疫調整薬	金チオリンゴ酸ナトリウム gold sodium thiomalate （シオゾール）	金製剤 作用：中 筋注剤	ショック，皮疹，腎障害，血液障害，間質性肺炎，下痢，便秘	禁忌：腎・肝・血液障害，心不全，潰瘍性大腸炎，ペニシラミンとの併用，妊婦など
	オーラノフィン auranofin （リドーラ）	金製剤 作用：弱 経口金製剤	間質性肺炎，皮疹，消化器症状，腎・肝・血液障害など	禁忌：金製剤過敏症，腎・肝・血液障害，消化性潰瘍，小児，妊婦
	ペニシラミン D-penicillamine （メタルカプターゼ）	作用：中 キレート形成作用（ウィルソン病など） 細胞性免疫抑制作用	血液障害，皮疹，腎障害など	禁忌：血液障害，腎障害，SLE患者，金製剤との併用など
	ブシラミン bucillamine （リマチル）	作用：中 ブシラミン類似化合物 ヘルパーT細胞抑制，サプレッサーT細胞活性化	血液障害，腎・肝障害など	禁忌：血液障害，骨髄機能低下，腎障害
	サラゾスルファピリジン salazosulfapyridine （アザルフィジンEN）	作用：中 腸溶剤 T細胞・マクロファージに作用	血液障害，皮疹，腎障害など	禁忌：サルファ剤・サリチル酸系薬過敏症，新生児など 腸溶剤のみRAに適応
	ロベンザリットニナトリウム lobenzarit disodium （カルフェニール）	作用：弱 サプレッサーT細胞活性化	腎障害など	禁忌：重篤な腎障害，妊婦
	アクタリット actarit （オークル，モーバー）	作用：弱 Ⅲ型・Ⅳ型アレルギー反応抑制	腎障害，血液障害など	禁忌：妊婦，授乳婦
免疫抑制薬	メトトレキサート methotrexate（MTX） （リウマトレックス，メソトレキセート）	作用：強 葉酸代謝拮抗薬 抗体産生・リンパ球増殖抑制など	ショック，間質性肺炎，骨髄・腎・肝障害など	禁忌：妊婦，骨髄抑制，肝・腎障害，授乳婦など
	レフルノミド leflunomide （アラバ）	作用：強 ピリミジン代謝阻害薬 プロドラッグ	アナフィラキシー様症状，皮膚・肝・骨髄障害，下痢，感染症，間質性肺炎など	禁忌：妊婦，慢性肝疾患
	タクロリムス水和物 tacrolimus hydrate （プログラフ）	作用：中 骨髄障害が少ない IL-2産生阻害	心疾患，血液・腎障害，高血圧，糖尿病など	禁忌：シクロスポリン・ボセンタン・K保持利尿薬との併用，妊婦
	ミゾリビン mizoribine （プレディニン）	作用：弱 プリン代謝阻害 リンパ系細胞増殖抑制，骨髄抑制や肝障害が軽微	骨髄抑制，感染症，腎・肝障害，消化器障害，高尿酸血症など	禁忌：白血球数3000以下，妊婦
生物学的製剤	インフリキシマブ infliximab （レミケード）	作用：中 抗ヒトTNF-αモノクローナル抗体 MTXとの併用が必須	感染症（結核など），肝障害など	禁忌：重篤な感染症，結核，うっ血性心不全など
	エタネルセプト etanercept （エンブレル）	作用：中 完全ヒト型遺伝子組換え可溶性TNF受容体-Fc融合タンパク	感染症（結核など），血液障害など	禁忌：敗血症，重篤な感染症，結核，うっ血性心不全など

用に血液障害や間質性肺炎などがある．中等度以上のRAが適応となる．

　オーラノフィンは経口金製剤であり，長期投与が可能であるが，効果の面ではGSTに劣る．重篤な副作用はGSTや他のDMARDと比べて低く，軽度で早期のRAに有効である．副作用としては，下痢・軟便の頻度が多く，腎・肝障害や骨髄障害，間質性肺炎などがみられることがある．

　金製剤には免疫調整作用と免疫抑制作用があり，その作用機序は明らかではないが，マクロファージや白血球による貪食とリソソーム酵素の放出を抑制し，リウマトイド因子や免疫グロブリンを低下させるなどの作用を有することが知られている．

2）ペニシラミン penicillamine

　GSTの無効例に用いられるが，副作用の発現頻度は高く，かつ無顆粒球症，重症筋無力症，ネフローゼ症候群などの重篤なものがあり，RAに対する使用頻度は減っている．キレート形成作用があることから，銅代謝異常であるWilson病や重金属中毒にも用いられる．作用機序は不明であるが，ヘルパーT細胞の抑制作用や，リウマトイド因子の産生低下作用などが知られている．副作用として，血液障害や腎障害，皮膚症状（発疹）などがみられることが多い．また本剤と金製剤，特にGSTとは，共通する副作用があることから併用は禁忌である．

3）ブシラミン bucillamine

　ペニシラミンと類似の構造を有し，作用機序もほぼ同様と考えられているが，効果はより強く，D-ペニシラミンに比べて重篤な副作用が少ないため，活動性および進行性例に対して繁用されており，わが国で最も使用頻度の高いDMARDの一つとなっている．副作用として，消化器症状（食欲不振，悪心，嘔吐，下痢），皮膚粘膜症状（皮疹，口内炎，味覚障害），腎障害が現れる頻度が高い．頻度は低いものの間質性肺炎，血液障害（白血球減少症，血小板減少症），肝障害などが認められることもある．

4）サラゾスルファピリジン salazosulfapyridine

　本剤は潰瘍性大腸炎の適応であったが，近年，腸溶剤のみRAにも用いられるようになった．5-アミノサリチル酸とスルファピリジンに分解されて吸収されるが，5-アミノサリチル酸に抗炎症作用があると考えられている（6.3.3参照）．RAの場合は，炎症性腸疾患の場合よりも低用量で有効である．効果は比較的強く，効果発現も速やかであり，また重篤な副作用も少ない．副作用としては胃腸障害が多いが，皮疹，肝障害，白血球減少症が起こることもある．比較的早期の，軽度～中等度のRAが適応となる．

5）ロベンザリット lobenzarit

　化学構造的には，NSAIDのメフェナム酸やフルフェナム酸類似のアントラニル酸誘導体であるが，急性炎症に対する抑制作用やプロスタグランジン産生阻害作用は認められない．効果は他のDMARDに比べて弱く，遅効性である．副作用としては腎障害が問題であり，他に皮膚障害，消化管障害などが現れることがある．効果が弱いにもかかわらず，重大な副作用が多いことか

ら，使用頻度は低下している．

6）アクタリット actarit

効果は他の抗リウマチ薬に比べて弱く，遅効性であり，また副作用の頻度も低いことから，早期の軽度 RA がより適応となる．副作用としては，胃腸障害，皮疹が主なもので，まれに肝・腎障害や白血球減少症がみられる．

C. 免疫抑制薬 immunosuppressants

薬理学的には免疫抑制薬に分類されることが多いが，RA に対する適応があるため，DMARD に分類されることもある．現在わが国で RA に対して適応があるのは，メトトレキサート，ミゾリビン，レフルミドおよびタクロリムスである．アザチオプリン，シクロホスファミドは，RA に対して適応外で使用されることがあり，またシクロスポリンは，現在，RA に対する臨床試験を実施中である．

1）メトトレキサート methotrexate（MTX）

葉酸代謝拮抗薬であり，RA に対する有効性が高い．欧米では関節破壊を抑制する目的で RA の早期から積極的に用いることが望ましいとされているが，わが国では他剤無効の難治性または重症の RA が適応となっている．用法としては，通常，1週間単位の服用量を MTX として 6 mg（最大で 8 mg まで）とし，初日から 2 日目にかけて 12 時間間隔で 3 回経口投与し，その後 5 日間は休薬する．これを 1 週間ごとに繰り返す．副作用に，胃腸障害，口内炎，脱毛，肝障害などがあり，重篤なものとしては，間質性肺炎，骨髄障害，リンパ腫の発生などがある．

2）レフルノミド leflunomide（LFM）

2003 年に RA に対して承認されたピリミジン代謝阻害薬で，MTX と同等またはそれ以上の効果を発揮する．ゆえに本薬は，MTX の効果が不十分か副作用のために使用できない比較的重度の症例が適応となる．本薬は活性代謝産物が有効性を示すプロドラッグであり，また腸肝循環により，胆汁から排泄された活性代謝物が活性型のまま再吸収されるため，血中半減期は 15 ～ 18 日と非常に長いのが特徴である．したがって，本剤による重篤な副作用が発現した場合には，投与を中止するとともに，コレスチラミンの投与により腸肝循環を阻害する必要がある．副作用としては，肝障害の発生頻度が高く，肝不全や肝壊死などの重篤なものも報告されている．他に間質性肺炎，骨髄障害，下痢，脱毛，血圧上昇，便秘などがある．

3）ミゾリビン mizoribine

腎移植後の拒絶反応を抑制する免疫抑制薬として開発されたが，RA に対しても使用される．効果は他の DMARD に比べて弱く，遅効性であるが，副作用は比較的少ない．副作用には消化器症状（悪心，嘔吐，下痢など），皮膚粘膜症状（皮疹，口内炎），発熱，倦怠感などがあるが，特有なものとして高尿酸血症がみられることがある．

4）タクロリムス水和物 tacrolimus hydrate

わが国で開発された臓器移植の際に使用される標準的免疫抑制薬であるが，2005年にRAへの適応が承認された．移植後に使用する量の半分程度で有効であり，他の免疫抑制薬でしばしば問題となる骨髄障害が少ない．しかし，腎障害や高血圧，糖尿病などの副作用に注意が必要である．

D．生物学的製剤

RAに関与するサイトカインなどを選択的に抑制することを目的として，遺伝子組換え技術により開発された抗体あるいは融合タンパク質である．現在のところ，インフリキシマブおよびエタネルセプトが承認されており，いずれも注射剤である．他に，抗TNF-α抗体であるアダリムマブや抗IL-6受容体抗体であるアトリズマブなどが現在臨床試験中である．

1）インフリキシマブ infliximab

マウス・ヒトキメラ型TNF-αモノクローナル抗体で，クローン病の治療薬として使用されていたが，2003年にRAに対する適応が承認された．効果の増強とインフリキシマブに対する抗体の産生を抑制するため，MTXとの併用が必須である．副作用として，軽度ではあるが，本剤の点滴投与時に一過性の頭痛や嘔気が生じる頻度が高く，まれにアナフィラキシーショックを生じることもある．また，感染症に対する注意は必要であり，特に結核の再燃に注意を要する．

2）エタネルセプト etanercept

2005年にRAに対する適応が承認されたヒト型遺伝子組換え可溶性TNF受容体-Fc融合タンパク質で，TNF-αおよびTNF-βを特異的に中和する．ヒト由来の成分のみであるため，投与時の有害反応が少なく，また抗体産生も生じないことなどから，単独投与も可能である．副作用としては，急性感染症，特に結核の再燃に注意が必要である．

3.4.2　全身性エリテマトーデス Systemic lupus erythematosus（SLE）

臓器非特異的な自己免疫疾患であり，多臓器障害性の全身性の炎症性疾患である．

3.4.2.1　病態と症状

SLEは女性に圧倒的に多く（男女比約1：10），特に20～30歳代に好発する．詳細な機序は不明であるが，抗核抗体などの自己抗体を産生することによるIII型アレルギーが関与すると考えられている．血中でDNAと抗DNA抗体が結合し，DNA-抗DNA抗体複合体が形成され，組織に沈着し，種々のサイトカイン産生，補体やキラーT細胞などの活性化により組織破壊を引き起こす．

初発時の三大症状として，紅斑，発熱，多発性関節炎があげられる．個人差が大きく，単独の臓器症状を呈する場合もある．

a. 全身症状：全身性炎症のため発症時には易疲労感，発熱，体重減少を伴う．
b. 皮膚・粘膜：80％以上の患者で皮膚や粘膜へのDNA－抗DNA抗体複合体の沈着が認められ，鼻根部を中心にした両側の頬に左右対称の蝶形紅斑が現れる（活動性の指標となる）．
c. 血管：DNA－抗DNA抗体複合体の血管への沈着により，指先の血行障害や血管炎を主徴とするレイノー症状が認められる．
d. 関節症状：DNA－抗DNA抗体複合体の関節腔内への沈着により，多発性および移動性の関節炎を発症し，関節痛が生じる．しかし，RAとは異なり，関節破壊や高度の変形には至らず，他覚的所見に乏しいのが特徴である．
d. 腎障害：60～80％の患者に認められ，腎糸球体へのDNA－抗DNA抗体複合体の沈着により係蹄毛細血管壁の変成・肥厚を特徴とするループス腎炎（免疫複合体型糸球体腎炎）を発症する．持続的なタンパク尿を呈し，ネフローゼ症候群に陥りやすい．
e. 神経症状：急性活動期に一過性にけいれんと精神症状（意識障害，躁うつ症状，分裂様症状など）が高頻度でみられる．
f. 心・肺症状：50～60％の患者に胸膜炎が認められ，胸痛と咳がみられる．心膜炎も約20％の患者にみられる．

表3.14にアメリカ・リウマチ協会のSLEの診断基準を示す．白血球，血小板，赤血球の減少，タンパク尿などがみられ，血中IgGの上昇，血沈亢進およびCRP陽性を呈する．特に抗二本鎖DNA抗体と皮膚・腎生検における特徴的な変化は，診断意義が高い．

表3.14　1997年改訂アメリカ・リウマチ学会（ACR）のSLEの診断基準

1. 頬部紅斑
2. 円板状紅斑
3. 光線過敏症
4. 口腔潰瘍
5. 非びらん性関節炎
6. 漿膜炎　　　a) 胸膜炎あるいは　　　　　　　　b) 心膜炎
7. 腎障害　　　a) 0.5 g/日以上または　　　　　　 b) 3（＋）以上の持続性タンパク尿
8. 神経障害　　a) 痙攣あるいは　　　　　　　　　b) 精神障害
9. 血液異常　　a) 溶血性貧血
　　　　　　　 b) 白血球減少症（＜4,000/μL）
　　　　　　　 c) リンパ球減少症（＜1,500/μL）あるいは
　　　　　　　 d) 血小板減少症（＜100,000/μL）
10. 免疫異常　 a) LE細胞陽性
　　　　　　　 b) 抗二本鎖DNA抗体陽性
　　　　　　　 c) 抗Sm抗体陽性あるいは
　　　　　　　 d) 梅毒反応生物学的偽陽性
11. 抗核抗体

以上11項目中4項目，あるいはそれ以上を満たすものをSLEと診断する．

3.4.2.2 薬物治療

　自己免疫現象の是正が治療の理想であるが，現在のところ SLE の本態は不明であることから，増悪因子（直射日光，疲労，ストレスなど）を避け，食塩制限などの生活指導が基本となる．薬物治療には主に副腎皮質ステロイド薬が使用され，重症度や症状に合わせて NSAID や免疫抑制薬などが用いられる．

軽度 SLE（症状は微熱，関節炎，皮膚症状のみに留まっている）
　NSAID を主に使用するが，場合によっては少量（10〜20 mg/日）の副腎皮質ステロイド薬（プレドニゾロンなど）やステロイドの軟膏剤を用いる．
中等度 SLE（発熱，胸膜炎，心外膜炎，膀胱炎などを併発する）
　プレドニゾロン（30〜40 mg/日）を用いる．
重症 SLE（ループス腎炎や血小板減少，溶血性貧血などを伴う）
　高用量のプレドニゾロン（60 mg/日以上）を用いる．またステロイドパルス療法（短期大量静注療法：メチルプレドニゾロン 1 g/日を 3 日間点滴静注）を加える場合もある．ステロイド無効例や重篤な副作用のためにステロイドを使用できない場合にはアザチオプリン，シクロホスファミド，メトトレキサートやシクロスポリンなどの免疫抑制薬を用いる．

　症状が沈静化した慢性期にはプレドニゾロンの用量を漸減し，維持量として補体価，抗 DNA 抗体価が正常に保たれ，かつ再燃を防止しうる最低必要量のプレドニゾロンを使用する．

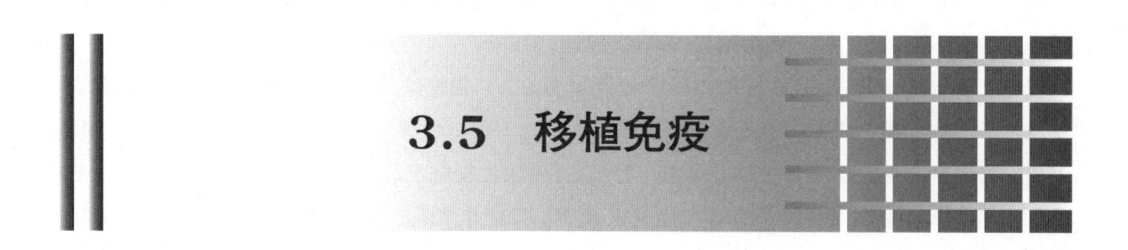

3.5　移植免疫

　通常，遺伝的背景の異なる他人の臓器や組織を移植すると拒絶反応が生じ，移植された臓器や組織は脱落してしまう．臓器や組織の移植片（graft）の供与者をドナー，graft の受容者をレシピエントと呼び，自分自身の組織を自分の他の場所に移植することを自家移植，遺伝的背景が同一の個体同士，例えば一卵性双生児間または近交系動物間での移植を同系移植と呼ぶ．一卵性双生児以外のヒト同士での移植は同種移植であり，臨床で行われる臓器移植のほとんどがこれにあたる．

　我が国では腎臓移植が最も頻度の多い移植であり，その他肝臓，膵臓，心臓などの移植が行われている．いずれの例でも HLA（ヒト主要組織適合抗原 human leukocyte antigen）および血液型 ABO が一致する組合せでの移植のほうが，それらが不一致の場合よりも生着率が高いことが知られているが，角膜移植では HLA ミスマッチの影響はあまりないとされている．以前は，臓器移植には死体からの臓器が用いられていたが（一部の生体部分移植は行われていた），1998

年に臓器移植法が制定され，脳死患者からの臓器移植が可能となった．

3.5.1 拒絶反応

拒絶反応は，臨床的には超急性拒絶反応，急性拒絶反応，および慢性拒絶反応の三つのタイプに分類される．超急性拒絶反応は移植後数分で現れる激しい拒絶反応であり，同じドナーからの2度目の移植時など，レシピエントがドナーの抗原にあらかじめ感作されているときにみられる．急性拒絶反応は，臨床で通常認められるタイプであり，臓器は移植後1～2週間で拒絶される．組織学的には移植臓器へのT細胞，NK細胞，マクロファージ，顆粒球などの浸潤と実質臓器の破壊を特徴とする．このタイプの拒絶反応はT細胞を主体とした細胞性免疫であるため，シクロスポリン，タクロリムスなどの免疫抑制薬や副腎皮質ステロイド薬などでコントロールが可能である．しかし，免疫抑制療法などにより急性拒絶反応が抑えられても，数か月から数年の経過で緩徐に移植臓器の機能が失われることがある．これを慢性拒絶反応と呼ぶ．組織学的には激しい細胞浸潤を伴わず，組織の線維化，荒廃を特徴的とする．

Graftの生着あるいは拒絶に関係する抗原は移植抗原（組織適合抗原）と呼ばれ，ヒトにおける特に強い移植抗原を主要組織適合遺伝子複合体major histocompatibility (gene) complex (MHC) またはHLA抗原ともいう．HLA-A, -B, -C領域に支配されるクラスI抗原とHLA-DR, -DP, -DQ領域に支配されるクラスII抗原がある．クラスI抗原は赤血球を除くほとんどすべての細胞組織に発現しているが，クラスII抗原は，通常，マクロファージ，B細胞，精子，内皮細胞など，特定の細胞にのみに発現している．

自己と非自己細胞を区別する能力はT細胞にある．T細胞は，他の個体の細胞を，細胞膜表面にあるMHCの違いによって認識する．移植されたドナーの臓器や組織がレシピエントのMHCと異なる場合，レシピエントのT細胞，特にCD8陽性細胞がドナーのMHCクラスI分子を認識し，細胞傷害性T細胞（CTL：キラーT細胞）に変化する．一方，CD4陽性細胞はMHCクラスII分子を認識し，ヘルパーT細胞へと分化・増殖し，IL-2などのサイトカインを産生してB細胞を活性化するとともにCD8陽性T細胞およびCTLを活性化する．

3.5.2 薬物治療

3.5.2.1 免疫抑制薬

主として臓器移植後の拒絶反応防止の目的で使用されるが，SLEやRAなどの自己免疫疾患に対しても使われることがある（図3.14）．代謝拮抗薬やアルキル化薬は免疫担当細胞に特異的な作用を有するわけではなく，一部の薬物は抗悪性腫瘍薬としても使用されている（表3.15）．

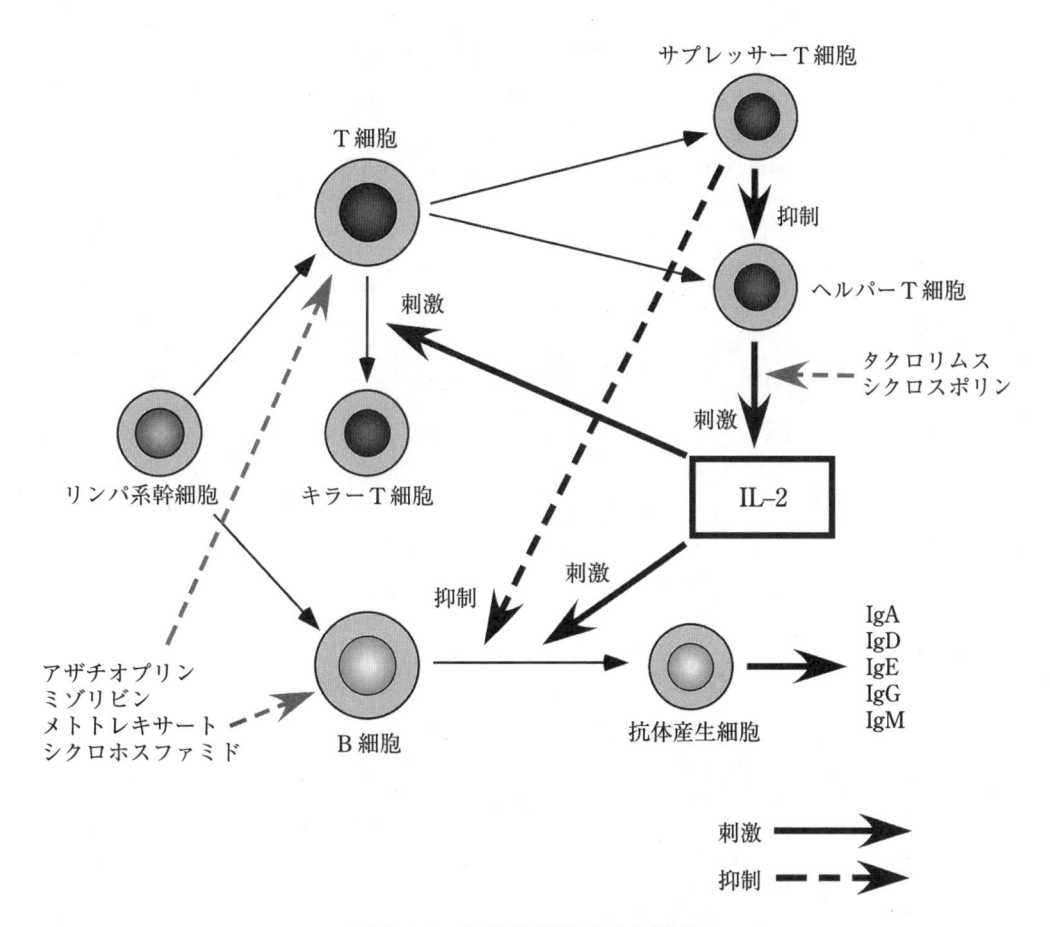

図3.14 免疫抑制薬の作用機序

A. ステロイド剤（プレドニゾロン，メチルプレドニゾロン，デキサメサゾン）

強い抗炎症作用と免疫抑制作用を示す．胸腺皮質細胞を破壊するほか，各種サイトカイン遺伝子の転写を抑制することにより，T 細胞の活性化を抑制する（第 3 章 ステロイド系抗炎症薬の項参照）．

B. 代謝拮抗薬

代謝拮抗薬は，細胞内で DNA の生合成を阻害することにより，リンパ球の分裂・増殖を抑制する．拮抗する部位により，プリン拮抗薬および葉酸拮抗薬に分けられる．アザチオプリン（生体内で 6-メルカプトプリン（6-MP）となって作用を発揮する）およびミゾリビンはプリン代謝経路を阻害することにより核酸の合成を阻害する．メトトレキサートは葉酸代謝拮抗薬であり，葉酸がテトラヒドロ葉酸に還元されるのを阻害することにより，プリン生合成を抑制する．腎移植後の拒絶反応の抑制のほか，SLE，RA をはじめとする種々の自己免疫疾患にも使用される．いずれもショック，血液障害，骨髄抑制，腎・肝障害，間質性肺炎などの重篤な副作用を有するので注意が必要である．

表3.15 免疫抑制薬の分類と特徴

分類	薬物名（商品名）	適応	作用と特徴	副作用その他	備考
代謝拮抗薬	アザチオプリン azathioprine（AZP）（イムラン，アザニン）	臓器移植時拒絶反応抑制（腎・肝・心・肺），ステロイド依存性クローン病・潰瘍性大腸炎	プリン拮抗薬 分解されて6-MPとなり作用を発揮する	ショック様症状，血液障害，感染症，肝障害など	禁忌：白血球数3000以下，妊婦，生ワクチンとの併用
	ミゾリビン mizoribine（ブレディニン）	腎移植時拒絶反応抑制，ネフローゼ症候群，ループス腎炎，RA	プリン拮抗薬 リンパ系細胞増殖抑制 骨髄抑制・肝障害作用が軽微	骨髄抑制，感染症，腎・肝障害など	禁忌：白血球数3000以下，妊婦，生ワクチンとの併用
	メトトレキサート methotrexate（MTX）（リウマトレックス）	RAなど	葉酸代謝拮抗薬 抗体産生・リンパ球増殖抑制など 抗悪性腫瘍薬	ショック，間質性肺炎，骨髄・腎・肝障害など	禁忌：妊婦，骨髄抑制，肝・腎障害，授乳婦など
アルキル化薬	シクロホスファミド cyclophosphamide（エンドキサン）	ステロイド抵抗性のSLE，血管炎症候群，ループス腎炎など	抗悪性腫瘍薬	ショック，アナフィラキシー様症状，皮膚粘膜障害，血液障害など	禁忌：ペントスタチンとの併用
生物活性物質	シクロスポリン ciclosporin（CYA）（サンディミュン，ネオーラル）	臓器移植時拒絶反応抑制（腎・肝・心・肺・骨髄移植），眼症状のあるベーチェット病，尋常性乾癬，再生不良性貧血，ネフローゼ症候群，全身型重症筋無力症など	IL-2産生阻害（カルシニューリン阻害）	腎・肝障害，中枢神経障害，感染症，血液障害，高血圧など	禁忌：生ワクチン，タクロリムス，ピタバスタチン，ボセンタンとの併用
	タクロリムス水和物 tacrolimus hydrate（プログラフ）	臓器移植時拒絶反応抑制（腎・肝・心・肺・骨髄移植），全身型重症筋無力症，RAなど		心疾患，血液・腎障害，高血圧，糖尿病など	禁忌：シクロスポリン，ボセンタン，K保持性利尿薬との併用，妊婦
	塩酸グスペリムス gusperimus hydrochloride（スパニジン）	腎移植時拒絶反応抑制		血液障害，呼吸抑制など	禁忌：妊婦，授乳婦
生物学的製剤	ムロモナブ-CD3 muromonab-CD3（オルソクローンOKT3）	腎移植後の急性拒絶反応	ヒトT細胞表面抗原CD3に対するモノクローナル抗体	アナフィラキシー，脳浮腫，感染症など	禁忌：マウス由来製品でアナフィラキシー反応，血清病，過敏症，妊婦，授乳婦
	バシリキシマブ basiliximab（シムレクト）		遺伝子組換えヒトIL-2受容体α鎖（CD25）に対するヒト・マウスキメラ型モノクローナル抗体	急性過敏症反応，感染症など	禁忌：妊婦・授乳婦，生ワクチンとの併用

C. アルキル化薬

シクロホスファミドはナイトロジェンマスタード系の抗腫瘍薬であり，DNAをアルキル化することでDNAの複製を阻害し，細胞増殖を抑制する．この作用は，特に分裂期の細胞に対して著しく，抗原刺激によって分裂増殖するリンパ球に対する作用は強い．それゆえ，免疫抑制薬としても使用される．ショック，アナフィラキシー様症状，骨髄抑制，血液障害などの重篤な副作用を有するので注意が必要である．

D. 生物活性物質

主としてT細胞からの分化・増殖に関連するIL-2などのサイトカインの産生を抑制する．シクロスポリンおよびタクロリムス（FK506という名前でも知られている）はT細胞に取り込まれた後，それぞれシクロフィリンおよびタクロリムス結合タンパク質（FKBP）と結合し，抗原認識からサイトカイン放出に至る経路のうちカルシニューリンを介する過程を阻害する．腎，肝，骨髄移植時の拒絶反応の抑制のほかに，シクロスポリンはベーチェット病，乾癬，再生不良性貧血，ネフローゼ症候群などに，またタクロリムスの軟膏剤はアトピー性皮膚炎およびRAにも使用される．いずれの薬物もショックや腎・肝障害，中枢神経障害，血液障害，感染症の誘発および増悪など重篤な副作用を有するので注意が必要であり，生ワクチンと両薬物の併用は禁忌である．また，グスペリムスはシクロスポリンやタクロリムスとは異なる機序でT細胞およびB細胞の活性化を抑制すると考えられているが，詳細な機序は不明である．主として腎移植後の拒絶反応に対して用いる．副作用に，血液障害やしびれ感，食欲不振，悪心・嘔吐，肝障害などがある．

E. 生物学的製剤（ムロモナブ-CD3，バシリキシマブ）

ムロモナブ-CD3はヒトT細胞の膜表面抗原CD3に対するモノクローナル抗体であり，またバシリキシマブはヒトIL-2受容体α鎖（CD25）に対するヒト・マウスキメラ型モノクローナル抗体である．いずれも現在は臓器移植のみに使われている．副作用としては，感染症，急性過敏症反応，血液障害，肝障害などがある．

参 考

本章は，薬学モデル・コアカリキュラム（日本薬学会，平成14年）のC14 薬物治療，(4) 疾患と薬物治療（精神疾患等），【皮膚疾患】，【骨・関節疾患】，【アレルギー・免疫疾患】，【移植医療】に含まれるSBOの修得に必要な内容を含む．

第4章 骨・関節疾患

　骨組織は一見，安定した組織で変化がないようにみえるが，破骨細胞 osteoclast による古い骨の破壊・吸収（骨吸収 bone absorption）と骨芽細胞 osteoblast による新しい骨の形成（骨形成 osteogenesis）が繰り返されることにより，動的な平衡状態が維持されている．骨のリモデリング remodeling（再構築）を支えるこれら細胞の機能は機械的刺激，ホルモン，サイトカインによる調節を受けており，骨の主要成分であるカルシウムの動態はホルモンやビタミンによって精密に調節される（表4.1）．

　老齢人口の増加とともに社会的問題となってきたのが骨粗鬆（しょう）症 osteoporosis である．骨粗鬆症は，閉経，老化，ステロイド投与などが原因となり，骨吸収の亢進と骨形成の減少によって骨強度が低下し，骨折リスクが高まっている病態である．骨リモデリングは海綿骨で盛んに行われるため，骨粗鬆症のような代謝性骨疾患は大腿骨頸部や椎骨などの海綿骨に富む組織で顕著に現れる．骨粗鬆症の薬物治療は，骨吸収抑制薬投与と骨栄養因子補充に大別される．骨吸収抑制薬にはエストロゲン製剤，カルシトニン製剤，ビスホスホネート製剤およびイプリフラボン製剤があり，骨栄養因子にはカルシウム製剤，ビタミン D_3 製剤，ビタミン K_2 製剤がある．

表4.1　ビタミンとホルモンによるカルシウムの恒常性維持

物　質	作　用	機　序
ビタミンD	血漿カルシウム上昇	消化管（Ca吸収促進） 腎臓（Ca再吸収促進） 副甲状腺（PTH合成抑制）
副甲状腺ホルモンPTH	血漿カルシウム上昇	腎臓（Ca再吸収促進） 破骨細胞（活性亢進） ビタミンD産生亢進
カルシトニン	血漿カルシウム低下	破骨細胞（活性抑制）
グルココルチコイド	骨量減少	消化管（Ca吸収抑制） 腎臓（Ca再吸収抑制） 骨芽細胞（活性抑制）

骨粗鬆症が老年性疾患であるのに対して，骨軟化症 osteomalacia は主として発達期にビタミン D の欠乏により骨の石灰化障害をきたす疾患であり，治療はビタミン D 補充療法が主体となる．

このほかに疼痛を伴う関節疾患として，関節軟骨の老化に力学的な過負荷が加わるために，骨軟骨の病的な増生がみられる変形性関節症 osteoarthritis（OA）があり，治療には NSAIDs やヒアルロン酸製剤が用いられる．

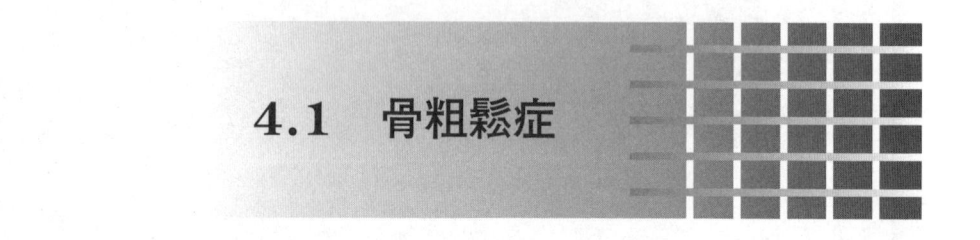

4.1 骨粗鬆症

4.1.1 病態と症状

骨粗鬆症 osteoporosis は，閉経や加齢によって単位体積あたりの骨量（骨密度 bone mineral density，BMD）が減少する疾患である（図 4.1）．骨量の減少により，骨組織の微細構造が変化して脆弱性骨折のリスクを抱えることになる．臨床症状としては，腰背部の重圧感，倦怠感，疼痛などの慢性疼痛を訴えるものがほとんどである．また，椎骨骨折を起こして急性腰痛を生じることがある．骨折は椎骨，大腿骨頸部，橈骨に多いが，他のいかなる部位にも起こる可能性がある．椎骨骨折では，腰背痛，脊椎変形（円背），身長短縮およびこれらに伴う活動低下がみられる．転倒などによって起こる大腿骨頸部骨折は最も重大であり，約半数は入院臥床を余儀なくされ，その約 40 % は生涯にわたる入院管理を要する．

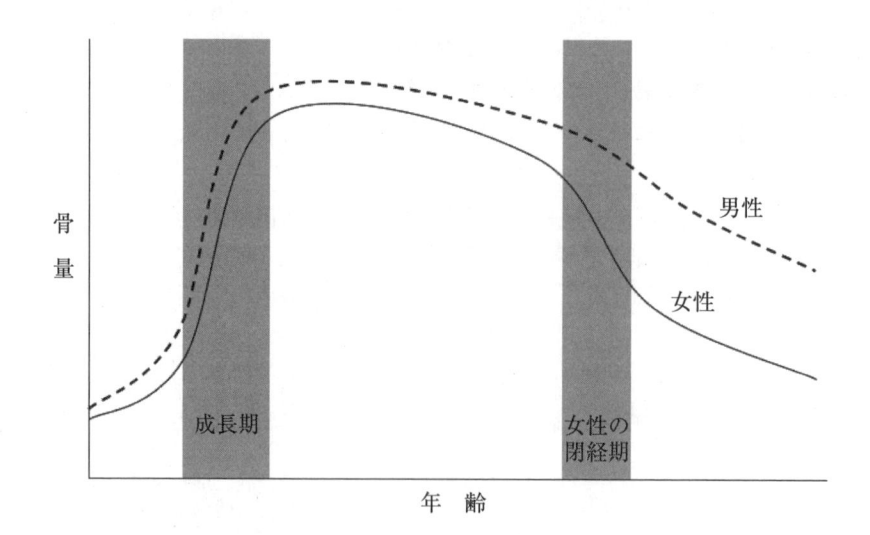

図 4.1 年齢による骨量の変化

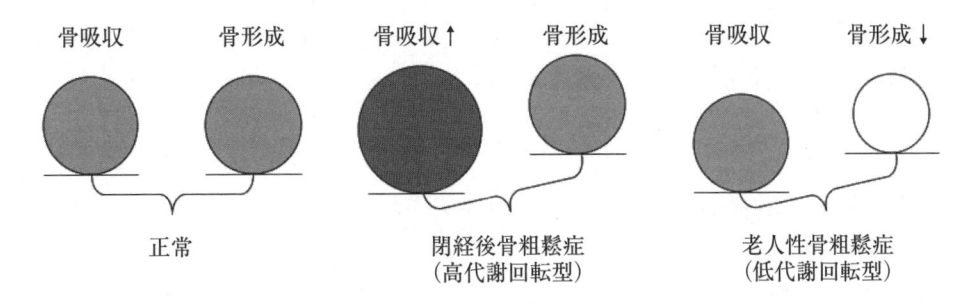

図 4.2 骨吸収と骨形成の平衡

骨粗鬆症は，その原因により原発性骨粗鬆症（図 4.2）と続発性骨粗鬆症に分類される．

A. 原発性骨粗鬆症

原発性骨粗鬆症はさらに閉経後骨粗鬆症と老人性骨粗鬆症に分類され，これらが骨粗鬆症全体の約 90 ％を占める（表 4.2）．原発性骨粗鬆症の診断基準が日本骨代謝学会から示されている（表 4.3）．年齢，性別，臨床検査所見を参考に，最終的には X 線所見により診断される．骨量の減少の定量的な評価は，原則として DXA 法により判定する．

1）閉経後骨粗鬆症

閉経に伴い，骨の溶解を促進する PTH に対する骨の感受性を低下させるエストロゲンが低下

表 4.2 原発性骨粗鬆症の病型分類

	閉経後骨粗鬆症	老人性骨粗鬆症
別名	I 型 骨代謝高回転型	II 型 骨代謝低回転型
患者	閉経後の女性	70 歳以上の男女
骨減少部位	海綿骨	海綿骨と皮質骨
骨折部位	椎骨（圧迫骨折）	椎骨，大腿骨頸部
副甲状腺機能	低下	亢進
カルシウム吸収	低下	低下
骨減少率	亢進	低下〜正常

表 4.3 原発性骨粗鬆症の判断基準（2000 年）

低骨量をきたす骨粗鬆症以外の疾患または続発性骨粗鬆症を認めず，骨評価の結果が下記の条件を満たす場合，原発性骨粗鬆症と診断する．		
I．脆弱性骨折あり		
低骨量が原因で軽微な外力によって発生した非外傷性骨折．骨折部位は脊椎，大腿骨頸部，橈骨遠位端，その他		
II．脆弱性骨折なし		
	骨密度値	脊椎 X 線像での骨粗鬆症化
正常	YAM の 80 ％以上	なし
骨量減少	YAM の 70 ％〜 80 ％	疑いあり
骨粗鬆症	YAM の 70 ％未満	あり

＊ YAM：若年成人平均値（20 〜 44 歳）

し，PTHに対する反応性が高まる．その結果，骨代謝回転は亢進しているものの，骨吸収が骨代謝を上回るために骨量が低下すると考えられる．

2）老人性骨粗鬆症

老化に伴い骨芽細胞の機能が低下し，骨形成が抑制される．また，老化により腎のPTH感受性が低下して活性型ビタミンDの産生低下が生じる．その結果，腸管からのカルシウム吸収が低下してPTH分泌が増大し，骨の溶解が亢進して骨量が低下すると考えられる．

B. 続発性骨粗鬆症

次にあげるような原因によって，二次的に起こる骨量の減少が含まれる．
- 内分泌疾患（甲状腺機能亢進症，副甲状腺機能亢進症，Cushing症候群など）
- 血液腫瘍（多発性骨髄腫，悪性リンパ腫，白血病など）
- 膠原病（関節リウマチなど）および先天性結合織疾患
- 腎疾患，肝疾患，栄養障害によるカルシウムの代謝・吸収異常
- 薬剤（グルココルチコイド，免疫抑制薬）

検査
- 通常行われる一般血液・尿検査では異常を認めないことが多い．
- 骨密度の測定は，dual energy X-ray absorptiometry（DXA法）により腰椎や大腿骨頸部で可能である．超音波による測定はかかとの骨（踵骨）で行う．
- X線像（腰椎および胸椎）により，椎体内骨梁の状態から骨萎縮や骨変形の程度が定性的に測定できる．
- 骨代謝マーカー：骨形成マーカーとして骨型アルカリホスファターゼ，骨吸収マーカーとしてデオキシピリジノリン（DPY）や尿中I型コラーゲン架橋N-テロペプチド（NTx）などが測定される．

4.1.2　薬物治療

治療の最大の目的は骨量の減少に歯止めをかけ，可能な限り骨量を増加して，骨折を予防することである．また，腰背痛などに対する鎮痛の目的でNSAIDsやカルシトニンなどを対症療法薬として使用する（表4.4）．治療薬は，骨吸収抑制薬と骨栄養因子に大別される．

A. 骨吸収抑制薬

1）エストロゲン様作用薬（エストリオール誘導体）

閉経後の急激な骨量の減少に対して効果を示す．作用機序については，骨細胞のPTHに対する感受性を低下させることにより骨吸収を抑制すること，腎あるいは腸管におけるカルシウム吸

表4.4 骨粗鬆症に使用される薬物

分類	薬物名（商品名）	適応	作用と特徴	主な副作用	備考
エストロゲン製剤	エストリオール estriol （エストリール）	骨粗鬆症，分娩時の頸管軟化	エストロゲン受容体に作用して骨吸収を抑制する．カルシトニン分泌を促進する．	血栓症，過敏症，子宮不正出血など	乳癌リスクがあるため，SERMに代わられつつある．
選択的エストロゲンモジュレーター（SERM）	ラロキシフェン raloxifene （エビスタ）	閉経後骨粗鬆症	骨代謝にはエストロゲン作用薬として作用するが，子宮内膜や乳房組織にはエストロゲン拮抗薬として作用するため，乳癌リスクが低い．	静脈血栓塞栓症，肝機能障害など	
カルシトニン製剤	エルカトニン elcatonin （エルシトニン）	骨粗鬆症における疼痛，高Ca血症，骨ページェット病	破骨細胞のカルシトニン受容体に作用して骨吸収を抑制する．疼痛緩和作用を有する．	過敏症およびショックに注意	筋注剤
	サケカルシトニン calcitonin salmon （カルシトラン，サーモトニン）	骨粗鬆症における疼痛			
ビスホスホネート製剤	エチドロン酸 etidronate （ダイドロネル）	骨粗鬆症，異所性骨化の抑制，骨ページェット病	骨基質への結合後に破骨細胞に取り込まれて骨吸収を抑制する．また，骨の無機質表面でのハイドロキシアパタイト結晶の形成・溶解を抑制する．また，高用量では骨石化を抑制する．	消化器症状による胃・食道の通過障害 低カルシウム血症と過敏症に注意	食道穿孔，胃潰瘍を予防するため，大量の水とともに服用する．
	アレンドロン酸 alendronate （フォサマック，ボナロン）	骨粗鬆症			
	リセドロン酸 risedronate （アクトネル，ベネット）	骨粗鬆症			
イプリフラボン製剤	イプリフラボン ipriflavone （オステン）	骨粗鬆症	エストロゲン様作用による骨吸収抑制作用	消化器系副作用（潰瘍，出血）がある．	
活性型ビタミンD_3製剤	アルファカルシドール alfacalcidol （アルファロール）	骨粗鬆症，骨軟化症，慢性腎不全に伴うビタミンD代謝異常	腸管からのカルシウム吸収促進と骨芽細胞の活性化によって骨形成を増強する．	高カルシウム血症に注意 急性腎不全，肝機能障害	
	カルシトリオール calcitriol （ロカルトロール）				
カルシウム製剤	L-アスパラギン酸カルシウム リン酸水素カルシウム 乳酸カルシウム （各種）	代謝性骨疾患，低カルシウム血症	カルシウム摂取の補充．	活性型ビタミンD_3との併用で高カルシウム血症のリスクがある．	活性型ビタミンD_3との併用で高カルシウム血症のリスクがある．
ビタミンK_2製剤	メナテトレノン menatetrenone （グラケー）	骨粗鬆症	オステオカルシンのγ-カルボキシル化反応に必要であり，骨形成促進および骨吸収抑制作用を有する．	消化器症状，発疹，そう痒	ワルファリンとの併用禁忌

収を促進すること，骨吸収促進作用を有するサイトカイン（インターロイキン-1 など）の産生を抑制することなどが知られている．乳癌や子宮内膜癌のリスク増大が報告されており，抗エストロゲン作用のあるプロゲステロンが併用されるが，使用頻度は減少している．

2）選択的エストロゲンモジュレーター selective estrogen receptor modulator（SERM）

ラロキシフェンは，骨および脂質代謝に対してエストロゲン作用薬として働く一方，子宮内膜や乳房組織に対してはエストロゲン拮抗薬として作用する骨粗鬆症治療薬である．このため，乳癌の発生頻度を高めることなく骨折発生率を低下させ，総コレステロール値を低下させることによる心血管障害の予防効果も併せもつ．現在では，閉経後の比較的早期における薬物治療において第一選択になっている．

3）カルシトニン製剤（エルカトニン，サケカルシトニン）

破骨細胞に作用して骨吸収を抑制するとともに，骨芽細胞の骨形成を促進する作用を有しており，高骨代謝回転型（Ⅰ型）の骨粗鬆症に対する治療効果が大きい．また，中枢性の疼痛抑制作用を有しており，骨粗鬆症の疼痛緩和にもある程度有用であるが，筋注によって投与しなくてはならない．

4）ビスホスホネート製剤（エチドロン酸，アレンドロン酸，リセドロン酸など）

これらの薬物は骨組織のハイドロキシアパタイト類似の化学構造を有しており，骨形成時に骨組織に取り込まれ，骨吸収時に破骨細胞の機能を抑制する．

ビスホスホネート系薬物の作用機序は，窒素原子の有無で若干異なる．窒素を含まない第一世代の薬物（エチドロン酸）は，破骨細胞の ATP 産生系を抑制する結果，機能を阻害する．窒素含有で高活性の第二世代薬物（アレンドロン酸，リセドロン酸）は，破骨細胞に取り込まれた後，メバロン酸経路に属するファルネシル二リン酸合成酵素を選択的に抑制する．その結果，種々の細胞内調節タンパク質のプレニル化が阻害され，破骨細胞の機能障害が惹起され，骨吸収が抑制される．

第二世代のビスホスホネート経口剤は，副作用として消化器症状を有しており，特に胃・食道に対して通過障害などの障害性を有することが指摘されている．予防のためコップ1杯程度の水とともに服用し，服用後，立位または座位を 30 分以上保つことが指導される．

5）イプリフラボン

植物のアルファルファ成分に由来するフラボン系化合物である．骨に直接作用して骨吸収を抑制し，またエストロゲンのカルシトニン分泌作用を増強することにより，骨量の減少や骨吸収を抑制する．臨床的には，閉経早期のエストロゲン分泌能の残っている患者に対して有効であると考えられている．

B. 骨栄養因子

1）活性型ビタミン D_3 製剤（アルファカルシドール，カルシトリオール）

ビタミン D_3 製剤は，合成ビタミン D_3 誘導体の 1α-(OH)D_3（アルファカルシドール）と $1\alpha,25$(OH)$_2D_3$（カルシトリオール）の2種類であり，前者は腎臓で代謝されて $1\alpha,25$(OH)$_2D_3$ となり作用を示す．腸管からのカルシウム吸収の促進と骨代謝回転を活性化させ，また骨芽細胞に直接作用することにより骨形成に対しても促進的に働くとされている．わが国で骨粗鬆症の治療に広く使用されているが，欧米での評価はあまり高くない．骨軟化症（くる病）にはビタミン D_3 製剤が適用される．

2）カルシウム製剤（L-アスパラギン酸カルシウム，リン酸水素カルシウム，乳酸カルシウム）

わが国のカルシウム摂取量は欧米に比べて少なく，さらに加齢に伴い腸管からのカルシウム吸収が低下することから，骨粗鬆症の予防および治療に重要な意味をもつ．

3）ビタミン K_2 製剤（メナテトレノン）

骨基質タンパク質であるオステオカルシンの γ-カルボキシグルタミン酸の生成に重要であり，骨形成促進作用と骨吸収抑制作用の両方を併せもつ．また，骨粗鬆症における疼痛の改善作用なども知られている．

＜トピックス＞

骨はカルシウムの貯蔵庫

カルシウムイオン Ca^{2+} は細胞外液に数 m mole/L(mM) 含まれ，あらゆる細胞で収縮，興奮，分泌，遺伝子転写などの生理現象を制御するイオンであり，微小な濃度変化も生体に重大な影響を及ぼす．体内の Ca^{2+} の99％が骨にリン酸カルシウムあるいはタンパク質に結合した形で存在する一方，細胞外液の遊離 Ca^{2+} は1％未満に過ぎず，骨は Ca^{2+} の「貯蔵庫」であるともいえる．PTH は，血漿 Ca^{2+} 濃度を一定水準に上昇させるために貯蔵庫である骨を利用していると考えると，作用も理解しやすい．実際，副甲状腺の主細胞表面には Ca^{2+} 感知受容体が存在し，血中 Ca^{2+} 濃度が低下すると PTH 分泌が促進されるようになっている．

高カルシウム血症 hypercalcemia

血清カルシウム濃度が，正常上限（10.5 mg/dL，およそ 2.6 m mole/L(mM) に相当）以上の状態を指す．悪心，嘔吐などの消化器症状や腎濃縮障害による多尿，脱水，口渇といった自覚症状のほか，さまざまな身体精神症状をきたす．原因疾患としては，副甲状腺に発生した悪性腫瘍や腺腫からの PTH 分泌過剰による原発性副甲状腺機能亢進症のほか，多くの進行癌の患者においてしばしば発生することが知られている．効力の高いビスホスホネート系の点滴静注製剤（パミドロン酸，インカドロン酸，ゾレドロン酸）は，高カルシウム血症の急性期に用いられる．

4.2 変形性関節症

4.2.1 病態と症状

　関節軟骨の老化による退行性変化に力学的な過負荷が加わることが主体となり，骨軟骨の二次的な新生，増殖性変化を生じる非炎症性の疾患である．変形性関節症 osteoarthritis（OA）は歩行痛を主徴とし，関節腫脹，関節可動性の制限がみられる．一般的に40歳以降に好発し，女性に多い．単純X線検査では，軟骨の消失，関節裂隙の狭小化，骨棘形成，軟骨下骨硬化がみられる．また関節鏡検査では，靱帯の弛緩や軟骨・半月板の変性や軟部組織の変性が認められる．

4.2.2 薬物治療

　変形性関節症は退行性変性が本態であるため，保存療法が中心となる．痛みを抑えて日常生活の質を高めるために，疼痛の程度により NSAIDs を使用する．疼痛が強く，日常生活に支障がある場合には，ヒアルロン酸ナトリウムや副腎皮質ホルモンの関節腔内投与を行う．

参　考

本章は，薬学モデル・コアカリキュラム（日本薬学会，平成14年）のC14　薬物治療，(4) 疾患と薬物治療（精神疾患等），【骨・関節の疾患】に含まれるSBOの修得に必要な内容を含む．

第5章 呼吸器疾患

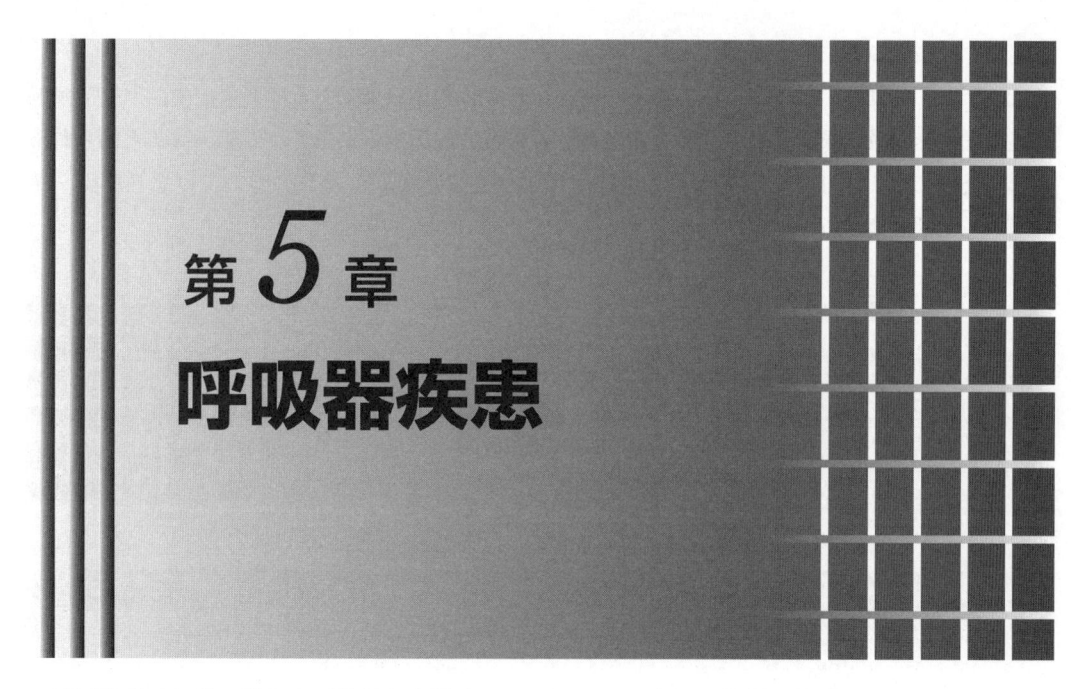

　呼吸器系は気道，肺および胸郭から構成され，それらの主たる役割は外呼吸，すなわちガス交換である．呼吸器系には異物の除去や感染防御のための機能が備わっているが，気道および肺は常に外界に晒されているため，アレルゲンや環境汚染物質に起因する病変や，細菌感染を中心とした感染症を起こしやすい臓器である．

　最も有病率の高い慢性呼吸器疾患は，気管支喘息である．気管支喘息は気道閉塞と気道炎症によって特徴づけられ，その発生機序は大多数を占めるアトピー性（アレルギー性）のほかに，非アトピー性喘息の存在も知られている．薬物治療は急性発作期の気道確保を目的とする気管支拡張薬と，慢性の炎症反応に起因する気道過敏症の抑制を目的とするステロイド治療などからなる．

　近年，高齢者人口の増大に伴って社会的に重要視されるようになった呼吸器疾患に，慢性閉塞性肺疾患 chronic obstructive pulmonary disease（COPD）がある．COPDは喫煙をはじめとする有害な粒子やガスに長年曝露されたことにより，進行性に肺が異常な炎症反応を起こした結果，気流制限を来した病態であり，かつての慢性気管支炎と肺気腫を統合した比較的新しい概念である．去痰薬や鎮咳薬に気管支拡張薬を併用するなどの対症療法が中心となり，原因療法となる薬剤はまだない．進行したCOPD患者には在宅酸素療法（HOT）が広く行われるようになり，患者のQOLが改善した．

　一方，呼吸器系の感染症は発生部位と病原体によって分類され，次にあげるような代表的な疾患がある．いずれも原因菌に対する抗菌療法が主体となるが，軽症のウイルス性疾患においては対症療法が主体となる．

- **かぜ症候群**：ウイルスあるいは細菌感染によって鼻腔から咽頭までを含む上気道で起こる急性炎症である．感染および炎症が下気道に及ぶと急性気管支炎となる．
- **肺炎**：細菌などの感染による肺胞性（実質性）肺炎を主体とするが，薬剤性の間質性肺炎も問題となる．
- **肺結核**：抗酸菌の一種である結核菌 *Mycobacterium tuberculosis* および類縁の抗酸菌が引き

起こす伝染性の感染症である.

このほか,免疫力の低下によって真菌が引き起こす日和見感染である肺真菌症や,過換気症候群,睡眠時無呼吸症候群などの呼吸調節における異常に起因する疾患も,近年,数多く知られるようになってきた.また,肺における腫瘍も増加傾向にあるが,それについては悪性腫瘍(第12章)を参照されたい.

5.1 気管支喘息 Bronchial asthma

5.1.1 病態と症状

　気管支喘息は気道の慢性炎症性疾患であり,気道閉塞のために喘鳴を伴った発作性の呼気時に強い呼吸困難を繰り返し生じることを特徴とする.気管支喘息の罹患率は2〜3%と考えられ,わが国の喘息患者数は約400万人(うち治療を継続している者は約120万人),世界では1億5千万人が罹患しており,さらに年々増加傾向にある.

　喘息発症の初期トリガーは,気道における抗原の慢性曝露あるいは気道感染を代表とする慢性気道刺激による肥満細胞,好酸球,Tリンパ球などからの炎症性メディエーターの放出にある.また,好酸球や好中球が気道に遊走して気道上皮を傷害し,さらには自律神経による気道平滑筋の緊張異常(気道過敏症),粘液の過分泌,線毛細胞の異常,気管支平滑筋の反応性の亢進が惹起され,気道のれん縮,狭窄がもたらされる.喘息患者では,これらの悪循環の中で,喘鳴,呼吸困難,胸部絞扼感,咳嗽といった症状が,特に夜間から早朝に強く繰り返される.

　喘息に特徴的な好酸球集積を中心とした気道炎症を惹起する機序として,IgEを介した反応と,IgEを介さない反応が示唆されている.IgEを介した反応においては,肥満細胞からのIL-4や起炎性サイトカインの遊離によるT細胞の活性化や,IL-5の遊離による好酸球の集積・活性化が関与しているものと考えられる.一方,第2のIgEを介さない反応においては,Tリンパ球からのIL-5産生による好酸球の集積・活性化が関与しているものと考えられる.また第3の経路として,マクロファージの活性化による起炎性サイトカインの産生を介した好酸球の集積・活性化の経路も考えられている.

　喘息は,その原因によって次のように分類される.
・**アトピー型喘息**:環境に存在するアレルゲンに対する特異的IgE抗体を証明できるもので小児発症喘息に多い.外因性喘息とも呼ばれる.
・**非アトピー型喘息**:環境に存在するアレルゲンに対する特異的IgE抗体を証明できないもので,成人発症喘息に多い.内因性喘息とも呼ばれる.

- **運動誘発喘息**：特に小児では，運動の直後に喘息発作を誘発するものが多く，過換気による気道の冷却，粘液の浸透圧亢進が生じ，肥満細胞からヒスタミンが放出されることがその原因と考えられている．
- **アスピリン喘息**：成人喘息の 10～20％を占める．アスピリンはプロスタグランジン産生系のシクロオキシゲナーゼの活性を抑制するため，もう一方のリポキシゲナーゼ系の代謝が亢進し，ロイコトリエンの産生が亢進し，気道収縮を惹起すると考えられている．
- **職業性喘息**：職場での粉塵や刺激物への慢性曝露により，喘息が発症するもので，小麦粉・そば粉，酵母，塗装溶媒，金属への曝露も喘息の原因になりうる．

一般に喘息の臨床診断は，発作性の呼吸困難，喘鳴，胸苦しさ，咳などの症状の反復があり，その要因となる気流制限が少なくとも部分的に可逆性であり，ほかの心肺疾患などの鑑別可能な疾患ではないことが条件となる．ただし，慢性閉塞性肺疾患（COPD）とはオーバーラップしていることがあり，両者間での鑑別は困難なことがある．呼吸機能検査ではスパイログラムおよびピークフローが有用である．わが国では 1 秒率（FEV_1/FVC）で 70％未満の場合が気道閉塞の基準となる．またアドレナリン β_2 受容体刺激薬（β_2 刺激薬）の吸入によって 1 秒率が改善（12％あるいは 200 mL 以上）されれば，気道閉塞に可逆性ありと判定される．

5.1.2 薬物治療

気管支喘息は気道の慢性炎症と理解されるようになり，薬物治療においても抗炎症効果をもつ吸入ステロイドは，喘息の長期管理において第 1 選択薬と位置づけられるようになった．治療の第 1 の目標は，増悪因子（抗原吸入，喫煙，受動喫煙，大気汚染，胃食道逆流，気道ウイルス感染など）を除去することであり，次いで，薬剤により気道の炎症を除去し肺機能を正常に保つことである．喘息の重症度に応じて薬剤の種類ならびに量を変化させる Step 療法を行う（表 5.1 および表 5.2）．

代表的な喘息治療薬とその作用機序を図 5.1 に，使い方の概略を表 5.3 に示す．これらの治療薬からは，発作の種類や程度ならびに治療目的に応じて剤形や使用量を選択する．

A. 長期管理薬（コントローラー）

慢性気道炎症を改善させるために用いられる中心的薬剤は，吸入用ステロイドである．早期の吸入ステロイド療法開始は持続性・不可逆性の気道閉塞を生じる気道リモデリングの防止にも役立つ．現在，プロピオン酸ベクロメタゾン（BDP），プロピオン酸フルチカゾン（FP）およびブデソニド（BUD），シクレソニドの 4 種類が用いられている．BDP は加圧式定量噴霧吸入器によって，また BUD はドライパウダー吸入器を用いて投与するが，FP はいずれの吸入器でも投与できる製剤がある．

毎日の発作に至らない場合は低用量（FP にして 100～200 μg/日）を用い，毎日の発作を来

表5.1 喘息の長期管理における重症度に対応した段階的治療法

重症度		ステップ1 軽症間欠型	ステップ2 軽症持続型	ステップ3 中等症持続型	ステップ4 重症持続型
喘息症状の特徴	頻度	週1回未満	週1回以上だが毎日ではない	毎日	毎日
	強度	症状は軽度で短い	月1回以上日常生活や睡眠が妨げられる	週1回以上日常生活や睡眠が妨げられる 短時間作用性吸入β₂刺激薬がほとんど毎日必要	日常生活に制限 治療下でもしばしば増悪
	夜間症状	月に2回未満	月に2回以上	週1回以上	しばしば
検査値	%FEV₁.₀, %PEF	80%以上	80%以上	60〜80%	<60%
	変動	20%未満	20〜30%	>30%	>30%
長期管理薬		○喘息症状がやや多いとき（例えば月1〜2回），血中・喀痰中に好酸球増加のある時は下記のいずれか1剤の投与を考慮 ・吸入ステロイド薬（低用量） ・テオフィリン徐放製剤 ・ロイコトリエン受容体拮抗薬 ・クロモグリク酸ナトリウム ・抗アレルギー薬	●吸入ステロイド薬（低用量）連用 ●上記で不十分な場合は，下記のいずれか1剤を併用 ・テオフィリン徐放製剤 ・ロイコトリエン受容体拮抗薬 ・長時間作用性β₂刺激薬（吸入/貼付/経口） ●クロモグリク酸ナトリウムや抗アレルギー薬の併用可	●吸入ステロイド薬（中用量）連用 ●下記のいずれか1剤あるいは複数を併用 ・テオフィリン徐放製剤 ・ロイコトリエン受容体拮抗薬 ・長時間作用性β₂刺激薬（吸入/貼付/経口） ○Th2サイトカイン阻害薬の併用可	●吸入ステロイド薬（高用量）連用 ●下記の複数を併用 ・テオフィリン徐放製剤 ・ロイコトリエン受容体拮抗薬 ・長時間作用性β₂刺激薬（吸入/貼付/経口） ○Th2サイトカイン阻害薬の併用可 ●上記のすべてでも管理不良の場合 ○経口ステロイド薬の追加（間欠投与から開始）
発作時		短時間作用性吸入β₂刺激薬	短時間作用性吸入β₂刺激薬	短時間作用性吸入β₂刺激薬	短時間作用性吸入β₂刺激薬

●は連用を，○は考慮を示す．

す中等症に至れば中等量（FPにして200〜400 μg/日）を，さらに発作が日中でも持続している持続型重症では高用量（FPにして400〜800 μg/日）を用いる．さらにこれで症状が安定しない場合は，経口ステロイドの使用を考慮する．

吸入ステロイド薬使用時はスペーサーを用いるとともに，吸入後は口腔・喉頭壁に付着したステロイドをうがいにより除去し，口腔カンジダ症を予防する．吸入ステロイドを高用量長期にわたり継続使用した場合は全身性副作用の発現も無視できなくなるため，抗ロイコトリエン薬や長

表5.2 喘息症状（急性増悪）の強度に応じた管理法

発作強度	呼吸困難	動作	治療	管理	検査値
喘鳴/息苦しい 軽度（小発作）	急ぐと苦しい，動くと苦しい 苦しいが横になれる	ほぼ普通 やや困難	β_2刺激薬吸入（頓用） テオフィリン薬（頓用）	自宅治療可	PEF＞80% $PaCO_2$＜45mmHg PaO_2正常 SpO_2≧90%
中等度（中発作）	苦しくて横になれない	かなり困難 かろうじて歩ける	β_2刺激薬ネブライザー吸入反復 エピネフリン皮下注 アミノフィリン点滴静注 ステロイド薬点滴静注 酸素 抗コリン薬吸入考慮	救急外来 ・1時間で症状が改善すれば帰宅 ・2～4時間で反応不十分 ・1ないし2時間で反応なし 入院治療→高度喘息症状治療へ	PEF60～80% $PaCO_2$＜45mmHg PaO_2＞60mmHg $SpO_2$91～95%
高度（大発作）	苦しくて動けない	歩行不能 会話困難	エピネフリン皮下注 アミノフィリン点滴静注 ステロイド薬点滴静注 酸素 β_2刺激薬ネブライザー吸入反復	救急外来 1時間以内に反応なければ入院治療．悪化すれば重篤症状の治療へ	PEF＜60% $PaCO_2$≧45mmHg PaO_2≦60mmHg SpO_2≦90%
重篤	呼吸減弱 チアノーゼ 呼吸停止	会話不能 体動不能 錯乱 意識障害 失禁	上記治療継続 症状・呼吸機能悪化で挿管 人工呼吸 気管支洗浄 全身麻酔	ただちに入院，ICU管理	PEF測定不能 $PaCO_2$≧45mmHg PaO_2≦60mmHg SpO_2≦90%

喘息予防・管理ガイドライン（2006）

期作用性吸入β_2刺激薬を長期管理薬の一部として加え，吸入ステロイドの減量を図る．

B. 発作治療薬（リリーバー）

気道閉塞を是正するために，β_2刺激薬（サルブタモール，プロカテロール，ツロブテロールなど）が用いられる．β_2刺激薬には，経口剤，シロップ剤，吸入液，テープ剤などさまざまな剤形があり，発作治療には即効性のある吸入剤が標準的に用いられる．ツロブテロールのテープ剤やプロカテロールなどの長時間作用型β_2刺激薬は夜間発作の予防に用いられる．長時間作用型吸入用β_2刺激薬であるサルメテロールは慢性の喘息管理における吸入ステロイド剤の減量もしくは作用増強に有用である．いずれも過度に使用した場合，心臓へのβ_1作用によって不整脈を起こすことがあるので，使用量に注意する．

重積状態にある発作治療には気管支β_2受容体刺激様作用を有するアドレナリン皮下注，アミノフィリン点滴静注，ステロイド薬静注も用いられる．アドレナリンはアナフィラキシー治療薬

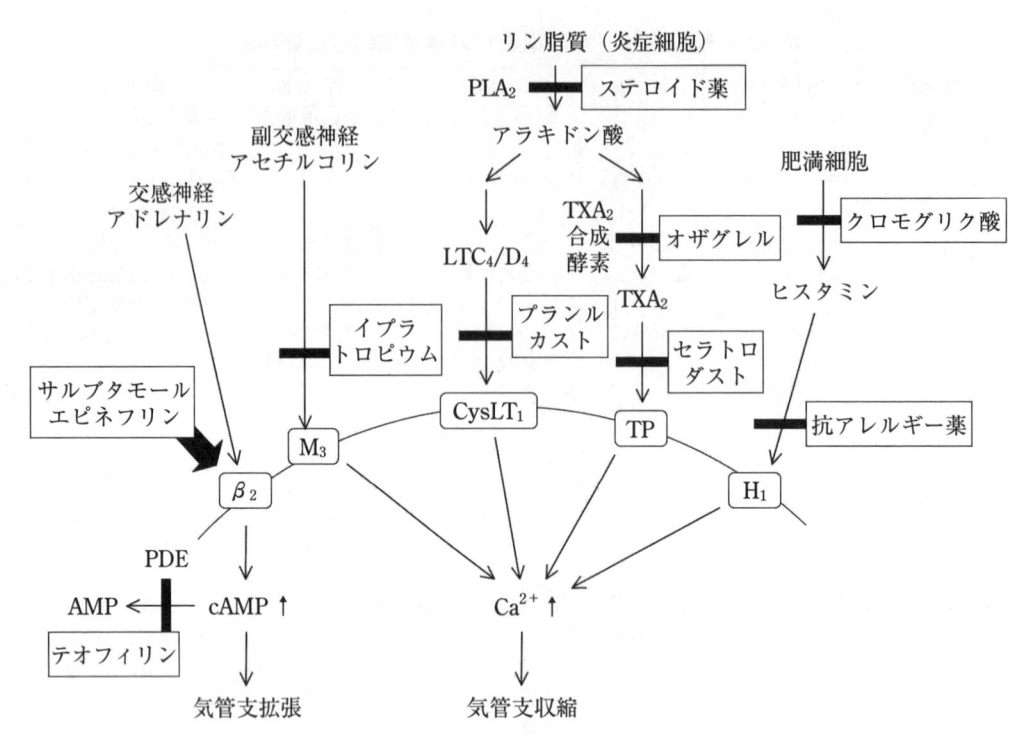

図5.1 気管支拡張薬の作用機序

表5.3 気管支喘息およびCOPDに使用される薬物

分類	薬物名（商品名）	適応	作用と特徴	主な副作用	備考
吸入ステロイド薬	ベクロメタゾン beclometasone（アルデシン）	気管支喘息（予防的）	グルココルチコイド作用を有し，吸入適用により気管支へ局所適用され，強力な抗炎症作用を発揮する	過敏症，呼吸器違和感，口腔内真菌症．全身性作用はほとんどない	エアロゾル剤（50〜100 mg）
	フルチカゾン fluticasone（フルタイド）				エアロゾル剤（50〜100 mg）またはドライパウダー（50〜200 mg）
	ブデソニド budesonide（パルミコート）				ドライパウダー（100〜200 mg）
β刺激薬（第一世代）	イソプレナリン isoprenaline（アスプール）	気管支喘息の発作時	非選択的β刺激薬であり心血管作用も強いが，皮下注にて即効性があるので重積状態で使用	心$β_1$刺激による不整脈	皮下注または吸入
	エピネフリン epinephrine（ボスミン）				
$β_2$受容体刺激薬（第二世代）	サルブタモール salbutamol（ベネトリン）	気道閉塞障害（気管支喘息，慢性閉塞性肺疾患）	選択的$β_2$刺激薬として，吸入，経口にて適用	心$β_1$刺激による不整脈	吸入液，エアロゾル，錠剤，シロップ剤がある

表5.3 つづき

分類	薬物名（商品名）	適応	作用と特徴	主な副作用	備考
β_2受容体刺激薬（第三世代）	ツロブテロール tulobuterol（ベラチン）	気道閉塞障害（気管支喘息，慢性閉塞性肺疾患）	高選択的持続性β_2刺激薬として貼付あるいは経口にて適用	手指の振戦，頭痛，口渇，心悸亢進	作用時間が長く，持続的に気道閉塞や夜間発作を予防
	プロカテロール procaterol（メプチン）		高選択的持続性β_2刺激薬として吸入あるいは経口にて適用	過敏症，手指の振戦，頭痛，口渇，心悸亢進	
β_2受容体刺激薬（第四世代）	サルメテロール salmeterol（セレベント）		長時間作動型β_2刺激薬として就寝前に吸入投与	低K血症，過敏症，心悸亢進，振戦，頭痛	作用発現が遅いため，発作治療としては用いない
キサンチン誘導体	テオフィリン徐放錠 theophylline（テオドール，ユニフィル）	気管支喘息，慢性気管支炎，肺気腫	ホスホジエステラーゼ阻害による細胞内cAMP量の増加によるβ刺激様作用およびアデノシン受容体拮抗作用	過敏症，けいれん，意識障害，横紋筋融解症，急性脳症	TDM必要（有効血中濃度5〜20 μg/mL）
	アミノフィリン aminophylline	気管支喘息，閉塞性肺疾患，うっ血性心不全，心臓喘息			
ロイコトリエン受容体拮抗薬	プランルカスト pranlukast（オノン）	気管支喘息	システイニルロイコトリエン（CysLT）受容体に結合して，LTC_4やLTD_4による気管支平滑筋収縮を抑制する	過敏症，血球減少，肝機能障害，間質性肺炎	CYP3A4相互作用注意
	モンテルカスト montelukast（キプレス，シングレア）			過敏症，肝機能障害，血管浮腫，精神神経作用	錠剤およびチュアブル錠
抗コリン薬	イプラトロピウム ipratropium（アトロベント）	気管支喘息，慢性気管支炎，肺気腫	副交感神経の緊張亢進による気道収縮を抑制．COPDに有効	緑内障，前立腺肥大に禁忌．口渇，悪心，不整脈	吸入製剤．作用発現には時間がかかる
ケミカルメディエーター遊離抑制薬	クロモグリク酸 cromoglicate（インタール）	気管支喘息	肥満細胞からの化学伝達物質遊離を抑制する	粘膜刺激，気管支痙攣，過敏症	吸入液とエアロゾルがある
抗アレルギー薬（トロンボキサン阻害薬）	オザグレル ozagrel（ドメナン，ベガ）	気管支喘息	トロンボキサンA_2合成酵素阻害による気管支収縮および気道過敏性の抑制	過敏症，消化器症状，肝障害，血液障害	経口製剤であり，発作には用いない
	セラトロダスト seratrodast（ブロニカ）		トロンボキサンA_2受容体拮抗による気管支収縮および気道過敏性亢進の抑制	肝機能障害，過敏症，血液障害	経口製剤．溶血性貧血の報告ある薬剤との併用注意
Th2サイトカイン阻害薬	スプラタスト suplatast（アイピーディ）	気管支喘息，アトピー性皮膚炎	ヘルパーT細胞からのIL-4およびIL-5産生抑制によるIgE抗体産生の抑制と抗アレルギー作用	消化器症状，肝障害，ネフローゼ症候群	経口製剤であり，発作には用いない

として自己注射が認められた．アミノフィリン投与にあたっては，脈拍を確認しながらゆっくりと静注し，頭痛，悪心，不整脈などが出たらただちに中断する．血中テオフィリン濃度は 20 µg/mL 以下に保つ．アミノフィリン投与が必要な場合には O_2 投与も必要なことが多く，入院治療へと移行することも多い．イプラトロピウムのような吸入抗コリン薬は心血管系への作用が少ないため，老人の喘息患者に用いられるが，作用発現にやや時間を要する．また，緑内障や前立腺肥大症には禁忌である．

5.2 慢性閉塞性肺疾患 Chronic obstructive pulmonary disease（COPD）

5.2.1 病態と症状

　喫煙をはじめとする有害な粒子やガスに長年曝露されたことにより，進行性に肺が異常な炎症反応を起こした結果，気流制限を来した病態である．この病態は，気道粘液の過剰分泌が持続する症状の臨床診断名である慢性気管支炎 chronic bronchitis と，病理学的に肺胞壁の破壊として定義される気流閉塞を主体とした肺気腫 pulmonary emphysema が多くの患者で同時に認められることから，1964 年にアメリカの Burrows とイギリスの Fletcher が新しい概念として提唱した．COPD という病名はわが国でも 1990 年代より用いられるようになり，2001 年には国際的な COPD ガイドライン（GOLD；Global Initiative for Chronic Obstructive Lung Disease）が発表され，一つの独立疾患として位置づけられた．

　COPD は 50 歳代以後の中高年に発症する予後不良の疾患であり，わが国の患者は男性が多い．推定患者数は 500 ～ 700 万人と推定されるが，治療を受けているのは 20 数万人と少ない．COPD では喫煙が最も重要な病因の一つであり，大量喫煙者の 10 ～ 15 ％が将来 COPD を発症するといわれている．欧米先進国に比べて喫煙率の高いわが国においては，今後，さらに患者数が増加すると予想される．COPD の成因には喫煙，大気汚染や粉塵などの外因的要因に加え，患者の加齢やアンチトリプシンの欠乏あるいは欠損などの体質的要因も関与している（図 5.2）．

　COPD の主症状は咳と痰，労作時の呼吸困難である．気管支を中心とした気道の慢性炎症により，感染の有無にかかわらず，長期にわたり，咳，痰，とくに痰が持続する．長期とは「2 年以上連続して，少なくとも冬季の 3 か月間以上毎日みられること」とされる．除外診断には，気管支拡張症や肺結核などの肺・気管支の限局性病巣や心疾患，耳鼻科的疾患などが含まれる．病理学的には，気管支腺の増生・肥大による内部狭窄，リンパ球，好中球などの細胞浸潤，充血などの慢性炎症性病変に加え，肺胞壁における線維化を伴わない肺胞壁の破壊により，終末細気管支より遠位の気腔の異常かつ永久的拡張がみられる．

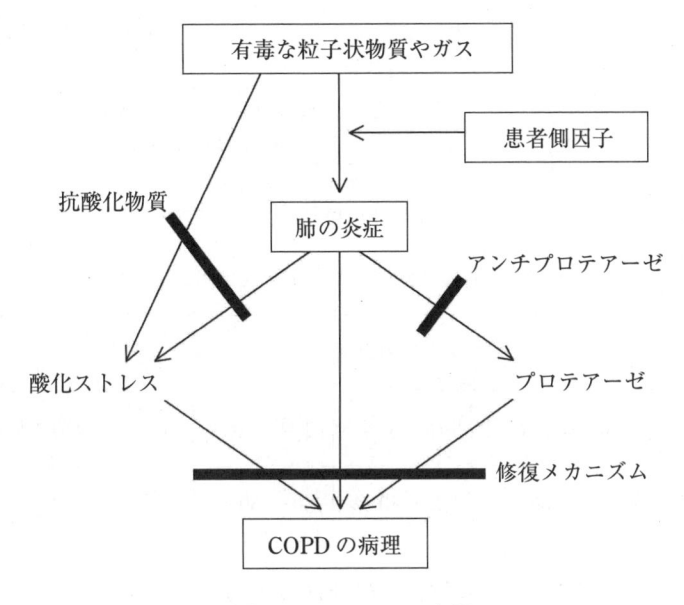

図 5.2　COPD の病因
(2004 年日本呼吸器学会 COPD ガイドライン第 2 版より)

5.2.2　薬物治療

　COPD は慢性かつ不可逆性の疾患であるため，根本的な治療法はなく，禁煙，気道感染予防，十分な栄養と睡眠，適度な運動が治療の基本となり，薬物療法により症状を管理する．また，インフルエンザワクチンは COPD の増悪による死亡率を 50 %低下させることが報告されており，すべての COPD 患者への接種が望まれる．

　薬物治療は，病状の安定期と気道感染時および急性増悪時の三つに分けて考える．安定期にまず禁煙を徹底させる．気管支拡張薬は COPD 患者の症状を管理する上で中心的な役割を果たし，症状の予防，軽減のために患者の症状に応じて頓用もしくは連用で使用する．安定期における症状の管理は，1 秒量を指標にした病期分類ごとに定められたガイドラインに従う（図 5.3）．

　なお，COPD 治療薬は閉塞性肺疾患という適応症名であったり，旧来の病名である慢性気管支炎および肺気腫として示されている場合があるので注意する（表 5.3）．

　気管支拡張薬として，抗コリン薬，β_2 刺激薬，テオフィリン製剤，あるいはそれらの併用のいずれを選択するかは，症状の緩和と副作用の点からみた個々の患者の反応によって決定される．一般に，高齢患者の多い COPD では抗コリン薬が第一選択とされる．また，気管支拡張薬の併用は，単独で用量を増加させることに比べて有効性や副作用軽減の点で望ましい．持続的な吸入ステロイド療法は，呼吸機能悪化の抑制効果はないが，重症度が高く増悪回数が多い症例においては増悪回数を減らし，QOL の悪化を抑制する．

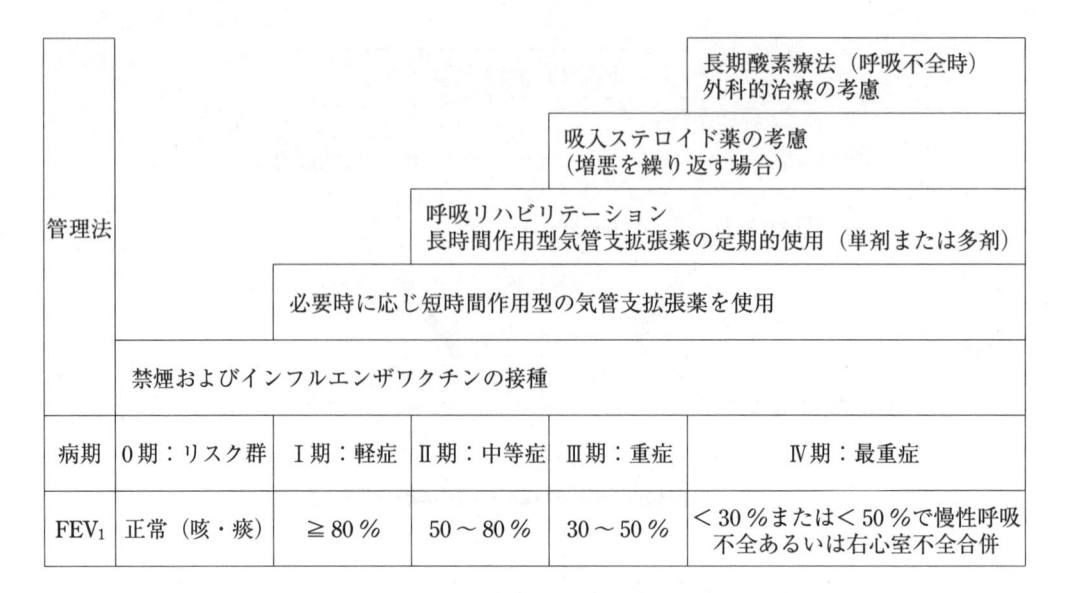

管理法					長期酸素療法（呼吸不全時） 外科的治療の考慮
				吸入ステロイド薬の考慮 （増悪を繰り返す場合）	
			呼吸リハビリテーション 長時間作用型気管支拡張薬の定期的使用（単剤または多剤）		
		必要時に応じ短時間作用型の気管支拡張薬を使用			
	禁煙およびインフルエンザワクチンの接種				
病期	0期：リスク群	Ⅰ期：軽症	Ⅱ期：中等症	Ⅲ期：重症	Ⅳ期：最重症
FEV₁	正常（咳・痰）	≧80％	50～80％	30～50％	＜30％または＜50％で慢性呼吸不全あるいは右心室不全合併

図 5.3　慢性安定期 COPD の病期別管理

（2004 年日本呼吸器学会 COPD ガイドライン第 2 版より）

　なお，低酸素血症がある患者の場合は，在宅酸素療法（HOT）が労作時の呼吸困難の改善，平均肺動脈圧の低下，および生命予後の改善に役立つ．

　吸入抗コリン薬（イプラトロピウム，オキシトロピウム）は比較的大きな気道に対する拡張作用が強く，終末の気道閉塞には効果が少ないが，長期連用による耐性が生じにくく，心血管系への影響も少ない．抗コリン薬には気管支拡張作用および呼吸筋力増強作用もある．ただし，前立腺肥大症や緑内障をもつ患者には禁忌である．

　一部の β_2 刺激薬（サルブタモール，プロカテロール，サルメテロール）には経口剤もあるが，より少量で効果を十分に得ることができ，全身的副作用が少ないことから吸入剤が用いられる．長時間作用型の β_2 刺激薬は，短時間作用型に比べて有効で利便性が高い．高齢などで吸入手技に不安のある患者には，経口剤あるいは貼付剤の使用を考慮する．

　テオフィリン製剤（テオフィリン徐放錠，アミノフィリンなど）の気管支拡張効果は，抗コリン薬や β_2 刺激薬の効果と比べると劣っているが，抗コリン薬や β_2 刺激薬で症状の改善がみられない場合には，テオフィリンの経口徐放剤が併用される．テオフィリンは安全有効血中濃度の幅が狭い（10～20 μg/mL）が，自覚症状改善度が良好なことに加え，気管支拡張作用や呼吸筋力増強作用などがあることから広く用いられている．しかし，タバコに含まれる芳香族多環炭化水素はチトクロム CYP1A2 を誘導するため，テオフィリン代謝が亢進し，その結果，喫煙者のテオフィリン血中濃度は非喫煙者の 50～70％程度にしか上がらないことが知られているので注意が必要である．

　痰は閉塞性換気機能障害を起こすのみならず，痰の貯留により二次的な気道感染を誘発することがある．適度の水分補給と去痰薬（塩酸アンブロキソール，塩酸ブロムヘキシン，カルボシステインなど）で感染を予防し，症状の改善を図る．

　急性増悪時には，細菌感染が関与していることが多く，適切な抗菌薬の投与が必要になる．起

炎菌には肺炎球菌や緑膿菌などが多く，セフェム系抗生物質やニューキノロン系抗菌薬が用いられる．また，副腎皮質ステロイド薬は気道炎症を抑制し，気道分泌物を減少させるので，増悪時に用いられる．

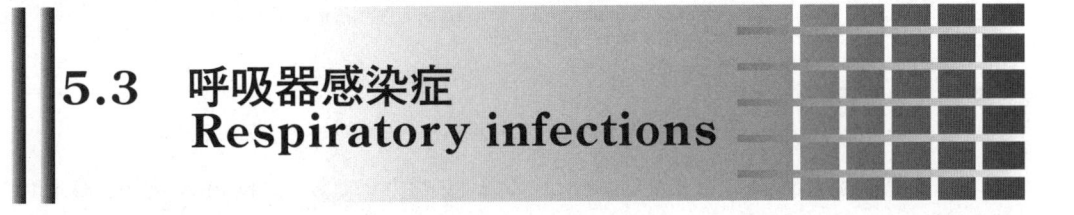

5.3 呼吸器感染症
Respiratory infections

5.3.1 かぜ症候群（急性気管支炎，インフルエンザ）

5.3.1.1 病態と症状

かぜ症候群は急性の上気道炎を総称する病名であり，ライノウイルス，コロナウイルス，アデノウイルスなど，呼吸器系ウイルス感染によって鼻腔から咽頭までを含む上気道で起こる急性炎症を指す．感染および炎症が下気道に及ぶと急性気管支炎となる．急性気管支炎の主症状は咳で，初期は乾性咳嗽であるが，後に痰を伴う湿性咳嗽となる．痰は粘液性で，細菌感染を伴うと粘膿性となり，頭痛や発熱を伴うことがある．

一般にかぜ症候群は予後が良好でおよそ1週間程度で改善するが，インフルエンザ感染症の場合は全身症状が強く，高齢者や幼児では肺炎などの合併症により死亡する可能性もある．また将来，高病原性鳥インフルエンザの変異による新型インフルエンザの発生が懸念されており，ワクチンや新薬の開発が待たれている．

5.3.1.2 薬物治療

かぜ症候群の治療は安静，保温，保湿，栄養補給，禁煙指導等が基本となり，各種薬剤を対症療法的に用いる．咳，痰に対して鎮咳薬（塩酸エプラジノン，臭化水素デキストロメトルファンなど）と去痰薬（塩酸アンブロキソール，塩酸ブロムヘキシン，カルボシステインなど）を用い，粘膿性痰があれば起因菌に応じて抗生物質や抗菌薬（ノルフロキサシン，エノキサシン，ガチフロキサシンなど）を併用する．発熱などがあれば，その症状に応じて消炎鎮痛薬（アセトアミノフェン，アスピリン，ジクロフェナクナトリウムなど）を併用する．NSAIDsは小児のインフルエンザ脳症を悪化させるため，小児に対してはアセトアミノフェンのみが用いられる．

インフルエンザに対する抗ウイルス療法としては，A型およびB型インフルエンザウイルスに有効なノイラミニダーゼ阻害薬プロドラッグのリン酸オセルタミビル（商品名タミフル）やザナミビル吸入薬がある．また，抗パーキンソン病薬としても用いられている塩酸アマンタジン

は，A 型インフルエンザウイルスにのみ有効である．

5.3.2 肺　炎

5.3.2.1 病態と症状

　肺炎は肺胞腔内（肺実質）を主たる病巣とする急性の感染症であり，わが国の死因の第 4 位に位置する．間質に炎症の主座をもつ間質性肺炎とは区別される．肺炎は侵入した病原微生物により細菌性，マイコプラズマ性，ウイルス性，真菌性などに分類される．肺炎の診断にあたっては，感染発症の場所（すなわち市中感染性肺炎 community acquired pneumonia なのか，院内感染性肺炎 hospital acquired pneumonia なのか），患者側の背景因子，病状，経過，胸部 X 線写真などから起因菌を推定し，さらに喀痰および気道分泌物を用いて起因菌を同定する．重症肺炎の場合には，血液培養も起因菌の検出に必須・有効なことがある．

　肺炎は，肺炎レンサ球菌，インフルエンザ菌，黄色ブドウ球菌などによる細菌性肺炎と，マイコプラズマ肺炎やウイルス肺炎などの非定型肺炎とに分けられる．細菌性肺炎はウイルス感染による上気道炎後に発症することが多い．ウイルス感染が起こると気道上皮細胞は脱落し，気道の防御能が低下することで，細菌が下気道に侵入しやすくなる．細菌の侵入・増殖により滲出液が漏出し，好中球の肺胞腔内への遊走浸潤が起こる．好中球より放出されるさまざまなサイトカインや酵素により，肺胞内のフィブリンを含む滲出物の液化，マクロファージによる細菌の貪食，血管系の吸収が生じ，治癒機転が進む．肺炎球菌による肺炎では組織破壊は少ないが，ブドウ球菌，クレブシエラ，バクテロイデスなどによる肺炎では組織破壊が強く，胸部 X 線写真上，空洞を認めることがあり，治癒後も組織に瘢痕を残す．

5.3.2.2 薬物治療

　安静，脱水対策，心肺機能の改善療法とともに，起因菌に対する適切な抗生物質の投与を行う．呼吸不全に対しては，酸素療法を実施する．喀痰採取による起因菌の同定や薬剤耐性検査には数日を要するため，経験的治療をただちに開始する．市中感染性肺炎の場合は肺炎球菌，インフルエンザ桿菌，マイコプラズマに対する抗生物質（クラリスロマイシン，アジスロマイシン水和物，レボフロキサシン，ピペラシリンナトリウム）を 1〜2 剤選択する．院内感染性肺炎の場合はグラム陰性桿菌，MRSA，嫌気性菌を対象として抗生物質（セフタジジム，イミペネム・シラスタチンナトリウム合剤，シプロフロキサシン，テイコプラニンなど）を選択する．多剤併用療法では，作用機序の異なるものを組み合わせる．慢性呼吸器疾患患者および高齢者には，インフルエンザウイルスおよび肺炎球菌に対するワクチンを投与して，感染予防を図る必要がある．

　なお，薬剤性あるいは自己免疫性の非感染性肺炎では，主として肺胞壁に炎症を生じる間質性肺炎が多い．これらの治療には原因の除去と同時にステロイド薬や免疫抑制薬が投与される．

5.3.3 肺結核

5.3.3.1 病態と症状

　肺結核とは，抗酸菌の一種である結核菌 *Mycobacterium tuberculosis* あるいは類縁種による感染症である．肺結核は，患者の咳やくしゃみで喀出される飛沫が空気中で乾燥して飛沫核となり，空気中をただよう飛沫核を吸入することにより感染する（空気感染）．呼吸器症状がなければ，他への感染源とはなりにくい．結核の初感染はほとんど胸膜直下に起こり，リンパ節腫脹を引き起こす．多くの場合，そのまま自然治癒して石灰化する不顕性感染となる．しかし，初感染の菌量が多い場合や宿主側の条件によっては，進展・発症して一次結核（初期結核）となり，数年から数十年の潜伏期間を経て発症する二次結核となることがある．成人に起こる肺結核は，初感染巣が長期間を経た後に進展して発症する既感染発病が多く，そのような例では再感染の可能性もある．

　初感染巣はすべての肺葉の胸膜直下にできるが，成人の肺結核病巣は肺の上後部に好発する．病理所見は乾酪壊死を伴う類上皮細胞肉芽腫で，ランゲルハンス細胞の出現および線維成分の増生を認める．乾酪物質が経気管支的に排除されると空洞が形成され，空洞内部には多数の結核菌が含まれる．

　肺結核との診断が下された場合，医師は2日以内に最寄りの保健所に患者発生届けを提出する義務がある．わが国では2004年の結核登録患者数は約7.2万人であり，うち活動性全結核患者数は約2.7万人である．人口10万人当たりの有病率は21人，年間2,300人が結核により死亡している．この数字は欧米諸国よりもまだ高い値である．1999年には新規登録患者数が38年ぶりに，また結核罹患率が43年ぶりに前年より増加したため「結核緊急事態宣言」が発せられた．医療関係者に対して結核の予防・診断・治療の徹底を要請するとともに，結核患者が発生した場合の適切な対応について勧告がなされた．罹患率増加の主な原因として，高齢者の増加と，結核検診を受けられない人々や糖尿病患者，腎透析施行者などの「結核弱者」の増加，そして国民や医療関係者が結核に対して無関心であったことがあげられる．結核の集団感染も，このところ増加傾向にある．特に，医療機関においては，結核未感染の若年看護師による結核菌を保有する高齢者の看護が，感染の頻度を高めている．

5.3.3.2 薬物治療

　咳，痰の症状を示さない肺結核患者は，他へ感染させる危険性がほとんどないので外来治療でよいが，有症状患者は入院させて治療を行う．初回治療に成功して臨床的治癒状態に導くためには，耐性菌の出現を防ぐ必要がある．すなわち，薬物療法は，有効な抗結核薬の多剤併用が原則である．

表5.4 抗結核薬の分類

1. First-line drugs（a） 　強力な抗菌作用を示す必須の薬剤 　　　リファンピシン（RFP） 　　　イソニアジド（INH） 　　　ピラジナミド（PZA）	主な副作用 肝障害，Stevens-Johnson 症候群， Lyell 症候群，過敏症（RFP） 肝障害，間質性腎炎
2. First-line drugs（b） 　静菌的に作用する必須の薬剤 　　　ストレプトマイシン（SM） 　　　エタンブトール（EB）	主な副作用 聴力障害（第Ⅷ脳神経障害） 視力障害，肝障害
3. Second-line drugs 　上記に対して抗菌力は劣るが，（a）との併用で効果が期待される薬剤 　　　カナマイシン（KM） 　　　エンビオマイシン（EVM）（標準治療では用いられない） 　　　パラアミノサリチル酸カルシウム（PAS） 　　　サイクロセリン（CS）	

標準治療 A

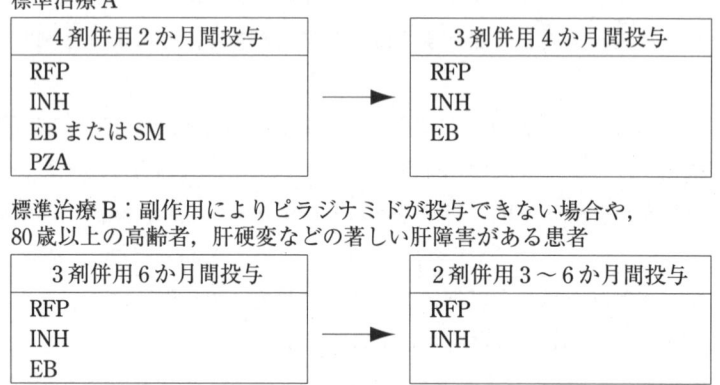

4剤併用2か月間投与		3剤併用4か月間投与
RFP INH EB または SM PZA	→	RFP INH EB

標準治療 B：副作用によりピラジナミドが投与できない場合や，80歳以上の高齢者，肝硬変などの著しい肝障害がある患者

3剤併用6か月間投与		2剤併用3～6か月間投与
RFP INH EB	→	RFP INH

図5.4 肺結核の標準治療法

　抗結核薬は表5.4のように分類される．これらの薬物を，標準的には図5.4のように併用する．併用薬剤の数が増えれば増えるほど効果的であるが，それに伴い副作用も増えることとなる．抗結核薬には肝障害（RFP，INH，PZA），視力障害（EB）に加え，間質性肺炎，Stevens-Johnson 症候群（INH），Lyell 症候群（INH）などの重篤な副作用を有するものも少なくなく，治療対象者には高齢者や小児，肝・腎機能障害者，妊婦なども含まれるので，副作用の予防と早期発見に努める必要がある．また，RFP は細胞内外に存在する半休止期の結核菌に対して殺菌的に作用する強力な薬剤であるが，肝薬物代謝酵素を誘導するので，RFP との併用により肝毒性を有する代謝物が増加する薬剤は注意が必要となる．

　なお，治療は6～12か月という比較的長期に及ぶため，患者のコンプライアンス低下がしばしば問題となるので，十分な服薬指導が必要である．

　なお最近，薬物治療の普及に伴って RFP と INH のいずれに対しても耐性を獲得した多剤耐性結核菌 multidrug-resistant *Mycobacterium tuberculosis*（MDR-TB）が問題となっている．最近では，さらに RFP，INH のみならずフッ化キノロン薬や抗生物質注射剤に耐性の結核菌（広

範囲耐性結核菌，XDR-TB = extensively drug-resistant *Mycobacterium tuberculosis*）や，あらゆる抗菌薬に抵抗性をもつ菌（極度耐性結核菌，XXDR-TB = extremely extensive drug-resistant *Mycobacterium tuberculosis*）の存在まで報告されており，近い将来に人類に脅威をもたらす感染症になる危険性が増しつつある．

参 考

本章は，薬学モデル・コアカリキュラム（日本薬学会，平成14年）のC14 薬物治療，(3) 疾患と薬物治療（腎疾患等），【呼吸器・胸部の疾患】に含まれるSBOの修得に必要な内容を含む．

第6章 消化器系疾患

　消化器系でみられる疾患は，食道炎，胃炎，胃潰瘍，十二指腸潰瘍などの上部消化管に発生する疾患，小腸および大腸における疾患，ならびに消化器の付属器官として存在する肝臓，胆嚢および膵臓における疾患に大別される．

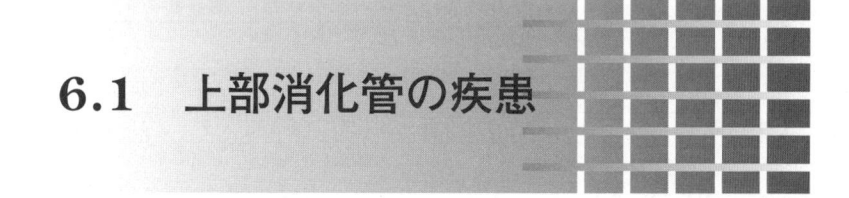

6.1　上部消化管の疾患

　食道，胃，十二指腸などの上部消化管は胃酸に接する臓器であるため，これらの部位で発生する疾患は酸分泌関連疾患として位置付けられている．したがって，これら疾患に対する薬物治療は基本的に同系統の薬物群を用いることが多いため，治療薬に関しては独立項を設けて説明する．

6.1.1　食道炎 Esophagitis

A. 病態と症状

　食道炎は食道粘膜の炎症で，食道内への胃液の逆流が起こりやすい状態下に発生する．胃切除など，特殊なケースでは，アルカリ性の腸液の逆流によっても生じる．食道潰瘍は通常食道炎に伴ってみられるが，まれである．胸やけ，胸骨下部の疼痛が主症状であり，食後まもなく，ある

表 6.1　消化器系疾患の分類と主要な薬物

上部消化管の疾患（6.1）

食道炎	制酸薬
胃炎	胃酸分泌抑制薬
消化性潰瘍	（プロトンポンプ阻害薬，ヒスタミン H_2 受容体遮断薬，抗コリン薬）
	防御因子増強薬

肝炎（6.2）

急性ウイルス性肝炎	肝庇護薬，胆石溶解薬，インターフェロン製剤（B型，C型）
劇症肝炎	副腎皮質ステロイド，グルカゴン-インスリン療法，肝性脳症治療薬
慢性肝炎	インターフェロン製剤，抗ウイルス薬，肝庇護薬，胆石溶解薬，副腎皮質ステロイド，小柴胡湯
肝硬変症	肝庇護薬，マロチラート
肝性脳症	ラクツロース，抗菌薬，分枝鎖アミノ酸製剤

小腸・大腸疾患（6.3）

便秘	下剤，浣腸薬，腸運動促進薬
下痢	乳酸菌製剤，抗コリン薬
過敏性腸症候群	抗不安薬，抗うつ薬，抗コリン薬，下剤，止瀉薬，ポリカルボフィルカルシウム
大腸炎	
潰瘍性大腸炎	メサラジン，サラゾスルファピリジン，副腎皮質ステロイド
クローン病	サラゾスルファピリジン，副腎皮質ステロイド，免疫抑制薬，インフリキシマブ

胆嚢の疾患（6.4）

胆石症	胆石溶解薬
胆道炎	抗生物質（広域ペニシリン），鎮痛薬

膵臓の疾患（6.5）

急性膵炎	鎮痛薬，タンパク分解酵素阻害薬，ヒスタミン H_2 受容体遮断薬
慢性膵炎	抗コリン薬，消化酵素薬，ヒスタミン H_2 受容体遮断薬，インスリン

痔疾患（6.6）

痔	抗炎症薬，止血薬，鎮痛薬

いは臥床している際，上体を強く曲げたときなどに生じる．これは，食道下部の括約筋機能が不十分のため胃液の逆流が起こることによる．嚥下時にも疼痛があり，特に酸味の強い果物，アルコール飲料，あるいは過度に熱いもの，冷たいものの摂取後に疼痛が起こりやすい．

B. 薬物治療

プロトンポンプ阻害薬，ヒスタミン H_2 受容体遮断薬，制酸薬などを中心に治療する．制酸薬は，胃・食道内の塩酸を中和するだけでなく，ガストリン放出を促進させて食道下部括約筋 lower esophageal sphincter（LES）の圧力を高める作用もある．なお抗コリン薬は疼痛などの症状に対しては効果があるが，LES圧を低下させ逆流を起こしやすくするので使用しない．

6.1.2 胃炎 Gastritis

6.1.2.1 急性胃炎

A. 病態と症状

　急性胃炎 acute gastritis とは胃粘膜の急性炎症あるいは傷害を指し，急性の腹部症状を伴い，数日ないし数週の経過で治癒するものである．日常の臨床で最も多くみられる消化器疾患である．原因として最も一般的なものは，アルコールの過量摂取，各種薬剤の摂取（消炎鎮痛薬，抗生物質など），暴飲暴食などであり，その他，食中毒，腐食性薬剤（塩酸，苛性ソーダ，ホルマリンなど）の誤嚥（腐食性胃炎），急性感染症に伴うものなどがある．

　一般に粘膜の変化は軽微であるが，腐食性胃炎では極めて重度の病変を示し，潰瘍，粘膜の壊死，穿孔などもみられる．急性胃炎の発生機序は，本質的に消化性潰瘍とほぼ同様に考えられており，胃粘膜に対する攻撃因子と防御因子の均衡破綻が引き金となって胃粘膜に炎症が生じる．

　急性胃炎では消化性潰瘍と同様の症状を訴え，短時間内に心窩部痛，悪心，嘔吐，胸やけ，食欲不振が出現する．これらの症状は数時間〜数日続き，原因が除去されれば自然に消退する．ただし，腐食性胃炎の症状は極めて激烈である．

　最近，急性胃粘膜病変 acute gastric mucosal lesion（AGML）という用語がしばしば用いられる．これはある因子により生じた急性出血性胃炎，出血性びらん，急性潰瘍を包括したもので，これらの病変が同一胃に混在するところから，より適切に病変を把握する用語として用いられるようになった．一般的な急性胃炎との間に明確な区別はないが，AGML と呼ばれるものは，より強い変化を示すものと理解しておけばよい．腐食性薬剤の誤嚥などによる胃病変が良い例である．AGML の原因として，各種のストレス，熱傷，薬物摂取などがあげられている．

B. 薬物治療

　原因が明らかであれば，まずその原因を取り除いた後，1〜2回食事を抜いて，胃の安静を図る．薬物療法は消化性潰瘍治療に準じて行われ，ヒスタミン H_2 受容体遮断薬などの酸分泌抑制薬と防御因子強化薬が併用される．症状や状態に応じて制酸薬や精神安定薬も用いられる．疼痛に対しては抗コリン薬が用いられる．

6.1.2.2 慢性胃炎

A. 病態と症状

　慢性胃炎 chronic gastritis とは，急性胃炎が慢性的に続くという意味ではなく，長い間に繰

り返された胃粘膜のびらんとその修復の結果，表層性胃炎を経て，胃粘膜腺細胞の萎縮，腸上皮化生などの胃粘膜の慢性の萎縮性変化を生じた病態をいう．また，慢性胃炎における胃粘膜の萎縮性変化は，通常，加齢とともに増加し，程度の差はあるものの，高齢ではほぼ全例で認められる．

慢性胃炎の原因として，食事や薬剤，加齢，自己免疫，ヘリコバクター・ピロリ *Helicobacter pylori* 菌*などが考えられるが，未だに確証は得られていない．一般に症状はあまり強くないが，比較的長く持続し，鈍痛のあることが多い．その他，膨満感や胃の存在を自覚するという訴えが多い．食欲不振や胸やけなどもしばしば認められる．これらの症状には消退がみられ，精神的な影響もかなり認められる．診断には内視鏡検査が不可欠である．

B. 薬物治療

萎縮を改善し，胃腺を再生させることは不可能である．最も重要なことは，十分に検査を行った上で他の疾患を否定し，患者によく説明して病気の本態を納得させることである．多くの場合，これだけで症状は消失する．本症では，胃酸分泌の低下があっても消化吸収機能には低下がみられないので，分泌促進薬の投与はあまり意味がない．ただし，食欲不振がある場合には消化薬，心窩部痛，胸やけなどの過酸症状にはヒスタミン H_2 受容体遮断薬を含む酸分泌抑制薬などが使用される．通常，症例全般に対して，防御因子強化薬が使用される．

6.1.3　消化性潰瘍

消化性潰瘍 peptic ulcer とは，胃・十二指腸潰瘍の総称である．胃壁や十二指腸壁の一部が破壊され欠損した状態を意味する．その組織欠損が粘膜上皮に留まっている浅い潰瘍はびらんと呼ばれ，瘢痕を残さずに治癒するが，粘膜下層まで達したものは潰瘍であり，慢性化する．一般に，消化性潰瘍は慢性潰瘍と急性潰瘍に分けられる．慢性潰瘍は治癒，再燃・再発を繰り返し，完治することは難しい．薬物が原因で起こる急性潰瘍は AGML に含まれる．

A. 病態と症状

消化性潰瘍の発生は攻撃因子と防御因子の均衡破綻によるものと考えられている（図6.1）．攻撃因子とは酸，ペプシンなどで，防御因子とは粘膜の防御力を高める粘膜血流，粘液，重炭酸イオン分泌，プロスタグランジンなどである．これらの攻撃因子と防御因子は通常均衡を保っているが，ストレスなどにより均衡破綻が生じると，攻撃因子が相対的に強まることにより潰瘍が形成される．最近，ヘリコバクター・ピロリ菌も消化性潰瘍の発生原因であることが示唆されてい

---

*　ヘリコバクター・ピロリ菌は，強いウレアーゼ活性を有するグラム陰性の螺旋状短桿菌である．近年，胃粘膜表面に棲息するこのラセン菌と慢性活動胃炎および胃・十二指腸潰瘍，さらには胃癌との関連性が注目されており，特に潰瘍症においては再発相における関与が指摘されている．しかし，病変の発生機序などについてはよくわかっていない．

6.1 上部消化管の疾患

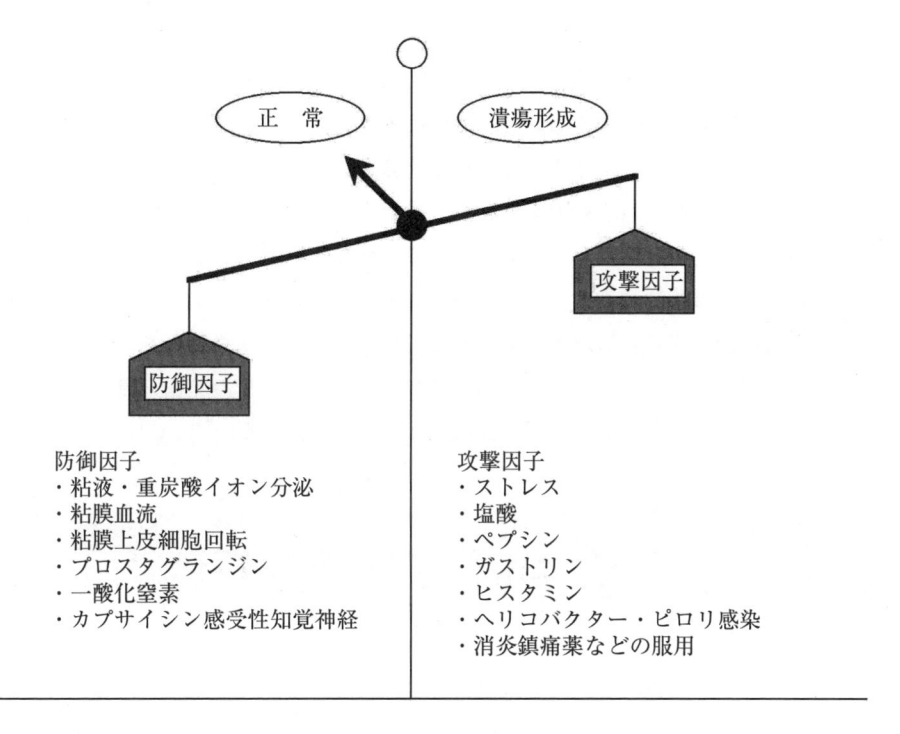

防御因子
・粘液・重炭酸イオン分泌
・粘膜血流
・粘膜上皮細胞回転
・プロスタグランジン
・一酸化窒素
・カプサイシン感受性知覚神経

攻撃因子
・ストレス
・塩酸
・ペプシン
・ガストリン
・ヒスタミン
・ヘリコバクター・ピロリ感染
・消炎鎮痛薬などの服用

図6.1 Shay and Sun のバランス説

るが，"酸のないところに潰瘍なし No Acid, No Ulcer"といわれるように，潰瘍の発生には胃酸が最も重要な因子として働いている．一般に，胃潰瘍患者の胃酸分泌は正常ないし低下傾向を示すことが多い．特に高齢者の胃潰瘍では胃粘膜が萎縮しているため胃酸分泌の低下を示すが，防御因子としての粘液分泌や血流低下が顕著であり，相対的に攻撃因子が優位となり潰瘍が発生する．一方，十二指腸潰瘍では胃粘膜の萎縮はみられず，胃酸分泌が亢進しており（特に夜間は高い），粘膜血流の低下などよりも攻撃因子が優位となって潰瘍が発生するものと考えられている．このような攻撃因子と防御因子の均衡破綻を引き起こす要因としてストレスがある．脳からの異常刺激（ストレス）が自律神経を興奮させることにより，迷走神経を介する胃酸分泌の促進，交感神経興奮による粘膜血流の低下，あるいは副腎皮質ホルモンの影響による粘膜代謝回転の低下などが生じる．

　消化性潰瘍で最も多くみられる自覚症状は心窩部痛である．心窩部痛は消化性潰瘍患者全体の8割以上が訴える．胃潰瘍 gastric ulcer による心窩部痛は食後短時間内に発現するが，十二指腸潰瘍 duodenal ulcer では空腹時の心窩部痛が多くみられる．その他，胃のもたれ，胸やけ，げっぷなどが消化性潰瘍の典型的な症状として発現してくる．重症の場合には吐血，下血も認められる．なお老齢患者では，上腹部膨満感や重圧感などの症状が多い．胃潰瘍は胃角部や胃体部が好発部位であるが，60歳以上の老齢者の患者では胃体上部に好発する傾向がある．これは，加齢とともに胃粘膜の萎縮が進み，潰瘍の好発部位である幽門腺と胃底腺の境界領域が胃体上部に移行するためといわれている．十二指腸潰瘍の発生部位は，若年者も老齢者も共に球部前壁が大部分である．

B. 薬物治療

消化性潰瘍の治療は，自覚症状の除去，潰瘍の治癒促進，および再燃・再発の防止と潰瘍症からの離脱を目的に行われる．通常は，胃酸分泌抑制作用を有するヒスタミン H_2 受容体遮断薬，プロトンポンプ阻害薬などの攻撃因子抑制薬と胃粘膜抵抗性の強化作用を有する防御因子増強薬が併用される．その他，病状に合わせて，鎮痙薬，精神安定薬あるいは消化管運動機能改善薬なども用いられる．治癒後に再発する症例も多いため，現在，ヒスタミン H_2 受容体遮断薬を中心とした維持療法が行われている．また，最近は潰瘍の再発とヘリコバクター・ピロリの関連が指摘されており，プロトンポンプ阻害薬とヘリコバクター・ピロリの除菌を目的とした薬物（クラリスロマイシン，アモキシシリン）との併用投与が行われている．

6.1.4 上部消化管疾患治療薬各論

消化管疾患の中でも食道，胃，十二指腸の疾患は胃酸との関連性が強く，従来，攻撃因子である酸分泌の抑制を中心に薬物治療がなされてきた．しかし，近年では血液循環，粘液，プロスタグランジンなどのさまざまな防御因子も考慮されるようになり，多数の薬剤が開発され，使用されている．

1）攻撃因子抑制薬

消化管における疾患は胃酸と関連するものが多く，薬物治療は胃酸分泌を抑制する薬剤や，分泌された胃酸を中和する薬剤を中心に行われる．

a. 制酸薬

制酸薬とは，過剰の胃酸を中和したり，吸着して酸度を低下させ，ペプシンの活性を抑制したり，胃粘膜を被覆して酸の攻撃を防止する作用を有する薬剤の総称である．制酸薬は，① 効果が速効性である，② 胸やけ，疼痛などの症状改善効果が大きい，③ 重篤な副作用がない，④ 安価である，などの利点を有するが，一方，① 効果の持続時間が短い，② 胃酸分泌促進のリバウンド現象がある，③ アルカローシス，高 Ca^{2+} 血症や高 Mg^{2+} 血症などが起こる，④ 薬物相互作用がある，などの欠点も指摘されている．したがって，制酸薬の効果的使用法として，① 抗コリン薬や選択的ムスカリン M_1 受容体遮断薬との併用，② 食後1～3時間後に投与する，③ 十分な用量を用いる，および ④ 頻回投与，などが試みられる．

制酸薬は吸収性（炭酸水素ナトリウム）と非吸収性（酸化マグネシウム，乾燥水酸化アルミニウムゲル，合成ケイ酸アルミニウム，炭酸カルシウム）に大別されるが，前者は吸収された後に過度のアルカローシスを招く危険性があるため，主に後者が使用されている（表6.2）．

b. 酸分泌抑制薬

胃酸分泌細胞である壁細胞上にはムスカリン受容体（M_3），ヒスタミン受容体（H_2），およびガストリン受容体（CCK-2）が存在しており，迷走神経による神経支配，ガストリンによる体液性支配，およびヒスタミンによるパラクリン性の支配を受けている（図6.2）．胃粘膜にはヒ

表 6.2 制酸薬

薬物名（商品名）	作用と特徴	主な副作用	備考
炭酸水素ナトリウム sodium bicarbonate （炭酸水素ナトリウム）	水に溶けやすく即効性で中和制酸力が大きいため、症状改善効果は著明． 二次的に発生する炭酸ガスによる胃粘膜刺激によって再び胃液分泌が促進されたり、長期大量投与によってアルカローシス，体液貯留促進傾向などの問題があり、制酸薬としては最近使用が減少．	アルカローシス，ナトリウム蓄積による浮腫，胃部膨満．	Na摂取制限者には禁忌．
酸化マグネシウム magnesium oxide （酸化マグネシウム，マグラックス）	水に不溶性で，酸中和作用は遅効性であるが，炭酸水素ナトリウムの約4倍強力であり，効果は持続性である． 酸中和の際，生成される塩化マグネシウムは炭酸ガスと結合するので，炭酸水素ナトリウムと併用して副作用を防止したり，緩下作用を示すので便秘傾向を示す老人症例に適している．	長期大量投与で，高マグネシウム血症，下痢．	腎障害，心障害，下痢，高マグネシウム血症等の患者には慎重に用いる．テトラサイクリンとの併用はその吸収を阻害するので同時服用しない．大量の牛乳やカルシウム製剤との併用はミルクアルカリ症候群（高カルシウム血症，高窒素血症，アルカローシス）が現れることがあり，その場合中止する．
乾燥水酸化アルミニウムゲル dried aluminum hydroxide gel （アルミゲル）	両性化合物（制酸作用は弱い）で粘膜への親和性がよく，潰瘍面の収れん，被膜保護，吸着，ペプシン不活化作用など．長期連用しても副作用が少ない．	便秘，嘔吐，悪心． 長期投与で精神症状，骨軟化症．	便秘傾向や同時服用した薬剤の吸着やキレート形成による吸収阻害があるので，同時処方には注意が必要． 透析患者には禁忌．
合成ケイ酸アルミニウム synthetic aluminum silicate （シリカミン，アルミワイス）	潰瘍・胃炎の粘膜保護作用と症状の改善．		透析患者には禁忌．テトラサイクリン系薬，ニューキノロン系薬の吸収を阻害する．
水酸化アルミニウムゲル，水酸化マグネシウム配合剤 aluminum hydroxide・magnesium hydroxide （マーロックス）	胃酸を速効的に中和作用し胆汁酸と結合し，長時間にわたり制酸効果を示す． 潰瘍の出血時に止血効果が認められ，下痢作用と便秘作用とがよく調和されている．	長期大量投与で，高マグネシウム血症，リン酸塩の低下，食欲不振，悪心，便秘，下痢．	透析患者には禁忌．
ヒドロタルシト hydrotalcite （サモールN）	分子中にアルミニウムとマグネシウムとをもつ単一化合物アルミニウム系化合物の弱い制酸力を改善し，即効かつ持続性効果がある．	長期大量投与で，高マグネシウム血症，リン酸塩の低下，食欲不振，悪心，便秘，下痢．	透析患者には禁忌．

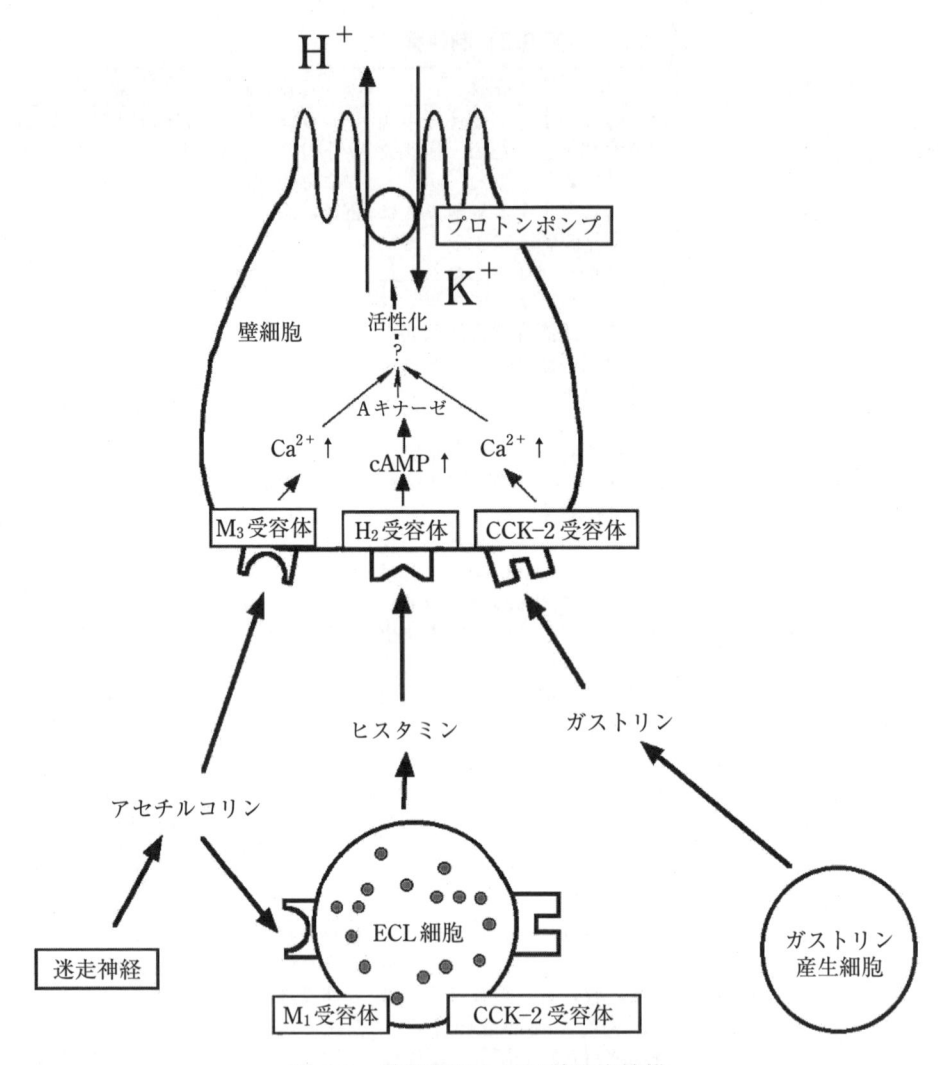

図6.2 壁細胞における酸分泌機構

壁細胞上にはムスカリン受容体（M_3），ヒスタミン受容体（H_2），ガストリン受容体（CCK-2）が存在し，神経性支配（迷走神経），体液性支配（ガストリン），パラクリン（ヒスタミン）性の支配を受けている．壁細胞のM_3受容体とCCK-2受容体はGタンパクを介してPLC（ホスフォリパーゼC）と共役し，PI（ホスファチジルイノシトール）代謝回転を刺激する．PI回転の刺激により生成したイノシトールリン酸とジアシルグリセロールは，それぞれ細胞内Ca^{2+}濃度の上昇，およびCキナーゼの活性化を促す．一方，ヒスタミンH_2受容体の刺激はGタンパクを介してアデニレートシクラーゼと共役し，細胞内サイクリックAMPの上昇を誘起し，プロテインキナーゼAを活性化する．

スタミン産生細胞（腸クローム親和性様細胞 enterochromaffin-like cell：ECL細胞）が存在しており，この細胞上にもムスカリン受容体（M_1）*やガストリン受容体が存在する．壁細胞のM_3受容体やCCK$_2$（コレシストキニン）受容体の刺激はPI（ホスファチジルイノシトール）代

---

* ECL細胞にはこれまでM_1受容体が存在するものと考えられてきたが，最近の研究では，ムスカリン受容体の存在そのものに対して否定的な見解が多い．迷走神経興奮によるECL細胞からのヒスタミン遊離は，神経ペプチドである pituitary adenylate cyclase activating polypeptide（PACAP）によって仲介されるものと考えられている．

謝回転を亢進し，細胞内 Ca^{2+} 濃度の上昇を促す．一方，ヒスタミン H_2 受容体の刺激はアデニレートシクラーゼを活性化し，細胞内サイクリック AMP を増大させる．このような複雑な調節系を経た壁細胞への刺激は，最終的には壁細胞の頂端膜に存在するプロトンポンプ（H^+/K^+ -ATPase）の活性化を介して，胃酸分泌を促進する．胃酸分泌抑制薬としては，それぞれのステップにおいて作用する薬物が開発され，臨床応用されている．

① 副交感神経遮断薬（抗コリン薬）

非選択的ムスカリン受容体遮断薬：鎮痙薬ともムスカリン受容体遮断薬とも呼ばれ，ムスカリン受容体，すなわち副交感神経節後線維末端から遊離されるアセチルコリンの受容体の遮断薬である．副交感神経系機能の抑制・低下により，胃液分泌抑制や胃腸運動抑制のほかに，胆管攣縮の緩解などの作用もある．本薬の胃液分泌抑制は緩和であるが，鎮痛作用が強く，潰瘍初期の上腹部痛のほかに，膵炎の疼痛にも効果がある．しかし，コリン作動性神経は広く生体内に分布しているため，口渇，便秘，散瞳など，抗コリン薬の投与により多くの副作用が出現する．

抗コリン薬（表6.3）には，三級アミンと四級アンモニウムがある．三級アミン系薬剤は運動抑制を主とし，平滑筋の鎮痙作用が強く，消化管より吸収されやすい抗コリン薬であるが，脳内への移行のために中枢神経抑制作用を示す傾向がある．一方，四級アンモニウム系薬剤は，抗コリン作用と向筋肉（パパベリン様）作用に加えて神経節遮断作用も有するために，分泌・運動の両者に対して強力な抑制作用を発揮し，また内臓痛にも著効を示す．

一般に，酸分泌抑制作用の強いものは抗潰瘍薬として使用され，鎮痙作用の強いものは鎮痙・鎮痛薬として，多くの場合，制酸薬と併用して用いられる．

選択的ムスカリン M_1 受容体遮断薬：ECL 細胞のムスカリン受容体（M_1）を選択的に抑制する．従来の抗コリン薬と異なり，胃腸管，眼などに存在する平滑筋（M_3）および心筋細胞（M_2）には親和性が低いため，抗コリン性の副作用発現の頻度が少ない．

② ヒスタミン H_2 受容体拮抗薬

胃壁細胞のヒスタミン H_2 受容体を遮断することにより胃酸分泌を抑制する（表6.4）．ヒスタミンは神経性およびガストリン性刺激分泌においても重要な役割を果たしているため，H_2 遮断薬は，ほとんどすべての生理的酸分泌を抑制する．

③ プロトンポンプ阻害薬

プロトンポンプ阻害薬は，胃壁細胞における酸分泌の最終段階にあるプロトンポンプを特異的に阻害することにより酸分泌を抑制する（表6.5）．酸分泌抑制効果は H_2 受容体遮断薬よりも強力かつ持続的であるため，1回投与で24時間にわたって酸分泌を抑制する．H_2 受容体遮断薬で治癒しない難治性潰瘍などによく使われる．プロトンポンプ阻害薬は，強力かつ持続的に酸分泌を抑制する結果，高ガストリン血症*を誘発し，長期投与後にはリバウンド性の酸分泌促進を招くため，潰瘍の再燃・再発に繋がる可能性が考えられる．

2) 防御因子増強薬

胃炎，消化性潰瘍などの発生には，攻撃因子の影響以外に，粘膜防御機構の脆弱化も関係する

---

* 強力かつ持続的な酸分泌抑制のため，ガストリン遊離における負のフィードバック機構が破綻し，幽門部のガストリン産生細胞（G細胞）の増加を伴ったガストリン遊離の増大が生じる．高ガストリン血症の結果，過剰なガストリンの刺激により ECL 細胞の過形成を招き，ヒスチジン脱炭酸酵素の活性増大により多量のヒスタミンが産生・遊離され，酸分泌が刺激される．

表6.3　副交感神経遮断薬

分類	薬物名（商品名）	作用と特徴	主な副作用	備考
抗コリン薬	塩酸ジサイクロミン dicyclomine hydrochloride（コランチル）	アセチルコリンに競合的に拮抗し，アトロピン様作用（抗神経作用）およびパパベリン様作用（抗筋性作用）により消化管平滑筋のれん縮を鎮静．		緑内障，前立腺肥大による排尿障害，重症心疾患，麻痺性イレウス等の患者には禁忌．妊婦，授乳婦，車の運転者などには慎重に投与すること．
抗コリン薬	臭化ブチルスコポラミン scopolamine butylbromide（ブスコパン，スパリコン）	鎮痙，消化管運動抑制，胃液分泌抑制，胆嚢収縮抑制，膀胱内圧上昇抑制，子宮収縮抑制作用．抗コリン副作用が比較的少ない．	ショック（注射のみ），眼障害，口渇，便秘，頭痛，めまい，心悸亢進，発疹．	緑内障，前立腺肥大による排尿障害，重症心疾患，麻痺性イレウス，本剤過敏の患者には禁忌．
抗コリン薬	臭化ブトロピウム butropium bromide（コリオパン）	鎮痙作用（副交感神経末端のアセチルコリン受容体に作用：腹部平滑筋の運動抑制，胃液分泌抑制，胃排出能改善，胃粘膜血流増加）．消化管吸収率が高く，効果発現は速やか．		前立腺肥大，うっ血性心不全，不整脈，潰瘍性大腸炎，甲状腺機能亢進症，車の運転者，高温環境にある等の患者には慎重に投与すること．
選択的ムスカリン受容体拮抗薬	塩酸ピレンゼピン pirenzepine hydrochloride（ガストロゼピン）	選択的ムスカリン1受容体拮抗薬（胃酸分泌抑制，血中ガストリン値上昇抑制，胃粘膜血流増加）．膀胱・循環器・神経系などにほとんど影響を与えないので，老年者にも安全に使用できる．	時に，口渇，便秘，排尿困難，下痢，発疹，頭重感，たちくらみ，嗄声，目のちらつき，心悸亢進．	妊婦には慎重に投与すること．
抗コリン薬	臭化チキジウム tiquizium chloride（チアトン）	ムスカリン受容体拮抗薬．胃炎，胃・十二指腸潰瘍，腸炎，過敏性大腸症候群，胆嚢・胆道疾患，尿路結石症における痙攣・運動機能亢進に使用される．		緑内障，前立腺肥大による排尿障害，重篤な心疾患，麻痺性イレウス，本剤過敏症には禁忌．

と考えられている．防御因子増強作用とは，① 粘液産生・遊離促進，② 粘膜血流改善，③ 粘膜保護，④ 重炭酸イオン分泌促進，⑤ プロスタグランジン生合成促進，などを指す．消化性潰瘍治療の主流となっているプロトンポンプ阻害薬やヒスタミンH_2受容体遮断薬の投与中止後に再発例がみられたり，また高齢者の場合，攻撃因子抑制薬の投与で難治化することもあるなど，防御因子増強薬の役割が重視されている（表6.6）．

① 潰瘍病巣保護薬

　胃粘膜に付着することによって保護被膜をつくる．潰瘍や炎症性びらんの白苔とも結合し，病巣を酸などの刺激物から保護する．抗ペプシン作用，制酸作用を有するものもある．

② 組織修復促進薬

表6.4 ヒスタミンH₂受容体拮抗薬

薬物名（商品名）	作用と特徴	主な副作用	備考
シメチジン cimetidine （タガメット）	最初に開発されたヒスタミンH₂受容体拮抗薬．強力かつ持続的な胃酸分泌抑制作用，ペプシン分泌抑制，胃粘膜プロスタグランジンE₂生合成増加作用．非特異的に代謝酵素P450（特にCYP3A4とCYP2D6）を阻害することにより，さまざまな薬物の代謝を阻害する．	時に，発疹，女性化乳房，不安感，便秘，胃部不快感，全身不快感，肝機能異常．	腎不全，肝障害，高齢者，薬物過敏症既往症などの患者および妊婦には慎重に投与すること．授乳婦は投薬中には授乳させないこと．ワルファリン，ジアゼパム，プロプラノロール，テオフィリン，フェニトインなどの併用には注意すること．
塩酸ラニチジン ranitidine hydrochloride （ザンタック）	強力な胃酸分泌抑制作用．作用はシメチジンより強力で持続性がある．薬物相互作用は認めない．	時に，発疹，好中球増加，肝機能障害，便秘，皮膚掻痒．	
ファモチジン famotidine （ガスター）	胃酸・ペプシン分泌抑制，胃粘膜血流増加作用．作用は持続性を示し，抗男性ホルモン・薬物代謝阻害などの作用は認められない．		
塩酸ロキサチジンアセタート roxatidine acetate hydrochloride （アルタット）	粘膜保護作用を併せもち，内分泌系，肝代謝酵素に影響を及ぼさない．主に肝で代謝される．		
ニザチジン nizatidine（アシノン）	酸分泌抑制作用と消化管運動抑制作用．		
ラフチジン lafutidine （ストガー，プロテカジン）	持続的な酸分泌抑制作用とカプサイシン感受性知覚神経を介した胃粘膜防御因子増強作用．		

表6.5 プロトンポンプ阻害薬

薬物名（商品名）	作用と特徴	主な副作用	備考
オメプラゾール omeprazole （オメプラール，オメプラゾン）	壁細胞のH^+, K^+-ATPaseを阻害して，強力かつ持続的に胃酸分泌を抑制．	時に，皮疹，肝・胃腸障害，頭痛，発熱など．	
ランソプラゾール lansoprazole （タケプロン）			
ラベプラゾールナトリウム rabeprazole sodium （パリエット）			

表6.6 防御因子増強薬

薬物名（商品名）	作用と特徴	主な副作用	備考
スクラルファート sucralfate （アルサルミン）	抗ペプシン，制酸，粘膜保護作用による潰瘍治癒促進および再発防止効果． 作用は持続性で長期使用での安全性も高い．	便秘，口渇，悪心．	
アズレンスルホン酸ナトリウム azurene sulfonate sodium （アズノール）	消炎・創傷治癒促進作用．	悪心・嘔吐，膨満感，下痢，便秘など．	
テプレノン teprenone （セルベックス）	高分子糖タンパク質・リン脂質（胃粘膜・粘液中の防御主要因子）の合成促進，胃粘膜細胞保護，胃粘膜増殖帯細胞の恒常性維持，プロスタグランジンの生合成亢進，胃粘膜血流改善など．	便秘，腹部膨満感，GOT-GPTの上昇，頭痛，発疹，コレステロール値の上昇．	妊婦，小児には慎重に投与すること．
レバミピド rebamipide （ムコスタ）	プロスタグランジンの生合成亢進，胃粘膜保護作用，活性酸素抑制作用． 胃潰瘍，急性・慢性胃炎の急性増悪期．	ショック，アナフィラキシー様症状． 白血球減少，血小板減少，肝機能障害．	
ポラプレジンク polaprezinc （プロマック）	亜鉛を含み胃粘膜損傷部位に付着し，創傷治癒促進作用，抗酸化作用，膜安定化作用． 胃潰瘍．	肝機能障害，黄疸．	
マレイン酸イルソグラジン irsogradine maleate （ガスロンN）	胃粘膜の上皮細胞間接合を強化する． 1日1回投与が可能． 胃潰瘍，急性・慢性胃炎の急性増悪期．	便秘・下痢，肝障害，発疹，胸部圧迫感．	
スルピリド sulpiride （ドグマチール，アビリット，ベタマックT50）	視床下部に作用し，交感神経中枢の興奮を抑制して胃・十二指腸血流を増加させ，胃腸運動を亢進して内容物排泄および通過を促進する．	ストレス性および慢性期の潰瘍，消化器不安定症状に有用性が高い． 時に，無月経，乳汁分泌，女性化乳房，口渇，胸やけ，悪心・嘔吐，便秘，熱感，倦怠感，不眠，眠気，めまい．	褐色細胞腫の疑いのある患者には禁忌． 妊婦，授乳婦，小児，高齢者，車の運転者には注意して使用すること．

経験的に使用されてきたものが多く，作用機序の詳細は不明である．粘膜保護，肉芽形成促進作用などが指摘されている．

③ **粘液産生・分泌促進薬**

胃粘液の産生・分泌促進作用に加え，胃粘膜血流の改善やプロスタグランジン生合成増加など

表6.7 プロスタグランジン製剤

薬物名（商品名）	作用と特徴	主な副作用	備考
オルノプロスチル ornoprostil （ロノック，アロカ）	PGE_1 誘導体で胃粘膜血流増強作用，酸分泌抑制作用．胃潰瘍治療に用いられる．	発疹，下痢，便秘，悪心・嘔吐，心悸亢進，月経周期異常，頭痛，血液異常，肝機能異常．	妊婦には禁忌．
ミソプロストール misoprostol （サイトテック）	PGE_1 誘導体で攻撃因子抑制作用と防御因子強化作用の両作用あり．NSAIDsの長期投与にみられる胃潰瘍および十二指腸潰瘍．	ショック，アナフィラキシー様症状．下痢，腹痛，肝障害．	妊婦には禁忌．
エンプロスチル enprostil （カムリード）	持続型 PGE_2 誘導体で胃酸分泌とペプシン分泌の抑制作用が強く，血清ガストリン値を低下させ細胞保護作用を有する．胃潰瘍．	発疹，下痢，軟便，悪心・嘔吐，腹部膨満感，肝障害．	妊婦には禁忌．

も報告されている．

④ 胃粘膜血流改善薬

胃粘膜の微小循環を改善し粘膜血流を増大させることにより，潰瘍部における防御能を高め，組織の修復を促進する．

⑤ 粘膜保護薬

プロスタグランジン製剤は酸・ペプシン分泌に対して抑制作用を示すが，臨床用量では効果が弱い．防御因子である粘液・重炭酸イオン分泌の促進，粘膜血流の増加などによる粘膜保護作用（サイトプロテクション cytoprotection）が認められる．PGE_1 製剤と PGE_2 製剤があるが，PGE_1 製剤のミソプロストールには消炎鎮痛剤の副作用として生じる AGML に対する臨床適応が認められている（表6.7）．

3）精神安定薬

消化性潰瘍の成因の一つに精神的なストレスがある．患者の治療に当たっては，まず精神的な安定を図る必要がある．そのために，クロルジアゼポキシド chlordiazepoxide，ジアゼパム diazepam，オキサゼパム oxazepam，オキサゾラム oxazolam 等のマイナートランキライザー minor tranquilizer が用いられるが，ベンゾジアゼピン系の抗不安薬の使用が多い．

4）消化管運動機能改善薬

上腹部の不定愁訴は胃機能の亢進または低下により発生するが，多くの場合，胃運動性の低下により胃内容物が停滞することが原因である．このような症状を軽減するために，胃腸運動を適度に刺激する薬物が用いられる．主としてドパミン D_2 受容体遮断薬とセロトニン受容体作用薬であり，前者は制吐薬としても用いられる（表6.8）．

① ドパミン D_2 受容体遮断薬

メトクロプラミド，スルピリドおよびドンペリドンは，鎮吐作用と胃排出促進作用を示す．ドパミン D_2 受容体遮断薬は胃の副交感神経節後線維に存在する D_2 受容体を遮断して，アセチル

表6.8 消化管運動機能改善薬

分類	薬物名（商品名）	作用と特徴	主な副作用	備考
ドパミンD$_2$受容体遮断薬／胃運動改善薬	メトクロプラミド metoclopramide（プリンペラン，テルペラン）	胃運動の低下した状態に対して，運動性，透過性亢進，十二指腸・回腸の運動性亢進作用（胃液分泌，酸度には影響を与えない）．中枢性・末梢性嘔吐に対して制吐作用．	時に，胃緊張増加，腹痛，下痢，便秘，頭痛，倦怠感．まれに，無月経，乳汁漏出，女性化乳房，パーキンソン症状，発疹．	褐色細胞腫の疑いのある患者には禁忌．妊婦，小児，高齢者，車の運転者への投与には注意する．
ドパミンD$_2$受容体遮断薬	ドンペリドン domperidone（ナウゼリン）	上部消化管ならびに化学受容器引き金帯に作用して，胃運動促進，胃・十二指腸協調運動促進，胃排出能正常化，下部食道括約筋圧上昇および制吐作用．中枢神経系には作用しない．	内服：まれに，乳汁分泌，女性化乳房，パーキンソン症状，GOT・GPT上昇，下痢，便秘，腹痛，発疹，心悸亢進，口内炎，発汗．	妊婦には禁忌．小児，授乳婦には慎重に投与する．
胃腸機能調整薬	マレイン酸トリメブチン trimebutine maleate（セレキノン）	消化管運動を症状に応じて抑制または亢進（調律薬），消化管連動運動誘発，胃排出能改善，末梢性鎮吐作用など．	時に，発疹．	妊婦，授乳婦，小児等に対しては安全性が確立していない．
過敏性腸症候群治療薬	臭化メペンゾラート mepenzolate bromide（トランコロン）	抗コリン薬で，胃，小腸，結腸などの自動運動ならびに迷走神経刺激による消化管のれん縮の緩解作用．	視調節障害，排尿障害，口渇．時に，頭痛，めまい，悪心・嘔吐．	緑内障，前立腺肥大による排尿障害，重症心疾患，麻痺性イレウスなどの患者には禁忌．前立腺肥大，甲状腺機能亢進症，うっ血性心不全，不整脈，潰瘍性大腸炎の患者および妊婦には慎重に投与のこと．
駆風薬	ジメチコン dimethicone ジメチルポリシロキサン dimethylpolysiloxane（ガスコン）	シリコン化合物で，界面活性作用により，小さなガス気泡の表面張力を低下させて気泡を破裂させ，一つの遊離気体に合体させて強力な消泡作用を示す．胃内有泡性粘液の除去作用．	時に，軟便，胃部不快感，下痢，嘔吐，食欲不振．	

コリン遊離に対するドパミンの抑制作用を除去することにより胃運動を促進する．メトクロプラミドはドパミンD$_2$受容体遮断作用に加えて，セロトニン5HT$_3$受容体の遮断と5HT$_4$受容体の刺激作用も有しており，これらの作用が胃腸運動の改善効果に関連するものと考えられている．

② セロトニン受容体作用薬

胃腸管のセロトニン受容体は 4 種類のサブタイプに分類されており，$5HT_1$，$5HT_3$ および $5HT_4$ はコリン作動性神経上に，また $5HT_2$ は平滑筋上に存在すると考えられている．セロトニンの胃腸運動に対する作用は複雑である．$5HT_1$ 受容体を刺激してアセチルコリン遊離を抑制すると胃腸運動は低下し，$5HT_3$ および $5HT_4$ 受容体を刺激するとアセチルコリン遊離促進を介して胃腸運動は亢進する．セロトニン受容体に結合してアセチルコリン遊離を促進する薬としてモサプリドがあり，胃排泄能の促進や腸運動の改善の目的で用いられている．作用機序は，$5HT_1$ 受容体の遮断作用と $5HT_4$ 受容体の刺激作用によるものと考えられている．

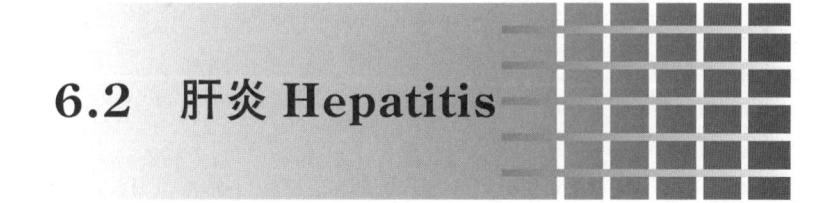

6.2 肝炎 Hepatitis

6.2.1 急性ウイルス性肝炎 Acute viral hepatitis

A. 病態と症状

急性肝炎を生じる主なウイルスは，A 型から E 型までの 5 種の肝炎ウイルス（表 6.9）であり，伝染性単核球症（EB ウイルス）などが原因となることもある．肝炎の発症機序はウイルス自身の細胞傷害性というよりは，むしろウイルス抗原を細胞表面に発現する感染肝細胞に対するリンパ球などの宿主免疫細胞の攻撃が主である．

肝炎ウイルスに感染してから肝炎が発症するまでには無症候性の潜伏期が存在するが，その期間は表 6.9 に示すようにウイルスにより異なる．肝炎が発症すると，食欲不振，嘔気と全身倦怠感が現れ，A 型肝炎ウイルス（HAV）では，発熱，咽頭痛などの感冒様症状が生じることもある．臨床検査値では血清直接ビリルビン濃度が増加する．それに伴い皮膚や眼球が黄染（黄疸）し，同時に尿が褐色に濃染するビリルビン尿となる．ほとんどの A 型および B 型肝炎患者では，臨床症状は 1〜2 週間で軽快に向かい，数か月後には肝酵素も正常化する．一方，C 型肝炎の感染では 60％以上の患者が慢性肝炎へと移行する．

各ウイルス性肝炎は臨床症状がよく似ているため，臨床症状のみで原因ウイルスを特定することはできない．したがって，確定診断は血清中のウイルス（HBV では HBs 抗原，HBeAg）または抗ウイルス抗体（HBsAb，HBeAb，HCVAb など）の検出による．初感染時には抗ウイルス抗体の IgM 分画が増加するのが特徴である．肝炎の重症度は，肝細胞由来酵素（ALT や AST）値の上昇の程度，肝合成タンパクである血液凝固因子活性の低下（プロトロンビン時間延長），肝性脳症の出現などで評価する．図 6.3 にウイルス性急性肝炎の典型的な臨床経過を示した．

表6.9 肝炎ウイルスの種類と特徴

	A型肝炎	B型肝炎	C型肝炎	D型肝炎	E型肝炎
ウイルス	HAV	HBV	HCV	HDV（δウイルス）	HEV
分類	RNAウイルス ピコルナウイルス属	DNAウイルス ヘパドナウイルス属	RNAウイルス	不完全なRNAウイルスでHBVウイルスとの共存下で増殖	?ウイルス
発生様式	流行例多い、人口密集地，公衆衛生状態の悪い地域に多い	散発性	散発性	散発性	流行性
散発性肝炎に占める割合	20%	30%	50%	日本ではまれ（イタリアなど）	わが国では報告なし（インド，中国など）
感染様式	経口感染（発症初期に便排泄++），食品（魚介類?），飲料水など	血液感染［献血者のHBs抗原検査導入（1972）で激減，HBc抗体検査導入（1989）で事実上皆無となった］，母子感染，性交渉，薬物自己注射者，ハリ，刺青，不明の経路	血液感染［献血者のHCV抗体検査導入（1989）で激減］，薬物自己注射者，性交渉?，ハリ?，刺青?	HBVと同時感染かHBVキャリアーに感染すると重症化または劇症化する	経口感染
慢性化	きわめてまれ	免疫能正常の成人初感染ではまれだが，母子感染や小児期の感染では慢性化多い	70%	?	きわめてまれ
潜伏期	15～40日	40～180日	27～50日		35～42日
血清診断	IgM型HA抗体+	初感染ではIgM型HBc抗体+，HBsAg+，持続感染ではHBsAg+，HBcAg高力価	HCV抗体+，HCV-RNA検出		糞便の電顕所見
劇症化率	まれ（0.1%）	やや多い（1.6%）	ある（0.6%）	多い	妊娠後期では21～25%
特徴	抗体陽性率は年齢とともに増加し50歳では80%に達する（不顕性感染多い），罹患後生涯免疫を獲得する	5歳以下の幼少期（乳幼児を含む）に感染するとキャリアー化率高い．HBe抗原陽性者は感染性高い（母子感染率90%，HBe抗原陰性者では10～15%），キャリアーの頻度は欧米で0.1～0.5%，わが国で1～2%，東南アジアで5～20%	血液以外の不明な感染経路がある．きわめて慢性化しやすい		

B. 薬物治療

劇症化しない急性ウイルス性肝炎の予後は，一般に良好である（劇症肝炎は別項参照）．安静

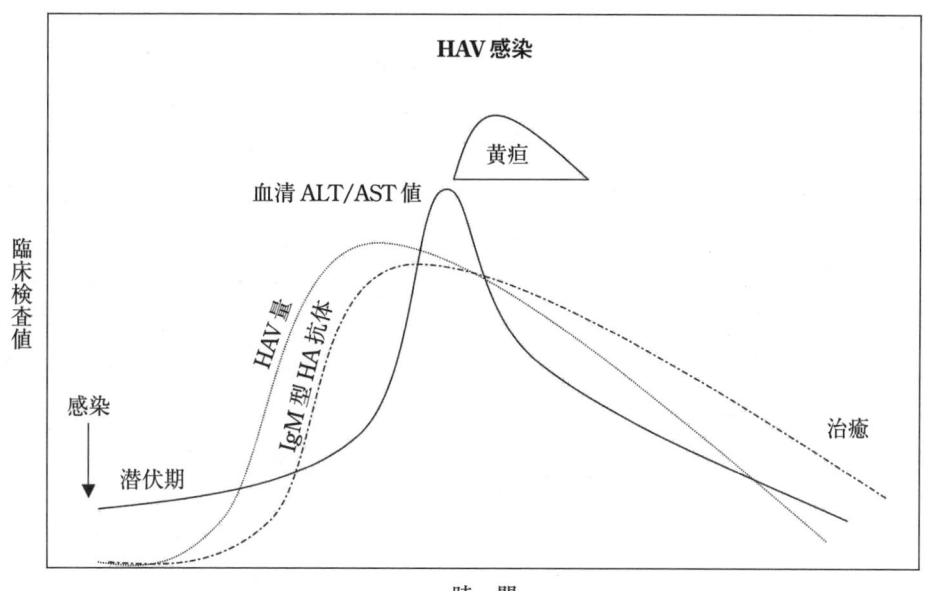

図6.3 典型的な急性A型肝炎ウイルス感染から発症治癒まで

HAVの増殖,血清肝酵素(ALT/AST),血清ビリルビン値の推移が時間的に異なることに注意.
IgM型HA抗体は感染診断に重要である.

により治癒が促進されるか否かを証明した研究はないが,通常,肝炎患者は全身症状が強く,また食欲も低下するため,身体活動を制限し,安静とする.また,嘔気が強く食事摂取が不可能な時期には経静脈的栄養療法を行うが,経口摂取が可能になり次第,高タンパク・高カロリー食に切り替える.HCV感染症に対しては,早期にインターフェロン(IFN)の投与を行うことが,慢性化を防止するうえで有効である.

急性ウイルス肝炎は発症前の予防が重要である.HAVの感染経路は汚染された食事や水からの経口感染なので,現地での手洗いの励行,生もの(魚介類,果物)や生水の摂取をしない等の注意も必要である.A型肝炎ワクチンやγ-グロブリン製剤が利用できるので,A型肝炎ウイルス(HAV)感染の流行地に旅行または滞在する場合に投与する.B型肝炎に対しては,B型肝炎ヒト免疫グロブリンやHBVワクチン等が使用可能である.現時点ではC型肝炎に対しては,献血者のHCVスクリーニングのみが有効な感染回避法であり,有効なワクチンは開発されていない.

6.2.2 劇症肝炎 Fulminant hepatitis

A. 病態と症状

急性肝炎患者の約1%は広範な肝細胞壊死により肝不全状態に陥るが,これを劇症肝炎と呼ぶ.肝炎ウイルスが原因となるものが90%以上である.死亡率は約80%ときわめて高い.劇

症肝炎の発生機序は不明であるが，過剰の自己抗体が産生されるため多量の免疫複合体が生成されて肝細胞が壊死するとする説や，ウイルスに感染した細胞をキラーT細胞が攻撃し，その攻撃が過剰になるとする説などがある．症状としては，肝不全症状と意識障害を主徴とする．肝性脳症（肝性昏睡）と呼ばれる意識障害が必発し，その程度は軽度の意識障害から完全な昏睡までさまざまで，重症度を知る上で重要な症状である．また，脳浮腫，凝固因子欠乏による出血傾向（特に消化管出血），感染症，DIC，腎不全（肝腎症候群）を生じる．

B. 薬物治療

肝細胞壊死の阻止，肝細胞の再生，肝不全によって生じた中毒物質の除去および失われた物質の補給を行う．また消化管出血，腎不全などの合併症対策を行う．劇症肝炎の原因の90％以上は肝炎ウイルスであるため，T細胞による過剰な宿主の免疫応答を抑え，肝細胞破壊の進行を抑えるためにプレドニゾロンなどの副腎皮質ステロイドを投与する．さらにステロイド投与開始から数日後にシクロスポリンを点滴静注する．また，肝細胞壊死の予防および再生を促す目的でグルカゴン–インスリン療法も用いられる．合併症の治療には，消化管出血の防止にヒスタミンH_2受容体遮断薬，脳浮腫の改善にD-マンニトールや濃グリセリン–果糖，DICの治療にはアンチトロンビンIIIやメシル酸ガベキサートが用いられる．また，肝性脳症の治療にはラクツロース，カナマイシン，分枝鎖アミノ酸製剤などを使用する．

6.2.3　慢性肝炎 Chronic hepatitis

A. 病態と症状

血液検査により6か月以上肝炎症状が持続する場合に，慢性肝炎と診断される．急性肝炎から移行する場合もあるが，無症候性の肝炎ウイルス・キャリアが健康診断で見つかることも多い．肝組織では，肝小葉内への炎症細胞（リンパ球など）の集積と肝細胞の壊死巣が散在する．肝組織の生検により，炎症の強さと線維化の程度を病理的に診断し，予後を推測する．従来，慢性活動性肝炎とされた炎症および線維化の強い症例は，肝硬変へ進展する危険性が高い．

わが国の慢性肝炎のほとんどはウイルス性であるが，アルコールや薬剤なども原因となることがある．ウイルス性慢性肝炎の原因ウイルスは，B型が30％，C型が70％である．免疫能が正常な成人がHBVに感染した後に慢性化することはまれであり，大部分は幼児期からの無症候性持続感染者（キャリア）の発症である（図6.4）．一方，C型肝炎では，初感染成人患者の約70％が慢性化する．ウイルス性肝炎が慢性化する例では，感染後20～25年を経て肝硬変・肝癌の発症リスクが増加する（図6.5）．

慢性肝炎の自覚症状は，全身倦怠感，易疲労感などであるが，慢性肝炎が進行して肝硬変に進展するまで，何ら自覚症状を示さない患者も多い．他覚症状としては，肝腫大や脾腫が認められることが多く，肝硬変を発症すると胸腹壁のクモ状血管腫や手掌紅斑などが出現する．臨床検査では，肝細胞障害の程度を反映する血清ALT/AST値が100～200 IU/L以上の高値を持続する

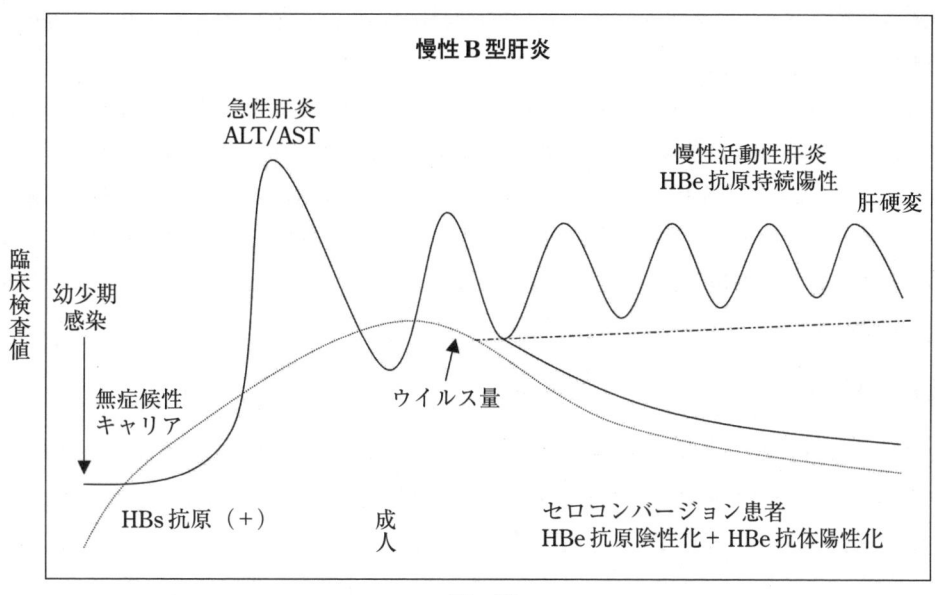

図 6.4　典型的な慢性 HBV 感染の臨床経過

B型肝炎は無症候性キャリアからの発症が多く，患者が成人する頃から宿主側の免疫応答が増殖するため肝炎症状が発症する．一部の患者では肝炎を繰り返した後にセロコンバージョンが生じ，肝炎の活動性が低下する．

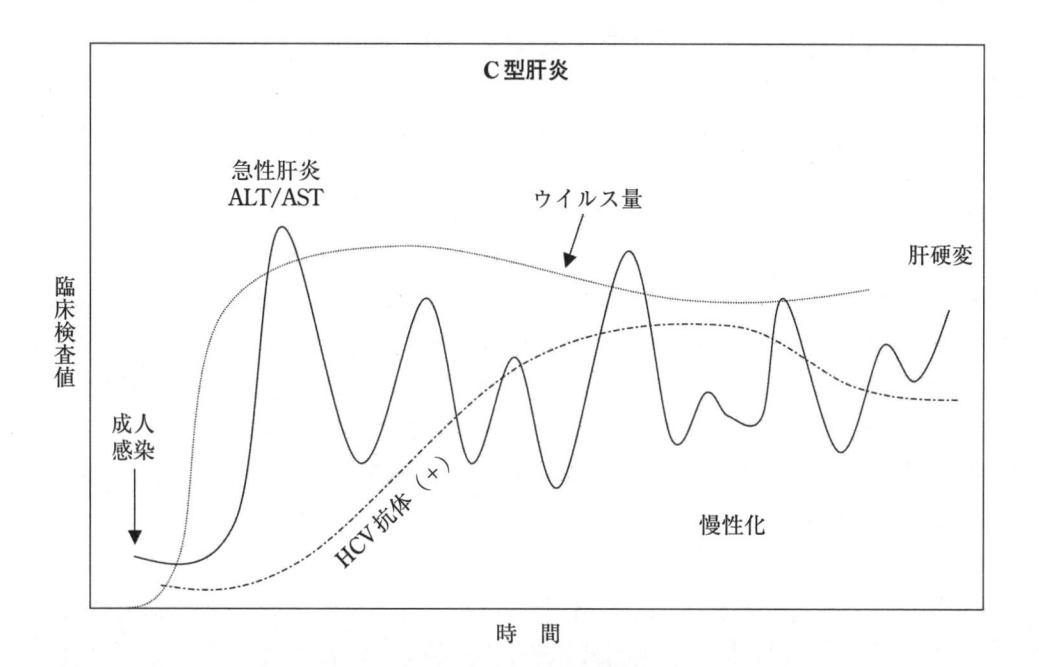

図 6.5　典型的な慢性 HCV 感染の臨床経過

C型肝炎は初感染後の慢性化が多い．また，HCV抗体が陽性化するにはしばしば数か月かかるため，この間はHCVのRNA検出しか確定的な診断法がないことにも注意．

患者が多い．原因がウイルスであれば，それぞれ特異的な血清ウイルス・マーカーが陽性となる．肝臓の超音波検査や CT などによる画像検査では，肝臓表面の不整および凹凸の像が得られる．HBV または HCV により慢性活動性肝炎または肝硬変を発症した患者の肝癌発症率は 5 年間で 19 %，10 年間で 44 %前後である．幼少期に感染した B 型肝炎では，思春期までは免疫的寛容が生じているため肝炎症状はみられない（無症候キャリア）が，成人後に免疫力の増強が起こるとともに，肝炎ウイルスに対する免疫的攻撃が生じて慢性肝炎が発症する．肝炎を機に HBV ウイルスに対する HBe 抗体が陽性となる現象をセロコンバージョン seroconversion（SC）といい，早期に SC が生じると予後がよい．

B. 薬物治療

HBV キャリアで，HBs 抗原陽性，HBe 抗原陽性，かつ HBV-DNA ポリメラーゼ高値の者は，HBV の増殖が活発なので感染性が高く，本人の長期予後も悪いため，薬物治療の対象となる．治療目標は HBs 抗原の陰性化でなく，HBe 抗原の陰性化と HBe 抗体の出現である．抗ウイルス作用を期待して 600 万〜1000 万単位/日の IFN α または β を 4 週間投与するが，1 年後の SC 達成率は 10〜20 %である．投与中は，IFN による免疫賦活作用により，肝炎が一時的に増悪する所見（AST/ALT 上昇など）を示す．また，プレドニゾロンを 1 日 60 mg から 20 mg に減量しながら約 6 週間経口投与した後に急激に中断すると，ステロイド投与中に抑制されていた免疫系が賦活化されて SC を起こすとの理論に基づいて，ステロイド離脱療法も行われるが，むしろ肝炎を重症化させることもあるので経過中には慎重なモニタリングが必要である．最近，逆転写酵素阻害作用を有する抗ウイルス薬のラミブジンが，HBV 治療に使用されるようになった．

慢性 HCV 感染に対しては 300 万〜900 万単位/日の IFN α または β を 2〜4 週間連続投与し，以後週 2〜3 回の投与を 16 週間行う（累積総投与量 6 億単位以上）．投与量が多いほど効果は高い．治療開始時にウイルス量（血液中 HCV-RNA の定量値）が少なく，発症からの罹患期間が短いものほど HCV 陰性化率が高い．IFN 療法により大部分の患者では速やかな ALT/AST の減少と HCV-RNA の消失が認められるが，治療終了後に再発する例が多い．最近では，IFN と抗ウイルス薬リバビリンを使用することで抗ウイルス効果が向上した．インターフェロン製剤では異なる分子種のインターフェロンから共通のアミノ酸配列を選び出し，遺伝子組換え技術により人工的に造り出したインターフェロンアルファコン-1（遺伝子組換え型 IFN α）を用いた治療も行われている．さらに，IFN を高分子のポリエチレングリコールと結合させ，1 週間に 1 回の投与で長期にわたって一定の IFN 濃度を維持することを可能としたペグインターフェロン製剤も開発され抗ウイルス効果が大きく向上した．

6.2.4　肝硬変症 Liver cirrhosis

A. 病態と症状

肝硬変はウイルス性慢性肝炎をはじめとする種々の肝疾患の終末像で，肝細胞機能障害と門脈

6.2 肝炎

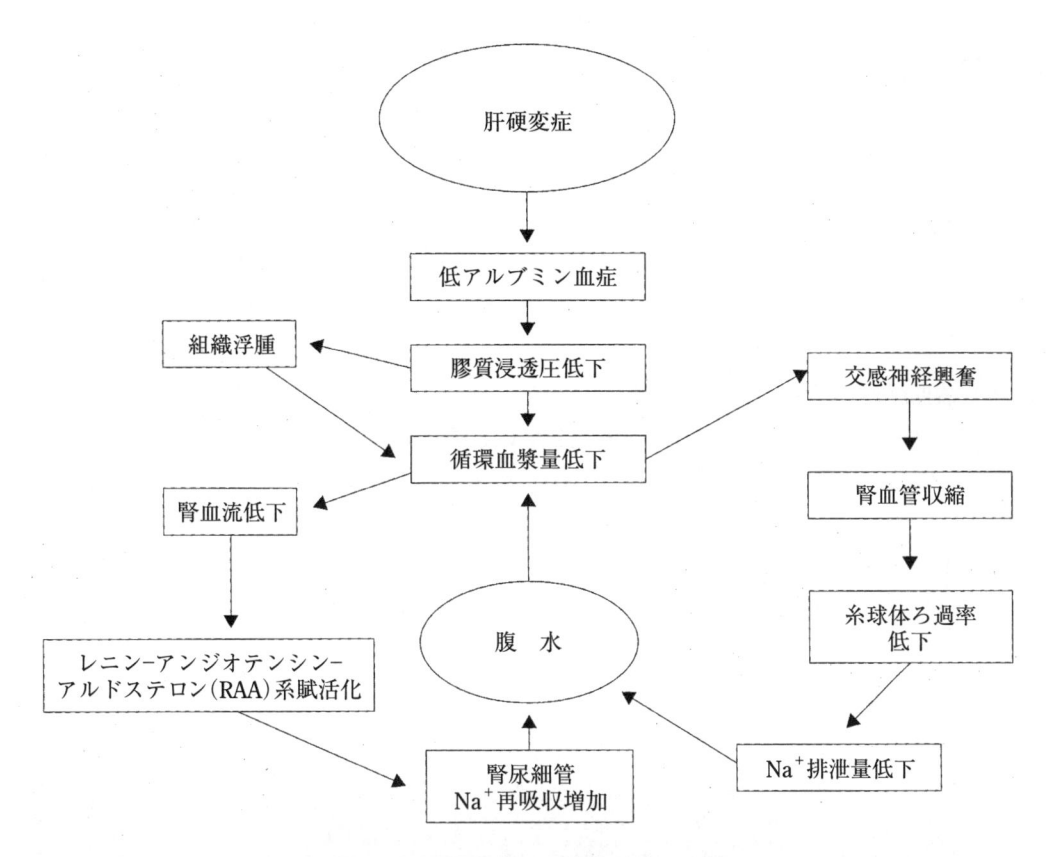

図6.6 肝硬変症での腹水発症の病態

低アルブミン血症が発端となり，最終的に起こる腹水形成がさらに循環血漿量を減少させるという悪循環に陥る．

圧亢進による症状が生じる．また，肝硬変からは高率に肝癌の発生がみられる．病理学的にはびまん性の高度の線維化と肝実質の再生結節，小葉構造の改築が生じる結果，肝臓は硬化する．臨床的にはその病態から，非代償期肝硬変（肝機能不全が進行して，黄疸，腹水，消化管出血，肝性脳症などの病態を伴う）と代償期肝硬変（残存細胞が十分存在して重篤な肝不全徴候のない状態）に分けられる．代償期には，血清アルブミンは低下し浮腫を生じ，門脈圧亢進により腹水を生じる．重症になると，肝解毒能の低下は高アンモニア血症を生じ，肝性脳症（肝性昏睡）を生じる．門脈圧が上昇すると，門脈血の大部分は肝臓を迂回して食道，腹壁などに形成される側副血行路を流れるようになるため，著明な食道静脈瘤を生じる．食道静脈瘤の形成は破裂による大出血のリスクを伴うため，薬物による硬化療法などが行われる．

図6.6に肝硬変症における腹水発症の機序を示した．低アルブミン血症による膠質浸透圧の低下は血漿水分を血管外へ移行させるため，循環血漿量が減少し，レニン-アンジオテンシン-アルドステロン（RAA）系が活性化される．RAA系の活性化は遠位尿細管におけるNa$^+$再吸収を増加させるため体内Na$^+$量が増加し，腹水と全身的な浮腫が生じる．門脈圧の上昇による門脈系血管から腹腔内への水分漏出も，腹水を増悪させる．

B. 薬物治療

合併症のない代償期肝硬変では慢性肝炎に準じた肝庇護薬を主体として用い，非代償期肝硬変では合併症に対する治療を行う．

1）代償期肝硬変の治療

AST および ALT が高くない場合は投薬を必要としないが，炎症の残存が肝予備能低下につながる可能性があれば肝庇護薬としてグリチルリチン酸製剤や，肝タンパク質代謝改善薬であるマロチラートを使用する．

2）非代償期肝硬変の治療（合併症治療）

肝硬変患者は二次性アルドステロン症を呈している場合が多いため，腹水および浮腫の治療には抗アルドステロン作用のある利尿薬スピロノラクトンを投与する．重症例ではループ利尿薬の併用が必要となることも多い．また，低アルブミン血症で腹水のコントロールが困難な場合は，血漿浸透圧を上昇させるためにアルブミン製剤を点滴投与するが，肝性脳症発症時は病態を悪化させることがあるので注意が必要である．また，消化管出血発症時はヒスタミン H_2 受容体遮断薬により消化管内 pH を上昇させることにより，血液凝固能を正常化させる．また，肝性脳症の治療にはラクツロース，カナマイシン，分枝鎖アミノ酸製剤などを使用する．

6.2.5 肝性脳症 Hepatic encephalopathy（HE）

A. 病態と症状

肝性脳症は，非代償期の肝硬変症や劇症肝炎などの著しい肝不全状態で発症する可逆的な中枢神経症状である．タンパク食の摂取，消化管出血，便秘などにより誘発されることが多いので，腸内細菌によりタンパク質が分解され，その結果生じたアンモニアなどの中枢神経毒性をもつ物質が発症因子として関与すると推測されている（アンモニア正常値：25〜80 mg/dL）．肝性脳症の臨床症状は，特有のはばたき振戦 flapping tremor と昏迷，異常行動，徘徊，昏睡などがあり，患者の呼気には特有のアンモニア臭がある．脳波には特徴的な 3 相波が観察される．

B. 薬物治療

肝性脳症の治療法は，食事中のタンパク質制限（＜1日 40 g）とラクツロースの経口投与である．ラクツロースは消化管内の pH を酸性にし，アンモニア産生菌の繁殖を抑制し，アンモニアの産生を低下させる．また，カナマイシンやアムホテリシン B 等の非吸収性抗生物質も，腸管内のアンモニア産生菌の増殖を抑制する目的で使用される．一方，トリプトファン，チロシンなどの芳香族アミノ酸は，抑制性中枢神経伝達物質であるセロトニンや偽神経伝達物質であるチラミン，オクトパミンなどの前駆体であるため，大量に脳へ移行すると，肝性脳症の原因となると考えられている．そのため，静注用の分枝鎖アミノ酸を主成分としたアミノレバンなどの特殊アミノ酸製剤の静注または経口投与により，アミノ酸バランスを是正する治療も行われている．

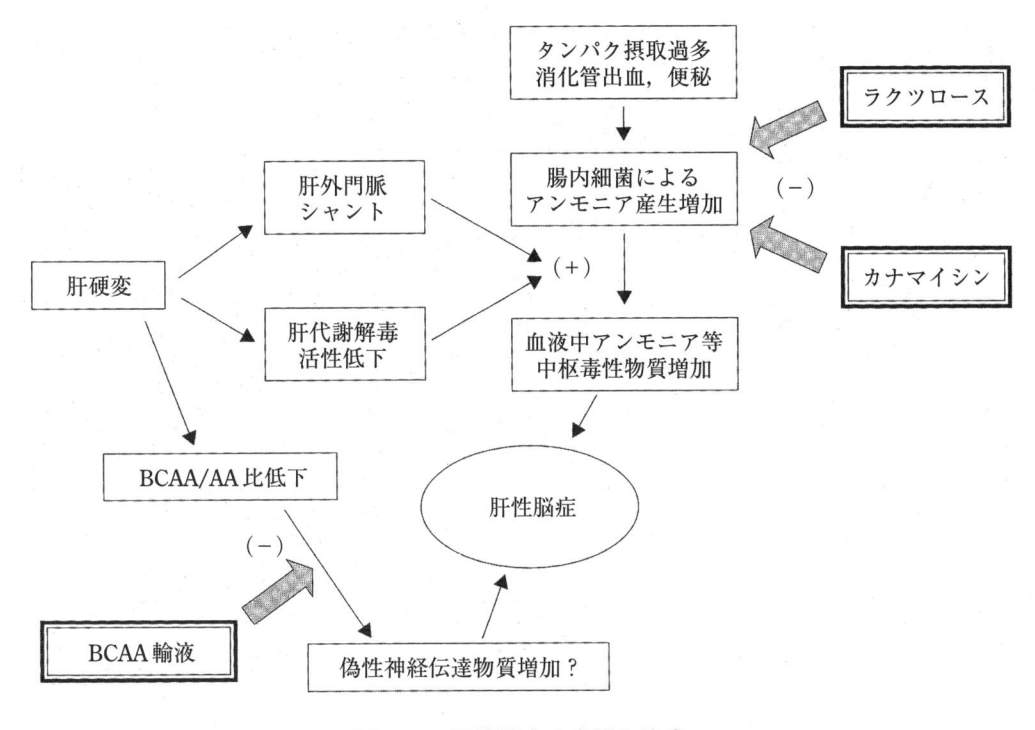

図 6.7 肝性脳症の病態と治療

（＋）と（－）はそれぞれ当該病態に対して促進的と抑制的であることを示す．▭は治療手段．
BCAA：分枝鎖アミノ酸，AAA：芳香族アミノ酸

しかし，欧米では，効果を証明した比較試験が存在しないとして推奨されていない．

6.2.6 肝疾患治療薬各論

1）インターフェロン製剤

　インターフェロン製剤はウイルスの増殖を抑制する．RNAウイルスに対して効果が強く，C型慢性肝炎では，HCV-RNAの陰性化とAST・ALT低値化を目標に投与される．インターフェロン製剤はDNAウイルスに対しても効果があり，B型肝炎ではHBe抗原を陰性化しB型肝炎を鎮静化する．しかし，インターフェロン投与後に，肝炎の急性増悪をみることもあるため，肝予備能力がある程度残存していることが必要である．インターフェロン療法により肝細胞癌の発症率を約50％低下できることが報告されている．インターフェロンの副作用としては，発熱，白血球減少，血小板減少，脱毛，全身倦怠感，うつ状態，自己免疫性甲状腺疾患（機能亢進，低下いずれも）などが生じることがある．これらのうち，発熱，全身倦怠感などのインフルエンザ様症状，白血球減少および血小板減少は，投与後2週間以内に特に強く現れる．薬物相互作用として，小柴胡湯との併用で間質性肺炎が生じる事例が報告されたため，両薬剤の併用は禁忌となった．

表6.10 肝疾患治療薬

分類	薬物名（商品名）	作用と特徴	主な副作用	備考
インターフェロン製剤	インターフェロンアルファ（オーアイエフ）インターフェロンベータ（フェロン）インターフェロンアルファ-2a インターフェロンアルファ-2b（イントロン）インターフェロンアルファコン-1（アドバフェロン）ペグインターフェロンアルファ-2a（ペガシス）ペグインターフェロンアルファ-2b（ペグイントロン）	ウイルスのタンパク合成を抑制するため，C型肝炎の慢性化を防止する．DNA型，RNA型ウイルスともに効果があるがRNA型により効果が大きい．HCV-RNA陰性化，HBe抗原陰性化．	うつ症状，自殺企図，インフルエンザ様症状（高熱，倦怠感），間質性肺炎．	小柴胡湯との併用禁忌．
抗ウイルス薬	リバビリン ribavirin（レベトール）	HCVに対する抗ウイルス薬．DNA，RNAウイルス増殖抑制作用．単独投与ではなく，インターフェロンと併用で用いる．		催奇形性があるため，妊婦に禁忌である．また，精液へ移行するため避妊が必要である．インターフェロンとの併用により高度の溶血性貧血がみられる．
	ラミブジン lamivudine（ゼフィックス）	HBVに対する抗ウイルス薬．逆転写酵素阻害薬．	血小板減少，白血球減少などの血液障害．	投与終了後にウイルス再増殖に伴い肝機能の悪化・肝炎重症化が認められることがある．
	アデホビルピボキシル adefovir pivoxil（ヘプセラ）	HBVに対する抗ウイルス薬．ラミブジン投与中にB型肝炎ウイルスの持続的な再増殖が認められた場合にラミブジンと併用して用いる．	腎機能障害，乳酸アシドーシス．投与終了後，肝機能悪化，肝炎重症化．	
肝庇護薬	グリチルリチン酸製剤（強力ネオミノファーゲンC）	静注で用いる．肝細胞保護作用，IFN誘起作用があり肝予備能力が十分でない場合AST・ALTの低値化の目的で使用する．	ループ利尿薬・チアジド系利尿薬との併用でカリウム値低下を助長する．	アルドステロン症，ミオパシー，低K血症には禁忌．

表6.10 つづき

分類	薬物名（商品名）	作用と特徴	主な副作用	備考
胆石溶解薬	ウルソデオキシコール酸 ursodeoxycholic acid（ウルソ）	肝血流量増加作用や, 肝庇護作用があり, C型肝炎にグリチルリチン酸製剤と併用, あるいは後療法として用いる.		劇症肝炎, 完全胆道閉塞患者には禁忌.
副腎皮質ステロイド	プレドニゾロン prednisolone（プレドニゾロン）	副腎皮質ステロイド離脱療法. ステロイド剤の短期間大量投与で意識的に免疫力を低下させておいた後, ステロイド剤の投与を中止し, 抑制されていた免疫力が反動で活性化し活発に活動することでウイルスを攻撃する.	誘発感染症, 感染症増悪.	
漢方薬	小柴胡湯	感冒様症状に対して用いる.		間質性肺炎が起こり重篤な転帰に至ることがあるので, 咳嗽, 呼吸困難などが現れたらただちに投与を中止する. インターフェロンとの併用は禁忌である.
肝タンパク代謝改善薬	マロチラート malotilate（マロチラート）	肝細胞に作用し, タンパク合成を高め, 肝硬変代償期における肝機能を改善する.		黄疸, 腹水, 肝性脳症には禁忌.
肝性脳症治療薬	ラクツロース lactulose（モニラック）	合成二糖類（ガラクトースとフルクトースからなる）で, 腸内細菌（乳酸菌）により乳酸となり, 消化管内のpHを酸性にする. アンモニア産生菌の発育を抑制しアンモニア生成を抑える. またアンモニアの腸管吸収を抑える. 高アンモニア血症に伴う精神神経障害, 手指振戦, 脳波異常の改善.		ガラクトース血症には禁忌. αグルコシダーゼ阻害薬の消化器副作用増強.
	カナマイシン kanamycin（カナマイシン）	腸内細菌叢によるアンモニア産生を抑制する非吸収性抗生物質. グラム陽性・陰性菌, 結核菌に有効.	食欲不振, 悪心, 下痢. 難聴, 腎障害.	
	分枝鎖アミノ酸製剤（アミノレバン, リーバクト等）	分枝鎖アミノ酸製剤は体内アミノ酸バランスを是正し, 芳香族アミノ酸の脳内侵入を抑制する. 低アルブミン血症の改善.		アミノ酸代謝異常症に禁忌.

2）抗ウイルス薬

慢性C型肝炎の治療に，HCVに対する抗ウイルス薬として，DNAおよびRNAウイルス増殖抑制作用を有するリバビリンがインターフェロンとの併用で使用される．インターフェロンとリバビリンを併用すると副作用として溶血性貧血や脳出血などがみられることがあるため，高血圧または糖尿病の患者や高齢者に使用する場合には注意が必要である．またリバビリンには催奇形性があるため，妊婦には投与不可である．慢性B型肝炎には，HBVに対する抗ウイルス薬として逆転写酵素阻害薬ラミブジンが有効であり，ウイルス量の低下，肝機能の改善効果が認められている．ラミブジン投与中にB型肝炎ウイルスの持続的な再増殖を伴う肝機能の異常が確認された場合には，アデホビルピボキシルまたはエンテカビルを併用して肝機能の改善を図ることができる．

3）肝庇護薬

グリチルリチン製剤の強力ネオミノファーゲンCはIFN誘導作用などを有し，ASTやALTが動揺する慢性B型肝炎の鎮静化に有用である．慢性C型肝炎の場合も，IFN抵抗性症例や高齢や基礎疾患のためIFN適応とならない症例に，肝炎の鎮静化を目的に使用される．肝細胞膜保護作用と肝細胞の再生促進作用を有するため，肝硬変の代償期にも使用される．

4）胆石溶解薬

ウルソデオキシコール酸は，急性・慢性肝内胆汁うっ滞治療薬として，胆石や原発性胆汁性肝硬変，自己免疫性肝炎，原発性硬化性胆管炎などに用いられるが，慢性C型肝炎のインターフェロン使用困難例や不応例にも繁用される治療薬である．ASTおよびALTの改善効果があるが，HCV RNA量は減少させない．ウルソデオキシコール酸は内因性の胆汁酸よりも肝細胞毒性が少ない．したがって，ウルソデオキシコール酸の効果は，体内胆汁酸組成における本薬の占める比率の増加によって引き起こされる肝保護作用や免疫調節作用によると考えられている．

5）副腎皮質ステロイド薬

劇症肝炎の際，T細胞による過剰な宿主の免疫応答を抑え，肝細胞破壊の進行を阻止するためにプレドニゾロンが使用される．さらに，ステロイド投与開始から数日遅れてシクロスポリンを点滴静注する．また，慢性B型肝炎の治療に，副腎皮質ステロイド離脱療法として使用されることもある．すなわち，ステロイドの短期間大量投与で意図的に免疫力を低下させておいた後，ステロイドの投与を中止し，抑制されていた免疫力が反動で活性化されてウイルスを攻撃することを目的として使用されるのである．ただし，この治療法は時に非常に重症の肝炎を誘発するので注意が必要である．

6）小柴胡湯

甘草に含まれるグリチルリチンには免疫調節作用や肝保護作用があるため，甘草に柴胡を含む7種の生薬を配合した小柴胡湯が慢性肝炎に使用される．性活性物質のサイコサポニンなどを含み，しばしば桂枝茯苓丸との併用で用いられる．肝硬変患者での肝癌発生抑制効果も期待されていたが，間質性肺炎の副作用のため，肝硬変患者には禁忌である．慢性肝炎でもIFNと小柴胡湯との併用は禁忌となっている．

7）肝タンパク代謝改善薬

マロチラートは肝細胞に対して，タンパク質合成促進作用，タンパク代謝改善作用，肝機能賦

活作用および肝線維化進展抑制作用を示すため，肝硬変の代償期に使用される．特にアルブミン減少とコリンエステラーゼ活性低下を著明に改善する．黄疸，腹水，肝性脳症には禁忌である．

8）肝性脳症治療薬

ラクツロースはガラクトースとフルクトースからなる2糖類で，ヒトの消化酵素では分解されない．したがって，経口投与すると腸管内浸透圧を上昇させて腸内水分量を増すため，下痢を生じる．また，ラクツロースは，腸内細菌（乳酸菌）の酵素により分解されると乳酸を生じ，消化管内のpHを酸性にするため，アンモニア産生菌の繁殖を抑制し，アンモニア生成を低下させるとともに，アンモニアの腸管吸収を抑制する．一方，非吸収性抗生物質のカナマイシンやポリミキシンBは，腸内細菌によるアンモニア産生を抑制する．

分枝鎖アミノ酸（バリン，ロイシン，イソロイシン）は，芳香族アミノ酸の血液脳関門輸送を競合的に阻害するため，芳香族アミノ酸の脳内侵入を抑制することを目的として使用される．まず，静注用の分枝鎖アミノ酸を主成分としたアミノレバンなどの特殊アミノ酸輸液製剤の点滴投与を行い，脳症の改善後は分枝鎖アミノ酸製剤（アミノレバンEN，ヘパンED）に切り替える．食事の摂取が可能となった場合は，食事に分枝鎖アミノ酸顆粒製剤（リーバクト）を上乗せする治療に移行する．

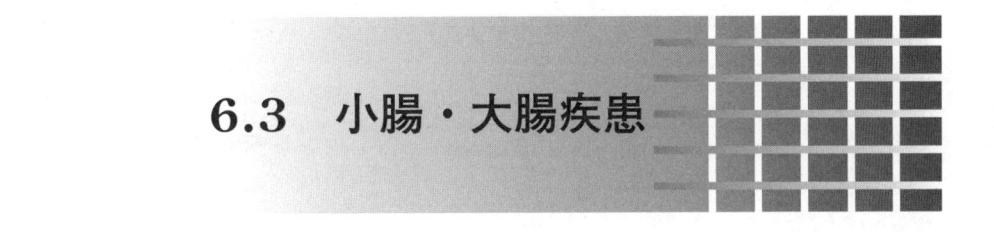

6.3 小腸・大腸疾患

小腸は全長が6 mと長く，また栄養物の吸収という重要な役割を果たしている割には疾患は少ない．一方，大腸は盲腸から直腸までの1.5 mの短い管であるが，消化吸収されない不要物が集中するため，疾患は比較的多い．

6.3.1 便秘と下痢

腸疾患で最も頻繁に認められるものに下痢 diarrhea と便秘 constipation がある．下痢は腸管腔内の水分蓄積と腸運動亢進との相互作用の結果として起こる．その原因として神経性，腸壁の変化，腸内容物の刺激，中毒性などがある．腸管腔内の水分蓄積は，漿膜側から粘膜側への水分分泌の亢進や浸透圧上昇，能動的分泌の亢進などの結果生じる．能動的な分泌亢進の多くは，腸上皮細胞のアデニル酸シクラーゼの活性化によるサイクリックAMP（cAMP）の増大に起因する（図6.8）．一方，便秘の原因としては，腸閉塞，腫瘍，炎症等による大腸内腔の狭窄，内臓下垂等による拡張による通過障害など（器質性便秘），あるいは大腸壁の痙攣，緊張低下，蠕動不足，直腸における排便反射の障害や抑制など（機能性便秘）がある．

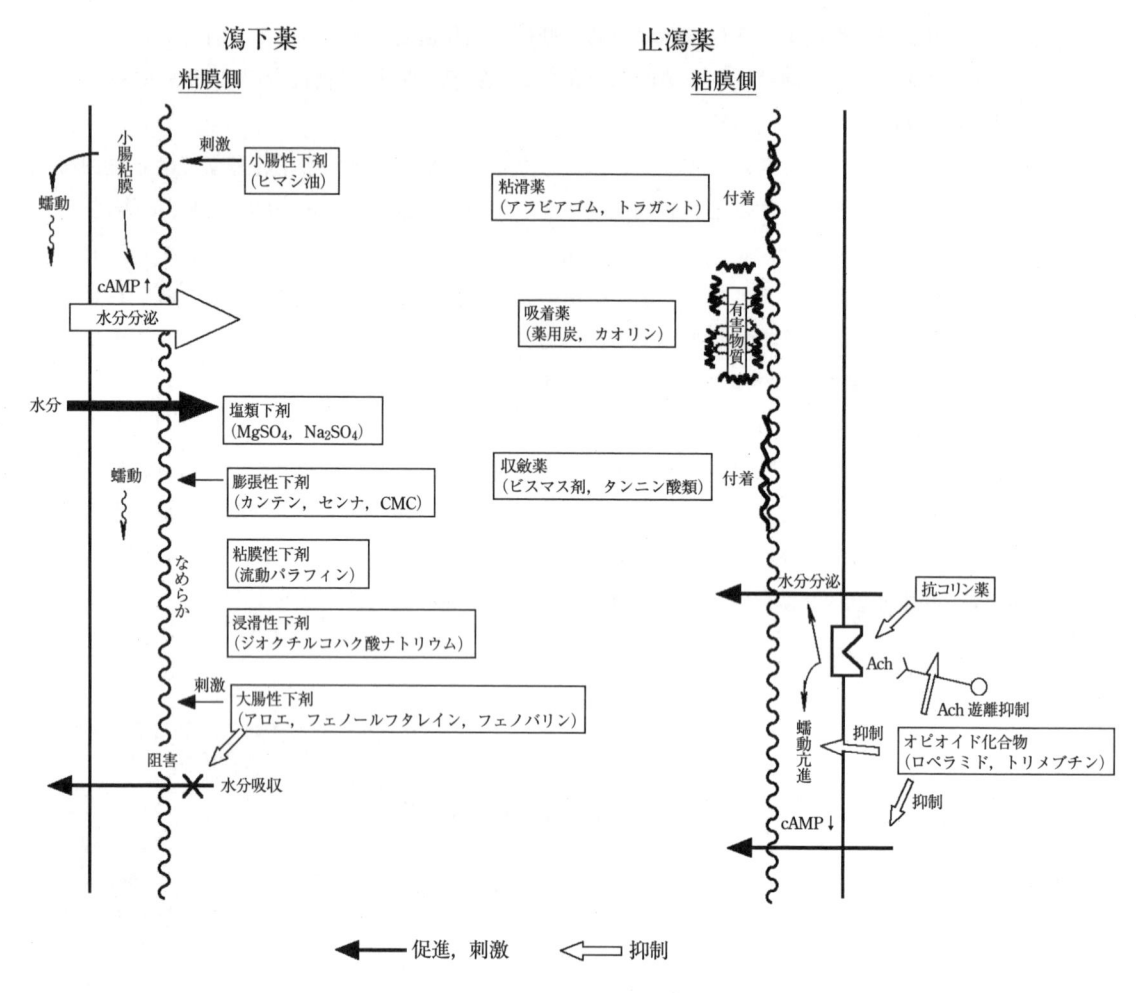

図6.8 瀉下薬および止瀉薬の作用点

6.3.1.1 便　秘

A. 病態と症状

　便秘とは排便が数日以上にわたってなくなった状態である．便が硬いこと，あるいは不完全な排泄感を意味することもある．大腸の運動は低下し，水分吸収も促進されているので，糞便は硬くなる．大腸運動の機能異常による機能性便秘は以下の3群に分けられる．
1) 弛緩性便秘：大腸全体が弛緩し，大腸運動性の低下による腸内容物の停滞が生じ，特に下行結腸と直腸でのうっ滞が強くみられる．高齢者や常習便秘者に多い．
2) 痙攣性便秘：腸管の過緊張（ストレス，副交感神経の過緊張）により結腸が攣縮して狭くなり，糞便の直腸までの移動に時間を要し，便秘となる．過敏性腸症候群の一種で若年層に多い．
3) 習慣性便秘：排便の習慣が乱れ，S字結腸から直腸に糞便が移動しても直腸の収縮が生じず，

表 6.11 便秘治療薬

分類		薬物名	作用と特徴	備考
下剤	塩類下剤	酸化マグネシウム magnesium oxide 硫酸マグネシウム magnesium sulfate	腸内高浸透圧になると腸内に水分を吸引し、腸内容物膨大によって腸を刺激し、緩下作用を示す.	多量の水とともに服用する.
	膨張性下剤	カルメロース carmellose	腸管内の水分で膨張して腸壁を刺激することにより緩下作用を示す.	多量の水とともに服用する.
	浸潤性下剤	ジオクチルソジウムスルホサクシネート dioctyl sodium sulfosuccinate (DSS)	硬便に水分を浸潤させて便を軟化させる. 宿便の除去に優れている.	痙攣性便秘には禁忌.
	大腸刺激性下剤	フェノバリン phenovalin	小腸内で加水分解されて生成されたフェノールフタレインが大腸を刺激.	痙攣性便秘には禁忌.
		ピコスルファートナトリウム sodium picosulfate	腸内でジフェノール体となり大腸を刺激する. 刺激性下剤の中では習慣性が少ない.	就寝前に服用する.
		センノシド sennoside	大腸において腸内細菌の作用で生成されたレインアンスロンにより大腸運動が亢進.	痙攣性便秘には禁忌.
		(坐剤) ビサコジル bisacodyl	結腸・直腸粘膜を刺激することにより蠕動運動亢進.	痙攣性便秘には禁忌.
浣腸薬		グリセリン glyserin 薬用石鹸 medical soap	結腸・直腸粘膜を刺激.	
腸運動促進薬		メトクロプラミド metoclopramide	副交感神経末端のD_2受容体を遮断することによりAchの遊離が促進され、消化器機能異常を改善する. 制吐作用もある.	
過敏性腸症候群治療薬		臭化メペンゾラート mepenzolate bromide	下部消化管に対する鎮痙作用が強い.	

便意が起こりにくくなる．直腸および肛門疾患の患者に多い．

B. 薬物治療

機能性便秘の種類に応じて，表 6.11 に記載されているような薬物治療が行われる．しかし，薬物投与において留意すべき事項も，次のように多く存在する．一般に急性腹痛への下剤の投与は禁忌となる．急性虫垂炎では穿孔の危険があり，また何らかの腸管閉塞がある場合なども症状が悪化することがある．多量の硬い固形状の便があるときは，刺激性下剤で腹痛が悪化することがある．多くの下剤，特に大腸刺激性下剤は骨盤内充血をきたすので，通常，痔疾患の患者や骨盤内臓器に炎症のある患者，月経・妊娠時には禁忌である．また大黄およびアロエは，授乳中には禁忌である．その他，ヒマシ油は，小腸内の有害物質が脂溶性の場合は，その体内吸収を促す

ので禁忌である.
1) 弛緩性便秘：繊維に富んだ食物を摂取する．膨張性下剤や大腸刺激下剤が用いられる．
2) 痙攣性便秘：精神面でのゆとりをもつことが重要である．塩類下剤や膨張性下剤を用いる．
3) 習慣性便秘：規則的な排便習慣をつけることが肝要である．薬物治療としては，坐薬や浣腸を用いる．

C. 治療薬各論

1) 膨張性下剤
　腸管内で水分を吸収し，膨潤することにより腸粘膜に機械的刺激を与えて蠕動運動を促進する．メチルセルロース，カルメロース（カルボキシメチルセルロース），カンテンなどがある．

2) 浸潤性下剤
　界面活性作用により糞塊の表面張力を低下させ，硬便に水分を浸潤させ便を柔らかくする．ジオクチルコハク酸ナトリウム dioctylsodium sulfosuccinate がある．

3) 粘滑性下剤
　流動パラフィン liquid parafin やジオクチルコハク酸ナトリウムは，硬い便を軟化させ，腸壁を滑らかにして水分吸収を阻害する瀉下薬である．痙攣性便秘には著効を示す．

4) 塩類下剤
　難吸収性の塩類は腸内水分および分泌液の吸収を阻害する．その結果，腸内容は流動性を保ち，容積も増大するため，反射的に蠕動が亢進して水様便を排泄する．陰イオンでは $PO_4^{3-} < SO_4^{2-} < NO_3^- < Br^- < Cl^-$ の順に，また陽イオンでは $Mg^{2+} < Ca^{2+} < Na^+ < K^+$ の順に吸収されにくい．塩類下剤として，酸化マグネシウムや硫酸マグネシウムなどが使用される．

5) 刺激性下剤
　化学的刺激による瀉下薬は，作用部位の違いから小腸性下剤と大腸性下剤に分けられる．

a. 小腸刺激性下剤
　小腸粘膜の直接刺激または知覚神経終末の刺激により，蠕動運動を亢進する薬物である．食中毒などに際して，腸内容物の迅速な排出を目的として使用する．ヒマシ油 castor oil は，小腸内でリパーゼによりリシノール酸とグリセリンに分解されるが，前者が小腸粘膜を刺激する．脂溶性薬物と併用すると，その吸収を促して中毒をきたす場合があるので注意を要する．骨盤内充血を起こすので妊婦への使用は禁忌である．

b. 大腸刺激性下剤
　主に大腸粘膜に作用して緩下作用を示す．常用しても栄養物の吸収には影響がないため，常習便秘に適している．腹鳴はないが腹痛を伴う．
　フェノールフタレイン誘導体：フェノールフタレイン誘導体のフェノバリン phenovalin は，小腸において腸液と胆汁の存在下に溶解されて大腸に作用する．痙攣性便秘には禁忌である．ビサコジル bisacodyl，ピコスルファート picosulfate なども繁用されている．
　アントラキノン誘導体：アロエ，カスカラサグラダ，センナ，ダイオウなどの生薬が用いられるが，有効成分はセンノシド，エモジンなどである．配糖体は無効であるが，腸内で糖が切れて活性を発現する．

6) 浣腸薬

直腸粘膜の興奮性が低下した場合は，便意を催さず，排便運動も起こらず，便秘を招く．グリセリン液などにより直腸を機械的あるいは化学的に刺激して排便を促す．

6.3.1.2 下　痢

A. 病態と症状

下痢とは，種々の原因で小腸および大腸における水・電解質の吸収障害や分泌促進が起こる結果，腸内容物の通過が速やかとなり，水分の多い液状便を排出する状態を意味する．下痢を起こす病態として，種々の要因が考えられている．

1) 浸透圧性下痢：非吸収性物質が腸管内に多量に存在する場合には，浸透圧効果により水が腸管内に移動し，下痢が生じる．
2) 分泌性下痢：消化管の分泌が異常に亢進した場合，水分とともに多量の電解質を伴った水性下痢を生じる．コレラ菌，病原性大腸菌などの例がある．
3) 粘膜障害：腸管の炎症により，消化管粘膜の構造と機能が破綻し，吸収障害が引き起こされ，血漿成分・炎症産物の漏出および出血を伴う下痢を生じる．赤痢菌や病原性大腸菌などの例がある．
4) 粘膜ろ過の亢進：腸管のリンパ流や静脈還流が障害を受けた場合，腸絨毛内のリンパ管や毛細血管の圧が上昇し，腸管腔内への液体成分のろ過が亢進して下痢となる．門脈圧亢進などの場合に生じる．
5) 消化管運動異常：腸内容の移動が速すぎる場合に生じる．自律神経系の異常，消化管ホルモンや化学物質による反応，消化管相互間反射の亢進などが原因となる．

B. 薬物治療

下痢の症状緩和を目的に使用される止瀉薬には，腸管蠕動運動抑制薬や収斂薬*，吸着薬などがある（表6.12）．モルヒネなどのオピオイド化合物，臭化プロパンテリンやロートエキスのような抗コリン薬は，腸の運動性を低下させ，さらに腸液の分泌を抑制して止瀉作用を示す．タンニン酸アルブミン，次硝酸ビスマス，次没食子酸ビスマスは消化管粘膜を収斂させて止瀉作用を現す．また，薬用炭や天然ケイ酸アルミニウムのような吸着薬は，腸管内の有害物質，細菌などを吸着し，腸管粘膜への刺激を緩解する．

C. 治療薬各論

1) 腸運動抑制薬

かつて，阿片および塩酸モルヒネが止瀉薬として使用されたことがあった．ロペラミド

---

* 収斂作用とは，粘膜のタンパク質と結合して被膜を形成し，細胞膜の透過性を低下させる作用を意味する．

表6.12　抗下痢薬

分類	薬物名（商品名）	作用・特徴	備考
止瀉薬	タンニン酸アルブミン albumin tannate（タンナルビン）	腸に至って膵液より徐々に分解してタンニン酸を遊離し，全腸管にわたって緩和な収斂作用を及ぼす．	[禁忌] 出血性大腸炎，細菌性下痢，牛乳アレルギー．
	タンニン酸ベルベリン	腸内でベルベリンとタンニン酸に分解される．	
	塩化ベルベリン berberine chloride	キハダの樹皮などに含まれる整腸剤．抗菌作用，腸管蠕動抑制作用，腸内腐敗・発酵抑制作用，胆汁分泌促進作用がある．	[禁忌] 出血性大腸炎．
	ゲンノショウコ	主成分は geraniin．十二指腸，小腸の蠕動抑制作用．整腸薬として主として止瀉を目的に用いられる．	
	次没食子酸ビスマス 次硝酸ビスマス	ビスマス製剤，収斂作用．	[禁忌] 慢性消化管通過障害，重篤な消化管潰瘍，出血性大腸炎，細菌性下痢．
	塩酸ロペラミド	腸管の緊張を高め，分節運動を亢進し，腸内容の移動を抑制する．腸液の分泌抑制作用も強い．消化管からの吸収が悪いため，依存性はほとんどない．ナロキソンでその作用が拮抗されることから，オピオイド受容体を介すると考えられる．	[禁忌] 抗生物質投与に伴う偽膜性大腸炎，未熟児，新生児，6か月未満の乳児，出血性大腸炎．
（アヘンアルカロイド系）	アヘン末 アヘンチンキ コデイン モルヒネ	アウエルバッハ神経叢に作用し，消化管蠕動運動抑制，括約筋収縮により強い止瀉作用を示す．	[禁忌] 重篤な呼吸抑制，気管支喘息発作中，重篤な肝障害，慢性肺疾患に続発する心不全，痙攣状態，急性アルコール中毒，アヘンアルカロイド過敏症，出血性大腸炎．
過敏性腸症候群治療薬	臭化メペンゾラート	特に下部消化管に作用が強い抗コリン薬．過敏性腸症候群に伴う下痢症に用いる．	[主な副作用] 視調節障害，口渇，尿閉．

loperamide は合成麻薬と構造が類似した化合物であり，腸管のオピオイド受容体刺激を介して腸運動抑制および水分吸収促進作用を示す．トリメブチン trimebutine も腸管のオピオイド受容体に作用して止瀉作用を発揮する．抗ムスカリン薬は消化管の緊張を緩和し，分泌を抑制して止瀉作用を示す．

2）収斂薬

タンニン酸アルブミン，次硝酸ビスマスおよび次没食子酸ビスマスは，粘膜のタンパク質と結合し，凝固被膜を形成して細胞膜の透過性を低下させる．

3）吸着薬

ケイ酸マグネシウムや薬用炭は，ガスや毒物を吸着して粘膜を保護する．

4）粘滑薬

アラビアゴムやトラガントは，粘膜や潰瘍部の表面に吸着して被膜を形成することにより，刺激から粘膜を保護し，蠕動を抑制する．

5）その他

乳酸菌製剤は糖分解により，乳酸や酢酸を産生し，病原菌増殖，異常発酵，腐敗などを抑制する．ベルベリン berberine はオウバク，オウレンのアルカロイドで，腸内殺菌作用を示す．

6.3.2 過敏性腸症候群

A. 病態と症状

過敏性腸症候群 irritable bowel syndrome（IBS）は，腸管，特に大腸の機能性疾患である．便通異常，腹痛などの腹部症状が慢性的に続くが，その原因となる腸の器質的変化は認められず，症状の発現に心因的な要素が強い病態である．過敏性大腸症候群とも呼ばれる．思春期の女性に最も多いが，ストレスの多い40歳代の男性においてもみられる．主症状は便通異常であり，以下の3種類の型に分類される．

① 痙攣性便秘型：下腹部痛とともに少量の兎糞状の硬便を排出する．
② 神経性下痢型：長期にわたる慢性下痢を主徴とするタイプで，精神不安に伴い急に下痢が生じる．朝食後や出勤時にみられる．
③ 交代性便通異常型：便秘に続いて，激しい腹痛とともに大量の粘液を伴う下痢を繰り返す．

B. 薬物治療の概説

心因性要因が大きいので，食事や排便習慣も含めて規則正しい生活を治療の基本とする．薬物療法としては，亢進した腸管運動の抑制，刺激に対する腸管の過敏性反応の抑制が中心となる．抗コリン薬，整腸薬，消化管運動機能抑制薬などを用いる（表6.8）．一般的には，まずポリカルボフィルカルシウムを投与して糞便の物理的性質を調節した上で，必要な多剤を使用する．必要に応じて精神安定薬，抗うつ薬，副交感神経遮断薬を用いる．自律神経失調症が疑われる場合は，ベンゾジアゼピン系のトフィソパムも有用である．

C. 治療薬各論

1）ポリカルボフィルカルシウム

合成高分子化合物のポリカルボフィルカルシウムは，胃内の酸性条件下で Ca^{2+} を遊離してポリカルボフィルとなる．腸管内の中性条件下で水分を吸収し，膨潤してゲル化することにより，便の水分バランスをコントロールする．

表 6.13 過敏性腸症候群治療薬

分類	薬物名（商品名）	作用と特徴	主な副作用	備考
抗コリン剤	塩酸ピペタナート	抗コリン作用を有する．腸管蠕動運動の抑制により下痢を抑制する．	視調節障害，眼内圧亢進，散瞳，頭痛，頭重，めまい，口渇，悪心，心悸亢進，発疹，排尿障害など．	緑内障，前立腺肥大による排尿障害，重篤な心疾患，麻痺性イレウスには禁忌．
	臭化メペンゾラート mepenzolate bromide（トランコロン）		視調節障害，めまい，頭痛，口渇，過敏症，排尿障害など．	緑内障，前立腺肥大による排尿障害，重篤な心疾患，麻痺性イレウスには禁忌．
非吸収性整腸剤	ポリカルボフィルカルシウム polycarbophil calcium（コロネル，ポリフル）	合成高分子化合物であり，中性条件下で水分を吸収し，膨潤，ゲル化，便の水分バランスをコントロール，腸管内で作用．	発疹，掻痒感，嘔気・嘔吐，口渇，腹部膨満感，下痢，便秘，AST・ALT上昇，白血球減少，浮腫，頭痛，尿潜血陽性など．	急性腹部疾患，術後イレウス，高Ca血症，腎結石，腎不全，本剤過敏症には禁忌．

6.3.3　大腸炎

6.3.3.1　急性大腸炎

A．病態と症状

急性大腸炎 acute colitis の原因としては，食中毒（パラチフス菌，サルモネラ菌などの細菌や毒素により発症）が最も多い．暴飲暴食や寝冷え，アレルギーなども原因となる．細菌性赤痢も一種の大腸炎である．また，薬剤による大腸炎としては，偽膜性大腸炎 pseudomembranous colitis（抗生物質による菌交代現象により大腸の常在菌が異常増殖し，産生する毒素により偽膜を形成したもの）や出血性 hemorrhagic colitis（合成ペニシリンなどの抗生物質を服用中に発症する血性下痢，腹痛を特徴とする大腸炎）がある．その他，細い血管の循環障害によって起こる虚血性大腸炎 ischemic colitis もある．

B．薬物治療

軽症の虚血性大腸炎は，腸管を安静に保つことで数日以内に消失することが多い．腹痛や出血が著しい場合は，絶食，輸液を行いつつ，鎮痛薬や止血薬を投与する．また，感染防止を目的に

抗生物質などを使用する．感染性大腸炎の場合は，細菌感染例には抗生物質の投与を，そのほかには対症的に輸液を行う．薬物性大腸炎の治療の基本は，薬物の投与を中止することである．

6.3.3.2 潰瘍性大腸炎

A. 病態と症状

潰瘍性大腸炎 ulcerative colitis は原因不明の難病であり，厚生労働省の特定疾患に指定されている．治療法はいまだ確立されていない．直腸，S状結腸より始まり，粘膜にびらんや潰瘍を形成しつつ，次第に全結腸に進展していく非特異的炎症を特徴とする．粘膜の病変は，びらん，潰瘍のほか，出血，膿性粘膜，偽ポリープなどと多彩である．臨床症状として，長期にわたる粘血下痢便，腹痛，発熱などもみられる．病状が進行すると貧血，栄養状態不良となる．口内炎，関節炎，肝障害などを合併する場合もある．原因は不明であるが，免疫学的異常や心理学的要因の関与が疑われている．

B. 薬物治療

決定的な治療法は確立していないが，基本方針は，炎症を抑制し，重症に陥らないように維持

表6.14 炎症性腸疾患治療薬

薬物名（商品名）	作用と特徴	主な副作用	備考
メサラジン mesalazine （ペンタサ）	炎症細胞か放出される活性酸素を消去し，炎症進展と組織障害を抑制する．		間質性腎炎，心筋炎，心膜炎，過敏性肺障害．重篤な腎・肝障害，サリチル酸類過敏症には禁忌．
サラゾスルファピリジン salazosulfapyridine （サラゾピリン）	T細胞，マクロファージに作用し，インターロイキンIL-1, 2, 6の産生を抑制する．		
リン酸ベタメタゾンナトリウム betamethasone sodium phosphate （ステロネマ）	ステロイド．注腸および坐剤で用いられる．	誘発感染症，感染症増悪．	本剤過敏症には禁忌．
リン酸プレドニゾロンナトリウム prednisolone sodium phosphate （プレドネマ）	ステロイド．経口および注腸で用いられる．		
インフリキシマブ infliximab （レミケード）	遺伝子組換え抗ヒトTNFαキメラモノクローナル抗体．血中TNFαの中和作用とIL-1およびIL-6のサイトカイン産生を調節．オーファンドラッグ．		日和見感染症，結核，重篤な感染症，活動性結核．本剤・マウス由来タンパク質過敏症，脱髄疾患，うっ血性心疾患には禁忌．

していくことである．軽・中等症の場合は，サラゾピリンや副腎皮質ステロイドの投与で症状を緩解させ，ステロイドを徐々に減量させてサラゾピリンによる維持療法に移行する（表6.14）．また，トリコモナス薬のメトロニダゾールや消化性潰瘍治療薬のスクラルファートも治療効果が期待でき，重症例は入院・安静の状態でステロイドや免疫抑制薬などの作用の強力な薬物で症状の寛解に努めるが，難治例に対しては外科手術も試みられる．

C. 治療薬各論

1）サラゾピリン（サラゾスルファピリジン）

内服後，大部分は大腸で腸内細菌により 5-ASA（5-acetylsalicylic acid）と SP（sulfapiridine）に分解される．抗炎症，抗菌，プロスタグランジン合成阻害および免疫抑制の各作用を有する．潰瘍性大腸炎のほか，クローン病，限局性腸炎，非特異的大腸炎などにも使用される．

2）副腎皮質ステロイド薬

潰瘍性大腸炎やクローン病などの大腸炎に主として用いられるのはプレドニゾロンであるが，リン酸ヒドロコルチゾンナトリウム，デキサメタゾンも使用される．サラゾピリンのみで治療不能な症例や重症の潰瘍性大腸炎が対象となる．大量のプレドニゾロンで改善がみられない場合は，副腎皮質刺激ホルモン adrenocorticotropic hormone（ACTH）を投与することが多い．抗炎症作用と免疫抑制作用があり，発熱，下痢，腹痛などに速効性の効果がある．

6.3.3.3 クローン病

A. 病態と症状

クローン病 Crohn's disease は，消化管全体（口腔から肛門まで）を侵す原因不明の肉芽腫性炎症性病変である．病変は回腸・盲腸部に好発するが，小腸と大腸にまたがる場合が多く癌化しやすい．肉芽性炎症は腸壁全層に及び，強い浮腫，リンパ球浸潤，線維化，リンパ管拡張などが認められる．病変部位では他の部位との癒着，穿通・穿孔などもみられ，腸管は狭窄または短縮する．原因は不明であるが，免疫系の異常に基づく自己免疫疾患の可能性が考えられている．好発年齢は20歳代を中心とする若年者であり，人種差も認められる（白人，特にユダヤ人に多く，有色人種には少ない）．典型的症状は腹痛（回盲部痛），慢性下痢，肛門部病変（痔瘻）である．特に肛門部裂孔は本症の特徴であり，消化管病変に先駆けてみられることがある．発熱は微熱程度であるが，病変自体は増悪と寛解を繰り返す．体重減少は早い時期から認められる．その他，全身合併症として，関節炎や肝障害が起こることもある．クローン病は難治性の腸疾患であり，特定疾患（難病）に指定されている．

B. 薬物治療

活動期には，安静と対症療法が行われる．

1）栄養療法：本症により腸管に病変が生じると腸からの栄養物の吸収が低下し，低栄養状態となる．このような状態を是正するために，経静脈的な高カロリー輸液（2000 kcal/day 以上）

や栄養素を組み合わせた成分栄養食の経腸的高カロリー療法が行われる．
2) 薬物療法：サラゾピリン（対象症例：大腸型，小腸・大腸型）やステロイド（対象症例：全身合併症例）に加え，新しい治療薬として抗ヒトTNFαキメラ型モノクローナル抗体のインフリキシマブが使用されるようになった．ステロイドによる副作用がみられる症例やステロイドの減量・離脱を要する場合，また他の薬物が無効な難治例などには，免疫抑制薬が併用されることもある．

C. 治療薬各論

1）インフリキシマブ

クローン病の新しい治療薬として，抗ヒトTNFαキメラ型モノクローナル抗体であるインフリキシマブが用いられている．活動期にTNFαの作用を抑制することで，IL-1やIL-6などの作用に対しても抑制効果を示すと考えられている．現在は，中等度から重度の活動期の症例あるいは外瘻を有する症例に使用されている．禁忌は，重篤な感染症，活動性結核，重度のうっ血性心不全の患者などである．寛解導入や瘻孔の治療だけでなく，寛解を維持する効果も報告されている．

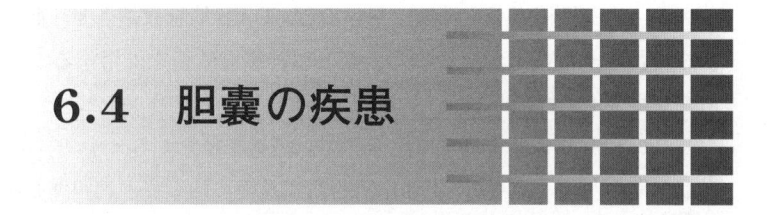

6.4 胆嚢の疾患

6.4.1 胆石症

A. 病態と症状

胆石症 cholelithiasis（gallstone disease）は胆道系疾患の中心的病態である．胆石保有者は成人の5〜7％で，女性が男性の約2倍の罹患率を示す．胆石保有者であれば，症状の有無にかかわらず，胆石症と称する．胆石には，コレステロール胆石，色素胆石，その他胆石に分別される．胆石の存在部位別頻度は，胆嚢胆石が80％，胆管胆石が17％，肝内結石が3％である．無症状胆石が50〜85％を占め，症状を有する場合には上腹部痛，発熱などがみられる．胆嚢管内の結石が原因となり，胆嚢炎 cholecystitis，胆管炎 cholangitis および膵炎 pancreatitis などを併発することがあり，そのような場合には悪心・嘔吐なども認められる．胆石症の成因については多くの学説が唱えられてきたが，実際には単一の原因ではなく，いくつかの要因の積み重ねにより胆石が形成されるものと考えられる（表6.15）．

表6.15　胆石症の主要な成因

コレステロール結石の成因（胆汁組成の変化）	胆汁内のコレステロールは胆汁酸とレシチン等によってミセルが形成されている．胆嚢の病変が起こると胆汁酸やレシチンが胆嚢壁から吸収されるが，コレステロールは吸収されないため，コレステロール／（胆汁酸塩＋レシチン）の比率は上昇し，コレステロール溶存能が減退し，コレステロールが析出，凝結し，胆石が形成される．その他，飽和脂肪酸の多い食餌，肥満も誘因となる．
胆道の炎症	胆道に炎症が起こると，胆汁成分の変化も起こるが，その他，白血球，フィブリン，上皮細胞など結石の核となるものが胆汁中に浮遊し，コレステロールやビリルビンがその周囲に付着して結石を大きくすると思われる．この際，膵液の逆流も胆道炎症の誘因となる．
胆汁うっ滞	胆汁うっ滞も，炎症や胆汁組成変化の誘因となる．
ビリルビン結石の成因	胆道内のβ-グルクロニダーゼが抱合ビリルビンを分解してビリルビンカルシウム塩として析出し，これがビリルビン結石の成因らしい．

B.　薬物治療

1) 急性期の治療：疝痛発作には，平滑筋の痙攣を寛解させ，胆道内圧の亢進を抑えるために鎮痙薬を投与する．まず副交感神経遮断薬を投与し，これが無効の場合には麻薬性鎮痛薬を用いる．麻薬性鎮痛薬を単独で用いると，Oddi筋を収縮させ，胆道内圧を高めてかえって疼痛を増強させることがあるので，副交感神経遮断薬を併用することが必須である．胆道系の炎症を併発した場合には，ペニシリン系のアンピシリンやピペラシリン，セフェム系のセファゾリンやセフメタゾールを投与して，経過を観察する．

2) 間欠期の治療：鎮痙薬，Oddi括約筋弛緩薬に加えて，利胆薬や胆石溶解薬を併用する．胆石溶解薬として，ケノデオキシコール酸やウルソデオキシコール酸などを使用するが，体外衝撃波療法と併用すると効果が大きい．また，胆石症の結石排泄の目的で，33％硫苦40〜50 mLを十二指腸内に直接ゾンデで注入する場合もある．

C.　治療薬各論

1）利胆薬

利胆薬は肝細胞からの胆汁分泌を促進し胆汁量を増加させるが，胆汁酸，胆汁色素などの胆汁成分を増加させる胆汁酸利胆薬と胆汁成分を増加させない水利胆薬に分類される．胆汁酸利胆薬には胆石溶解薬として使用されているウルソデオキシコール酸，ケノデオキシコール酸などが含まれ，水利胆薬にはデヒドロコール酸などがある．

2）排胆薬

Oddi括約筋を弛緩させ，胆汁排泄を促進する薬物である．フロプロピオンはCOMT（カテコール-O-メチル基転移酵素）阻害作用による鎮痙作用と抗セロトニン作用により，Oddi括約筋の機能異常に著効を示す．

6.4.2 胆道炎 Cholangitis

胆嚢炎と胆管炎は主として細菌感染による炎症によって生じることから，一般に胆道感染症 infectious diseases of the biliary tract と総称される．

6.4.2.1 胆嚢炎

胆嚢に細菌が感染し，炎症を起こしたものを胆嚢炎 cholecystitis という．三大主徴は高熱，右腹部痛，黄疸である．

A. 病態と症状

胆道感染の原因菌の主体はグラム陰性菌で，大腸菌，クレブシエラ，エンテロバクターが多いが，グラム陽性菌のエンテロコッカスやブドウ球菌，緑膿菌で起こることもある．また，これらの菌の複合感染もありうる．正常時にはこれらの細菌は胆道内に侵入しないが，胆嚢の機能が低下して，胆汁が胆嚢内に長くうっ滞した時や，胆嚢壁が胆石によって傷つけられた時，あるいは胆石の存在により胆汁の流れが妨害された時などに，十二指腸から上行性に細菌が進入する可能性が生じる．胆管内圧が亢進すると，胆汁とともに原因菌も血中に移行することがあり，敗血症やエンドトキシンショックを起こす可能性もある．

B. 薬物治療

胆道感染症に対する治療の基本は，抗菌薬投与による保存療法である．抗菌薬は，胆汁内への移行が良好なニューキノロン系（オフロキサシン），合成ペニシリン（バカンピシリン）やセフェム系抗菌薬（セフメタゾールナトリウム）から選択する．緑膿菌などの重度の感染の場合は，アミノグリコシド系抗菌薬（ゲンタマイシン）が使用される．このような保存療法によっても病状が改善しない場合は，外科的治療や穿刺ドレナージを行う．一方，疼痛がある場合は，これを寛解することが最初に行うべき処置となる．軽度のものは抗コリン薬（臭化チメピジウム，臭化ブチルスコポラミン）の鎮痙作用により抑えられるが，強い疼痛には麻薬性鎮痛薬（ペンタゾシン）が必要となる．

6.4.2.2 胆管炎

胆管炎 cholangitis とは，胆石などにより胆嚢頸部，胆嚢管または総胆管が閉塞を来たし，胆嚢または胆管がうっ滞して胆道内に細菌感染が起こり，胆管に炎症を起こした状態をいう．胆嚢炎と共存することも少なくない．

A. 病態と症状

　胆管炎の発症には，胆管内の細菌の存在と胆管閉塞に伴う胆管内圧の上昇が重要である．胆管閉塞は，悪性腫瘍などによる場合もあるが，大多数は総胆管結石が原因である．内視鏡的逆行的胆管造影（ERC）後に発症することもある．総胆管の不完全閉塞後例で，胆管胆汁中の細菌検出率が最も高い．起炎菌としては大腸菌の頻度が最も高く，クレブシエラ菌（肺炎桿菌）がこれに次ぐ．エンテロバクター菌などのグラム陰性桿菌や連鎖球菌，ブドウ球菌などのグラム陽性菌，バクテロイデス菌などの嫌気性菌が関与している例も少なくない．また近年は，複合感染の割合も増加している．胆管炎に伴う重篤な臨床症状は，大腸菌や肺炎桿菌などのエンドトキシンの血中への移行や，細菌が血中に移行することにより発生する菌血症によって生じる．これらは，胆管粘膜が断裂し，そこに急激な胆管内圧の上昇が起こった場合に起こりやすい．胆管炎では，胆嚢炎で認められる三大主徴に加え，重症化すると肝腫瘍も起こる可能性があり，また急性化膿性胆管炎ではショックや意識障害がみられることもある．

B. 薬物治療

　治療は，1）保存的治療，2）緊急胆道減圧術（保存的治療で症状が改善されない場合），3）緊急開腹術（穿孔性胆嚢炎が起きた場合）の順に段階を追って進める．保存的治療では，絶食，絶飲，輸液，抗生物質点滴および鎮痛薬を用いる．抗生物質は広域ペニシリンを第一選択とし，ピペラシリンなどの胆汁移行性のよいものを使用する．ただし，ペニシリン耐性菌や複合感染による重症例では，第2世代セフェム系やアミノ配糖体系の抗生物質を用いる．鎮痛薬としては，臭化ブチルスコポラミンやペンタゾシンを使用する．

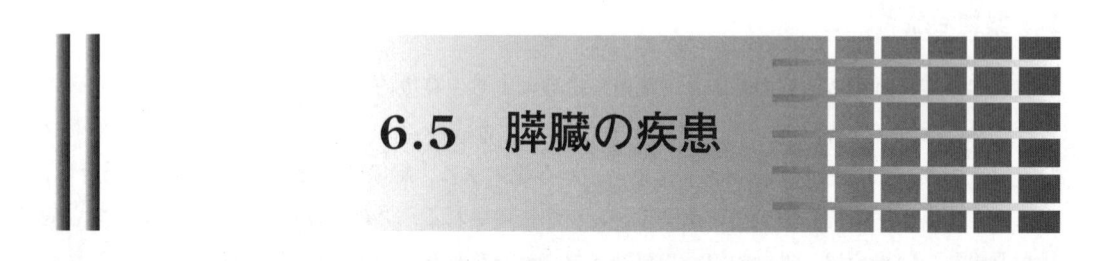

6.5　膵臓の疾患

6.5.1　膵　炎

　膵炎とは，種々の原因により膵臓の防御機構が十分に作動しなくなり，膵臓から分泌される酵素が間質組織に漏出して，自己の組織を消化してしまう病態をいう．膵炎には，急性膵炎 acute pancreatitis と炎症が長期にわたって反復する慢性膵炎 chronic pancreatitis とがある．

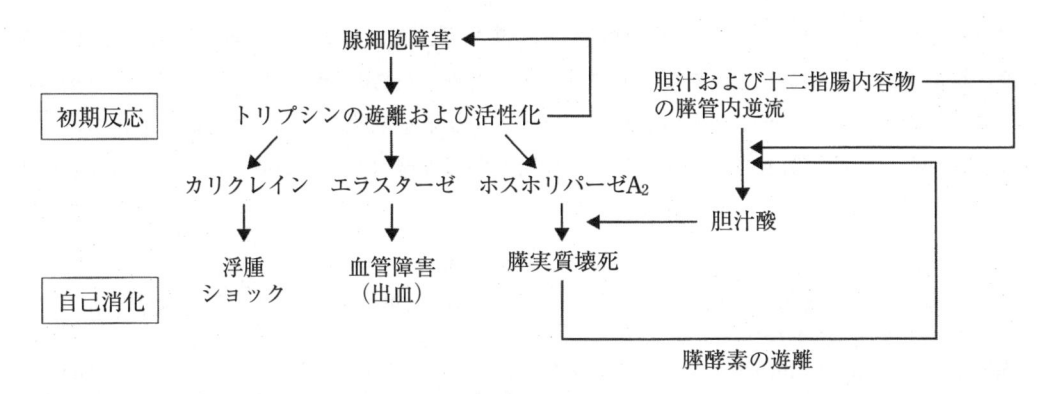

図6.9 膵炎の発生機序

6.5.1.1 急性膵炎

A. 病態と症状

膵炎の原因はきわめて複雑で，多くの説が提唱されている．原因として最も多いのは飲酒であり，次いで胆道系疾患（特に胆石が存在する例）に合併する膵炎の頻度が高い．その他，耳下腺炎後やステロイドなどの薬剤に由来する例も知られているが，頻度は少ない．急性膵炎では，まず膵管上皮の障害によりトリプシンが活性化される結果，ホスホリパーゼやエラスターゼなどの酵素が連鎖的に活性化されて，局所血管透過性の亢進，血漿成分の漏出，浮腫などを引き起こし，重篤例では循環血液量の減少によるショックや，さまざまな全身症状を呈する（図6.9）．臨床症状としては，腹痛が最も高頻度で現れ，85〜100％の例に認められる．典型例では，突発する上腹部痛で発症し，徐々に痛みが強くなり，2〜3時間でピークに達する．悪心・嘔吐や発熱も多くの例でみられる．通常は38℃未満の微熱であるが，胆道系の感染を伴う場合には，39℃異常の高熱を生じることも少なくない．重症の急性膵炎では急速にショック状態に陥り，血圧低下と意識混濁をきたし，生命的に危険な状態となる．

B. 薬物治療

急性膵炎の治療の基本は，腹痛の除去，全身循環動態の改善，合併症対策などである．絶食絶水を行い，ヒスタミンH_2受容体遮断薬により膵外分泌を抑制し，十分な補液で電解質の乱れを正し，膵酵素阻害薬により活性化された膵酵素を抑制する．鎮痛薬による激しい疼痛の軽減，感染症に対する抗生物質の投与など，保存的および内科的治療が原則である．重症と判定されたら，直ちに患者をICU（集中治療室）に移し，循環不全，腎不全，呼吸不全などの合併症の治療も行う．

C. 治療薬各論

1）鎮痛薬

急性膵炎の疼痛は激烈であることが多く，その苦痛が精神的不安や血管攣縮を招き，症状を悪

化させやすい．したがって，中枢性鎮痛薬，鎮痙鎮痛薬，抗不安薬などを非経口的に投与して，苦痛の軽減を図る必要がある．モルヒネには，十二指腸括約筋の緊張を高め，スパスムを引き起こして膵管内圧を上昇させる副作用があるため，モルヒネを単独で用いることはせず，アトロピン配合薬を使用する．あるいは，括約筋への作用が弱い塩酸ペチジンやモルヒネに匹敵する強力

表6.16 膵炎治療薬

分類	薬物名（商品名）	作用と特徴	主な副作用
タンパク分解酵素阻害薬	メシル酸ガベキサート gabexate mesilate（エフオーワイ，リナレス）	トリプシン，カリクレイン，プラスミン，トロンビン，C1-エステラーゼなどのタンパク分解酵素阻害作用を有する分子量417.48の化学合成薬．生体のキニン系，線溶系，凝固系および補体系に働き，これらの酵素活性を阻害し，異常亢進を強力に抑制するとともにOddi筋に対して弛緩作用を示すことにより，急性膵炎およびタンパク酵素逸脱に伴う膵疾患の症状寛解に効果を発揮，DICに有効．	ショック症状，過敏症状，出血傾向，悪心，血圧降下，顆粒球減少，血管痛．
タンパク分解酵素阻害薬	メシル酸カモスタット camostat mesilate（フオイパン）	トリプシン，カリクレイン，プラスミノーゲン，トロンビン，C1r，C1-エステラーゼに対して強い阻害作用を有する非ペプチドタンパク分解酵素阻害薬．経口投与により生体のキニン生成系，線溶系，凝固系および補体系に作用し，その酵素活性を阻害し，異常亢進を抑制することにより慢性膵炎の炎症症状と頭痛の緩解ならびにアミラーゼ値の改善に効果．唯一の経口剤，急性膵炎の回復期および慢性膵炎の間欠期に使用する．	血小板減少症，掻痒感，発疹，食欲不振，胸やけ，口渇，便秘，下痢．
タンパク分解酵素阻害薬	メシル酸ナファモスタット nafamostat mesilate（フサン，コアヒビター，ストリーム）	トリプシン，カリクレイン，プラスミン，トロンビンおよび補体系古典経路のC1r，C1s-などのトリプシン用セリンタンパク分解酵素を選択的に阻害し，ホスホリパーゼA_2に対しても阻害作用を示し，膵炎の急性症状に有効．ガベキサートの10倍の効力．DICにも有効．	ショック，過敏症，下痢，静脈炎，肝機能異常，白血球減少，血小板増加，胸部不快感．
タンパク分解酵素阻害薬	ウリナスタチン ulinastatin（ミラクリッド）	新鮮な健康人の尿から抽出・精製した分子量約67,000の糖タンパクで，トリプシン，α-キモトリプシン，エラスターゼなどの膵タンパク分解酵素を広範囲に阻害し，急性膵炎ならびに慢性再発性膵炎の急性増悪期に臨床効果を有する．多臓器不全（MOF）の治療，ショック治療に有効．	白血球減少，GOT・GPT上昇，発疹，掻痒感，下痢，血管痛．
レシチン生合成促進薬	シチコリン citicoline（ニコリン）	膵細胞膜成分を構成するレシチンの生合成を促進する．トリプシン以外のホスホリパーゼA_2，リゾレシチン抑制作用があり，トリプシンを抑制する他剤と併用される．	発疹，不眠，悪心，肝機能検査値の異常，熱感．

な鎮痛効果を有するペンタゾシンなどの非麻薬性鎮痛薬を選択する．臭化ブチルスコポラミンも鎮痛作用とともに膵外分泌抑制作用を有するため，悪心・嘔吐などの症状の緩和に有効である．一方，静穏作用や抗不安作用により苦痛を軽減して緊張緩和を得る目的では，ベンゾジアゼピン系催眠鎮静薬が用いられる．

2）酵素阻害薬

急性膵炎の本体は，活性化されたトリプシン，カリクレイン，プラスミン，エラスターゼ，リパーゼ，ホスホリパーゼA_2などの酵素による膵臓の自己消化，およびそれら酵素とその代謝産物によって惹起される臓器の機能障害である．したがって，急性膵炎の治療に際しては，酵素阻害薬の投与が広く行われる．中でも，タンパク分解酵素阻害薬の投与が重要で，その目的は，1) 膵臓内へ移行して酵素活性を阻害（局所病変の阻止），2) 血中に移行した酵素の活性阻害（全身病変の発生阻止），3) ショックなどの随伴症状に際して活性化される酵素の阻害（全身病変の進展阻止）であり，急性膵炎の初期から大量投与を行う必要がある．急性膵炎および慢性膵炎の急性増悪期にはタンパク分解酵素阻害薬のガベキサート，ナファモスタット，ウリナスタチンが使用されるが，急性膵炎の回復期および慢性膵炎の間欠期にはカモスタットが用いられる．

6.5.1.2 慢性膵炎

A. 病態と症状

種々の原因により，膵実質が不可逆性な線維化・石灰化をきたし，膵酵素逸脱を伴う上腹部痛が6か月以上持続する状態をいう．30〜50歳代に発症する例が多く，男女別では男性に多い．アルコール多飲，胆石症，急性膵炎などが病因としてあげられるが，原因不明のものも多い．慢性膵炎では，腹痛が出現し，背部痛を伴う．また食欲不振，悪心・嘔吐，下痢，便秘など，不定の胃腸症状が現れる．これらの症状は，飲酒や高脂肪食摂取により増悪する．

臨床経過により代償期と非代償期に分けられる．代償期には反復・継続する上腹部痛を主症状とし，急性膵炎症状がみられる急性増悪期と，症状が軽減する間欠期を繰り返して進行する．非代償期には膵外分泌が低下し，消化吸収不全（脂肪便，体重減少，下痢），膵内分泌不全による糖尿病が主症状となる*．

B. 薬物治療

代償期の急性増悪期における治療は急性膵炎に準ずる．間欠期には，腹痛・背部痛の改善と急性再燃の予防が主となる．疼痛には抗コリン薬，中枢性鎮痛薬，精神安定薬を使用する．消化吸収障害にはリパーゼを含む消化酵素製剤を食事中または食後に服用する．腸管内をアルカリ性にするため，ヒスタミンH_2受容体遮断薬を併用する．また，タンパク分解酵素阻害薬のカモスタットを使用し，膵炎の増悪・進展を防止する．

非代償期には糖尿病のコントロール，消化吸収障害の治療を行う．糖尿病にはインスリンを用

---

* 膵臓の機能は，アミラーゼなどの消化酵素を分泌する外分泌機能と，インスリンを分泌する内分泌機能の二面性を有している．これら機能は原則的には干渉しないが，膵臓の組織が荒廃する状態では，内分泌機能も悪化し，二次性糖尿病を生じるようになる．

いる．膵α細胞からのグルカゴンの分泌障害も生じるので，インスリン必要量は少量ですむことが多い．膵外分泌が低下し，脂肪便が出現したときにはリパーゼ活性の高い製剤とヒスタミンH_2受容体遮断薬を併用する．過食を避け，低脂肪食とし，アルコール，コーヒー，タバコは禁止する．

6.6 痔疾患

痔疾患 hemorrhoid とは，痔核，痔瘻，裂肛などの肛門病変の総称である．肛門病変の 70～80% が痔疾患である．主要な痔疾患は内痔核，外痔核であり，痔核とは肛門管静脈叢のうっ血により静脈瘤が形成されたものである．肛門腺の細菌感染により肛門周囲に潰瘍を形成したものを肛門周囲潰瘍というが，痔瘻はこの膿瘍が排膿後も治癒せず，瘻孔を形成したものである．裂肛は肛門の入口部にできる裂傷のことである．

A. 病態と症状

痔は肛門管粘膜下または皮下の痔静脈のうっ血に由来する血管性の腫瘤であり，うっ血を誘発したり，促進したりする因子はすべて痔核発生の要因となる．痔静脈には静脈弁がないため，血流が阻害されやすい．痔疾患の原因として，便秘などによる硬便の排泄，肛門部に圧迫のかかる体位の持続，妊娠や分娩による圧迫，肝硬変による門脈圧亢進，骨盤内臓器の炎症があるが，原因が明らかにならない場合も多い．また，痛みなどの症状から糞便が十分に拭ききれず，二次的に細菌感染を起こすと，炎症は増悪する．

B. 薬物治療

痔疾患は基本的には良性疾患であるため，初期の段階であれば保存的に治療される．主症状は肛門部の炎症，疼痛，掻痒感，出血，感染である．軽度の痔核は，入浴による肛門患部の保温や清浄化，便軟化薬（ジオクチルソジウムスルホスクシネートのような粘滑性下剤）の使用によっても治癒する．薬物治療には，坐薬や軟膏（抗炎症薬，止血薬，鎮痛薬），内服薬（抗炎症薬）を用いる．痔瘻には抗生物質の投与が考えられるが，病巣部を切除する外科的療法以外は完全治癒を期待できない．裂肛のほとんどは急性に発症したものであり，緩下剤，便軟化薬，抗生物質などの使用で短時間に治癒する．慢性裂肛には外科的療法が適している．

参 考

本章は，薬学モデル・コアカリキュラム（日本薬学会，平成 14 年）の C14 薬物治療，(2) 疾患と薬物治療（心臓疾患等），【消化器系疾患】に含まれる SBO の修得に必要な内容を含む．

第7章 内分泌・代謝疾患

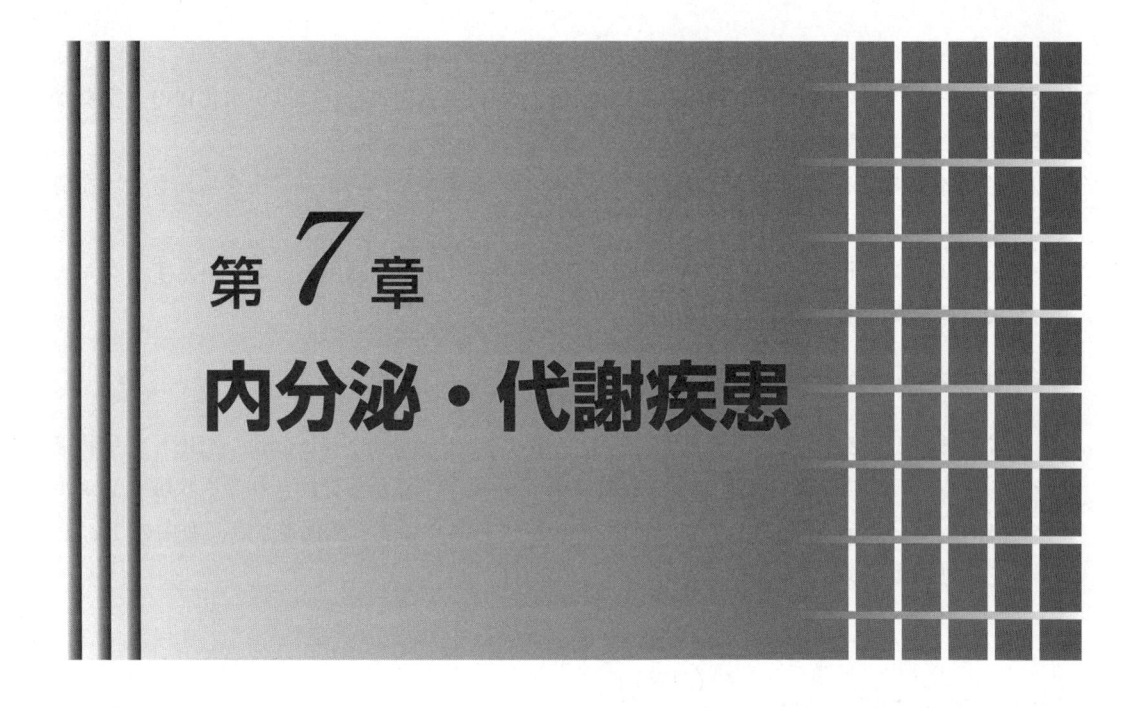

7.1 甲状腺疾患

7.1.1 病態と症状

　甲状腺から分泌される主なホルモンは T_4（thyroxine，サイロキシン，チロキシン）と T_3（triiodothyronine，トリヨードサイロニン，トリヨードチロニン）の二つであり，その合成にはヨード（I^-）が不可欠である．T_4 の約 1/3 は末梢で脱ヨード化されて T_3 になる．T_3 は T_4 よりも速やかに作用し，その効力は T_4 よりも 3〜8 倍強い．

A. 甲状腺ホルモンの作用

① 基礎代謝率を上昇させて熱量の産生を増加させる．
② 甲状腺ホルモンが過剰になると，被刺激性が亢進し，落ち着きがなくなる．甲状腺ホルモンの欠乏では記銘力の低下や無気力などが起こる．甲状腺ホルモンは脳の発達に不可欠で，新生児期に不足すると精神発育が遅滞する．
③ 甲状腺ホルモンはタンパク質の異化促進作用がある．甲状腺機能亢進により筋肉の萎縮がみられる．

④心臓のアドレナリンβ_1受容体数を増加させ，心拍数と心拍出量を増加させる．
⑤消化管からの糖質の吸収速度を上昇させるので，甲状腺機能亢進症では炭水化物の豊富な食事を摂った後に血糖値が急速に上昇して，一過性の高血糖を来す．
⑥LDL受容体の産生を促進して，血液中コレステロールの末梢への取り込みを増加させ，血清コレステロールを低下させる．
⑦甲状腺ホルモンは正常な成長と骨格の成長に必要であり，甲状腺ホルモンが不足するクレチン症では低身長を来す．

B. 甲状腺ホルモン分泌の調節

下垂体前葉から分泌される甲状腺刺激ホルモン thyroid stimulating hormone（TSH）が甲状腺ホルモン（T_3, T_4）の分泌を促進する．TSHの分泌は視床下部から分泌される甲状腺刺激ホルモン放出ホルモン thyrotropin releasing hormone（TRH）によって促進され，血中のT_3, T_4によって抑制される（ネガティブフィードバック）（図7.1）．

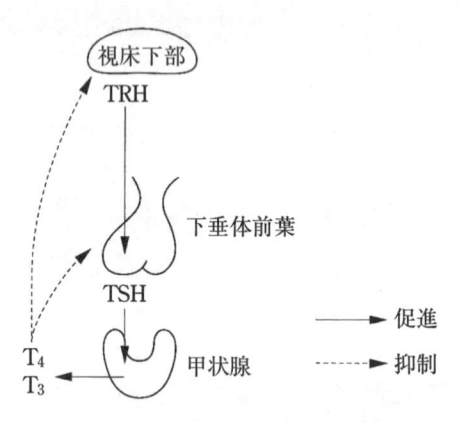

図7.1 甲状腺ホルモン分泌の調節

（高橋茂樹（2002）STEP内科③代謝・内分泌 第2版, p.171, 海馬書房から引用）

7.1.2 甲状腺機能亢進症 Hyperthyroidism

7.1.2.1 病態と症状

甲状腺機能亢進症とは，甲状腺ホルモンが過剰になり，甲状腺中毒症を生じたものである．甲状腺機能亢進症の8～9割はバセドウ病（グレーブス病）であり，他に亜急性甲状腺炎，無痛性甲状腺炎がある．

バセドウ病は甲状腺刺激作用をもつ自己抗体による自己免疫疾患である．TSH受容体に対する自己抗体 TSH receptor antibody（TRAb）が産生され，TRAbは甲状腺ろ胞細胞のTSH受容

体に結合して甲状腺ホルモンの合成を高める結果，過剰な甲状腺ホルモンが血中に分泌される．抗 TSH 受容体抗体には，TSH 受容体機能を刺激する甲状腺刺激抗体（thyroid stimulating antibody：TSAb）と，TSH 受容体機能を阻害する甲状腺刺激阻害抗体（thyroid stimulation blocking antibody：TSBAb）があり，TSAb がバセドウ病で高値を示す．

甲状腺機能亢進症では，甲状腺はびまん性に腫大する．眼球後部にある外眼筋の腫大と脂肪組織の増生により，眼球突出がみられることもある．甲状腺ホルモンは心臓のアドレナリン β_1 受容体を増加させて頻脈を来す．しばしば心房細動を生じる．基礎代謝を亢進させて，体重減少，体温上昇，発汗増加を起こす．甲状腺ホルモンはタンパク質の異化作用があり，筋力低下や筋萎縮がみられる．精神的に不安定になり，いらいらしたり落ち着きがなくなる．手指に振戦を認める．

検査所見は，血清中の遊離型の T_4（FT_4）と T_3（FT_3）が高値で TSH が低値（0.1 μU/mL 以下）となる．抗 TSH 受容体抗体（TRAb）陽性，または甲状腺刺激抗体（TSAb）陽性．放射性ヨード甲状腺摂取率は高値を示し，シンチグラフィで放射性ヨードのびまん性集積を示す．脂質代謝が亢進して血清コレステロールが低下する．甲状腺ホルモンは骨代謝を亢進させて，アルカリフォスファターゼが高値を示すことが多い．

7.1.2.2　薬物治療

バセドウ病の治療法として，抗甲状腺薬による薬物治療，放射線ヨード療法，外科的甲状腺摘除術がある．日本では患者の 9 割以上が抗甲状腺薬治療から開始されている．

手術療法は，甲状腺を亜全摘して，残存する甲状腺が正常量の甲状腺ホルモンを分泌するようにする．術後，約 60％の患者で甲状腺機能正常になり，約 25％で低下，約 8％で亢進が持続または再発する．手術の合併症として，0.7％に反回神経麻痺による嗄声が生じ，頻度は低いが副甲状腺摘出による副甲状腺機能低下症も生じる可能性があり，治療の第一選択としては推奨されない．副作用などのために抗甲状腺薬が使えない患者や甲状腺癌などの腫瘍を合併した患者などに適応がある．

7.1.2.3　治療薬各論

A. 甲状腺機能亢進症の治療薬

抗甲状腺薬は，甲状腺ホルモンの合成を抑制して，血中の甲状腺ホルモンの濃度を正常化させる薬剤である．1～2 年の治療で約半数の患者が寛解するが，副作用が多く，副作用が生じた際の対応が重要である．

^{131}I は甲状腺に集積して ^{131}I が出す β 線によって甲状腺を破壊する．日本ではアイソトープ治療を望まない患者が多く，また治療後に甲状腺機能低下症の発生率が高いことから，日本ではあまり選択されない．

甲状腺亜全摘術の前や，甲状腺クリーゼで急速に甲状腺ホルモンを低下させる必要がある時に

は，大量の無機ヨードが併用される．

動悸，振戦などの症状が激しい症例には，症状を軽減させるためにアドレナリンβ受容体遮断薬（βブロッカー）を併用する．

1）アイソトープ療法

^{131}I をカプセルとして経口投与し，甲状腺に集積した^{131}I が出すβ線で甲状腺ろ胞細胞を破壊して甲状腺ホルモンの過剰合成を抑制する．確実に甲状腺機能亢進症を治療でき，安全性が高いことから，米国では第一選択となっている．成人のアイソトープ治療では癌や白血病の頻度は増加しないが，小児では甲状腺癌の発生率が高まるとの報告があり，18歳以下の若年者には原則として禁忌である．また，妊婦や授乳婦にも禁忌である．治療後10年で約半数の患者が甲状腺機能低下症に陥り，甲状腺ホルモン補充療法が必要になる．

2）抗甲状腺薬

甲状腺ペルオキシダーゼを阻害して，サイログロブリンと結合したチロシンのヨウ素化を阻害し，ヨードチロシンが縮合してT_3およびT_4を形成する過程を阻害する．

抗甲状腺薬にはチアマゾール（MMI）とプロピルチオウラシル（PTU）がある．どちらも甲状腺ホルモンの合成を抑制し，血中の甲状腺ホルモン濃度を正常化する．MMIとPTUでは最終的な治療効果に差はないが，MMIのほうが早く甲状腺ホルモンを正常化でき，副作用の発現頻度も低い．日本甲状腺学会の「バセドウ病薬物治療のガイドライン2006」ではMMIを第一選択とすることが推奨されている．

抗甲状腺薬の副作用には，皮疹（蕁麻疹）や肝障害などの軽度な副作用が多い．重大な副作用

表7.1 甲状腺機能亢進症に用いられる薬

分類	薬物名（商品名）	作用と特徴	副作用	備考
抗甲状腺薬	チアマゾール thiamazole （メルカゾール） プロピルチオウラシル propylthiouracil （チウラジール，プロパジール）	T_3, T_4の産生を阻害する．	無顆粒球症，皮疹（蕁麻疹），軽度肝障害，関節痛，発熱など	
無機ヨード	ヨウ化カリウム potassium iodide （ヨウ化カリウム）	ヨード有機化を阻害し，甲状腺内に蓄積された甲状腺ホルモンの放出を抑制する．	長期連用でヨウ素中毒（粘液水腫）	エスケープ現象が起こりうる．
アドレナリンβ受容体遮断薬	アテノロール atenolol （テノーミン）など	頻脈，振戦などの交感神経亢進による甲状腺中毒症状の緩和	心不全，徐脈，房室ブロック，起立性低血圧，気管支痙攣など	高度徐脈，II・III度房室ブロック，洞不全症候群，うっ血性心不全，低血圧などでは禁忌
放射線ヨード	^{131}I	甲状腺に集積した^{131}Iが出すβ線で甲状腺を破壊する．	バセドウ病眼症の悪化	妊婦，授乳婦，18歳以下は禁忌

として無顆粒球症がある．無顆粒球症は抗甲状腺薬投与中の患者の 0.3 ～ 0.4 ％に生じ，投与開始から 2 か月以内に発症することが多い．無顆粒球症の多くは発熱や咽頭痛などで発症し，好中球数が 1,000/mm^3 未満に減少すれば抗甲状腺薬を中止する．投与開始後少なくとも 2 か月間は定期的に白血球数と好中球数の検査を行う．

甲状腺機能は 3 か月以内に正常化する．約半数の症例は 1 ～ 2 年の治療で完治して服薬を中止することができる．抗甲状腺薬を 1.5 ～ 2 年続けても休薬できる見通しが立たない場合は，そのまま抗甲状腺治療を続けるか，他の治療法に切り替えるかを検討する．

甲状腺機能亢進症の妊婦が治療を行わなければ，妊娠高血圧，低出生体重児，流産・早産・死産の危険が高くなる．妊娠中に MMI または PTU を内服していても，一般的な先天奇形の頻度や知的発達は健常妊婦と差がない．MMI と PTU では共に胎盤を通過するが，MMI の添付文書に先天奇形の報告があり，通常は PTU が選択される．

PTU 300 mg/日以下，MMI 10 mg/日以下では，乳児の甲状腺機能に影響を与えずに安全に授乳できる．

3）無機ヨード

抗甲状腺薬によって甲状腺ホルモンが低下し始めるのには数週間かかる．そのため，緊急治療を要する例（甲状腺クリーゼ）などでは無機ヨードが使われる．大量の無機ヨードを摂取すると，ヨードの有機化を阻害し，甲状腺内に蓄積された甲状腺ホルモンの放出を抑制して，甲状腺機能を速やかに抑制する．大量の無機ヨードによって血中の甲状腺ホルモン濃度が低下し，投与後 3 日以内に症状が改善する．また，バセドウ病の甲状腺亜全摘術前の術前処置としても使用される．

ただし，無機ヨード単独で長期治療した場合，エスケープ現象（ヨードの甲状腺機能を抑える作用がなくなること）が起こり，2 ～ 4 週間後には無機ヨードの効果は見られなくなる．

4）アドレナリン β 受容体遮断薬

甲状腺ホルモンは交感神経 β 受容体の発現を増強することにより，動悸や振戦などの症状を来す．動悸や手指の振戦が激しい患者にはアドレナリン β 受容体遮断薬（β ブロッカー）を併用する．アドレナリン β 受容体遮断薬は β 受容体を遮断するとともに，T$_4$ から T$_3$ への脱ヨード化を抑制する作用もある．アドレナリン β 受容体遮断薬には甲状腺ホルモンの分泌を抑制する作用はない．

7.1.3　甲状腺機能低下症

7.1.3.1　病態と症状

甲状腺機能低下症は，甲状腺ホルモンの作用が不十分なために引き起こされる病態である．甲

状腺機能低下症は，甲状腺自体に原因がある原発性と，下垂体からの TSH 分泌減少または視床下部からの TRH 分泌減少による中枢性に分けられる．原発性には，慢性甲状腺炎（橋本病），甲状腺摘出後，放射線治療後，ヨード不足およびヨード過剰などがあり，慢性甲状腺炎が大部分を占める．

甲状腺ホルモンの不足により，熱産生が低下して寒がりになる．発汗が減少して皮膚が乾燥する．疲れやすく，無気力，思考力・記憶力が低下する．消化管の運動が低下して，食欲不振や便秘が生じる．徐脈となり，心拍出量も低下して血圧は低下傾向になる．タンパク質の異化が低下して，皮下組織にムコ多糖が沈着し，粘液水腫（圧痕を残さない浮腫）を来す．ムコ多糖が声帯に沈着して，声帯の浮腫による嗄声もみられる．筋代謝の異常により，筋力低下もみられる．

7.1.3.2 薬物治療

治療は甲状腺ホルモンの補充療法である．甲状腺ホルモンの投与によって血中の甲状腺ホルモンを正常濃度に保つことを目的とする．

甲状腺から分泌される主なホルモンは T_4 と T_3 の二つであり，T_4 は 1 日に約 100 μg，T_3 は約 32 μg 産生される．T_3 の約 80 ％は T_4 が末梢で脱ヨード化されてできたものである．血中での半減期は T_4 が約 7 日，T_3 が約 1 日と，T_3 のほうが短い．T_3 は T_4 よりも速やかに作用し，その効力は 3 ～ 8 倍強い．

7.1.3.3 治療薬各論

A. 甲状腺ホルモン

甲状腺ホルモンには乾燥甲状腺末，合成 T_4 製剤（レボチロキシンナトリウム），合成 T_3 製剤（リオチロニンナトリウム）の 3 種類がある．乾燥甲状腺末はホルモンの含有量が一定しない．T_3 は作用持続時間が短く，頻回投与を行う必要があり，維持療法としては使いにくい．T_4 製剤のみで甲状腺機能低下症を治療しても，体内で T_4 から T_3 が産生されて甲状腺ホルモン濃度は正常に保たれる．また，T_4 は半減期が長く，1 日 1 回の投与でよい．そのため，甲状腺機能低下症の治療には通常 T_4 製剤が用いられ，緊急治療が必要な場合には T_3 製剤が用いられる．

甲状腺ホルモンを投与すると代謝が亢進して酸素消費量が増加し，動悸，不整脈，狭心症，心筋梗塞などを引き起こすことがある．心疾患のある患者，高齢者，甲状腺機能低下症が長期間続いた患者などでは，甲状腺ホルモンの補充は少量から開始して症状の改善と甲状腺ホルモン濃度をみながら漸増しなければならない．

また，副腎不全を伴う患者では副腎皮質ホルモンの補充より先に甲状腺ホルモンを投与すると副腎不全を引き起こすことがあり，副腎皮質ホルモンを補充した後に甲状腺ホルモンを投与することが必要である．

表 7.2 甲状腺機能低下症に用いられる薬

分類	薬物名（商品名）	作用と特徴	副作用	備考
乾燥甲状腺	乾燥甲状腺 dried thyroid（チラージン）	甲状腺ホルモンの含有量が一定しない.	狭心症, 動悸, 頭痛, 発汗, 振戦, 不眠, 神経過敏, 興奮, 体重減少など	新鮮な心筋梗塞には禁忌 他の薬剤の血中濃度を変動させたり, 作用を増強させたりする. また, 他の薬剤との相互作用により甲状腺ホルモンの必要量が変化する.
合成 T_3	リオチロニンナトリウム（T_3） liothyronine sodium（チロナミン）	半減期が短く, 頻回に投与する必要があり, 血中濃度の変動も大きい.	同上	同上
合成 T_4	レボチロキシンナトリウム（T_4） levothyroxine sodium（チラージン S）	半減期が長いので, 1日1回の投与でよい.	同上	同上

B. 乾燥甲状腺

乾燥甲状腺はウシやブタの甲状腺の抽出物で, T_4 および T_3 の含有量にばらつきがあるため, 最近はあまり使用されない.

C. リオチロニンナトリウム（T_3）

合成 T_3 製剤. T_3 は血中半減期が約1日と短く, T_3 の血中濃度を安定に保つのは困難な場合が多い. T_3 製剤の使用は粘液水腫性昏睡など, 急速に甲状腺ホルモン濃度を正常化する必要がある場合に限られる.

D. レボチロキシンナトリウム（T_4）

合成 T_4 製剤. T_4 は投与後に末梢で T_3 に変換される. T_4 は作用の持続が長く, 1日1回投与する. 高齢者や心疾患のある患者に急激に甲状腺ホルモンを補充すると, 狭心症, 心筋梗塞, 心不全, 不整脈などを誘発することがある. 少量から開始して, 血中 TSH 濃度が正常化するまで, ゆっくりと漸増する. 若年者では最初から維持量を投与することが多い.

カルバマゼピン, リファンピシンなどは甲状腺ホルモンの代謝を亢進して, 血中濃度を低下させる. コレスチラミン, スクラルファート, 水酸化アルミニウム, 硫酸鉄, 炭酸カルシウムなどは腸管内で甲状腺ホルモンと結合して吸収を阻害する. これらの薬剤と併用する場合は, 服薬の時間をずらすなどの指導が必要となる.

甲状腺ホルモンはテオフィリンのクリアランスを高めて血中テオフィリン濃度を低下させる. また, 甲状腺ホルモンは, ワルファリン, カテコールアミンなどの作用を増強する.

7.2 副腎皮質の疾患

7.2.1 クッシング症候群

7.2.1.1 病態と症状

　クッシング症候群は，副腎皮質（束状帯）由来の糖質コルチコイド glucocorticoid であるコルチゾル cortisol の過剰分泌が原因で代謝異常を来す疾患である．臨床症状としては中心性肥満，いわゆる満月様顔貌や高血圧，月経異常，皮膚線条，糖尿病，多毛症，筋力低下，骨粗鬆症などの症状を示す．原因疾患としてクッシング病，副腎腺腫または癌，異所性 ACTH（adrenocorticotrophic hormone）産生腫瘍などがある．その中で ACTH 過剰によるものを ACTH 依存性クッシング症候群，副腎性のものは ACTH 非依存性クッシング症候群と呼ぶ．下垂体 ACTH の慢性過剰分泌によるものをクッシング病という．クッシング病の原因は下垂体腺腫がほとんどであるが，腺腫がみつからない場合も 10 ％前後ある．

　副腎皮質は球状帯，束状帯，網状帯の 3 層からなり，球状帯は鉱質コルチコイド，束状帯は糖質コルチコイド，また網状帯はアンドロゲンの合成・分泌をつかさどる．クッシング症候群は，1932 年 Harvey Cushing によって報告された．

7.2.1.2 病　因

　クッシング病は下垂体に腺腫（ほとんどが微小腺腫）を認め，腺腫からの ACTH 過剰分泌による血中コルチゾル上昇，尿中 17-OHCS 増加を認める．CRH（corticotropin releasing hormone）および下垂体非腫瘍組織からの ACTH 分泌の抑制が特徴である．一方，副腎腺腫または副腎癌はコルチゾルを産生する．異所性 ACTH 産生腫瘍は，ACTH を産生する肺癌や膵癌などがある．また CRH 産生腫瘍による過剰な ACTH 血症に伴った高コルチゾール血症によって生じるクッシング症候群がある．また，医原性クッシング症候群では，長期投与されたステロイドによりグルココルチコイド過剰症状を来す．

表7.3　クッシング病の治療薬

分類/薬物名(商品名)	適応	作用と特徴	主な副作用	備考
〔ACTH分泌抑制薬〕				
メシル酸ブロモクリプチン bromocriptine mesilate (パーロデル)	末端肥大症，下垂体性巨人症，乳汁漏出症，産褥性乳汁分泌抑制，高プロラクチン血性排卵障害，高プロラクチン血性下垂体腺腫（外科的処置を必要としない場合に限る），パーキンソン症候群	ドパミン作動薬．下垂体D_2受容体を刺激しACTH分泌低下．作用は弱い．クッシング病における有効率は短期使用（40％），長期使用（4～23％）と報告されている．	悪性症候群・せん妄，幻覚・妄想，消化器症状（悪心・嘔吐）など	禁忌：麦角製剤過敏症，妊娠中毒症，産褥期高血圧
バルプロ酸ナトリウム sodium valproate (デパケン)	てんかん発作	GABA作動薬．GABAはラットで副腎皮質刺激ホルモン放出ホルモン（CRH）分泌抑制作用があり，ACTH分泌を抑制するとされる一部クッシング病における有効性の症例報告がある．	劇症肝炎など重篤な肝障害（投与初期6か月以内に多い）→投与初期6か月は定期的に肝機能検査を行う．汎血球減少症	大発作にも有効で，小発作・大発作混合型てんかんの第一選択薬 禁忌：カルバペネム系抗生剤を併用しない．重篤な肝障害．尿素サイクル異常症
塩酸シプロヘプタジン cyproheptadine hydrochloride (ペリアクチン)	アレルギー性疾患，蕁麻疹，アレルギー性鼻炎など	抗セロトニン作用によりACTH分泌抑制に作用すると考えられる．クッシング病における有用性は多数例での検討ではその効果は限定的	眠気，口渇，頻尿，過敏症	禁忌：緑内障，前立腺肥大
酢酸オクトレオチド octreotide acetate (サンドスタチン)	先端巨大症・下垂体性巨人症におけるGH産生腫瘍や消化管ホルモン産生腫瘍など．癌緩和医療における消化管閉塞に伴う消化管症状	持続性ソマトスタチンアナログ製剤．8個のアミノ酸からなる合成ソマトスタチンアナログ	嘔気，胃部不快感，胆囊結石，胆道炎，ビタミンB_{12}吸収不良，下痢，徐脈	GH抑制作用はソマトスタチンの40倍以上あり，皮下注射での薬剤の半減期は約2時間
〔副腎皮質ホルモン生成阻害薬〕				
メチラポン metyrapone (メトピロン)	下垂体ACTH分泌予備能の測定（わが国ではメチラポン試験の検査薬としてのみの承認である）	11β位水酸化を特異的に阻害する．ステロイド合成阻害の効果は速やかで可逆的．切除されていない副腎癌で副腎皮質機能亢進症の抑制に有用	消化器障害，めまい，皮疹	

表7.3 つづき

分類/薬物名(商品名)	適応	作用と特徴	主な副作用	備考
ミトタン mitotane (オペプリム)	副腎癌，転移性副腎癌，手術適応とならないクッシング症候群	複数のステロイド合成酵素に作用し副腎皮質でのステロイド合成阻害作用だけでなく，副腎皮質の不可逆的な破壊作用を示す．ヒドロコルチゾン，デキサメタゾンが必要になる場合がある．	食欲不振，嘔気，γ-GTP上昇，血清コレステロール上昇，消化器症状，肝機能障害，神経症状，めまい	禁忌：重篤な外傷，ショック時
トリロスタン trilostane (デソパン)	原発性アルドステロン症，手術適応とならない原発性アルドステロン症およびクッシング症候群	3β-hydroxysteroid脱水素酵素を特異的かつ競合的に阻害することにより，アルドステロン分泌過剰およびコルチゾル分泌過剰を抑制するものと考えられる．	副腎アンドロゲン増加による男性化	禁忌：妊婦または妊娠している可能性のある婦人
aminoglutethimide	(わが国では未承認)	デスモラーゼ阻害によりコレステロールからプレグネノロンへの変換を抑制し，副腎皮質ステロイド合成全般の抑制作用がある．またアロマターゼ阻害作用がある．	嘔気，倦怠感，骨髄抑制	
ketoconazole	(わが国では未承認)	イミダゾール系抗真菌薬．ステロイド合成阻害薬としての作用が知られている．切除されていない副腎癌で副腎皮質機能亢進症の抑制	肝毒性	
〔グルココルチコイド受容体拮抗薬〕				
mifepristone	(わが国では未承認)	グルココルチコイド受容体拮抗薬（プロゲステロン受容体拮抗作用も示す）血漿コルチゾルは増加	副腎不全，消化器症状	
〔副腎皮質ステロイド〕				
ヒドロコルチゾン hydrocortisone (コートリル)	慢性副腎皮質不全，コルチゾール産生副腎腫瘍摘出術後に対側の抑制された副腎皮質が回復するまでの補充療法など	電解質コルチコイド作用，糖質コルチコイド作用を有する．	クッシング症候群症状（満月様顔貌，浮腫，高血糖，低K血症など），糖尿病，感染症，消化性潰瘍，骨粗鬆症，白内障，後嚢緑内障，血栓症	原則禁忌：消化性潰瘍，骨粗鬆症，白内障，緑内障，浮腫・高血圧

7.2.1.3 治療

A. クッシング病 Cushing's disease

　第一選択としては外科的な下垂体腺腫摘出術（経蝶形骨洞的）である．腺腫を十分とりきれない場合は，術後に放射線治療を行う．

手術ができない場合や腫瘍が残存する場合は，薬物療法が行われる．改善率は低いが，ACTH分泌を低下させるものにブロモクリプチン，バルプロ酸ナトリウム，シプロヘプタジン，レセルピンなどがある．コルチゾル濃度を下げる薬物として，メチラポン（11β-水酸化酵素阻害薬）およびミトタンがあるが，メチラポンが速効性で確実性がある（表7.3）．

腫瘍がうまく摘出できた場合は，視床下部からのCRHおよび下垂体非腫瘍組織からのACTHの分泌抑制の回復と副腎皮質コルチゾルの分泌回復がみられるが，副腎皮質コルチゾルの回復までの期間は，ヒドロコルチゾンによる補充療法を行う．コルチゾルおよびACTH値が正常範囲になれば，デキサメタゾン抑制試験等を行い，正常反応を確認する．

B. クッシング症候群（副腎腫瘍，異所性腫瘍）

副腎腫瘍が原因の場合は摘出術が行われる．異所性腫瘍の場合も外科的な摘出が原則である．薬物療法は，併用あるいは補助で用いられる．手術が適応とならないクッシング症候群や癌の場合には，薬物療法が選択されることがある．副腎癌に対しては，化学療法が行われる．

いずれにおいても，外科的な処置が治療の原則となる．薬物療法としては，ミトタン，トリロスタン（3β-ヒドロキシステロイド脱水素酵素阻害薬），メチラポン，アミノグルテチミド（コレステロール側鎖切断酵素阻害薬）が用いられる．異所性腫瘍に対して，酢酸オクトレオチド（ソマトスタチン誘導体）が有効な場合がある．

7.2.2 アジソン病

原発性の副腎皮質機能低下症であり，結核性と特発性とで原因の大部分を占める．特発性の場合，自己免疫が原因であり，抗副腎抗体（抗17α-水酸化酵素）が検出される．甲状腺疾患，副甲状腺機能低下，1型糖尿病，悪性貧血など，他の自己免疫疾患の合併がみられることがある．いずれの原因であっても副腎皮質が90％以上破壊され，皮膚・粘膜の色素沈着（ACTH高値による），易疲労性，全身倦怠感および食欲不振，低血糖，体重減少，低血圧などが認められる．また，低ナトリウム血症，高カリウム血症，コルチゾル低値，著明なアルドステロン低値，レニン高値等，特徴的な検査所見を呈する．治療は原因疾患の除去および特発性の場合，ホルモン補充療法として，グルココルチコイドとミネラルコルチコイド両方の作用をもつヒドロコルチゾンの投与を行う．

7.2.3 原発性アルドステロン症

副腎皮質球状帯の腫瘍性病変または過形成により，アルドステロンの分泌が過剰になって発症する疾患で，Conn（コン）症候群とも呼ばれる．コレステロールからアルドステロン合成に至

る経路中のアルドステロン合成酵素 P450ald（CYP11B2）過剰発現による．

アルドステロンは腎臓の皮質集合管において Na$^+$ の再取り込みと K$^+$ の排泄を促進するため，アルドステロン産生過剰により，高血圧，低カリウム血症（高ナトリウム血症になることは少ない），代謝性アルカローシスを来す．ほとんどの場合，高血圧を主訴とし，中には本態性高血圧として治療中の症例から見出されることもある．合併症として，高血圧による腎・心臓・脳血管障害がある．

腺腫によるものは第一に外科的摘出術の適応となるが，過形成は薬物療法が適応であり，スピロノラクトンと降圧薬が用いられる．

続発性アルドステロン症は肝硬変，うっ血性心不全，ネフローゼ症候群などにみられる二次的なレニン-アンジオテンシン系の活性化によってアルドステロンの分泌が亢進した疾患の集合である．低カリウム血症はあまり認められない．レニン産生腫瘍は傍糸球体細胞から発生するものと，異所性レニン産生腫瘍としての小児腎癌，膵臓癌，肺癌等がある．

7.2.4　褐色細胞腫

　褐色細胞腫は，副腎髄質細胞あるいは傍神経節細胞に由来するクロム親和性細胞腫であり，そこから多量のカテコールアミン（アドレナリン，ノルアドレナリン，ドパミンなど）が産生・分泌され，特徴的な症状を呈する．すなわち，臨床像としては，高血圧 hypertension，頭痛 headache，高血糖 hyperglycemia，代謝亢進 hypermetabolism，発汗過多 hyperhydrosis の 5-H's disease のほか，動悸や体重減少など，多彩な症状がみられる．ただ，中には血圧正常例もある．一般に，症状はある一定の姿勢と関連しており，発作性に出現する．血液生化学検査で高血糖，高コレステロール血症がみられる．

　治療には，外科的に病側副腎あるいは腫瘍を摘出する必要がある．術前術中に α および β blocker を投与して，高血圧クリーゼを予防する．摘出不能なら α_1-blocker，または α, β blocker の併用を行う．まず先に α_1-blocker を使用する．β-blocker 単独は β_2 受容体抑制による血管拡張作用が消失し α_1 受容体刺激による血管収縮作用が優位となり急激な血圧の上昇をひき起こす．両側副腎原発の場合，術後にステロイド投与が必要であり，また，転移を認める例では摘除術およびカテコールアミン合成阻害薬 α メチルパラチロシンや化学療法薬などが用いられる．

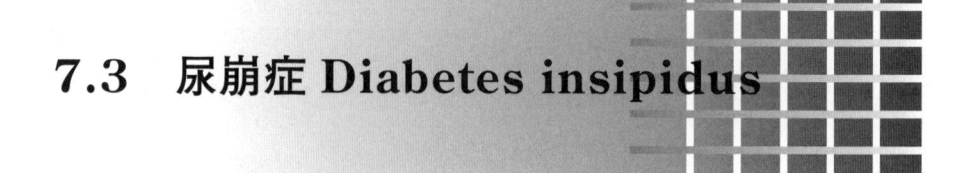

7.3　尿崩症 Diabetes insipidus

　尿崩症とは抗利尿ホルモン antidiuretic hormone（ADH またはバソプレシン vasopressin）

の合成・分泌,あるいは作用の障害により多尿をきたす疾患である．ADH は視床下部の室傍核や視索上核で合成され,下垂体後葉から血中に分泌される．血中に分泌された ADH は腎集合管の受容体に作用して,水の再吸収を促進する．尿崩症では ADH の不足,または ADH の作用の障害により腎集合管における水の再吸収が低下して,大量の希釈尿が排泄される．

尿崩症は,ADH の分泌が低下する中枢性尿崩症 central diabetes insipidus と,腎臓の ADH 感受性に異常がある腎性尿崩症 nephrogenic diabetes insipidus に大別される．

7.3.1 中枢性尿崩症

7.3.1.1 病態と症状

中枢性尿崩症は,視床下部または下垂体後葉における腫瘍,肉芽腫性病変,外傷,手術などが原因で生じた器質的変化によって ADH の産生・分泌が低下する続発性尿崩症,ADH 遺伝子に変異がある遺伝性尿崩症,原因不明の特発性尿崩症の三つに分けられる．続発性尿崩症が約 60％,遺伝性尿崩症が 1％,特発性尿崩症が約 40％と,続発性が最も多い．

主な症状は多尿・口渇・多飲である．ADH の不足により,腎臓での水の再吸収が妨げられ,低張性の尿を多量に排泄する．1 日の尿量は 3〜10 L 以上（正常人では 1 日 1〜1.5 L）に達する．尿比重は 1.001〜1.005（正常値：1.015〜1.025),尿浸透圧も 200 mOsm/L 以下（正常値：100〜1,300 mOsm/L）と,低い状態が続く．それに伴って排尿の回数も増加し,日内変動がなくなって頻回の夜間尿となり,睡眠不足を訴えることも多い．多尿によって血液は濃縮されて高張性脱水となり,血漿浸透圧が上昇する．血漿浸透圧の上昇は視床下部の浸透圧受容器の近くにある渇中枢を刺激するので,口渇感を訴え,多飲となる．特に冷水を好む傾向がある．飲水によって水分が補給されている間は,血漿浸透圧は正常に保たれる．しかし,夏季や,仕事などで十分に飲水ができない場合は,多尿のため体重が減少して脱水になり,意識障害をもたらすこともある．

7.3.1.2 薬物治療

続発性の尿崩症で,腫瘍など原疾患の治療が可能な場合は原疾患の治療を行う．

中枢性尿崩症の軽症例では適切な水分摂取の管理のみでよい．中等度以上の症例には,ADH

表 7.4 中枢性尿崩症に用いられる薬

分類	薬物名（商品名）	作用と特徴	副作用
下垂体後葉ホルモン	バソプレシン vasopressin（ピトレシン),酢酸デスモプレシン desmopressin acetate（DDAVP)（デスモプレシン）	腎集合管での水の再吸収を促進して抗利尿作用を示す．	水中毒（脳浮腫,昏睡,痙攣など）

を補充する．

7.3.1.3 治療薬各論

中枢性尿崩症の治療には，ADH を補充する．

バソプレシンは9個のアミノ酸からなるペプチドで，経口投与すると消化酵素の分解を受けやすいため，注射製剤が用いられる．しかし，バソプレシンの注射製剤は作用時間が短く，頻回に注射の必要があり，また血圧上昇作用を併せもつ欠点もある．このため，最近ではバソプレシン誘導体の酢酸デスモプレシン desmopressin acetate（1-deamino-8-D-arginine-vasopression；DDAVP）が第一選択として用いられる．DDAVP は鼻粘膜から吸収されるので，点鼻で投与が可能である．DDAVP は血圧上昇を起こしにくい．

その他の治療法として，血糖降下薬のクロルプロパミド，高脂血症治療薬のクロフィブラート，抗てんかん薬のカルバマゼピンなどには ADH の分泌を促進する作用があり，以前は用いられていたが，副作用の面から，最近の使用頻度は減少している．

A. 中枢性尿崩症の治療薬

1）バソプレシン

バソプレシンは集合管での水の再吸収を促進して尿量を減少させ，抗利尿作用を発揮する．作用時間が短く，血圧を上昇させる作用もあり，第一選択にはならない．

バソプレシンは血管収縮作用によって心筋梗塞や狭心症を悪化させることがある．心筋梗塞，狭心症，心不全，喘息，妊娠中毒症，偏頭痛，てんかん，慢性腎炎には禁忌である．

2）酢酸デスモプレシン

酢酸デスモプレシンはバソプレシンの誘導体で，バソプレシンと同じく，集合管での水の再吸収を促進して尿量を減少させ，抗利尿作用を発揮する．ただし，バソプレシンとは異なり，血圧上昇作用はない．酢酸デスモプレシンは，バソプレシンを分解するバソプレシナーゼに対する抵抗性を高めた薬物である．バソプレシンと比較して抗利尿作用が長時間持続し，12〜24時間ごとの投与で十分な抗利尿作用を発揮する．酢酸デスモプレシンは注射，または鼻腔内投与で使用される．

尿崩症の患者が酢酸デスモプレシンの点鼻後に大量の飲水を続けると，逆に水中毒や低ナトリウム血症をきたすので，治療開始後に尿量が減少したら飲水を減らすように注意し，体重測定を行って体重の増加に注意することが必要となる．

3）その他

血糖降下薬のクロルプロパミドも有効である．少量しか分泌されない ADH の作用を増強すると考えられている．その他，抗脂血症薬のクロフィブラート，抗てんかん薬のカルバマゼピンも ADH の分泌を促進する作用があるが，最近では，これらの薬剤の使用頻度は低い．

7.3.2 腎性尿崩症

7.3.2.1 病態と症状

　腎性尿崩症とは，腎集合管のADHに対する反応性の低下により多尿をきたす病態である．先天性と後天性があり，後天性が大部分を占める．先天性尿崩症には，ADH受容体遺伝子の異常や，水チャネル（アクアポリン-2）遺伝子の異常によるものがある．後天性尿崩症は，高カルシウム血症や低カリウム血症などによる尿濃縮障害，リチウム，ジメクロサイクリンなどの薬剤による尿細管障害，慢性腎盂腎炎などが原因となる．

　症状は多尿・口渇・多飲と，中枢性尿崩症と同様である．先天性尿崩症は，生後まもなくから多飲・多尿がみられる．患者が十分に飲水できずに脱水状態に陥り，発熱・嘔吐・痙攣・意識障害などを来して気付かれることもある．

7.3.2.2 薬物治療

　先天性の腎性尿崩症は先天的にADHが機能せず，新生児や乳児に発症する．新生児は自由に水分補給ができず，脱水，発熱，嘔吐，意識障害，痙攣などを来すことがしばしばある．したがって，適切な水分補給を行って脱水を予防しなければならない．

　後天性の場合は原因の排除に努める．薬剤性の場合は，原因薬剤を中止することにより症状が改善する．

　バソプレシンやその誘導体は通常は無効である．

　薬物治療としては，チアジド系利尿薬やインドメタシンがある程度の尿量減少効果を示す．

7.3.2.3 治療薬各論

A. 腎性尿崩症の治療薬

　サイアザイド系利尿薬は細胞外液量を減少させ，その結果，近位尿細管，Henleのループでの水とNa$^+$の再吸収が亢進し，尿量が減少する．

　非ステロイド性抗炎症薬（インドメタシンなど）はプロスタグランジン合成抑制により，尿量を減少させる．腎機能を悪化させることがあり，腎機能が低下している症例では注意を要する．

1）チアジド系利尿薬

　尿崩症に患者に利尿薬は禁忌にみえるが，チアジド系利尿薬は遠位尿細管でのNa$^+$の再吸収を抑制して，Na$^+$の排泄と，Na$^+$に伴う水の排泄を増加させ，利尿作用を示す．チアジド系利尿

表7.5 腎性尿崩症の治療薬

分類	薬物名（商品名）	作用と特徴	副作用
チアジド系利尿薬	ヒドロクロロチアジド hydrochlorothiazide（ダイクロトライド），トリクロルメチアジド trichlormethiazide（フルイトラン）	遠位尿細管におけるNa^+の再吸収を抑制して利尿作用を示す．	低K血症，低Na血症，高尿酸血症，高血糖，高脂血症，光線過敏症
非ステロイド性抗炎症薬（NSAIDs）	インドメタシン indometacin（インダシンなど）	プロスタグランジン合成抑制	消化性潰瘍，腎障害，出血傾向，発疹，ショック，肝障害，アスピリン喘息など

薬を投与すると，遠位尿細管でのNa^+の再吸収が抑制されて体液量が減少する．すると体液量の減少により，糸球体ろ過量が減少して原尿の量も減少する．その結果，近位尿細管でのNa^+と水の再吸収量が増加して，集合管に達する尿量が減少する．すなわち，集合管に達する前に既に大部分の水が再吸収され，集合管で水の再吸収が行われなくても多尿にはならなくなる．

チアジド系利尿薬の効果はNa^+で減弱するため，塩分の摂取制限が重要となる．

2）非ステロイド性抗炎症薬（NSAIDs）

ADHは，アデニル酸シクラーゼの活性化（すなわちcAMPの産生増加）を介して集合管における水の透過性を高めることで水の再吸収を促進する．この作用はプロスタグランジンによって抑制される．非ステロイド性抗炎症薬（NSAIDs）はプロスタグランジンの産生を阻害して，ADHの作用を増強する．

非ステロイド性抗炎症薬は，一部の患者に有効である．

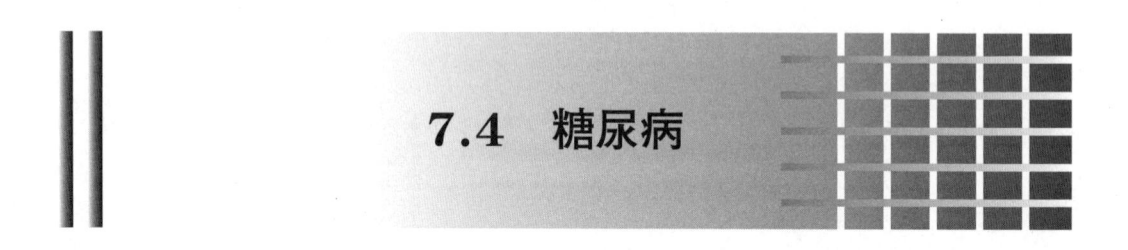

7.4 糖尿病

糖尿病においては，インスリンの絶対的不足あるいは相対的不足に基づいて，糖代謝，脂質，タンパク質代謝が障害され，耐糖能の低下，慢性の高血糖を認める．長期にわたると動脈硬化症が促進され，3大合併症として知られる網膜症，腎症，末梢神経障害を来す．

日本糖尿病学会は，糖尿病を成因に基づき1型，2型，その他の機序，疾患によるもの，妊娠糖尿病の四つに分類している．

 Ⅰ．1型（膵β細胞の破壊，通常は絶対的インスリン欠乏に至る）
  1．自己免疫性
  2．特発性
 Ⅱ．2型（インスリン分泌低下を主体とするものと，インスリン抵抗性が主体で，それにインスリンの相対的不足を伴うものなどがある）

Ⅲ．その他の特定の機序，疾患によるもの
　　1．遺伝因子として遺伝子異常が同定されたもの
　　　1）膵β細胞機能にかかわる遺伝子異常
　　　2）インスリン作用の伝達機構にかかわる遺伝子異常
　　2．他の疾患，条件に伴うもの
　　　1）膵外分泌疾患
　　　2）内分泌疾患
　　　3）肝疾患
　　　4）薬剤や化学物質によるもの
　　　5）感染症
　　　6）免疫機序によるまれな病態
　　　7）その他の遺伝的症候群で糖尿病を伴うことの多いもの
Ⅳ．妊娠糖尿病
（＊　一部には，糖尿病特有の合併症をきたすかどうかが確認されていないものも含まれる．）
日本糖尿病学会糖尿病診断基準検討委員会（1999年より引用）

7.4.1　糖尿病の症状と病態

　1型糖尿病の発症は，一般に急性で，急速に症状がすすむ．体重減少や，口渇，多飲，多尿など高血糖に基づく症状が出現する．急性合併症として，ケトアシドーシスを来すと意識障害やアセトン臭の呼気などが認められる．

　2型糖尿病は，通常初期症状がなく，徐々に進行するため，発症時期を特定することが難しく，検診等で見出される場合が多い．口渇，多飲，多尿など高血糖に基づく症状は，高血糖がかなり進まないと現れない．発見が遅れ，糖尿病による網膜症などの合併症で気づく場合もある．また非ケトン性高浸透圧性昏睡や糖尿病性ケトアシドーシスなど，急性合併症を来すことがある．特に発症の多い中高年者は，無症状でも，血糖値，HbA_{1c} の測定などの検診を受けることが大切である（表7.6，7.7）．

7.4.1.1　病態生理

　インスリン分泌低下と，インスリン抵抗性により，インスリンの標的臓器である骨格筋，肝臓，脂肪組織でインスリンの作用低下がもたらされる．高血糖は，ブドウ糖毒性のため，二次的にインスリン抵抗性およびインスリン分泌低下を引き起こし，さらに高血糖を増悪する（図7.2）．

表7.6 糖尿病（1型，2型）の特徴

糖尿病の分類	1型	2型
発症機構	自己免疫を基礎とした膵β細胞破壊	インスリン分泌不全（分泌反応の遅延と低下）やインスリン抵抗性（作用低下）をきたす 遺伝因子，過食，運動不足などの環境因子が加わる
家族歴	家系内糖尿病は2型より少ない HLAに特徴がある	しばしば家系内血縁者に糖尿病
発症年齢	多くは小児〜思春期	40歳以上に多い
肥満	無関係	既往が多い
自己抗体	陽性率が高い （抗GAD抗体，IAAなどが陽性）	陰性 （陽性だと1型）
治療	インスリン療法 食事療法/運動療法は基本的に行う	食事，運動療法，食事，運動療法に加え，経口薬またはインスリン療法

1型には数年をかけてゆっくりとインスリン依存状態になるものもある．

表7.7 インスリンの使用の観点からみた，糖尿病の病態による分類と特徴

	インスリン依存状態 （IDDM：insulin dependent diabetes mellitus）	インスリン非依存状態 （NIDDM：non-insulin dependent diabetes mellitus）
特徴	インスリン使用が絶対的に不可欠	インスリンの相対的不足，血糖コントロール目的にインスリンの使用が考慮されることがある

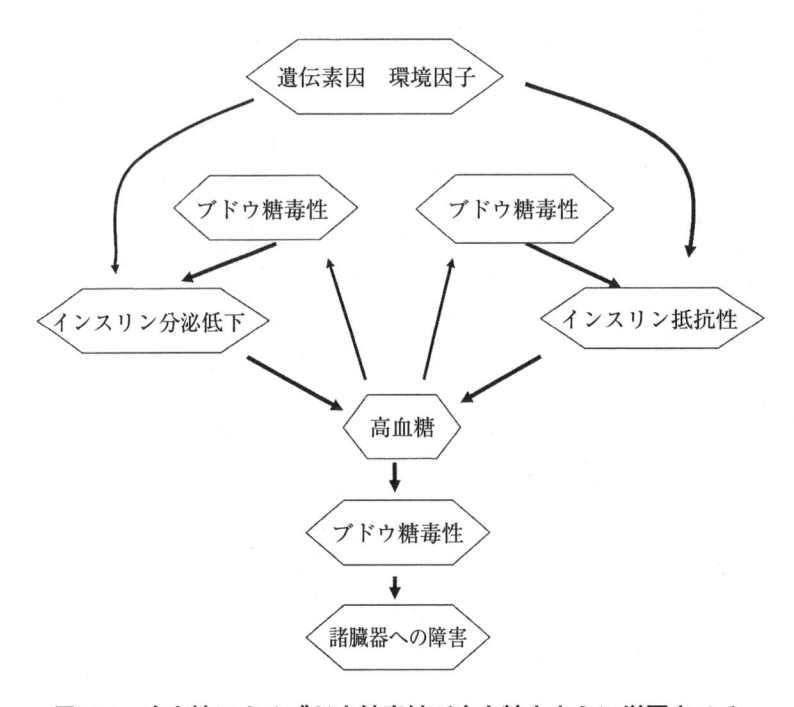

図7.2 高血糖によるブドウ糖毒性が高血糖をさらに増悪させる

7.4.1.2 インスリン分泌

　グルコースが，グルコース輸送体2（GLUT2）を介して膵ランゲルハンス島β細胞に取り込まれ，解糖系酵素によって代謝され，ATPが産生される．するとATP/ADP比は増大し，ATP感受性K^+チャネルが閉じ，細胞膜の脱分極が生じ，電位依存性Ca^{2+}チャネルが開き，細胞外からCa^{2+}が流入する．細胞内Ca^{2+}濃度の上昇がインスリン分泌のシグナルとなる．インスリン抵抗性はインスリン受容体またはシグナル伝達の異常が原因と考えられる．インスリン抵抗性はTNF-αなどのサイトカインにより増加する（図7.3）．

　1型糖尿病は，遺伝因子に環境因子が加わり発症する，自己免疫性のβ細胞障害である．発症に関与する遺伝子として，ヒト6番染色体のHLA遺伝子マーカーのうち，中でもHLAクラスⅡのHLA-DRおよびHLA-DQ遺伝子の関与が強いとされている．環境因子としてはウイルス感染などがある．1型糖尿病はいかなる年齢でも起こりうるが，多くは若年者である．一方，2型糖尿病も若年でも起こりうるが，多くは40歳以上である．1型糖尿病の患者血清中には抗GAD（グルタミン酸脱炭酸酵素 glutamic acid decarboxylase）抗体，膵島細胞抗体 islet cell antibody（ICA），インスリン自己抗体 insulin autoantibody（IAA）などが出現する．

　2型糖尿病の場合，1型糖尿病よりも家族内発生率が高い．また一卵性双生児における一致率が高いことから，遺伝因子の関与が考えられる．2型糖尿病の場合では，インスリン分泌低下とインスリン抵抗性が認められる．日本人の場合，発症初期にインスリン分泌低下を認める患者が多い．

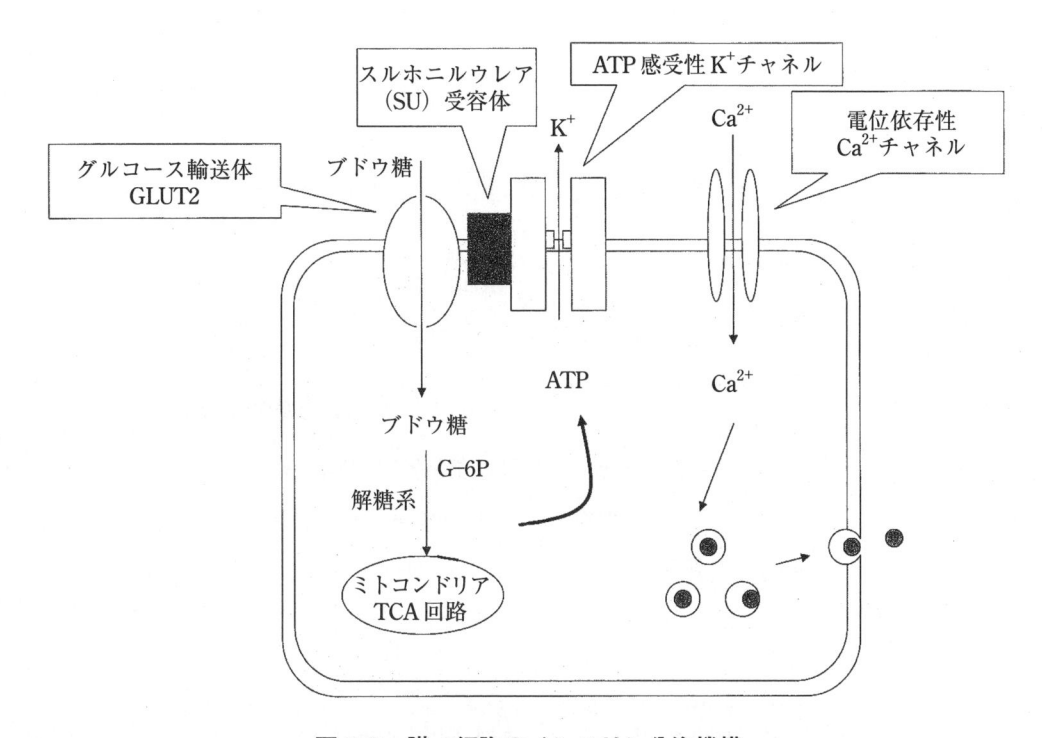

図7.3　膵β細胞のインスリン分泌機構
●：インスリン

7.4.1.3 診 断

糖尿病の臨床診断について理解しておくことは重要である．十分な病歴聴取と身体所見の診察を必要とする．日本糖尿病学会の糖尿病診断基準を以下に示す．

1. 早朝空腹時血糖値（FPG：fasting plasma glucose）≥ 126 mg/dL，75 g OGTT 2 時間値 ≥ 200 mg/dL，随時血糖値 ≥ 200 mg/dL のいずれか（静脈血漿値）が，別の日に行った検査で 2 回以上確認できれば糖尿病と診断してよい*．これらの基準値を超えても，1 回の検査だけの場合には糖尿病型と呼ぶ（図 7.4）．
2. 糖尿病型を示し，かつ次のいずれかの条件がみたされた場合は，1 回だけの検査でも糖尿病と診断できる．
    ① 糖尿病の典型的症状（口渇，多飲，多尿，体重減少）の存在
    ② $HbA_{1c} \geq 6.5$ ％
    ③ 確実な糖尿病網膜症が認められた場合
3. 過去において上記の 1 ないし 2 が満たされたことがあり，それが病歴などで確認できれば糖尿病と診断するか，その疑いをもって対応する．
4. 糖尿病の判定が困難な場合には，患者を追跡し，時期をおいて再検査する．

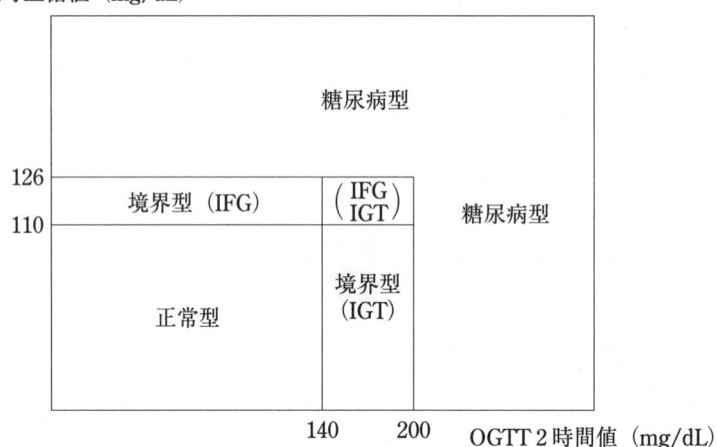

図 7.4 糖尿病型，境界型，正常型判定の区分

OGTT：経口ブドウ糖負荷試験 oral glucose tolerance test
IFG：impaired fasting glycemia
IGT：耐糖能障害 impaired glucose tolerance

---

* ストレスのない状態での高血糖の確認が必要である．
1 回目と 2 回目の検査法は同じである必要はない．1 回目の判定が随時血糖値 ≥ 200 mg/dL で行われた場合は，2 回目は他の方法によることが望ましい．1 回目の検査で空腹時血糖値が 126 〜 139 mg/dL の場合には，2 回目には OGTT を行うことを推奨する．

5. 糖尿病の臨床診断に際しては，糖尿病の有無のみならず，成因分類，代謝異常の程度，合併症などについても把握するように努める．

疫学調査：糖尿病の頻度推定を目的とする場合は，1回の検査だけによる「糖尿病型」の判定を「糖尿病」と読み替えてもよい．なるべく 75 g OGTT 2 時間値 ≧ 200 mg/dL の基準を用いる．

検診：糖尿病を見逃さないことが重要で，スクリーニングには血糖値を表す指標のみならず，家族歴，肥満などの臨床情報も参考にする．

妊娠糖尿病：妊娠糖尿病の診断基準としては，日本産婦人科学会栄養代謝問題委員会の基準を採用する．

7.4.2　糖尿病薬物治療

糖尿病には長期にわたる加療が必要である（図 7.5）．食事療法，運動療法，薬物療法において，適切な日常の習慣を身に付ける必要がある．基本は食事療法，運動療法であり，血糖コントロールの状況を見極めて，薬物療法を適切に行う．

薬物療法について述べるまえに，治療上重要な位置を占める食事療法および運動療法につき述べる．

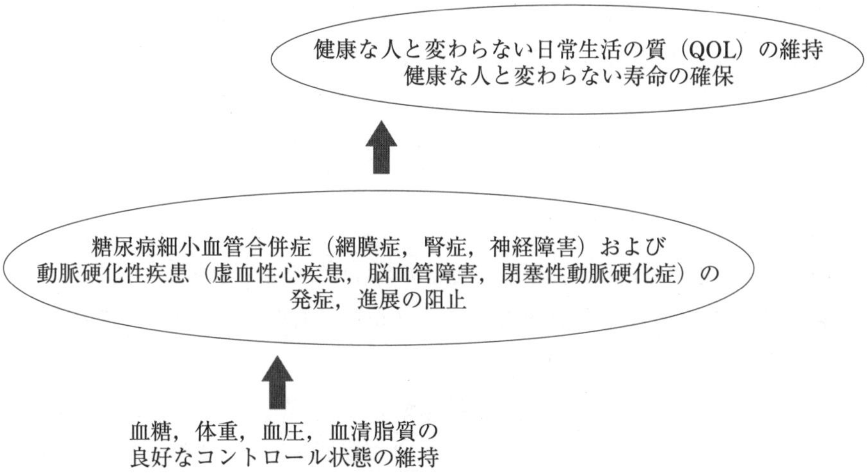

図 7.5　糖尿病治療の目標

（日本糖尿病学会編：2006-2007 糖尿病治療ガイド，文光堂より引用）

7.4.2.1 食事療法

食事療法はインスリン依存状態，インスリン非依存状態にかかわらず糖尿病治療の基本となる．標準体重，性，年齢，肥満度，血糖値，合併症，身体活動量を考慮し，適切なエネルギー摂取量を決定する．一般に，男性 1400 ～ 1800 kcal，女性 1200 ～ 1600 kcal である．エネルギー摂取量は標準体重×身体活動量を参考にする〔標準体重＝身長(m)×身長(m)× 22．身体活動量の目安：軽作業（デスクワークが主な人，主婦など）25 ～ 30 kcal/kg，普通の労働（立仕事など）は 30 ～ 35 kcal/kg，重い労働（力仕事の多い職業）は 35 kcal/kg を用いる〕．カロリー計算の実際は食品交換表に従う．食品交換表は栄養素によって食品を 4 群 6 表に分類してあり，1 単位 80 kcal として，1 日の決められたカロリー（単位）を，朝，昼，夕ほぼ等しく，ゆっくりよくかんで摂取することが大切である（子供，妊婦，授乳期，肥満患者は別途計算）．

7.4.2.2 運動療法

運動の効果として，ブドウ糖，脂肪酸の利用が促進され，血糖低下，インスリン抵抗性改善，減量効果，筋萎縮や骨粗鬆症の予防，高血圧・脂質異常症の予防・改善，心肺機能向上，気分の改善，QOL の向上等のよい効果が期待される．一方，糖尿病患者は，血糖コントロールの状況や，無症候性心筋虚血の合併などがあり得るので，運動療法の禁忌や注意が必要な場合があることを念頭に置く．医学的な診察を受けた上で，病態にあった強度で運動を行うことが重要である．また，薬物療法中の患者では，運動誘発性の低血糖が運動中や運動後に起こりうるので注意が必要である．運動で消費できるエネルギーはそれほど多くなく，運動の糖代謝に及ぼす効果はインスリン感受性の改善が主である．運動には有酸素運動とレジスタンス運動がある．基本的に食餌療法をしっかりと行い，病態に合わせた無理のない適切な運動を続けることが大切である．

7.4.2.3 薬物療法

糖尿病治療薬には大きく分け経口血糖降下薬とインスリン製剤とがある（表 7.8）．
経口血糖降下薬はインスリンの絶対適応でない 2 型糖尿病患者に投与されている．① α グル

表 7.8

	1 型糖尿病	2 型糖尿病
経口血糖降下薬		
α グルコシダーゼ阻害薬	○	○
スルホニルウレア薬（SU 薬）		○
ビグアナイド薬（BG 薬）		○
インスリン抵抗性改善薬		○
速効型インスリン分泌促進薬		○
インスリン製剤	○	○

○は使用の可能性のある場合を示す．

コシダーゼ阻害薬, ② スルホニルウレア薬（SU 薬）, ③ ビグアナイド薬（BG 薬）, ④ インスリン抵抗性改善薬（チアゾリジン薬）, ⑤ 速効型インスリン分泌促進薬が使用されている（表 7.8, 7.10, 図 7.6）.

妊娠中または妊娠する可能性の高い場合には, 以上 ①〜⑤ の経口薬は使用しない.

インスリン非依存状態の治療を日本糖尿病学会ガイドラインより示す（図 7.7）.

血糖コントロール指標と評価を表 7.9 に示す.

インスリン抵抗性改善薬
(チアゾリジン)
(ビグアナイド)

インスリン分泌促進薬
(スルホニルウレア薬)
(速効型インスリン分泌促進薬)

糖吸収遅延薬
（αグルコシダーゼ阻害薬）

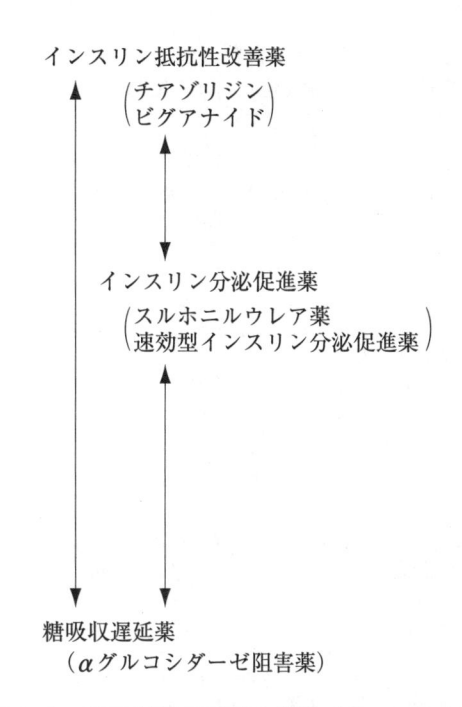

図 7.6　経口血糖降下薬の併用（◀──▶）の例

1種類の薬物で十分な効果が得られない場合は作用機序の異なる複数の薬物を併用するが, 有効性や安全性が確立していない組合せもある.

表 7.9　血糖コントロールの指標と評価

指　標	コントロールの評価とその範囲					
	優	良	可		不可
			不十分	不良	
HbA$_{1c}$ 値 (%)	5.8 未満	5.8〜6.5 未満	6.5〜7.0 未満	7.0〜8.0 未満	8.0 以上
空腹時血糖値 (mg/dL)	80〜110 未満	110〜130 未満	130〜160 未満		160 以上
食後2時間血糖値 (mg/dL)	80〜140 未満	140〜180 未満	180〜220 未満		220 以上

上表における HbA$_{1c}$ 値, 空腹時血糖値, 食後2時間血糖値の間には, 個人差, 日内変動が複雑なことから, 定常的な相関性は望めない.
（日本糖尿病学会編：科学的根拠に基づく糖尿病診療ガイドライン, p.5, 南江堂, 2004 より引用）

- ●2型糖尿病が中心となる　●急性代謝失調を認めない場合
- ●随時血糖値250〜300 mg/dL程度　またはそれ以下　●尿ケトン体陰性

血糖コントロール目標は，「血糖コントロール指標と評価（表7.9）」の「優」または「良」とするが，患者の年齢および病態を考慮して患者ごとに主治医が設定する．

治療の開始（初診）

治療
- ●食事療法，運動療法，生活習慣改善に向けて患者教育

→ 血糖コントロール目標の達成 → 治療の継続
→ 血糖コントロール目標の不達成

治療
- ●食事療法，運動療法，生活習慣改善に向けて患者教育
- ●経口血糖降下薬療法
  スルホニル尿素薬，ビグアナイド薬，α-グルコシダーゼ阻害薬，チアゾリジン薬，速効型インスリン分泌促進薬
- ●症例によってはインスリン治療

→ 血糖コントロール目標の達成 → 治療の継続
→ 血糖コントロール目標の不達成

治療
- ●食事療法，運動療法，生活習慣改善に向けて患者教育
- ●経口血糖降下薬の増量
- ●別の経口降下薬またはインスリンとの併用療法
- ●症例によってはインスリン治療

→ 血糖コントロール目標の達成 → 治療の継続
→ 血糖コントロール目標の不達成

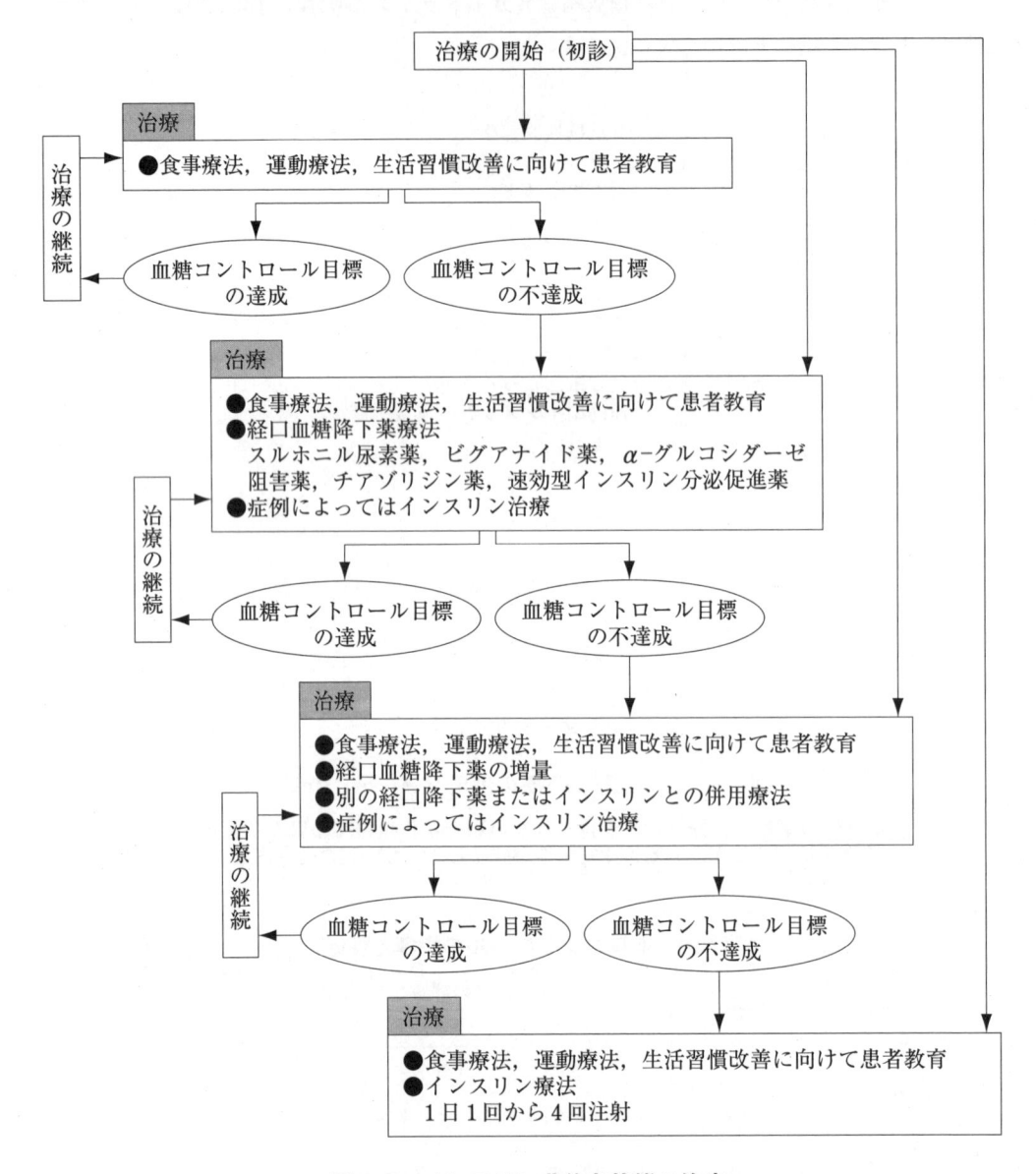

治療
- ●食事療法，運動療法，生活習慣改善に向けて患者教育
- ●インスリン療法
  1日1回から4回注射

図7.7　インスリン非依存状態の治療

（日本糖尿病学会編：糖尿病治療ガイド，2006〜2007，文光堂より引用）

7.4.3 治療薬各論

7.4.3.1 αグルコシダーゼ阻害薬

炭水化物は小腸のアミラーゼによりオリゴ糖に分解される．オリゴ糖は吸収される前に単糖類に分解される必要がある．ショ糖，マルトースなどの二糖類は，小腸粘膜細胞刷子縁に存在するαグルコシダーゼにより，グルコース，ガラクトース，フルクトースなどの単糖類に分解されて吸収されるが，αグルコシダーゼ阻害薬は二糖類の分解を抑制することで，グルコースの吸収を遅らせ，食後血糖の急激な上昇を抑制する．空腹時血糖値にはほとんど影響はないが，HbA_{1c}を低下させる効果がある．1型および2型糖尿病の食後高血糖を標的にした薬剤であり，消化管のみで働く．

以上より，αグルコシダーゼ阻害薬は食前あるいは食事の開始時に投与しなければならない．治療は少量から始め，ゆっくり増量することが重要である．まず夕食のみ，次に朝夕，数週後に毎食へと増量する．アカルボースはショ糖に比べ約1000倍高い結合親和力で腸スクラーゼに結合し，膵アミラーゼの阻害薬としても作用する．ボグリボースはほとんどのαグルコシダーゼを阻害するが，スクラーゼに対する効果はアカルボースより弱く，膵アミラーゼにはほとんど効果がない．アカルボースもボグリボースも，腸のナトリウム依存性グルコーストランスポーターを介した糖吸収を阻害しない．ミグリトールも有効なαグルコシダーゼ阻害薬であるが，腸のナトリウム依存性グルコーストランスポーターに作用して糖吸収を軽度阻害する．

副作用として低血糖がある．単独では低血糖は少なく0.1％未満であるが，特にスルホニルウレア薬などとの併用時には低血糖に注意が必要である．この薬物を服用している患者に低血糖が生じた場合には，砂糖（ショ糖，スクロース）ではなくグルコース（ブドウ糖）（5～10 g）を内服する必要がある．まれに重篤な肝障害が起こるので，注意が必要である．消化管症状として，糖類の発酵のため下痢，放屁，便秘などがみられる．

7.4.3.2 インスリン抵抗性改善薬

2型糖尿病におけるインスリンの抵抗性を改善し，血糖値を下げる作用を有する薬物である．2型糖尿病の多くにインスリン抵抗性がみられ，耐糖能の障害はインスリン抵抗性に打ち勝つだけの十分なインスリンがβ細胞から分泌されなくなるために生じる．インスリンの抵抗性を改善することにより内因性のインスリンが十分な効果を発揮できるようになり，糖代謝を改善することができる．また耐糖能障害の段階でインスリン抵抗性を改善することは，糖尿病への進行を抑制する効果が期待される．日本ではピオグリタゾンがインスリン抵抗性改善薬として使用されており，2型糖尿病の治療に重要な位置を占めている．ビグアナイド系のメトホルミンは肝臓のインスリン抵抗性を軽減する．骨格筋におけるインスリン抵抗性の減弱効果は小さい．肥満2型糖

尿病において，メトホルミンが中心性肥満改善，HbA$_{1c}$改善，空腹時血糖低下，心筋梗塞リスク低下などの作用を示すことが報告されている．主な副作用に消化器症状があるが，頻度は少ないものの，発生すると致死率50％といわれる重大な副作用として乳酸アシドーシスがある．ほとんどが腎機能障害，高齢者，心，肝機能障害，敗血症，低灌流，経静脈的造影剤投与等の臨床状況で生じるとされており，このような場合にメトホルミン投与は禁忌となる．ヨード造影剤使用前2日間は用いるべきではない．また，大量飲酒者，インスリンの絶対適応のある患者，栄養不良，下垂体，副腎機能不全には使用しない．インスリン抵抗性の指標には，HOMA指数（インスリン抵抗性指数）＝空腹時血糖（mg/dL）×空腹時血清インスリン（μU/mL）÷405（血糖≦140 mg/dL）が用いられ，HOMA指数≧2.5の者では，インスリン抵抗性の存在が疑われる．

A. チアゾリジンジオン

グリタゾン骨格をもつ化合物のうち，トログリタゾン，ロシグリタゾンおよびピオグリタゾンが臨床で使用されたが，トログリタゾンは肝障害の副作用で使用中止となった．チアゾリジンジオンの薬理作用は，インスリンにより調節を受ける筋肉へのブドウ糖の取込みを増やし，インスリン抵抗性を減らすが，脂肪組織を介する（アディポネクチンの放出等）インスリン抵抗性改善作用の機序が考えられている．さらに高脂血症の改善，PAI-1の血中濃度を低下させる．副作用として体液貯留，体重増加が代表的である．重篤な肝・腎障害等には禁忌である．

7.4.3.3 スルホニルウレア（SU）薬

膵臓のβ細胞に作用し，β細胞からのインスリン分泌を促進する．また，インスリンの効果を末梢組織において増強する膵外作用もいわれている．代表的な副作用に低血糖があり，食前，空腹時生じやすい．作用の強いグリベンクラミドや，高度肝腎障害例，70歳以上高齢者は排泄が遅く遷延性の低血糖をきたすおそれがあり，できるだけ使用しない．

SU薬が最初から効果がない場合を一次無効，数か月間ほど効果があったが，その後は効果が低下し無効となる場合を二次無効という．二次無効の原因としては，膵β細胞の疲弊によるインスリン分泌の低下やインスリン抵抗性の増大が考えられる．食事，運動療法の乱れや，コンプライアンスの低下によるSU薬の効果低下は偽性二次無効という．

SU薬の適応を考える際に，インスリン治療の適応例にはSU薬を代用してはならない．また，一般に使用する場合，食事療法，運動療法を十分行ったうえで使用する．効力の弱いものから，少量より始める．効果のない場合，漸増していく．増量しても効果が不十分な場合は他の薬剤との併用も考える．他剤と併用する場合は低血糖に注意が必要である．SU薬の効果発現は早い．効果不十分な場合，血糖を上昇させる他の要因として内分泌疾患，感染症の合併がないか，食事療法や運動療法が守られているか，注意を払うことが大切である．また，飲酒により低血糖が起こりやすくなる点も重要である．薬量を漫然と増量せず，限界があればインスリン療法に切り替える．主要な消失経路は肝臓代謝である（代謝物は腎，肝より排泄される）．グリメピリドはインスリン分泌促進と抵抗性改善作用を併せもつ．低血糖発症率は低いが，血糖低下作用が24時間と長く，低血糖時，注意が必要である．

7.4.3.4 ビグアナイド薬

食事，運動療法で効果が得られなかった肥満2型糖尿病患者が適応である．筋，脂肪組織における糖利用の促進，肝の糖新生を抑制すると考えられている．副作用に胃腸障害がみられる．また頻度は高くないが，死亡率の高い（～50％）乳酸アシドーシスがあり，乳酸蓄積の起こりやすい状態では使用してはならない．乳酸アシドーシスは代謝性アシドーシスであり，フェンホルミンで問題となった．ブホルミンやメトホルミンではまれであるが，起こす可能性はあるので留意が必要である（7.4.3.2参照）．

7.4.3.5 速効型インスリン分泌促進薬

SU受容体を介してインスリン分泌を促進することにより血糖を降下させる．効果が速やかに起こり，作用時間が短く，そのため低血糖が起こりにくいが，副作用として低血糖が起こり得る．SU薬を使用していない，空腹時血糖値150～160未満の例に効果が期待できる．ナテグリニド（ファスティック，スターシス），ミチグリニド（グルファスト）があり，通常，毎食前に投与する．

7.4.3.6 インスリン

1921年に，若い外科医であるFrederick Bantingと大学院生Charles BestおよびToronto大学の生理学教授John Macleodらにより，イヌの膵臓からインスリンが単離され生理活性があることが認められた．その後生化学者James Collipが純化に成功し，1922年Toronto総合病院にて，糖尿病患者に初めてインスリン注射がなされた．その後，それまでウシやブタからの精製であったものが，1980年代にはヒトインスリンの導入，1990年代のインスリンアナログの導入，そして精製技術の向上，自己血糖測定器の改良により糖尿病患者の治療は飛躍的に進歩した．しかし現時点ではインスリンは皮下からの注射の形であり，血糖測定は採血のため針を刺入する必要があり，今後もさらなる進歩が待ち望まれている．インスリン療法の適応を表7.11に示す．

インスリンの絶対的な適応は，インスリン依存例の1型糖尿病，糖尿病性ケトアシドーシス，妊娠を希望する糖尿病女性，非ケトン性高浸透圧昏睡の患者，急性代謝異常をきたすおそれのある患者などである．インスリンの相対的適応は，インスリン以外の治療にて著明な高血糖がある場合，経口糖尿病治療薬の一次無効，二次無効の患者，肝疾患，感染症，外傷，手術などの場合がある．

インスリン治療にあたっては患者教育が重要である．インスリンについての理解，自己注射方法，糖尿病という疾患の理解，食事運動との関係，コンプライアンス，低血糖などの緊急時の予防と対応，家族，協力者への教育などが必要となる．眼底の検査は定期的に必要であり，インスリン治療前には必ず行う．

インスリン製剤は作用時間から超速効型，速効型，中間型，遅効型の四つ（および混合型）に

表7.10 経口糖尿病薬

分類	適応	作用と特徴	主な副作用	備考
〔スルホニルウレア薬（SU薬）〕				
トルブタミド tolbutamide（ヘキストラスチノン®）	2型糖尿病	膵β系細胞のSU受容体と結合し，ATP依存性K$^+$チャンネルを閉口させ，脱分極，膜電位依存性Ca^{2+}チャンネル閉口による細胞内Ca^{2+}濃度上昇という機序でインスリンの分泌を促進する．	低血糖など	第1世代．妊婦に禁忌．
アセトヘキサミド acetohexamide（ジメリン®）				第1世代．妊婦に禁忌．
グリベンクラミド glibenclamide（オイグルコン®，ダオニール®）				第2世代．SU薬の中で最も強力で長時間作用する．妊婦に禁忌．
グリクラジド gliclazide（グリミクロン®）				第2世代．抗酸化作用や血小板機能亢進作用を抑える作用があり，糖尿病の血管病変への効果が期待される．妊婦に禁忌．
グリメピリド glimepiride（アマリール®）				第3世代．インスリン抵抗性改善作用も併せもつと考えられる．妊婦には禁忌．
〔フェニルアラニン誘導体〕				
ナテグリニド nateglinide（ファスティック®，スターシス®）	2型糖尿病の食後高血糖の改善	スルホニルウレアの構造をもたないが，膵β細胞のSU受容体を介し，K$^+$チャネルを抑制することで，インスリン分泌を促進する．速効性．	低血糖など	食直前に服用．妊婦に禁忌．透析を必要とするような重篤な腎機能障害のある患者には禁忌．
ミチグリニドカルシウム水和物 mitiglinide（グルファスト®）	2型糖尿病の食後高血糖の改善			食直前に服用．妊婦に禁忌．
〔ビグアナイド薬〕				
塩酸メトホルミン metformin hydrochloride（メルビン®，メデット®，グリコラン®）	2型糖尿病	肝臓での糖新生の抑制，消化管からの糖吸収の抑制，末梢でのインスリン感受性の改善などで，血糖降下作用を発揮する．インスリン分泌促進作用はない．最近になってインスリン抵抗性改善作用が注目される．	乳酸アシドーシス，低血糖など	妊婦に禁忌．肝，腎機能障害，心肺機能障害，アルコール多飲者，高齢者においても禁忌．
〔チアゾリジン誘導体〕				
塩酸ピオグリタゾン pioglitazone hydrochloride（アクトス®）	2型糖尿病	脂肪細胞の分化を促進し，インスリン抵抗性の改善をもたらすと考えられている．肥満型に適用する．インスリン分泌促進作用はない．持続性．	肝障害，心不全，体重増加，浮腫，低血糖など	妊婦に禁忌．投与開始後1年間は1〜2か月に1回は肝機能検査を行うべきである．

表7.10 つづき

分類	適応	作用と特徴	主な副作用	備考
〔α-グルコシダーゼ阻害薬〕				
アカルボース acarbose（グルコバイ®） ボグリボース voglibose（ベイスン®）	糖尿病の食後過血糖の改善	小腸の二糖類分解酵素（α-グルコシダーゼ）を阻害し、糖質の消化・吸収を遅延させる。	腹部膨満，放屁の増加，下痢，便秘，満腹，劇症肝炎，低血糖など	食直前に服用．妊婦に禁忌．単独投与で低血糖を起こす可能性は低い．低血糖が起こった場合はグルコースを服用．
ミグリトール miglitol（セイブル®）	2型糖尿病の食後過血糖の改善	小腸の二糖類分解酵素（α-グルコシダーゼ）を阻害．	腹部膨満，下痢，低血糖など	

表7.11 インスリン療法の絶対的適応および相対的適応

```
インスリンの絶対的適応
 ・糖尿病性昏睡
 ・1型糖尿病患者（IDDMの場合）
 ・糖尿病性ケトアシドーシス
 ・非ケトン性高浸透圧性昏睡
 ・重症腎障害を伴う糖尿病
 ・重症の外傷，重症感染症併発の糖尿病
 ・中等度以上の手術時の糖尿病患者
 ・妊娠中の糖尿病女性
 ・妊娠を希望する糖尿病女性
 ・膵全摘術例
 ・急性代謝異常をきたす恐れの強い患者
 ・その他

インスリンの相対的適応
 ・インスリン以外の治療で著明な高血糖のある場合
 ・経口糖尿病治療薬の一次無効，二次無効
 ・肝疾患
 ・感染症
 ・外傷，手術
 ・その他
```

分けられる．

　インスリンの使用にあたっては，食後のインスリン高値に対応する食前追加インスリンと，食間，夜間，早朝空腹時の基礎インスリンとに分けて考える．

　超速効型は，皮下注射後の吸収が早く，作用発現時間が早い，食直前の注射で食後の高血糖を防げる，作用時間が短いため食前の低血糖が防げるなどの利点がある．食事30分前でなく，食直前でよい．持続皮下インスリン注入療法 continuous subcutaneous insulin infusion（CSII）の使用に適している．

　速効型は溶液中では6量体の大きい集合体になるため，循環血液に移行するには単量体に解離

する必要があり，皮下注射後15〜60分で作用が開始される．最大効果は2〜4時間，作用持続時間は5〜8時間である．食事30分前に打つ必要がある．ヒューマリンR，ノボリンRは，皮下注射および緊急時静脈内持続注入が可能である．速効型インスリンは静脈内投与可能であり，中間型，遅効型の静脈内投与は禁忌である．

中間型は作用持続時間を伸ばすため，亜鉛，プロタミンが含まれ懸濁状態で白濁している．作

表7.12 インスリン製剤

分類	薬物名	商品名	作用と特徴
超速効型	インスリンリスプロ	ヒューマログ	インスリンのアミノ基1残基を置換したインスリンアナログ
	インスリンアスパルト	ノボラピッド	インスリンのアミノ基2残基を置換したインスリンアナログ
速効型	ヒトインスリン	ヒューマカートR ヒューマリンR	ヒューマリンRは糖尿病性昏睡時，皮下注，筋注，静注，持続静注可
	生合成ヒト中性インスリン	ノボリンR ペンフィルR イノレットR	ノボリンRは糖尿病性昏睡時，皮下注，筋注，静注，持続静注可
中間型（NPH）	ヒトイソフェンインスリン水性懸濁	ヒューマカートN ヒューマリンN	朝食前30分以内皮下．時に投与回数を増やしたり，他インスリン製剤併用
	生合成ヒトイソフェンインスリン水性懸濁	ノボリンN ペンフィルN イノレットN	朝食前30分以内皮下．時に投与回数を増やしたり，他インスリン製剤併用
	中間型インスリンリスプロ	ヒューマログN	インスリンアナログ，インスリンリスプロの中間型製剤，硫酸プロタミン添加（NPL: Neutral Protamine Lispro）．朝食直前皮下．時に投与回数を増やしたり，他インスリン製剤併用
持続型	インスリングラルギン	ランタス	24時間にわたりほぼ一定の濃度．1日1回毎日一定時刻皮下．基礎インスリンの補充を目的とした製剤
混合型	生合成ヒト二相性イソフェンインスリン水性懸濁	ヒューマカート3/7	速効型：中間型 3：7
		ノボリン10R〜50R ペンフィル10R〜50R イノレット10R〜50R	速効型：中間型 10R 1：9, 20R 2：8, 30R 3：7, 40R 4：6, 50R 5：5
	インスリンリスプロ混合製剤	ヒューマログミックス25	超速効型インスリンアナログであるインスリンリスプロと中間型インスリンリスプロを25：75の割合で含有する混合製剤
		ヒューマログミックス50	超速効型インスリンアナログであるインスリンリスプロと中間型インスリンリスプロを50：50の割合で含有する混合製剤
	二相性プロタミン結晶性インスリンアナログ水性懸濁	ノボラピット30ミックス	超速効型インスリンアナログと中間型インスリンアナログを3：7の割合で含有する混合製剤 溶解インスリンアスパルト：プロタミン結晶性インスリンアスパルト

用発現時間は 0.5 〜 2.5 時間，最大効果は 8 〜 12 時間．

長時間作用型ヒトインスリンは作用のピークが小さいか，もしくはなく，基礎分泌インスリンの補充を目的に使用される．遅効型（持続型）は亜鉛を多くし，中間型よりもさらに作用持続時間が長くなっている（表 7.12, 7.13, 7.14, 図 7.8）．

持続型インスリンアナログであるグラルギンは高い等電点を有し，中性の皮下において沈殿を

発現時間	最大作用時間	持続時間	備考
15 分以内	30 分 〜 1.5 時間	3 〜 5 時間	持続型溶解インスリンと超速効インスリンの組み合わせや中間型インスリンとの混合製剤を使用すれば生理的なインスリン分泌パターンを模倣したインスリン療法が可能になる．2 量体を形成しにくくする→吸収速度↑．食直前皮下．
10 〜 20 分	1 〜 3 時間		
30 分 〜 1 時間	1 〜 3 時間	5 〜 7 時間	各食前に投与した速効型インスリンの効果により，次の食事あるいは就寝前に低血糖をきたすことがある．食前皮下．
約 30 分	1 〜 3 時間	約 8 時間	
1 〜 3 時間	8 〜 10 時間	18 〜 24 時間	糖尿病性昏睡・急性感染症・手術等緊急の場合は，本剤のみの使用は適当でなく速効型インスリン製剤を使用する．
約 1.5 時間	4 〜 12 時間	約 24 時間	糖尿病性昏睡・急性感染症・手術等緊急の場合は，本剤のみの使用は適当でなく速効型インスリン製剤を使用する．
30 分 〜 1 時間	2 〜 6 時間	18 〜 24 時間	糖尿病性昏睡・急性感染症・手術等緊急の場合は，本剤のみの使用は適当でなく速効型インスリン製剤を使用する．
1 〜 2 時間	明らかなピークなし	約 24 時間	基礎インスリンの補充目的．糖尿病性昏睡・急性感染症・手術等緊急の場合は，本剤のみの使用は適当でなく速効型インスリン製剤を使用する．
30 分 〜 1 時間	2 〜 12 時間	18 〜 24 時間	朝食前，夕食前 30 分以内，1 日 1 回は朝食前皮下．単独で食後追加分泌と基礎分泌の両方を補充できる．
約 30 分	2 〜 8 時間	約 24 時間	
15 分以内	30 分 〜 6 時間	18 〜 24 時間	朝食直前，夕食直前皮下，1 日 1 回は朝食直前皮下．単独で食後追加分泌と基礎分泌の両方を補充できる．皮下注後速やかに単量体．インスリンリスプロの超速効作用のために，速効型インスリンを含む混合製剤（通常食事の 30 分前に投与）と異なり食直前（15 分以内）に投与を行うこと．
	30 分 〜 4 時間		
10 〜 20 分	1 〜 4 時間	約 24 時間	朝食直前，夕食直前皮下，1 日 1 回は朝食直前皮下．他の混合製剤（ヒト二相性イソフェンインスリン水性懸濁）より作用発現が速いため食直前投与．

表7.13 追加インスリン

超速効型ヒトインスリンアナログ 速効型インスリン（レギュラーインスリン）	コントロール目標
リスプロ（insulin lispro）ヒューマログ® 　　最大効果1〜1.5時間	食直前　→　食後血糖
アスパルト（insulin aspart）ノボラピッド® 　　最大効果1〜2時間	食直前　→　食後血糖
速効型（レギュラーインスリン） 　　最大効果2〜4時間	食　前　→　食後血糖〜次の食前

表7.14 基礎インスリン

	コントロール目標
中間作用型ヒトインスリン 　　NPH　最大効果5〜10時間	朝食前　→　午後 朝　食　→　夕食前 眠　前　→　早朝空腹時
持続型インスリンアナログ 　　インスリングラルギン　ピークなし	作用持続時間　24時間

生じ，作用持続時間が長くなっている．ピークなしで作用持続時間24時間である．

　さらに，二相性混合型インスリンは，速効型インスリンと中間型インスリンを混合した製剤であり，一例として速効型インスリン3：中間型インスリン7の混合の割合のタイプなどが使用される．超速効型の混合型インスリンはさらに食後血糖の改善に優れ，低血糖の出現を軽減させている．超速効型あるいは速効型と中間型を種々の比率で混合したものは，治療の選択肢として，視力の障害や自己混合の困難な高齢者などのエラーの予防に効果的と考えられるが，一方，細かな血糖値の調製が必要となる場合には向いていない．

　インスリン治療の目標は，
1. 高血糖症状の解消
2. 糖尿病性ケトアシドーシスの予防
3. 重篤な異化状態の改善と体重減少からの回復
4. 易感染性の低減
5. 胎児および母体の妊娠合併症の低減
6. 細小血管障害および大血管障害の発症と進展の防止
7. その他

である（ジョスリン糖尿病学〔第2版〕より）．

A. 1型，2型糖尿病におけるインスリン治療

1）1型糖尿病

　インスリンの絶対的欠乏が特徴であるためインスリンの補充療法が必要であり，適切な教育，カウンセリング，支援を伴ったインスリンの頻回注射すなわち強化インスリン療法が適応となる．入院のうえ，血糖日内変動の連日測定を行い，インスリン量の調節を行う．血糖日内変動は

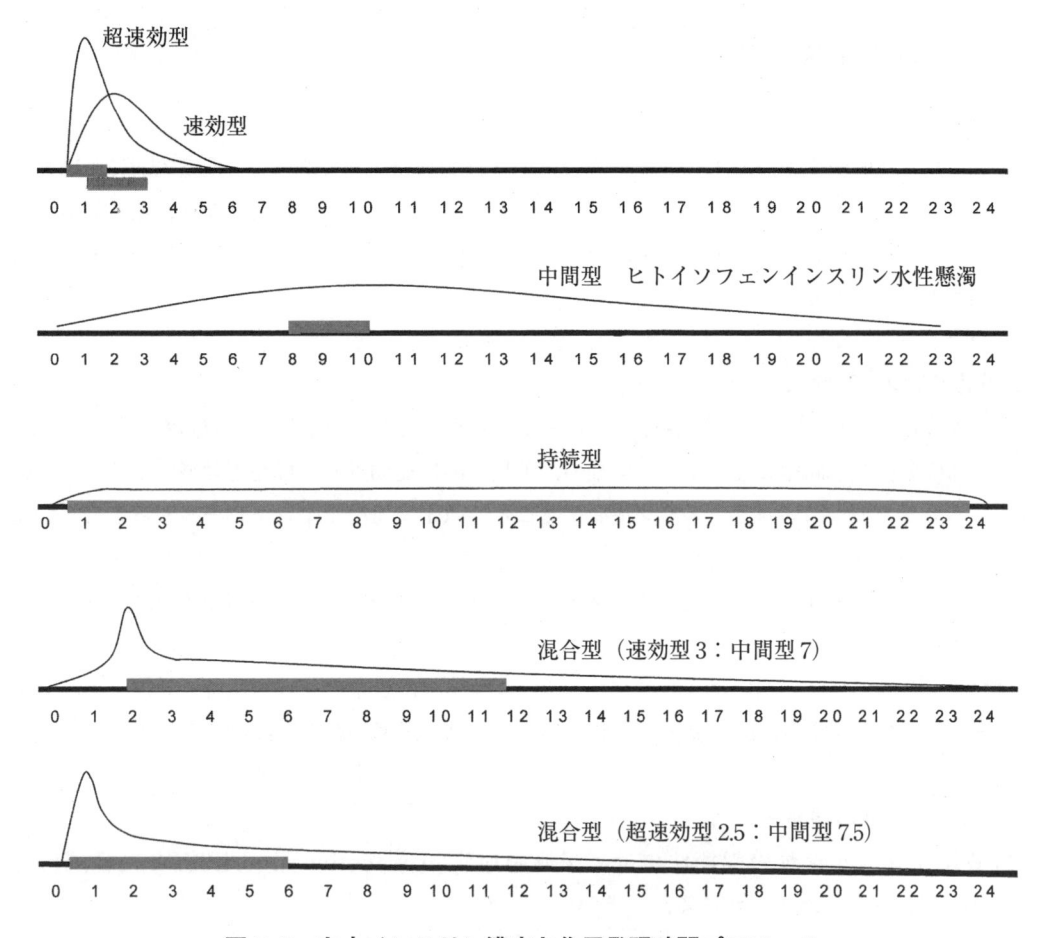

図7.8 血中インスリン濃度と作用発現時間プロフィル
■：最大作用

簡便法としては毎食前と睡眠前の4回法，基本的には毎食前，毎食後2時間，睡眠前の7ポイント，午前3時を加えて8ポイントの測定となる．1日総インスリン必要量を設定し，基礎インスリン補充に持続型インスリンを，追加分泌補充に超速効型インスリンアナログなどを用いる．

2) 2型糖尿病

2型糖尿病でインスリン依存状態になる病態には次のようなものがある．

1. SU薬二次無効による血糖コントロール不良，ケトアシドーシスになったもの
2. 重篤な感染症や外傷などによる一時的インスリン依存状態
3. 清涼飲料ケトーシス
   通常は，インスリン療法によりブドウ糖毒性を脱することでインスリン非依存状態に戻ることが多いが，インスリンが継続して必要となる場合がある．
4. 肝硬変合併
5. その他

B. インスリン療法

1) 従来法

インスリン注射が従来法の1～2回の場合の適応は2型糖尿病である．2型糖尿病においては内因性インスリンの分泌がある程度残っているので，従来注射法が一般的となる．比較的緩やかな血糖コントロールが目標となる．血糖値を測定しつつ，中間型を朝食前，あるいは朝・夕2回の2分割の投与になる．

2) 強化インスリン療法

1型糖尿病等，インスリン依存状態でインスリン基礎分泌および追加分泌の両者を欠いている場合，基礎分泌を中間型または持続型で補い，追加分泌は速効型または超速効型で補うことが必要になる．このように頻回インスリン注射することで厳密に血糖をコントロールすることを強化インスリン療法という．

一般に強化インスリン療法は，超速効型インスリン＋持続型もしくは中間型インスリンの投与となる．

強化インスリン療法の適応は1型糖尿病患者，2型糖尿病患者の急性増悪時，妊娠・出産を希望する女性，膵全摘患者，経口糖尿病治験薬の二次無効の患者の動機付けなどとなる．

3) インスリン量の調節法

一般にインスリン量の調節法には，予測調節法 prospective algorithm と後日調節法 retrospective algorithm とがある．

予測調節法はスライディングスケール法などであり，緊急時（糖尿病性ケトアシドーシス(DKA)など意識障害時），静脈栄養時，不安定型糖尿病の一部などに用いられる．

後日調節法は，通常のインスリン治療の調節法で，緊急時以外の比較的安定時，中間型インスリンを1日1～2回使用するとき，インスリン注射変更時，インスリンの種類，量を変えるとき，通常インスリン療法から強化療法に変更するとき，インスリン皮下持続注入療法などに用いられる．

C. 投与法の実際

1) 初回インスリン投与量の決定

初めてインスリンを開始する場合は，初回量は控えめの設定となる．2型糖尿病の場合，インスリン分泌能が多少残存している場合もあり，開始時の1日のインスリン量は0.1～0.2単位/体重 kg（8～12単位）程度である．

初回インスリン投与量(速効型インスリンの1日量*：単位) ＝〔現体重(kg)÷10〕×〔空腹時血糖(mg/dL)÷100〕(*中間型の量はこれに0.7をかける)の計算式で1日量を求める方法もある．

2) 従来注射法の場合

上記の計算式で1日量を求めた場合，その量に0.7をかけて中間型インスリンを朝食前に皮下

注射する．朝食前血糖値が 140 mg/dL 以上，夕食前血糖値 100 mg/dL 以下の場合は，中間型インスリンを朝食前 1 回の限界であり，インスリンを 2 分割し，朝食前血糖値および夕食前血糖値が 100 〜 140 mg/dL になるように，朝夕のインスリン量を調節する．

3）強化インスリン注射（1，2 の方法を示す）の場合

1. 最初より，基礎インスリン量と毎食前追加インスリンとを投与する方法

基礎インスリン量(単位) = 体重(kg) ÷ 5　を目安として，持続型インスリンを夕食前または朝食前に投与する．そして，基礎インスリン量に 0.7 をかけた量の速効型インスリンを 3 分割（朝に配分多く）して投与，その後の経過において，インスリン量を調整し血糖調節する．

2. 速効型インスリンにて開始し，続いて速効型インスリンと基礎インスリンの併用に移行する方法

速効型インスリンの初回の投与量として，初回インスリン投与量(単位) = 〔現体重(kg) ÷ 10〕×〔空腹時血糖(mg/dL) ÷ 100〕を用いる場合，この量の速効型インスリンを 1 日量として 3 分割，毎食前皮下注する．

毎食前血糖値が 100 〜 140 mg/dL になるよう調節できれば，次に持続性の基礎インスリンと毎食前の追加の速効型インスリンに変えていく．その後，毎食前血糖 100 〜 120 mg/dL，毎食後血糖 160 〜 200 mg/dL，を目標にインスリン量を調節する．糖尿病妊婦の場合は，より厳密な血糖値目標が求められる．最近では，速効型インスリンは超速効型インスリン［インスリンアスパルト（28 番目のプロリンをアスパラギン酸に置換），インスリンリスプロ（B 鎖 28 番目プロリンと 29 番目のリシンを置換）がある］に置き換えて用いられている．

D．シックデイ

糖尿病の患者が治療中に嘔吐，下痢，発熱をきたしたり，あるいは悪心，食欲低下で食事が取れない状態をシックデイといい，特別な注意が必要である．自己判断せず診察治療を受け，食事，水分摂取および服薬，インスリン注射に関して指導を受ける必要がある．症状が続き食事摂取できない時や，熱が続き，尿ケトン体陽性，血糖値が 350 mg/dL 以上の場合は，早急に入院治療が必要である．

7.4.4　糖尿病合併症とその予防，治療

7.4.4.1　急性合併症

急性合併症として糖尿病性昏睡があり，糖尿病性昏睡には糖尿病性ケトアシドーシスと非ケトン性高浸透圧性昏睡および乳酸アシドーシスがある．

7.4.4.2 糖尿病性ケトアシドーシス

治療の基本は，昏睡を伴う場合は気道確保などの救命処置，インスリン作用不足による高血糖性細胞内外の脱水症の是正，ケトアシドーシスの是正，電解質異常の是正，高血糖の是正である．高血糖，脱水，ケトン尿，消化器症状は特徴的である．

基本的に成人の場合，生理食塩水を 1000 mL/hr の速度で点滴静注し，インスリン投与は一般に，速効型インスリン少量持続注入が主体である．0.2 単位/kg 体重をまず静注．ついで点滴内に速効型インスリン 0.1 単位/kg 体重/hr を加えるか，0.1 単位/kg 体重を筋注し，速やかに専門医のいる医療機関に移送，入院治療する．速効型インスリンを用いて血糖測定を 2 時間ごとに行い，血糖の降下が得られないときは，インスリン投与量を 2 時間ごとに倍量する．血糖値が 250〜300 mg/dL に低下してくれば，輸液内にグルコースを添加して，血糖 250 mg/dL 以下に短時間でならないようにする．血糖値が短時間で 250 mg/dL 以下になれば，脳浮腫発症の危険性が高くなる．血糖値が 250 mg/dL 以下となったらインスリンを減量し，血糖値が 150〜250 mg/dL 程度になるように調節する．アシドーシスや高張性脱水があると血清カリウム値は上昇するが，細胞内にはカリウム不足が存在する．したがって，カリウム値および排尿の有無を確認し，慎重なカリウムの是正が必要になる．

7.4.4.3 非ケトン性高浸透圧昏睡（高血糖高浸透圧症候群）

一般に高齢者に多く，2 型糖尿病患者に好発，高カロリー輸液患者，感染症，利尿剤，副腎皮質ホルモンなど高血糖，脱水を助長させる薬剤使用中の患者，手術，腎疾患治療中などのものが多い．軽度ケトーシスを伴うことがあり，昏睡になることはまれなため，高血糖高浸透圧症候群と呼ばれることが多くなっている．著しい高血糖と血漿高浸透圧と高度の脱水を来す．治療の基本は輸液である．脱水の補正と電解質の補充，適切なインスリン治療を行い，誘因の除去を行う．以前は低張性食塩水（0.45 ％）の使用が推奨されたが，最近は等張の生理的食塩水でまず補給するのがよいとされている．その後も生理的食塩水で継続するが，補正 Na 濃度が正常または高値であれば 0.45 ％食塩水を使用する．高齢者が多いので，大量輸液による肺水腫等の合併症に注意し，電解質異常，バイタルサイン，意識状態のモニターを行う．インスリンは速効型インスリンを生理食塩水に溶解，0.1 単位/kg/時間の少量持続静注法が原則である．

なお，参考のために糖尿病性ケトアシドーシスと非ケトン性高浸透圧昏睡のまとめを表 7.15 に示した．

7.4.4.4 糖尿病慢性合併症

A. 慢性合併症の治療

血管合併症，足病変，感染症，白内障がある．血管合併症は細血管障害と大血管障害に分けられる．細血管障害は，糖尿病性網膜症，腎症，神経障害をさす．これらは糖尿病の 3 大合併症と

表7.15 糖尿病性ケトアシドーシスと高浸透圧昏睡の鑑別

	糖尿病ケトアシドーシス	高血糖高浸透圧昏睡
糖尿病の病態	インスリン依存状態	インスリン非依存状態．それまでは糖尿病と診断されていないこともある
発症前の既往，誘因	インスリン注射の中止または減量，インスリン抵抗性の増大，感染，心身ストレス	薬剤（降圧利尿薬，グルココルチコイド，免疫抑制薬），高カロリー輸液，脱水，急性感染症，火傷，肝障害，腎障害
発症年齢	若年者（30歳以下）が多い	高齢者が多い
前駆症状	激しい口渇多飲，多尿体重減少，はなはだしい全身倦怠感，消化器症状（悪心，嘔吐，腹痛）	明確かつ特異的なものに乏しい．倦怠感，頭痛，消化器症状
身体的所見	脱水（＋＋＋），発汗（－），アセトン臭（＋），Kusmaul大呼吸，血圧低下，循環虚脱，脈拍頻かつ浅，神経学的所見に乏しい	脱水（＋＋＋），アセトン臭（－），血圧低下，循環虚脱，神経学的所見に富む（けいれん，振戦）
検査所見		
血糖	250〜1,000 mg/dL	600〜1,500 mg/dL
ケトン体	尿中（＋）〜（＋＋＋），血清総ケトン体3 mM以上	尿中（－）〜（＋），血清総ケトン体0.5〜2 mM
HCO_3^-	10 mEq/L以下	16 mEq/L以上
pH	7.3未満	7.3〜7.4
浸透圧	正常〜330 mOsm/L	335 mOsm/L以上
Na	130 mEq/L未満のことが多い	140 mEq/L以上
K	4.0 mEq/L前後（状態により変動あり）	5.0 mEq/Lを超えることも少なくない
Cl	95 mEq/L未満のことが多い	正常範囲が多い
FFA	高値	ときに低値
BUN/Cr	やや高目	高値
乳酸	20％位の症例で＞5 mM	しばしば＞5 mM，血液pH低下に注意
鑑別を要する疾患	脳血管障害，低血糖 代謝性アシドーシス，急性胃腸障害 肝膵疾患，急性呼吸障害	脳血管障害，低血糖 けいれんを伴う疾患
合併症（治療中に起こりうるもの）	脳浮腫，腎不全，急性胃拡張，低K血症 急性感染症	脳浮腫，脳梗塞，心筋梗塞，心不全 急性胃拡張，横紋筋融解症，腎不全，動静脈血栓，低血圧

（日本糖尿病学会編：糖尿病治療ガイドライン，2006〜2007，文光堂より）

いわれる．一方，大血管障害は冠動脈疾患，脳梗塞，閉塞性動脈硬化症（ASO）などをさす．大血管障害は高血糖に加え，糖尿病に付随した脂質代謝異常，高血圧などによりもたらされる．

糖尿病に伴う脂質異常症において，糖尿病患者の脂質管理目標はLDLコレステロール120 mg/dL以下，冠動脈疾患の既往があればLDLコレステロール100 mg/dL以下，ライフスタイルの改善を試み，目標に達しない場合はHMG-CoA還元酵素阻害剤による薬物療法を併用する．

糖尿病に合併する高血圧に対しては，130/80 mmHg未満，さらにタンパク尿を伴う場合は125/75 mmHg未満にコントロールすることが望ましい．ライフスタイルの改善を試み，目標に達しない場合は第一選択薬としてアンジオテンシン変換酵素阻害剤，アンジオテンシンⅡ受容体拮抗薬，あるいは長時間作用型Ca拮抗薬による薬物療法を併用する．

糖尿病のほかに危険因子（脂質異常症，高血圧，喫煙）を二つ以上有する場合，出血性病変がない場合に，抗血小板療法が推奨される．

糖尿病性腎症：高血圧や高血糖は腎症の増悪因子であり，HbA_{1c} 6.5％未満，血圧 130/85 未満にコントロールする．タンパク尿がある場合は血圧 125/75 mmHg 未満が望ましい．第 1 期（腎症前期）は微量アルブミン尿は陰性期である．治療の基本は血糖と血圧コントロールである．第 2 期（早期腎症）は微量アルブミン尿陽性であり，やはり基本は血糖と血圧コントロールである．アルブミン尿改善目的で正常血圧患者に対して，腎保護の観点よりアンジオテンシン変換酵素阻害剤，アンジオテンシンⅡ受容体拮抗薬を投与する場合もある．血圧コントロールはアンジオテンシン変換酵素阻害剤，アンジオテンシンⅡ受容体拮抗薬，長時間作用型 Ca 拮抗薬を用いる．第 3 期（顕性腎症）はタンパク尿が持続的に出現，腎機能低下をきたす．浮腫がみられる場合がある．血糖コントロールは原則インスリン使用となる．血圧管理，食塩，タンパク制限食，浮腫に対しフロセミド使用する．第 4 期（腎不全期）腎機能低下に対し球形吸着炭（クレメジン）（他の薬剤を吸着するため 30 分以上時間をずらして服用），腎性貧血にはエリスロポエチン（エポジン），低カルシウム血症，高リン血症に対し，活性化ビタミン D 製剤であるアルファカルシドール（アルファロール）を用いる．

糖尿病性神経障害：糖尿病性神経障害に対する最も有効な予防，治療は血糖管理である（HbA_{1c} 6.5％未満）．ポリオール経路の亢進の関与が考えられているため，阻害薬であるアルドース還元酵素阻害薬エパルレスタットが使用されている．またメチルビタミン B_{12} が用いられる．糖尿病性神経障害による疼痛，しびれには抗不整脈薬のメキシレチン，三環系抗うつ薬や抗痙攣薬が使用される．糖尿病性足病変に対しては，血糖管理，圧迫，外傷，感染の予防，循環障害改善薬を用いるが，皮膚科等の専門医の受診が重要である．

糖尿病性網膜症：糖尿病性網膜症に対しては，血糖コントロールの重要性に加えて，定期的な眼底検査，眼科的な管理処置が大切となる．網膜症の活動度が高い場合は，急激な血糖コントロールは網膜症の増悪をきたす場合があり，この場合，緩徐な血糖コントロールを行う．

参考文献

1) 糖尿病治療ガイド，日本糖尿病学会編，2006～2007
2) 内科学，医学書院，総編集　金澤一郎他
3) ジョスリン糖尿病学（第 2 版），メディカル・サイエンス・インターナショナル

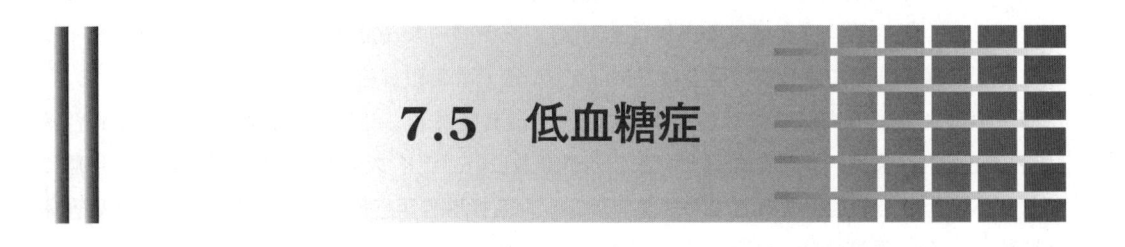

7.5　低血糖症

低血糖とは血糖値の生理的な下限を超えて血糖値が低下することをいい，普通，男性 50 mg/dL，女性 40 mg/dL 以下のものを低血糖という．低血糖により臨床症状が出現した状態を

低血糖症という．

　血糖値の恒常性はインスリンとインスリン拮抗ホルモンのバランス，ブドウ糖利用と肝ブドウ糖放出の一致で保たれている．低血糖症は血糖の異常低値のため，低血糖症状をきたすものをいう．一般に低血糖症状は，自律神経症状と，中枢神経症状とがある．自律神経症状としては空腹，発汗，動悸，不安，ふるえなど，中枢神経症状としては意識障害，行動異常，昏睡などがある．前者は，空腹，動悸，発汗，ふるえ，不安，などで血糖が急な低下を示すことと関係している．Whipple（ホウィップル）の三徴が昔から知られている（1. 血糖値が低いこと，2. 低血糖症状が存在すること，3. ブドウ糖の投与で低血糖症状が改善すること）．糖尿病性自律神経障害のあるときの無自覚性低血糖は生命に危険を及ぼす．先に述べた，糖尿病性昏睡と低血糖の鑑別が重要である．

　健常者の血糖は 60 〜 120 mg/dL と狭い範囲に維持されている．空腹時は 60 〜 100 mg/dL に維持されている．血糖値が低下すると，視床下部よりインスリン分泌抑制刺激が出され，エピネフリンとグルカゴンの値が上昇し，成長ホルモンが上昇する，さらに血糖値が下がるとコルチゾールが上昇する．この結果，肝におけるグリコーゲンの分解 glycogenolysis と糖新生 gluconeogenesis が起こり，解糖系を逆にたどりブドウ糖を生成する．

　低血糖を内因性低血糖（空腹時低血糖），反応性低血糖，外因性低血糖（薬物性）に分けて表 7.16 に示す．

表 7.16　低血糖の臨床的分類と原因

1. 内因性低血糖（空腹時低血糖） 　インスリン自己免疫症候群 　インスリノーマ[*1] 　膵外腫瘍[*2]（インスリン様成長因子産生） 　下垂体，副腎機能低下症 2. 反応性低血糖（食後性） 　ダンピング症候群（急な食後一過性高血糖と，それによる高インスリン血症により引き起こされる低血糖） 　2 型糖尿病の初期（まれにインスリン分泌過剰の時期，食後 3 〜 5 時間後） 3. 外因性低血糖[*3] 　薬剤性低血糖（不適正使用） 　インスリンの注射過剰 　スルホニル尿素剤，ピオグリタゾン，不適正使用 　アルコール，β 遮断薬 4. 他の医原性低血糖 　ジソピラミド（リスモダン），ペンタミジン，サルファ剤および ST 合剤など

[*1] インスリノーマ：膵 β 細胞の腫瘍性増殖でインスリンがフィードバック抑制でコントロールされず分泌され，低血糖症状をきたす．インスリノーマの存在と局所診断が必要である．
[*2] 膵外腫瘍：中胚葉系腫瘍，また肝癌で低血糖発作を伴うことがある．腫瘍によるブドウ糖の消費，インスリン様物質 IGF-II の産生，などが考えられている．
[*3] 外因性低血糖：薬剤性低血糖，アルコール性低血糖

7.5.1 治療

低血糖治療：状態により，ブドウ糖静注，グルカゴン筋注，皮下注，ブドウ糖，ショ糖摂取が必須となる．インスリノーマに対しては腫瘍切除である．術後再発の薬物療法としてはジアゾキシド，ソマトスタチンアナログが用いられることがある．

医原性の場合：薬物療法の見直しが必要である．

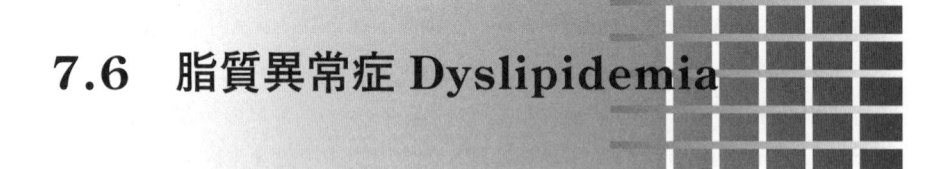

7.6 脂質異常症 Dyslipidemia

7.6.1 病態と症状

日本人の死因は，第1位が癌，次いで心臓疾患，脳血管障害である．心臓疾患と脳血管障害は動脈硬化が原因であり，動脈硬化の原因の一つがコレステロールである．

血清脂質にはコレステロール，トリグリセリド（中性脂肪，TG），リン脂質，遊離脂肪酸などがある．脂質異常症とは，血液中の脂質（総コレステロール，LDL コレステロール，中性脂肪）のいずれかが高値を示す疾患である．日本動脈硬化学会の「動脈硬化性疾患予防ガイドライン 2007年版」では，これまでの「高脂血症」を，低 HDL コレステロール血症を含むより広い概念として「脂質異常症」と命名した．脂質異常症の診断基準値を，表7.17に示した．

脂質は水には溶けないので，アポタンパクと結合してリポタンパクを形成して血液中を運搬される（図7.9）．リポタンパクは密度の軽い順に，カイロミクロン chylomicron，超低比重リポタンパク very low density lipoprotein（VLDL），中間比重リポタンパク intermediate density

表7.17 脂質異常症の診断基準（空腹時採血）

高LDLコレステロール血症	LDLコレステロール	≥ 140 mg/dL
低HDLコレステロール血症	HDLコレステロール	< 40 mg/dL
高トリグリセライド血症	トリグリセライド	≥ 150 mg/dL

この診断基準は薬物療法の開始基準を表記しているものではない．薬物療法の適応に関しては他の危険因子も勘案し決定されるべきである．LDL-C 値は直接測定法を用いるか Friedewald の式で計算する．
　　　LDL-C = TC − HDL-C − TG/5（TG 値が 400 mg/dL 未満の場合）
TG 値が 400 mg/dL 以上の場合は直接測定法にて LDL-C 値を測定する．
（日本動脈硬化学会：動脈硬化性疾患予防ガイドライン　2007年版，p.6，協和企画）

7.6 脂質異常症

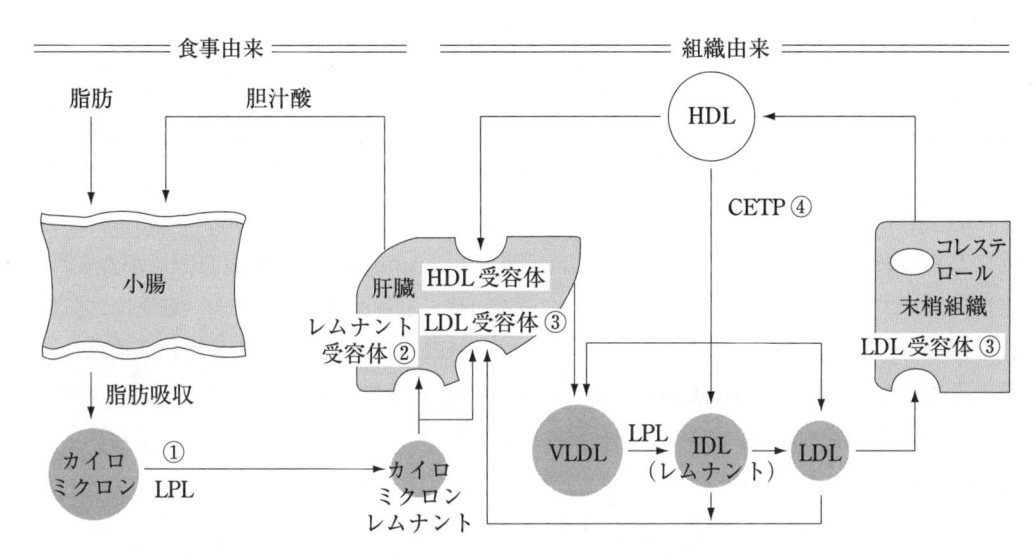

障害部位:
① 高カイロミクロン血症(LPL欠損症)
② Ⅲ型高脂血症(アポタンパクE異常症)
③ 家族性高コレステロール血症(LDL受容体異常症)
④ 高HDLコレステロール血症(CETP欠損症)

図 7.9 リポタンパク代謝とその異常

VLDL (超低比重リポタンパク質 very low density lipoprotein), IDL (中間比重リポタンパク質 intermediate density lipoprotein), LDL (低比重リポタンパク質 low density lipoprotein), HDL (高比重リポタンパク質 high density lipoprotein), LPL (リポタンパクリパーゼ lipoprotein lipase), CETP (コレステリルエステル転送タンパク cholesteryl ester transfer protein)
(日本動脈硬化学会:高脂血症治療ガイド 2004 年版, p.5, 南山堂を改変)

表 7.18 脂質異常症の分類

型	増加するリポタンパク	コレステロール	中性脂肪	原発性高脂血症	続発性高脂血症
Ⅰ	カイロミクロン	↑	↑↑↑	リポタンパクリパーゼ欠損症 アポタンパク C-Ⅱ 欠損症	全身性エリテマトーデス(SLE)
Ⅱa	LDL	↑↑↑	→	家族性高コレステロール血症	甲状腺機能低下症,ネフローゼ症候群
Ⅱb	LDL, VLDL	↑↑	↑↑		
Ⅲ	LDL レムナント	↑↑	↑↑	家族性Ⅲ型高脂血症	甲状腺機能低下症,ネフローゼ症候群,糖尿病
Ⅳ	VLDL	→または↑	↑↑	家族性高トリグリセリド血症	肥満,飲酒,糖尿病,慢性腎不全
Ⅴ	VLDL, カイロミクロン	↑	↑↑	家族性高トリグリセリド血症	糖尿病,飲酒

lipoprotein (IDL), 低比重リポタンパク low density lipoprotein (LDL), 高比重リポタンパク high density lipoprotein (HDL) に分けられる.

増加するリポタンパクの種類によって, 脂質異常症はⅠ～Ⅴ型に分けられる (表7.18). Ⅰ型とⅤ型はカイロミクロンが増加して血清中性脂肪値が高値となり, 急性膵炎を合併しやすい. Ⅱa型とⅡb型はLDLが増加し, 冠動脈疾患の合併頻度が高い. Ⅱa型とⅡb型にはLDL受容体に異常がある家族性高コレステロール血症 familial hypercholesterolemia (FH) が含まれる. 家族性高コレステロール血症では高コレステロール血症, 冠動脈疾患, アキレス腱肥厚, 眼瞼黄色腫を認める. Ⅲ型は血液中に異常なリポタンパク β-VLDLが増加して動脈硬化を促進し, 冠動脈疾患や脳血管障害の合併頻度が高い. Ⅳ型はVLDLの増加が特徴で, 肥満, 飲酒, 糖尿病, 慢性腎不全などに伴って発症する続発性脂質異常症も多い.

7.6.2 薬物治療

日本には2,000万人以上の脂質異常症患者がいる. 数多くの大規模臨床試験成績から, 高コレステロール血症が冠動脈疾患の最大の危険因子であり, 高コレステロール血症の治療により, 冠動脈疾患の一次予防および再発予防 (二次予防) が可能であることが示された.

血中コレステロール値が上昇すると血管壁に粥状動脈硬化病変を形成して, 冠動脈疾患や脳血管障害の発症を促進する. また, 血中の中性脂肪が1,000 mg/dLを超えると, 急性膵炎を合併しやすくなる. これらの合併症を予防することが治療の目標である.

続発性高脂血症 (糖尿病, 甲状腺機能低下症, ネフローゼ症候群, クッシング症候群, 肝胆道

表7.19 リスク別脂質管理目標値

治療方針の原則	カテゴリー	LDL-C以外の主要危険因子*	脂質管理目標値 (mg/dL)		
			LDL-C	HDL-C	TG
一次予防 まず生活習慣の改善を行った後, 薬物治療の適応を考慮する	Ⅰ (低リスク群)	0	< 160	≧ 40	< 150
	Ⅱ (中リスク群)	1～2	< 140		
	Ⅲ (高リスク群)	3以上	< 120		
二次予防 生活習慣の改善とともに薬物治療を考慮する	冠動脈疾患の既往		< 100		

脂質管理と同時に他の危険因子 (喫煙, 高血圧や糖尿病の治療など) を是正する必要がある.
糖尿病, 脳梗塞, 閉塞性動脈硬化症の合併はカテゴリーⅢとする.
*LDL-C値以外の主要危険因子
　加齢 (男性≧45歳, 女性≧55歳), 高血圧, 糖尿病 (耐糖能異常を含む), 喫煙, 冠動脈疾患の家族歴, 低HDL-C血症 (< 40 mg/dL)
(日本動脈硬化学会: 動脈硬化性疾患予防ガイドライン 2007年版, p.8, 協和企画)

```
                      血清脂質測定*，問診，身体所見，検査所見
                                      │
                      ┌───────────────┴───────────────┐
                      ▼                               ▼
                 冠動脈疾患なし                    冠動脈疾患あり
                  （一次予防）                     （二次予防）
                      │
        ┌─────────────────────────────┐
        │ LDL-C 以外の主要危険因子の評価 │
        │ ・加齢（男性≧45歳，女性≧55歳）│
        │ ・高血圧                      │
        │ ・糖尿病（耐糖能異常を含む）   │
        │ ・喫煙                        │
        │ ・冠動脈疾患の家族歴          │
        │ ・低 HDL-C 血症（＜40 mg/dL）│
        └─────────────────────────────┘
```

主要危険因子数   0   1～2   3以上
カテゴリー   Ⅰ（低リスク群） Ⅱ（中リスク群） Ⅲ（高リスク群）注）

脂質管理目標値の設定**

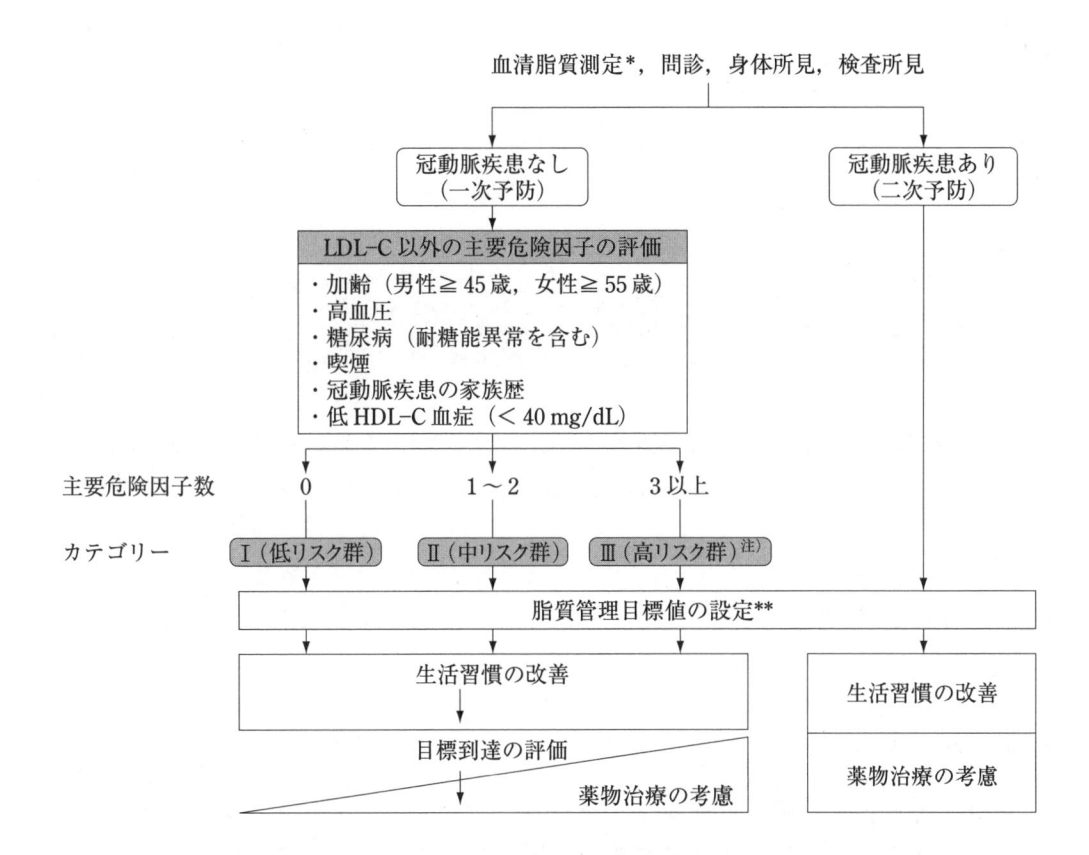

生活習慣の改善	生活習慣の改善
目標到達の評価	薬物治療の考慮
薬物治療の考慮	

図 7.10　カテゴリーと管理目標からみた治療方針

　* 血清脂質測定：原則として 12 時間以上の絶食後採血とする．
　** 脂質管理目標値：表 7.19 参照
　注）糖尿病，脳梗塞，閉塞性動脈硬化症があれば他に危険因子がなくてもⅢとする．
（日本動脈硬化学会：動脈硬化性疾患予防ガイドライン 2007 年版，p.9，協和企画）

系疾患など）では，まず原因疾患の治療を行う．

　原発性脂質異常症では，個々の患者の危険因子によって治療目標を決定する．冠動脈疾患の危険因子は高 LDL コレステロール血症以外に，加齢（男性≧45歳，女性≧55歳），高血圧，糖尿病，喫煙，冠動脈疾患の家族歴，低 HDL コレステロール血症（＜40 mg/dL）がある．冠動脈疾患の有無とこれらの危険因子によって管理目標を設定する（表 7.19）．

　冠動脈疾患の既往のない症例では，まず食事療法や運動療法を中心としたライフスタイルの改善を行い，管理目標値に達しない場合に薬物療法を考慮する．冠動脈疾患のある症例では，食事療法，運動療法とともに薬物療法を考慮する（図 7.10）．

7.6.2.1　食事療法

　摂取カロリーを適正にして標準体重を維持する．食事中のコレステロールや飽和脂肪酸摂取量を制限して，食物繊維の摂取量を増やす．中性脂肪が高い場合は，肥満，飲酒や糖質の過剰摂取によることが多く，摂取カロリーを制限して，禁酒，炭水化物の制限を行う．

7.6.2.2 運動療法

速歩，ジョギング，水泳，サイクリングなどの有酸素運動を毎日30分以上続けることが望ましい．ただし，冠動脈疾患患者や高齢者などは，運動開始前にメディカルチェックを実施する．

7.6.3 治療薬各論

　高LDL血症には，HMG-CoA還元酵素阻害薬（スタチン），陰イオン交換樹脂（レジン），プロブコール，ニコチン酸誘導体のいずれかを単独で用いる．効果が不十分なら増量するか，他の薬剤を併用する．

　LDLコレステロールとトリグリセリドが高い場合は，フィブラート系薬を用いるか，またはHMG-CoA還元酵素阻害薬（スタチン）とフィブラート系薬の併用，HMG-CoA還元酵素阻害薬（スタチン）とニコチン酸誘導体の併用などを考慮する．

　トリグリセリドが高い場合は，フィブラート系薬，ニコチン酸誘導体，イコサペント酸エチル（EPA）などを使用する．

A. HMG-CoA還元酵素阻害薬（スタチン）：プラバスタチン，シンバスタチン，フルバスタチン，アトルバスタチン，ピタバスタチン，ロスバスタチン

　コレステロール生合成経路の律速酵素であるHMG-CoA還元酵素を阻害して，肝細胞でのコレステロール合成を減少させる．肝臓でのコレステロール合成が減少すると，代償的に肝臓のLDL受容体が増加して血中LDLが肝細胞内に取り込まれ，血中LDLが低下する．HMG-CoA還元酵素阻害薬による冠動脈疾患の1次予防，2次予防についてのいくつかの大規模臨床治験で，心筋梗塞を減少させることが報告されている．脂質異常症の治療に最もよく使用される．

　副作用として肝障害や横紋筋融解症がある．横紋筋融解症は高齢者，腎機能低下者，フィブラ

表7.20　脂質異常症治療薬の特性

	LDL-C	TC	TG	HDL-C
スタチン	↓↓↓	↓↓	↓	↑
陰イオン交換樹脂	↓↓	↓	－	↑
フィブラート系薬	↓	↓	↓↓↓	↑↑↑
ニコチン酸誘導体	↓	↓	↓↓	↑
プロブコール	↓	↓	－	↓↓
イコサペント酸エチル	－	－	↓	－

TC：総コレステロール，LDL-C：LDLコレステロール，HDL-C：HDLコレステロール，TG：トリグリセリド
↓↓↓：≦－25％，　↓↓：－20～25％，　↓：－10～－20％，
↑：10～20％，　↑↑：20～30％，　↑↑↑：≧30％，　－：－10～10％
（日本動脈硬化学会：動脈硬化性疾患予防ガイドライン2007年版，p.43，協和企画）

ート系薬との併用で起こりやすい．定期的な問診とクレアチン・キナーゼ（CK，CPK）のチェックが必要である．

妊婦，授乳婦には禁忌である．

表7.21 脂質異常症に用いられる薬

カテゴリー	薬物名（商品名）	作用と特徴	副作用	備考
HMG-CoA還元酵素阻害薬（スタチン）	プラバスタチン pravastatin（メバロチン），シンバスタチン simvastatin（リポバス），フルバスタチン fluvastatin（ローコール），アトルバスタチン atorvastatin（リピトール），ピタバスタチン pitavastatin（リバロ），ロスバスタチン rosuvastatin（クレストール）	コレステロール生合成経路の律速酵素であるHMG-CoA還元酵素を阻害して，肝細胞でのコレステロール合成を減少させる．	横紋筋融解症，肝障害など	他の薬物代謝に影響を及ぼす．妊婦，授乳婦には禁忌
陰イオン交換樹脂	コレスチラミン colestyramine（クエストラン），コレスチミド cholestimide（コレバイン）	腸管内で胆汁酸と結合して便中に排泄する．その結果，肝細胞での胆汁酸の合成が亢進し，血中コレステロール値が低下する．	腸閉塞，消化器症状など	ジギタリス，ワルファリン，サイアザイド系薬剤，スタチンなどを吸着する．
フィブラート系薬	クロフィブラート clofibrate（ビノグラック），クリノフィブラート clinofibrate（リポクリン），ベザフィブラート bezafibrate（ベザトール SR），フェノフィブラート fenofibrate（リピディル）	核内受容体 PPAR-α に作用して，アポ A-I，A-II の合成を促進し，リポタンパクリパーゼ（LPL）の活性を高める．	横紋筋融解症，肝障害など	妊婦，授乳婦には禁忌
ニコチン酸誘導体	ニコチン酸トコフェロール tocopherol nicotinate（ユベラN），ニコモール nicomol（コレキサミン），ニセリトロール niceritrol（ペリシット）	脂肪細胞での脂肪分解抑制と，肝臓でのVLDL産生を低下させる．	顔面潮紅，頭痛など	
プロブコール	プロブコール probucol（シンレスタール，ロレルコ）	血中コレステロール値を低下させる．	QT延長に伴う心室性不整脈など	
イコサペント酸エチル	イコサペント酸エチル（EPA）ethyl icosapentate（エパデール）	血中トリグリセリドを低下させる．	出血傾向，発疹など	

B. 陰イオン交換樹脂：コレスチラミン，コレスチミド

胆汁酸は肝臓でコレステロールから合成されて胆汁中に排泄される．その大部分は回腸で再吸収されて再利用される（腸肝循環）．陰イオン交換樹脂は腸管内で胆汁酸と結合して便中に排泄される．そのため，肝細胞でのコレステロールからの胆汁酸の合成が亢進し，血中コレステロール値が低下する．

陰イオン交換樹脂は腸管から吸収されず，比較的安全性は高いが，便秘や腹部膨満を起こすことがあり，腹部手術後の患者などでは腸閉塞を起こすこともある．陰イオン交換樹脂は，ワルファリン，テトラサイクリンなどさまざまな薬剤を吸着するため，これらの薬剤を併用するときは服用間隔をあけるなどの服薬指導が必要である．

C. フィブラート系薬：クロフィブラート，クリノフィブラート，ベザフィブラート，フェノフィブラート

核内受容体 PPAR-α（peroxisome proliferator activated receptor-α）に作用して，HDL-コレステロールの主要な構成成分であるアポA-IおよびA-IIの合成を促進し，HDL-コレステロールを増加させる．またリポタンパク質リパーゼ（LPL）の活性を高めてトリグリセリドに富むリポタンパクの分解を亢進させ，血中トリグリセリド値を低下させる．

副作用として横紋筋融解症があり，腎機能低下者や，HMG-CoA還元酵素阻害薬との併用で起こりやすい．腎機能の評価と定期的なCK（CPK）のチェックが必要である．

妊婦，授乳婦には禁忌である．

D. ニコチン酸誘導体：ニコチン酸トコフェロール，ニコモール，ニセリトロール

脂肪細胞からの脂肪酸の動員を抑制し，胆汁酸の排泄を促進する．高トリグリセリド血症，高コレステロール血症に有効である．

ニコチン酸誘導体は血管拡張作用があり，顔面潮紅（フラッシング）を起こしやすい．また，耐糖能悪化がみられることもあり，糖尿病患者には注意が必要である．

E. プロブコール：プロブコール

当初，抗酸化剤として開発されたが，血中コレステロール値を低下させ，黄色腫を退縮させることが明らかとなり，脂質異常症薬として使用されている．しかし，プロブコールの冠動脈疾患の予防効果について証明されていない．

主な副作用は胃腸障害である．まれに，QT延長を伴う心室性不整脈がみられる．

F. イコサペント酸エチル：イコサペント酸エチル（EPA）

多価不飽和脂肪酸のイコサペント酸エチルはトリグリセリドを低下させる作用があるが，フィブラート系薬ほど強力ではない．また，血小板凝集抑制作用をもち，閉塞性動脈硬化症の治療にも用いられる．

7.7 高尿酸血症 Hyperuricemia

7.7.1 病態と症状

　血清中の尿酸値が 7.0 mg/dL を超えるものを高尿酸血症と定義する．性別・年齢は問わない．高尿酸血症は成人男性では約 20 ％，閉経前の女性の 1 ％程度，閉経後の女性の 3 ～ 5 ％にみられる．

　尿酸の水溶液中の溶解度は 7.0 mg/dL なので，この値を超えると過飽和の状態に達し，尿酸塩が析出しやすくなる．関節内の尿酸塩の結晶による急性関節炎を痛風 gout という．日本には 60 万人以上の痛風患者がいる．

　核酸を構成する塩基にはプリン塩基（アデニン，グアニン）とピリミジン塩基（シトシン，チミン，ウラシル）がある．ピリミジン塩基は尿素（NH_2）$_2$CO にまで分解されるが，プリン塩基は尿酸までしか分解されない．尿酸の約 2/3 は尿中に排泄され，残りは便や汗の中に排泄される．プリン塩基は肉類，魚介類，レバー，ビールなどに多く含まれており，これらの食品を多量に摂取すると血液中の尿酸値が上昇する．

　高尿酸血症は原因が不明な原発性高尿酸血症と，他の疾患によって起こる続発性高尿酸血症に分類され，原発性高尿酸血症が 95 ％を占める．

　原発性高尿酸血症は尿酸産生量の増加による尿酸産生過剰型（10 ～ 12 ％），主に腎臓からの尿酸排泄量の低下による尿酸排泄低下型（60 ～ 65 ％），両者の混在した混合型（15 ～ 25 ％）に分類される．

　続発性高尿酸血症も尿酸産生過剰型と尿酸排泄低下型に分けられる．尿酸産生過剰型は，白血病や溶血性貧血などで細胞が急激に破壊されて細胞核の破壊が急激に起きた場合や，アルコール摂取過剰などで起こる．尿酸排泄低下型は，腎不全で尿酸の排泄が低下する場合や，チアジド/ループ利尿薬によって尿細管での尿酸の再吸収が亢進して，尿酸の分泌が低下する場合などがある．

　血中の尿酸濃度が上昇して関節内に尿酸塩の結晶が析出すると，関節内で多核白血球が尿酸結晶を貪食して，炎症性物質を放出し，痛風発作が起こる．痛風発作では，高尿酸血症の患者の関節に突然激痛が生じる．腫脹，発赤，熱感などの局所の炎症所見を伴う．発作の前に局所に予兆を感じることが多い．痛風発作の約 70 ％は足の親指の付け根の関節（第 1 中足趾節関節）に起こる．関節の激痛は安静にしていても持続するが，初回発作の多くは放置しても 1 週間以内に自然に治まる．その後は年に数回，または数年に 1 回程度の発作がある．発作の間隔は次第に短く

なり，また他の関節（足関節，足背部，アキレス腱，膝関節）にも及ぶようになり，発作が長引きやすくなる．

痛風発作は飲酒，プリン塩基を含む食品の過剰摂取，過度の運動，疲労，薬剤投与による血清尿酸値の急激な変動などにより，誘発されやすくなる．

尿酸塩は関節内だけでなく，耳介，肘，手指，足趾などの皮下に沈着して痛風結節をつくる．

腎臓に尿酸結晶が析出すると，腎機能が低下する．これを痛風腎という．また，痛風の10～30％に尿路結石（尿酸結石）を認める．

7.7.2 薬物治療

痛風発作時には，まず関節炎を治療し，関節炎が治癒してから高尿酸血症を治療する．血清尿酸値を急激に変化させると（特に急激に低下させると）痛風の新たな発作を招くことになり，本来1週間程度で治癒するはずの関節炎が遷延化することがあるためである．

7.7.2.1 痛風発作時の治療

痛風発作時はできるだけ患部の安静を保つことが望ましい．

A. コルヒチン

コルヒチンは微小管を構成するチュブリンを脱重合させて紡錘体機能を阻害し，白血球の遊走を阻害することにより，発作の発現を予防する．

痛風発作の直前には局所の違和感などの前兆があり，発作を繰り返すと，多くの患者は発作の予感が得られる．痛風発作の前兆期または発症後数時間以内にコルヒチンを1錠だけ用いて発作を頓挫させる．痛風発作の極期に投与しても十分な有効性が得られない．

コルヒチンは紡錘体機能を障害して，細胞分裂が活発な細胞，特に消化管上皮細胞を障害する．大量投与では，腹痛や下痢，嘔吐などの副作用の頻度が高い．再生不良性貧血，顆粒球減少，血小板減少などの副作用もある．

B. 非ステロイド性抗炎症薬（NSAIDs）

非ステロイド性抗炎症薬（NSAIDs）はシクロオキシゲナーゼを阻害してプロスタグランジン生合成を抑制し，抗炎症・鎮痛作用を示す．

非ステロイド性抗炎症薬は急性痛風の主な治療薬である．痛風発作の極期には短期間に限り比較的多量を投与して炎症を鎮静化させる．発作が軽快すれば中止する．日本では，インドメタシン，ナプロキセン，プラノプロフェン，オキサプロジンが痛風に保険適応である．アスピリンは血清尿酸値を変動させて治癒を遷延化させるおそれがあるため使用しない．

副作用として，消化性潰瘍，腎機能障害などに注意する．

表7.22 痛風に用いられる薬

カテゴリー	薬物名（商品名）	作用と特徴	副作用	備考
痛風発作予防薬	コルヒチン colchicine（コルヒチン）	白血球の遊走を阻害することにより，発作の発現を予防する．	大量投与では腹痛，下痢，嘔吐など．再生不良性貧血，顆粒球減少，血小板減少など	エリスロマイシン，シクロスポリンなどと相互作用を及ぼす．
非ステロイド性抗炎症薬(NSAIDs)	インドメタシン indometacin（インダシンなど），ナプロキセン naproxen（ナイキサン），プラノプロフェン pranoprofen（ニフラン），オキサプロジン oxaprozin（アルボ）	プロスタグランジン合成抑制	消化性潰瘍，腎障害，出血傾向，発疹，ショック，肝障害，アスピリン喘息など	
副腎皮質ステロイド	プレドニゾロン prednisolone（プレドニゾロン，プレドニン）	抗炎症作用	感染症の誘発，骨粗鬆症，動脈硬化病変，副腎不全，消化性潰瘍，糖尿病，精神障害，白内障，高血圧，浮腫，心不全，高脂血症，低カリウム血症，肥満，多毛，皮膚萎縮，月経異常など	

C. ステロイド

　副腎皮質ステロイドは，核内で受容体と結合してmRNAの転写を調節する．その結果，炎症性サイトカインの産生を抑制し，またアラキドン酸代謝に関与するタンパクの転写を抑制して，プロスタグランジンの産生を阻害し，抗炎症作用を及ぼす．

　多くの場合，痛風の急性発作の症状を劇的に改善する．ステロイドは副作用の点から第一選択ではなく，消化性潰瘍や腎機能障害などでNSAIDsを使用できない場合や，NSAIDsの投与で十分効果が得られない場合，多発性に関節炎を生じている場合などに使用する．痛風が単関節炎であれば，関節内投与を行うこともある．

7.7.2.2　高尿酸血症の慢性期の治療

　高尿酸血症が持続することで組織に尿酸塩が沈着し，痛風関節炎や腎障害をもたらすことを回避することが，高尿酸血症の治療目標である．

　日本痛風・核酸代謝学会の「高尿酸血症・痛風の治療ガイドライン」では，
1) 痛風の症例
2) 血清尿酸値が8 mg/dL 以上で，肥満，高血圧，糖・脂質代謝異常を合併した症例
3) 血清尿酸値が9 mg/dL 以上のすべての症例

に対して薬物治療（尿酸降下薬）の適応があることが示されている（図7.11）．

```
                    高尿酸血症
                  血清尿酸値 7 mg/dL〜
                  痛風発作または痛風結節
         ←あり              なし→
                  ┌──────────┴──────────┐
             血清尿酸値            血清尿酸値
            8 mg/dL 未満          8 mg/dL 以上
                                    合併症*
                              ←あり       なし→
                                      ┌────┴────┐
                                  血清尿酸値   血清尿酸値
                                 9 mg/dL 未満  9 mg/dL 以上
           薬物治療   生活指導   薬物治療   生活指導   薬物治療
```

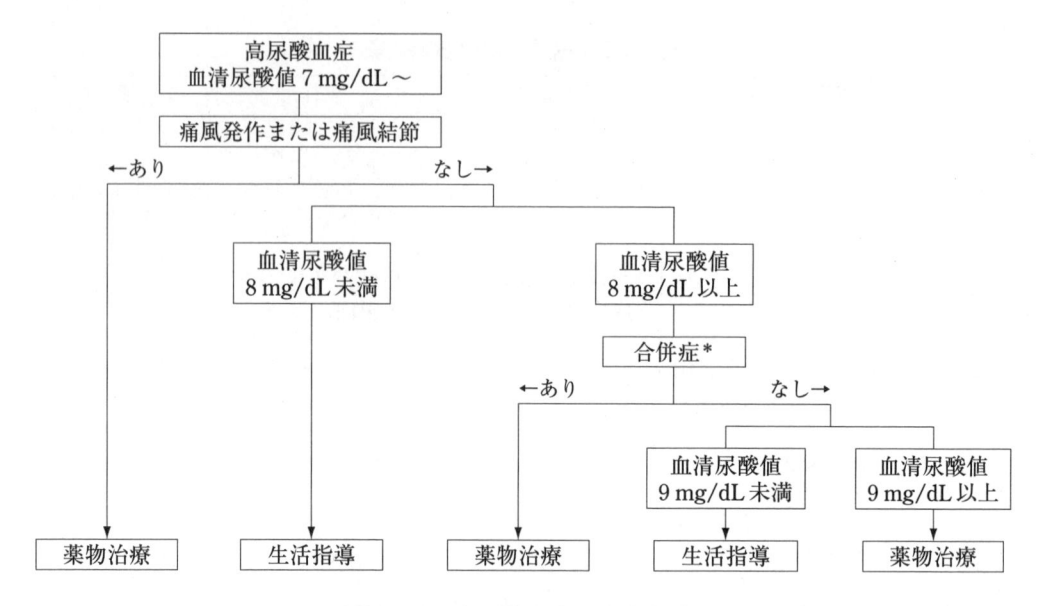

図 7.11 高尿酸血症の治療方針

*腎障害，尿路結石，高血圧，高脂血症，虚血性心疾患，耐糖能異常など
(日本痛風・核酸代謝学会：高尿酸血症・痛風の治療ガイドラインから引用)

　血清尿酸値の急激な低下は痛風発作の誘因となるので，尿酸降下薬は少量から開始して，3〜6 か月かけて徐々に血清尿酸値を 6 mg/dL 以下に下げる.

　また，過食，高プリン・高脂肪・高タンパク食嗜好，常習飲酒，運動不足などの生活習慣の改善も大切である.

7.7.2.3　高尿酸血症の治療薬各論

　原則的に，尿酸過剰生成型には尿酸生成抑制薬（アロプリノール），尿酸排泄低下型には尿酸排泄促進薬が第一選択となる.

　尿路結石を有する症例では尿酸排泄促進薬によって尿路結石の産生を促進する危険があり，アロプリノールを選択する.

　腎障害を伴う症例では尿酸排泄促進薬では十分な効果が得られないため，アロプリノールを選択する.

A. 尿酸排泄促進薬

　尿酸排泄促進薬は近位尿細管での尿酸の再吸収を阻害して，尿酸排泄を促進する．尿酸排泄促進薬の使用により，尿中への尿酸排泄量が急激に増加して尿酸結石を引き起こす可能性がある．尿中の尿酸は尿が酸性に傾くと溶解度が低下して析出しやすくなる．そのため，pH 6.0 以下の酸性尿は，尿アルカリ化剤（クエン酸カリウム・クエン酸ナトリウム配合剤）で pH を 6.0〜7.0 に是正する（尿をアルカリ化しすぎるとカルシウム結石形成の危険が増える）．また，尿路結石予防のため，1 日 2 L 以上の尿量を保つようにする．

表7.23　高尿酸血症に用いられる薬

カテゴリー	薬物名（商品名）	作用と特徴	副作用	備考
尿酸排泄促進薬	ベンズブロマロン benzbromarone（ユリノーム），プロベネシド probenecid（ベネシッド），ブコローム bucolome（パラミヂン）	近位尿細管での尿酸の再吸収を阻害して，尿酸排泄を促進する．	尿路結石，胃腸障害など	多くの薬物の尿中排泄を抑制して，薬剤の作用を増強する．
尿酸生成抑制薬	アロプリノール allopurinol（ザイロリック）	キサンチンオキシダーゼを阻害して，尿酸の生成を抑制する．	皮膚粘膜眼症候群，中毒性表皮壊死症，剝奪性皮膚炎，再生不良性貧血，ショック，肝炎，腎機能障害など	6-メルカプトプリン（6-MP），アザチオプリンなどの血中濃度を上昇させる．

尿酸排泄促進薬は多くの薬物の尿中排泄を抑制して，作用を増強する．

1）ベンズブロマロン

最も尿酸排泄作用が強く，日本で最も多く使用される尿酸排泄促進薬である．副作用として劇症肝炎があり，投与後6か月間，毎月肝機能検査を行う．

ワルファリンなどの腎臓からの排泄を抑制して作用を増強する．プロベネシドと比べて他の薬物の排泄に与える影響は少ない．

2）プロベネシド

プロベネシドは経口血糖降下薬，ワルファリン，メトトレキサート，アシクロビル，セフェム系抗菌薬，非ステロイド性抗炎症薬など多くの薬剤の腎排泄を抑制して血中濃度を上昇させる．

3）ブコローム

NSAIDsの一つで，尿酸排泄促進作用も有する．

B. 尿酸生成抑制薬

1）アロプリノール

アロプリノールは，キサンチンオキシダーゼを阻害して尿酸の生成を抑制する．血中尿酸値を低下させ，尿中の尿酸排泄量も減少させる．

皮疹，胃腸障害，肝障害などの副作用が多い．重篤な副作用として皮膚粘膜眼症候群，中毒性表皮壊死症，剝奪性皮膚炎，再生不良性貧血，ショックなどがある．アロプリノールは腎排泄性であり，腎機能低下例に投与すると，骨髄抑制や肝機能障害などの重篤な副作用が出やすくなる．腎機能低下例ではアロプリノールを減量する必要がある．

また，6-メルカプトプリン（6-MP）やアザチオプリンなどの代謝を抑制して血中濃度を上昇させ，骨髄抑制を起こしやすくする．

> **参　考**
>
> 本章は，薬学モデル・コアカリキュラム（日本薬学会，平成14年）のC14　薬物治療，(3) 疾患と薬物治療（腎臓疾患等），【内分泌系疾患】,【代謝性疾患】に含まれるSBOの修得に必要な内容を含む．

第8章 血液および造血器疾患

　血液は，栄養や酸素の運搬，免疫など生命の維持に不可欠な多くの機能を担っている．血液は液体成分と固体（細胞）成分よりなる．血液中に存在する細胞を血球と呼び，血球は赤血球，白血球，血小板の3系統に分類される．血球はいずれも骨髄において共通の母細胞である造血幹細胞からつくられ，健常人の血液中の血球数（正常値）は一定の範囲内にある（表8.1）．

　赤血球は鉄を含むヘムとタンパクであるグロビンからなるヘモグロビンを含んでおり，酸素を

表8.1　血液一般検査の基準値

項　目	数　値	単　位
赤血球数（RBC）	男　4.2〜5.7 女　3.8〜5.5	$\times 10^6/\mu L$
ヘモグロビン（Hb）	男　12.9〜17.7 女　11.9〜15.9	g/dL
ヘマトクリット（Ht）	男　38〜51 女　33〜45	%
平均赤血球容積（MCV）	82.7〜101.6	fL
平均赤血球Hb量（MCH）	28.0〜34.6	pg
平均赤血球Hb濃度（MCHC）	31.6〜36.6	%
網状赤血球数（Reti）	0.5〜2.0	%
白血球数（WBC）	4.0〜9.0	$\times 10^3/\mu L$
血小板数（PLT）	150〜400	$\times 10^3/\mu L$
血清鉄（Fe, SI）	男　80〜180 女　70〜160	$\mu g/dL$
不飽和鉄結合能（UIBC）	150〜300	$\mu g/dL$
総鉄結合能（TIBC）	250〜400	$\mu g/dL$
フェリチン	男　10〜190 女　　5〜80	ng/mL
ビタミンB_{12}	250〜960	pg/mL
葉酸	2〜10	ng/mL
ハプトグロビン	100〜300	mg/mL
エリスロポエチン	28〜88	IU/L

組織に運搬し組織から二酸化炭素を肺に運搬する役割を担っている．赤血球数の減少あるいは異常により血液中のヘモグロビン量が減少すると，血液の酸素運搬能が低下する．このような酸素運搬能が低下した状態を貧血という．白血球には，好中球，好酸球，好塩基球，単球，TおよびBリンパ球などがあり，貪食作用，液性および細胞性免疫などにより生体防御の主役を担っている（図8.1）．血小板は血管壁の損傷に反応して一次血栓をつくり，止血に重要な役割を果たしている．これら3系統の血球において，成熟した血球は絶えず新しい血球に入れ替わっており，この過程は造血と呼ばれている．新しい血球の産生量は状況に応じて変化するものであり，例えば，全身感染に対しては白血球の産生が劇的に増大する．造血の調節は複雑であり，骨髄の微小環境における細胞間の相互作用や，造血因子，リンパ球増殖因子などが関係している．

一方，血液の液体成分は血漿と呼ばれ，タンパク質，脂質，糖質，ビタミン類，電解質などを含む．血液中に含まれるタンパク質のうち血液学の観点からみて重要な成分は，免疫グロブリン，フィブリノーゲンを含む各種凝固因子，造血因子およびサイトカインである．

血液の産生（造血）は胎生期と生後では大きく異なり，胎生期には主として肝臓，脾臓が造血の中心であったものが，出生の時点では骨髄が造血の中心部位となり，その後加齢に伴って造血の中心部位は変わっていく．多様な血球の分化の過程をさかのぼるとすべて1種類の細胞にたどりつく．この母細胞を造血幹細胞と呼び，自己複製能と分化・増殖する能力をあわせもつ．最も未熟な段階の細胞を多能性幹細胞と呼び，この細胞に始まり成熟細胞に至る経路を図8.2に示す．この過程を決定するのは種々のサイトカインである．サイトカインのうち，幹細胞から成熟細胞に至るまでの造血にかかわるもものを造血因子と呼び，コロニー刺激因子 colony stimulating factor（CSF），インターロイキン interleukin（IL），エリスロポエチン

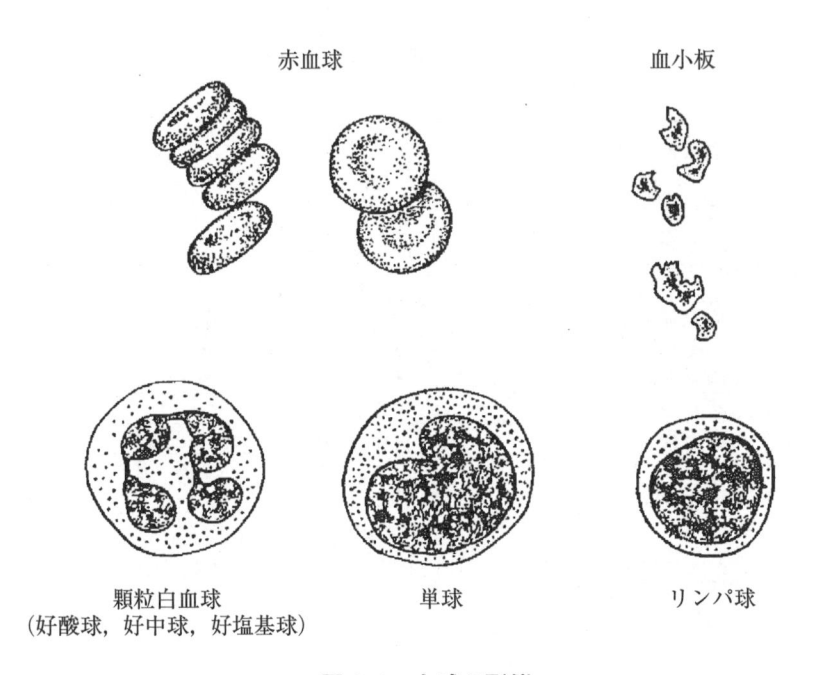

図8.1 血球の形態

（山本俊行，鈴木泰三，田崎京二（1999）新しい解剖生理学 改訂第10版，図4.1，南江堂より一部改変）

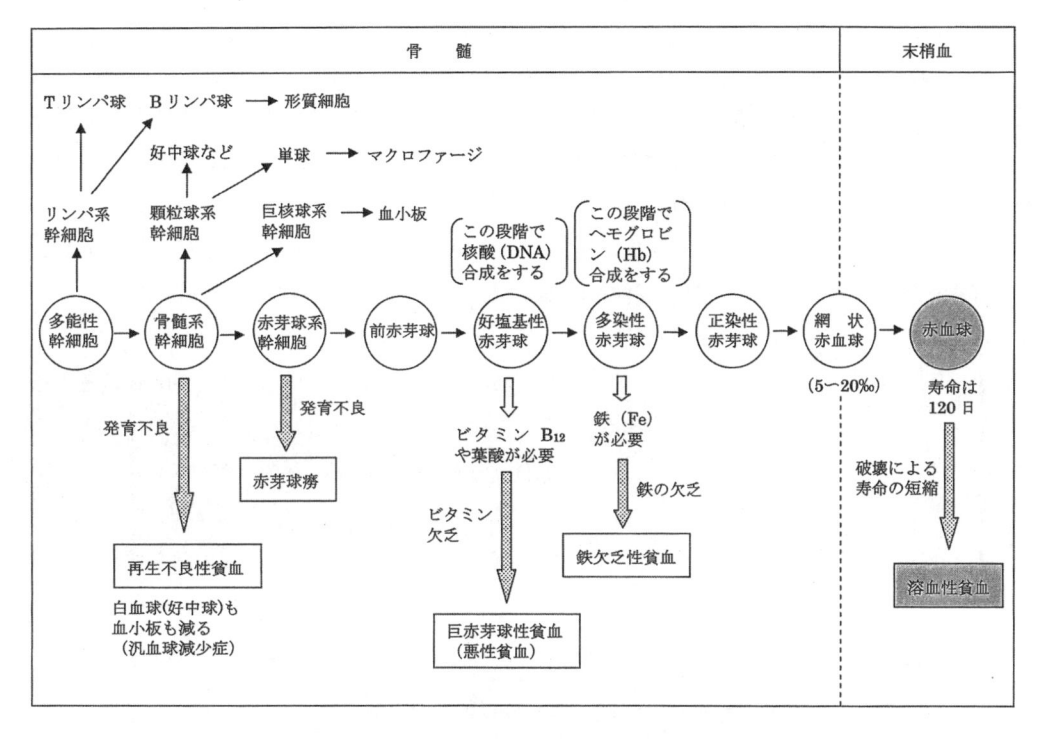

図 8.2 造血幹細胞の分化

表 8.2 血液および造血器疾患の分類と主要な薬物

赤血球の疾患（8.1, 8.2）

赤血球減少：	鉄欠乏性貧血	←	鉄製剤
	巨赤芽球性貧血	←	ビタミン B_{12}, 葉酸
	腎性貧血	←	エリスロポエチン製剤
	再生不良性貧血	←	根本的治療は骨髄移植
	溶血性貧血（先天性）	←	骨髄移植または遺伝子治療
	溶血性貧血（後天性）	←	副腎皮質ステロイド
赤血球増加：	多血症	←	アルキル化薬

白血球の疾患（8.3, 8.4）

白血球減少症：	顆粒球（好中球）減少症	←	顆粒球増殖因子
白血病：	急性白血病	←	抗悪性腫瘍薬（代謝拮抗薬）や抗腫瘍性抗生物質の併用
	慢性白血病	←	抗悪性腫瘍薬（メシル酸イマニチブ，リン酸フルダラビン）

血小板の疾患（8.5）

紫斑病：	血小板減少	←	副腎皮質ステロイド

血液凝固異常症（8.6）

静脈血栓症：	凝固因子活性の上昇など	←	ヘパリン，経口抗凝固薬，血栓溶解薬，抗血小板薬
播種性血管内凝固症候群		←	ヘパリン，アンチトロンビンⅢ製剤など
血友病：	血液凝固因子欠乏	←	血液凝固因子の補充
フォン・ヴィレブランド病		←	クレオプレシピテート製剤

erythropoietin（EPO），トロンボポエチン thrombopoietin（TPO）などが含まれる．

　これらの血球系および造血器官の関与する疾患と主要な薬物を表 8.2 に示した．血液系の疾患は，赤血球，白血球，血小板といった血球系の疾患と血液凝固異常に大別される．赤血球の疾患には，赤血球の減少（実際にはヘモグロビンの減少が重要）を伴う疾患である貧血と，逆に赤血球が増加する多血症がある．白血球の疾患としては白血病が知られる．血小板の疾患には血小板が減少する紫斑病がある．血液の重要な機能に血液凝固があり，その機能異常による疾患として，静脈血栓症，播種性血管内凝固症候群，血友病，フォン・ヴィレブランド病がある．

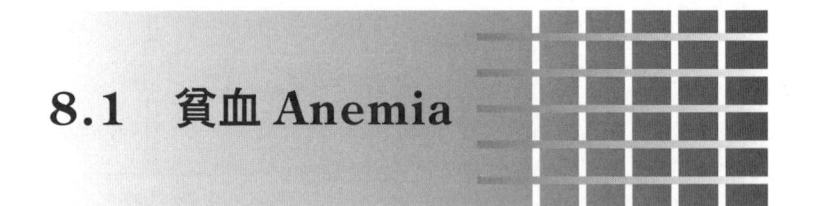

8.1　貧血 Anemia

8.1.1　病態と症状

　血球系のホメオスタシスの失調は種々の疾患の原因となり，貧血はその代表的な疾患の一つである．貧血は，出血による血液の喪失（失血），赤血球産生の低下，赤血球崩壊の亢進のいずれかの要因によって生じる（表 8.3）．血液中の赤血球は，肺循環の過程で細胞内のヘモグロビン（血色素：hemoglobin, Hb）に酸素を結合し，組織に運搬する機能を有する．Hb への酸素分子の結合は酸素分圧に依存的かつ可逆的であるので，肺循環の過程で赤血球内の Hb は肺胞毛細管内では酸素とほぼ 100 ％結合し，酸素分圧の低い末梢組織毛細血管では酸素を遊離し，組織に酸素を供給する．貧血は一般に赤血球の減少や異常によって引き起こされるが，疾患としての定義は血液単位容積中の Hb 濃度が減少している状態をいう．Hb 濃度の減少は血液による体内臓器への酸素運搬能の低下を生じる．

　貧血の臨床症状は，血液中の Hb 量による減少と組織・臓器の低酸素状態に関係する．酸素が結合した Hb は鮮紅色を示すので，貧血患者では，皮膚，粘膜（特に眼瞼結膜），爪床などの皮

表 8.3　貧血の機序と原因疾患

貧血の機序	原因疾患
失血	消化管出血（消化性潰瘍，癌，炎症性腸疾患など），月経過多，外傷など
赤血球産生の低下	造血因子の欠乏（鉄，葉酸，ビタミン B_{12}） 造血ホルモン（エリスロポエチン）分泌の低下（腎不全など） 骨髄造血細胞疾患（白血病，再生不良性貧血など） 慢性消耗性疾患（慢性感染症，腫瘍，自己免疫疾患など）
赤血球崩壊の亢進	遺伝子異常ヘモグロビン症 遺伝的酵素欠損症による赤血球膜の脆弱化（G-6-PD 欠損症など） 免疫機序による溶血性貧血

表 8.4　貧血の診断基準

日本人のヘモグロビン (Hb) 値と貧血の診断基準値

		（新版日本血液学全書） 20～59 歳	（理科年表） 60～69 歳	70～79 歳	
男性	mean ± 2SD	14.8 ± 1.2	13.8 ± 0.9	13.5 ± 1.2	g/dL
女性	mean ± 2SD	13.1 ± 0.9	12.5 ± 1.0	12.2 ± 0.9	g/dL
男性	mean − 2SD　診断基準値	12.4	12.0	11.1	g/dL
女性	mean − 2SD　診断基準値	11.3	10.5	10.4	g/dL

日本人のヘマトクリット (Ht) 値と貧血の診断基準値

		（新版日本血液学全書） 20～59 歳	（理科年表） 60～69 歳	70～79 歳	
男性	mean ± 2SD	44.5 ± 2.9	42.0 ± 2.8	40.9 ± 3.6	%
女性	mean ± 2SD	39.7 ± 2.6	37.6 ± 3.1	36.9 ± 2.9	%
男性	mean − 2SD　診断基準値	38.7	36.4	33.7	%
女性	mean − 2SD　診断基準値	34.5	31.4	31.1	%

EDTA ならびに NKF-K/DOQI の貧血診断基準

閉経前女性と思春期前患者	Hb ＜ 11 g/dL	Ht ＜ 33 %
成人男性と閉経後女性	Hb ＜ 12 g/dL	Ht ＜ 37 %

（日本透析医学会　2004 年版「慢性透析患者における腎性貧血治療のガイドライン」, http://www.jsdt.or.jp/pdf/guideline3/2004all.pdf より）

下血管が透見できる部位の赤みの低下（蒼白化）を生じる．また，全身症状として疲労感，頭痛，集中力の低下，運動時の息切れ，頭痛，めまい，頻脈，動悸などが出現する．爪の変形（さじ状爪），口角炎，舌炎が生じることもある．このような臨床症状は，通常，Hb 濃度が＜ 10 g/dL に低下した場合に明らかとなるが，慢性貧血患者では Hb 濃度が 5 ～ 6 g/dL になっても自覚症状を感じない場合もある．重症の貧血では心雑音が聴取されることもある．

臨床検査値では血液中 Hb 濃度やヘマトクリット値が低下し，平均赤血球容積（MCV）値も低下する（通常，鉄欠乏性貧血では＜ 80 fL）．したがって，鉄欠乏性貧血は小球性低色素性貧血である．組織貯蔵鉄の最も正確な指標は血清フェリチン濃度であるが，この値は鉄欠乏性貧血では著明に低下する（＜ 10 ～ 15 ng/mL）．血清鉄濃度も低下するが，血清総鉄結合能（主としてトランスフェリン濃度に関係する）は上昇する．貧血の診断と治療モニタリングに関係する臨床検査を表 8.4 にまとめた．

8.1.2　薬物治療

定常的な造血では，2000 億個以上の赤血球の産生が毎日行われている．赤血球の造血因子としては，エリスロポエチン，トロンボポエチンなどが知られている．赤血球による酸素運搬機能

表8.5 貧血に使用される薬物

分類	薬物名(商品名)	適用	作用と特徴	主な副作用	備考
徐放鉄剤	硫酸鉄 ferrous sulfate(フェロ・グラデュメット,スローフィー,テツクールS)	鉄欠乏性貧血	鉄分を補給して造血作用を促す.原則として経口剤を用いる.	悪心・嘔吐,食欲不振,下痢,便秘,腹痛,蕁麻疹,瘙痒感など	鉄欠乏状態にない患者には禁忌.テトラサイクリン系薬,ニューキノロン系薬,セフジニルの吸収を低下させる.
有機酸鉄	溶性ピロリン酸第二鉄 ferric pyrophophate(インクレミン)フマル酸第一鉄ナトリウム sodium ferrous fumarate(フェルム)クエン酸第一鉄ナトリウム sodium ferrous citrate(フェロミア)	鉄欠乏性貧血	鉄分を補給して造血作用を促す.原則として経口剤を用いる.	悪心・嘔吐,食欲不振,下痢,便秘,腹痛,蕁麻疹,瘙痒感など	鉄欠乏状態にない患者には禁忌.テトラサイクリン系薬,ニューキノロン系薬,セフジニルの吸収を低下させる.
注射用鉄剤	含糖酸化鉄 ferrous oxide, saccharated(フェジン)コンドロイチン硫酸・鉄コロイド chondroitin sulfate, iron colloid(ブルタール)シデフェロン cideferron(フェリコン)	鉄欠乏性貧血	鉄分を補給して造血作用を促す.	(重大)ショック,骨軟化症.(その他)悪心・嘔吐,発疹,食欲不振,頭痛,発熱,瘙痒感など	経口困難な場合に用いる.鉄欠乏状態にない患者,重篤な肝障害には禁忌.
ビタミンB₁₂製剤	ヒドロキソコバラミン酢酸塩 hydroxocobalamin acetate(フレスミンS,ドラセン)シアノコバラミン cyanocobalamin(ビタミンB₁₂注"Z")メコバラミン mecobalamin(メチコバール,コバメチン)コバマミド cobamamide(カロマイド,ハイバコール)	巨赤芽球貧血	ビタミンB₁₂欠乏による貧血を改善する.	注射剤:アナフィラキシー様反応,過敏症,胃部不快感など	ビタミンB₁₂欠乏が原因の場合に用いる.
葉酸	葉酸 folic acid(フォリアミン)	巨赤芽球貧血	葉酸欠乏による貧血を改善する.	食欲不振,悪心,過敏症,浮腫,体重減少など	葉酸欠乏症が原因の場合に用いる.
遺伝子組換え型ヒト・エリスロポエチン	エポエチンアルファ epoetin alfa(エスポー)エポエチンベータ epoetin beta(エポジン)	腎性貧血	腎疾患に伴うエリスロポエチン減少を原因とする貧血を改善する.	ショック,アナフィラキシー様反応,高血圧性脳症,脳出血,脳梗塞,心筋梗塞など	遺伝子組換え体の造血因子製剤で赤血球の増殖を促す.
副腎皮質ステロイド	プレドニゾロン prednisolone(プレドニゾロン,プレドニン)	溶血性貧血	糖質コルチコイドとして免疫抑制作用,抗炎症作用を示す.	感染症の誘発,骨粗鬆症,動脈硬化病変,副腎不全など	重症に対して大量投与を行う.

が低下する疾患である貧血は，鉄欠乏性貧血，巨赤芽球性貧血，腎性貧血，溶血性貧血，再生不良性貧血に大別される．

　これらの貧血に使用される薬物を表8.5にまとめた．鉄欠乏性貧血では鉄剤の経口投与を基本とするとともに，鉄欠乏状態になった原因を解明し対処する．巨赤芽球性貧血では，ビタミンB_{12}や葉酸などのB群ビタミンの投与を基本とし，長期の観察が必要である．腎性貧血の治療にはエリスロポエチンの投与が必須である．再生不良性貧血では，原因に応じた薬物療法に加えて，感染や出血要因に対する予防も同時に必要である．溶血性貧血ではステロイドホルモンなどの薬物療法のみならず脾摘出術の適応も検討する．

8.1.3　治療薬各論

8.1.3.1　鉄欠乏性貧血の治療薬

【病態と症状】

　ヒトの体内には3～4gの鉄が存在するといわれている（表8.6）．鉄の体内分布は，約2/3はヘモグロビンのヘム鉄として存在し，1/3弱はフェリチン ferritin あるいはヘモジデリン hemosiderin の形で主として肝臓および脾臓に貯蔵鉄として存在している．フェリチンは鉄貯蔵タンパク質で，独立した分子あるいは凝集した形で存在しており，フェリチンが凝集したものはヘモジデリンと呼ばれ光学顕微鏡で観察可能である．残りは，ミオグロビン，カタラーゼ，チトクロームなどの含鉄酵素（約9 mg），血清鉄（3～4 mg）として存在する．

　酸素結合能を有するHbの合成に鉄は不可欠である．Hbには重量として0.34％の鉄が含有されており，赤血球1 mLには約1 mgの鉄が含有されている．老化した赤血球は脾臓などでマク

表8.6　体内の鉄の分布と動態

食事から摂取される鉄：約10 mg/日			
食事から吸収される鉄：約　1 mg/日			
体内の鉄：3～4 g			
	血液鉄	ヘム鉄	ヘモグロビン（約2400 mg）
		糖タンパク質	フェリチン，ヘモジデリン
		血清鉄（3～4 mg）	
	組織鉄	ヘム鉄	ミオグロビン
			チトクローム a, b, c, P450
			酵素（カタラーゼ，ペルオキシダーゼ，可溶性グアニル酸シクラーゼなど）
		非ヘム鉄	メタロフラボタンパク（NADHデヒドロゲナーゼ，コハク酸デヒドロゲナーゼなど）
	貯蔵鉄	鉄貯蔵タンパク	フェリチン，ヘモジデリン
汗，尿，便，皮膚脱落などにより消失する鉄：約1 mg/日			

ロファージに貪食される．Hb から回収された鉄は主として血液中のトランスフェリンと結合して骨髄へ輸送され，骨髄中の赤血球前駆細胞（赤芽球，細赤血球）などに取り込まれて再利用される．この再利用サイクルはきわめて効率的なため，成人男性の1日当たりの鉄の代謝回転は1 mg 程度である．体内の鉄の総量の 0.03％に相当する約1 mg が腸管上皮細胞や皮膚等の脱落により失われ，相当量が食事により補充されている．食事中に含有される鉄は三価の状態にあるが，胃液などによって還元されて二価となり，主として十二指腸と小腸上部で能動的な過程で吸収される．貧血のない状態では鉄の吸収は摂取量の約10％に制限されており，食物として摂取された鉄（通常 10〜15 mg/日）の5〜10％（1〜1.5 mg/日）が吸収される．成人男子の鉄必要量は1日 13 μg/kg（約1 mg/日）であるのに対して，月経がある女子では成人男性より多く，必要量は1日 21 μg/kg（約 1.4 mg/日）となる．中〜後期妊婦においては必要量1日 80 μg/kg（5〜6 mg/日）に増大し，乳児も急速な成長のために同程度の鉄を必要とする．

鉄欠乏性貧血 iron deficiency anemia（IDA）は，鉄欠乏の進んだ時期に現れる貧血であり，鉄の不足のために Hb 合成が十分に行えず赤血球のサイズが小さくなってしまうために貧血状態が生じる．生体内の鉄の需要が補給を上回ると初期には鉄貯蔵量および血清鉄の減少にとどまり Hb は正常値を保つ（潜在性鉄欠乏，図 8.3）．しかし，さらに鉄欠乏が進行すると Hb も減少して鉄欠乏性貧血となる．鉄欠乏性貧血の初期においては必ずしも赤血球数が減少しない点が他の貧血と異なる．すなわち，Hb とともに平均赤血球容積（MCV），平均赤血球 Hb 量（MCH），平均赤血球 Hb 濃度（MCHC）が低値を示す．本疾患の特徴は血清鉄の値が低いことであるが，同時に不飽和鉄結合能が高値を示す．これは，血漿中の鉄と結合して運搬する役割を果たすタンパク質であるトランスフェリンが，鉄欠乏のために鉄と結合していないものが多いことによる．

鉄欠乏性貧血の病因は，食事からの鉄供給の不足，鉄の需要増大（成長など），鉄の喪失過剰（失血）のいずれか，またはそれらの要因が重複して生じる．特に成人の鉄欠乏性貧血では，頻度の点から重要な原因として，良性または悪性の消化管潰瘍疾患と女性の月経過多がある．

【薬物治療】

鉄欠乏性貧血には鉄剤を投与する．しかし，消化性潰瘍，痔，子宮筋腫などが多いが出血が持

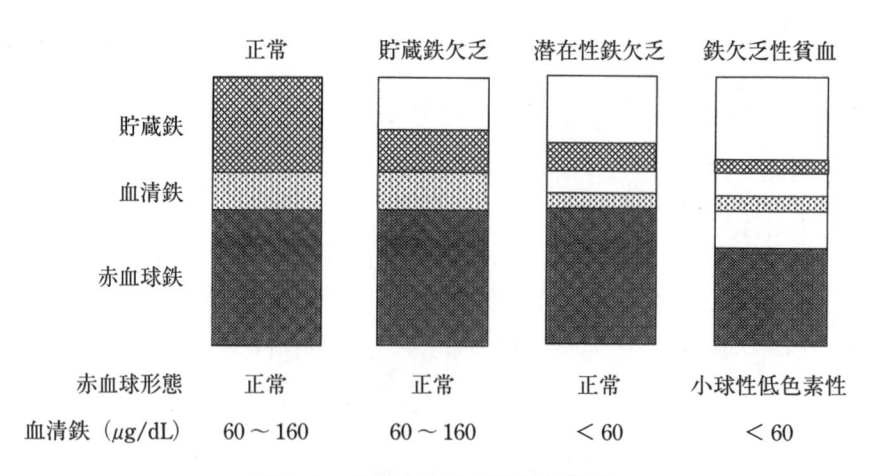

	正常	貯蔵鉄欠乏	潜在性鉄欠乏	鉄欠乏性貧血
赤血球形態	正常	正常	正常	小球性低色素性
血清鉄（μg/dL）	60〜160	60〜160	< 60	< 60

図 8.3 生体内の鉄の需要と供給

続している原疾患がある場合は，鉄剤の使用だけでは治療効果は得られないので，出血原因の治療が必要である．この治療には，原則的に経口的に鉄剤投与を行う．鉄剤を注射投与しても，鉄剤の投与は原則として大幅な優位性をもつことはない．また，鉄剤の静注投与はアナフィラキシー様反応等の副作用を伴うことがある．したがって，鉄剤の注射投与は以下のようなケースに限定すべきである．経口剤で消化器の副作用がきわめて強い患者，消化管障害のために鉄吸収障害が疑われる患者，活動性消化性潰瘍病変に対する鉄剤の刺激作用が懸念される患者，経口剤の服薬指示が守れない患者などである．

内服鉄製剤には種々の剤形があるが，製剤間には吸収率等の点で優劣はなく，鉄含量に換算して1日100〜200 mgを服用する．鉄剤には，徐放鉄剤（硫酸鉄），有機酸鉄（溶性ピロリン酸第二鉄，フマル酸第一鉄，クエン酸第一鉄ナトリウム），注射用鉄（含糖酸化鉄，コンドロイチン硫酸・鉄コロイド，ジデフェロン）がある．内服鉄製剤は食直後に服用すると胃腸障害が軽減される．鉄剤を使用しても偏食などのために動物性タンパク質が摂取されていないと十分な効果が期待できない．鉄の消化管吸収は能動的であり，長期鉄剤を投与しても鉄過剰症による毒性発現の危険はない．鉄剤投与による副作用は，主として悪心，嘔吐，下痢などの消化器症状であるが，これらの副作用は含有される鉄量に依存しているので減量により緩和できる．

鉄剤投与開始後約1週間でまず網状赤血球数が上昇を開始し，次いでヘモグロビン濃度が上昇する．鉄剤の投与は，ヘモグロビン濃度が正常化した後も，貯蔵鉄量を十分に回復させるまで3〜6か月程度の期間にわたり継続する必要がある．アスコルビン酸（500 mg）の併用は，食事中の鉄イオンを第二鉄から第一鉄に変化させて，鉄の吸収を10〜30％高める．一方，テトラサイクリン系薬やアルミニウムを含む制酸剤（合成ケイ酸アルミニウム，乾燥水酸化アルミニウムゲル）は鉄をキレート結合して双方の薬物の吸収が低下するため，併用する場合は投与時間を最低2時間程度離すべきである．緑茶，紅茶，コーヒーに含有されるタンニン酸が鉄と不溶性の塩を形成して鉄の吸収を阻害するとの説があるが，鉄欠乏性貧血患者を対象とする臨床試験では影響は観察されていない．

静注投与による鉄補充を安易に長期継続すると鉄投与過剰症 hemochromatosis を発症することがあるので，静注投与により鉄剤と投与する場合には必要量の正確な算出が不可欠である．組織トランスフェリンの結合能を上回る鉄を投与すると，遊離した鉄により組織毒性が発現するため，肝硬変，慢性膵炎，皮膚着色を招くことがある．

A. 徐放剤（硫酸鉄）

プラスチック粒子中に硫酸第一鉄を分散させた徐放剤で，プラスチック粒子は鉄放出後そのまま糞便中に排泄される．吸収された鉄は血漿トランスフェリンと結合し，トランスフェリン結合鉄となり骨髄で赤芽球に取り込まれ，ヘモグロビン合成に利用される．低Hb濃度，貯蔵鉄量，血清鉄値などを回復させる．鉄欠乏状態にない患者には鉄過剰症のおそれがあるので禁忌である．鉄剤の過量投与を防ぐため，定期的に血液検査を受ける必要がある．

B. 有機酸鉄

溶性ピロリン酸第二鉄，フマル酸第一鉄，クエン酸第一鉄ナトリウムが有機酸鉄に分類され，

硫酸鉄と同様の作用，副作用，薬物相互作用をもつ．溶性ピロリン酸第二鉄にはシロップ剤，フマル酸第一鉄にはカプセル剤，クエン酸第一鉄ナトリウムには顆粒と錠剤がある．

C．注射用鉄剤

注射用鉄剤には含糖酸化鉄，コンドロイチン硫酸・鉄コロイド，ジデフェロンがある．ジデフェロンはデキストリン，クエン酸配位の水酸化第二鉄の高分子錯体で，肝網内系へ速やかに取り込まれる．注射用鉄剤は鉄剤の経口投与が困難な場合に用いられる．いずれの注射用鉄剤も重篤な肝障害，鉄欠乏にない患者，鉄注射剤過敏症には禁忌である．

8.1.3.2　巨赤芽球性貧血の治療薬

【病態，症状，薬物治療】

ビタミン B_{12} や葉酸は細胞内の核 DNA 合成反応の補酵素として重要である（図 8.4）．これらの因子が欠乏すると，細胞分裂の盛んな骨髄の造血組織に強い影響が出現する（骨髄は毎日 2000 億個の赤血球を産生している）．骨髄の赤血球造血系の分裂障害により，骨髄組織では巨赤芽球細胞数が増加する．末梢血中の平均赤血球容積は正常値（MCV，82.7〜101.6 fL）を超え，120 fL に達することもある．したがって，ビタミン B_{12} や葉酸の欠乏により生じる貧血は大球性貧血である．

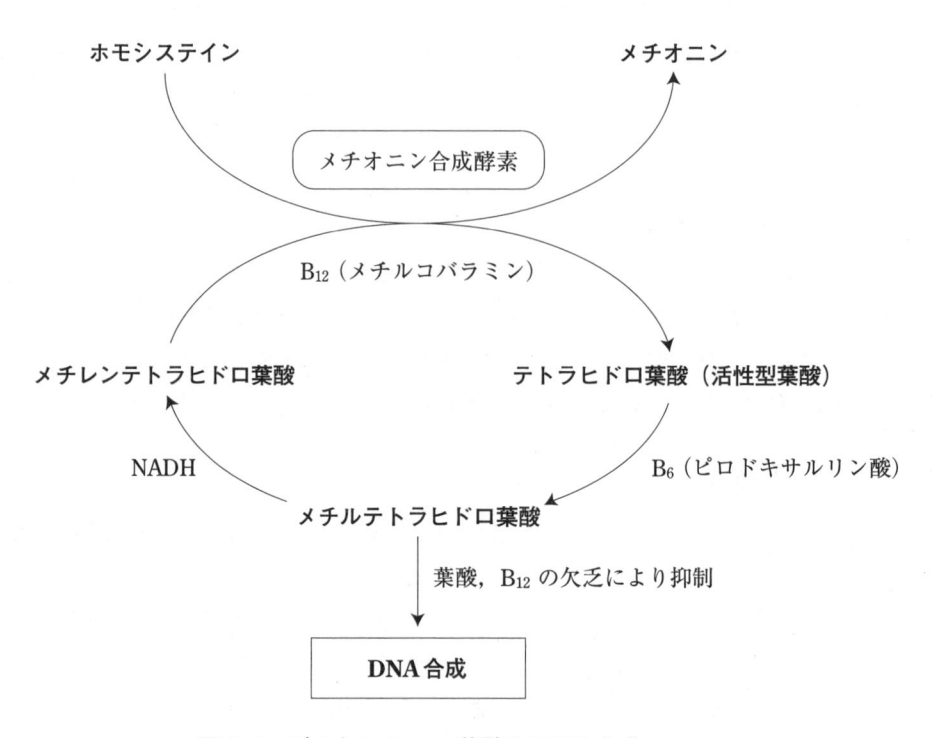

図 8.4　ビタミン B_{12}，葉酸と DNA 合成

A. ビタミン B₁₂ 欠乏症（悪性貧血）

巨赤芽球貧血 megaloblastic anemia は人種的には北欧の白人に多く，日本人には少ない疾患である．胃粘膜細胞に対する自己免疫的機序の関与が疑われる慢性的な胃炎とそれに続発する胃粘膜の萎縮のため，胃粘膜からのビタミン B₁₂ の吸収に必要な内因子の分泌が低下し，その結果，ビタミン B₁₂ の吸収障害が生じる．ビタミン B₁₂ は内因子と結合して回腸末端から吸収されるため，胃切除（潰瘍・癌による），回腸末端切除（クローン病などのため）や，寄生虫（広節裂頭条虫：サナダムシ）感染でも発症することがある．さらに，DNA 合成阻害作用を有する抗癌薬 [5-FU（フルオロウラシル），ヒドロキシウレア，シタラビン（Ara-C）] などの投与により，薬剤性にも生じることがある．

貧血自体に起因する臨床症状は鉄欠乏性貧血と同様である．しかし，ビタミン B₁₂ 欠乏症では，骨髄と同様に細胞回転が早い消化管粘膜上皮細胞の成熟にも障害が生じるため，特徴的な舌炎（発赤）と舌乳頭の萎縮（平坦化）が生じる．さらに，ビタミン B₁₂ は神経鞘のミエリン形成にも必要であるため，末梢神経障害（両下肢の振動覚の消失），脊髄の脱髄などを生じることもある．臨床検査では大球性貧血を生じ，白血球数と血小板数は減少する．骨髄はむしろ過形成となり，造血細胞の成熟障害が認められる．血清ビタミン B₁₂ の低下（正常値は 180〜800 pg/mL）により，ビタミン B₁₂ の吸収試験（シリング試験 Schilling test）では異常低値を示す．血清抗内因子抗体の検出も診断上重要である．

治療はビタミン B₁₂ 製剤（ヒドロキソコバラミン，シアノコバラミン，メコバラミン，コバマミド）の 1 mg 筋注を週 2〜4 回，貧血が改善するまで継続する．その後 1 年間は組織貯蔵量を回復させるため，月 1 回程度ビタミン B₁₂ 製剤を投与し，以後は終生 3 か月ごとの投与を続ける．ビタミン B₁₂ 製剤に副作用は少なく，注射剤の副作用にアナフィラキシー様反応，過敏症が重大な副作用として報告されている程度である．

B. 葉酸欠乏症

慢性のアルコール依存症患者では，食事性の葉酸摂取量が不足しがちであることと，アルコールが葉酸の中間代謝と吸収を阻害するため，葉酸欠乏症を生じることが多い．抗けいれん薬（フェニトイン，プリミドンなど）や経口避妊薬を長期服用している患者では葉酸の吸収阻害が生じるため，薬物性の葉酸欠乏（血清中濃度で 3 ng/mL，または赤血球中濃度で＜100 ng/mL）を生じることがある．抗腫瘍薬メトトレキサート，サルファ剤トリメトプリム・スルファメトキサゾール（ST 合剤）の投与では，葉酸代謝阻害のため，薬物性の葉酸欠乏症状が生じることがある．これらの治療には，葉酸（1〜2 mg/日）を経口的に 2〜3 週間投与する．

8.1.3.3 腎性貧血の治療薬

【病態，症状，薬物治療】

腎臓からは，組織の酸素分圧低下を産生刺激として，赤血球系の増殖因子であるエリスロポエチンが分泌されている．腎機能障害患者では，腎糸球体クリアランスが 45 mL/min 以下に低下

する時期から，エリスロポエチンの分泌低下に起因する貧血が発症することが多い．したがって，腎性貧血 renal anemia の治療には遺伝子組換え型ヒト・エリスロポエチン（エポエチンアルファ，エポエチンベータ）が使用される．1回3000単位を週3回投与すると，投与開始後10日目頃から赤血球増加効果が発現する．貧血が改善されれば，維持量として1500〜3000単位を週2〜3回投与し，ヘモグロビン濃度値を10〜11 g/dL前後に維持する．これ以上ヘモグロビン濃度が上昇すると血液粘度が増大するため，血液透析患者では動静脈シャントの閉鎖，高血圧，血栓症などの合併症の危険が高まる．腎性貧血の治療にはエリスロポエチンの投与が必須であるが，患者の体内鉄貯蔵量が減少していると十分な効果が期待できないので，血清フェリチン濃度の低下から鉄欠乏状態が推測される患者では鉄剤の補充投与も必要となる．

8.1.3.4　再生不良性貧血の治療薬

【病態と症状】

　末梢血中の赤血球，白血球および血小板は，骨髄中の多能性幹細胞 stem cell から分化すると考えられている．何らかの理由で未熟な細胞である骨髄系の血液幹細胞が障害されると，赤血球，白血球および血小板すべての低形成状態を招き，再生不良性貧血 aplastic anemia を発症する．発症は緩徐であり，病態が進行すると，貧血による全身倦怠感，白血球減少による易感染性，血小板減少による出血傾向が出現する．症状出現から数年で大部分の患者が死亡する．通常，骨髄細胞は減少し脂肪で置き換わっている（脂肪髄）が，赤芽球の増加や形態異常が存在し，白血球系細胞にも異常がみられる場合には，急性白血病の潜伏状態［骨髄異形成症候群 myelodysplastic syndrome（MDS）］として別に扱う．

　再生不良性貧血の原因としては，ウイルス感染（肝炎罹患後）や薬物による副作用などがあるが，原因不明の場合が多い．急性肝炎の後に本疾患が発症した場合は重症型が多い．再生不良性貧血の原因となる薬物としては，クロラムフェニコール（1/10000〜40000例の頻度），フェニルブタゾン，オキシフェンブタゾン，インドメタシン，ジクロフェナク，金製剤，フェニトインなどが知られている．

【薬物治療】

　根本的な治療は骨髄移植のみである．50歳未満の患者で組織適合性のある骨髄提供者が存在する場合には，骨髄移植が第一選択となる．骨髄移植により約80％の患者が長期生存可能となっている．骨髄移植後には免疫抑制療法が行われるが，合併症として間質性肺炎，サイトメガロウイルス（CMV）感染症やアスペルギルスなどの真菌感染症が問題となる．また，急性および慢性に移植組織細胞が宿主を免疫攻撃する GVHD（graft versus host disease）が発症するため，メトトレキサートやシクロスポリンなどの免疫抑制薬が予防に用いられる．急性 GVHD の症状は，皮疹と下痢，肝機能異常，免疫不全である．GVHD が発症した場合は，副腎皮質ステロイド，抗ヒトリンパ球ウマ免疫グロブリン（ALG），抗ヒト胸腺細胞ウマ免疫グロブリン（ATG），シクロスポリンで治療する．慢性の GVHD は，移植後3か月以後に25％前後の患者に生じる．症状は全身性エリテマトーデス systemic lupus erythematosus（SLE）などの自己

免疫疾患に類似するが，患者の 80 ％は副腎皮質ステロイド，シクロスポリン，アザチオプリンなどの投与に反応する．抗ヒトリンパ球ウマ免疫グロブリン（ALG）は異種タンパク質であるため，発熱，悪寒，低血圧の即時型免疫反応や，投与後 1 〜 2 週間後に関節痛や皮疹などが現れる血清病様症状［異種血清などの非経口的投与後に生じる自己限定的な免疫疾患（血清病）に類似した症状］を生じる．

50 歳以上の患者では GVHD が強くなるため骨髄移植の適応とはならず，抗ヒト胸腺細胞ウマ免疫グロブリン（ATG），シクロスポリン，または高用量の副腎皮質ステロイド（メチルプレドニゾロンのパルス療法など）による治療が行われる．軽症例では男性ホルモンの投与が行われることもあるが，男性化と肝障害の副作用を生じる．肝障害では，胆汁うっ滞性黄疸が多いが，長期投与では良性または悪性の肝腫瘍を生じる危険もあるため，選択される頻度は低い．

8.1.3.5 溶血性貧血の治療薬

【病態，症状】

他の貧血が骨髄内での未熟な段階の赤芽球が分化する過程で発生する障害を原因とするのに対して，溶血性貧血 hemolytic anemia は末梢血中の成熟赤血球における障害による．骨髄で成熟細胞に分化した赤血球は，外傷などの原因で出血が生じない限り 120 日程度の寿命の期間を血管内で循環し続け，寿命のつきた赤血球は脾臓や肝臓で破壊される．一方，何らかの理由で 120 日間の寿命に至る前に早期に破壊されることがあり，このような状態を溶血と呼ぶ．骨髄での血球の産生（造血）が溶血による赤血球の減少に間に合わないと，末梢血中の赤血球が徐々に減少し貧血状態に陥る．溶血反応が持続すると，破壊された赤血球を捕捉して処理する脾臓が肥大し，脾腫を生じる．破壊赤血球のヘモグロビンが代謝される際に生じるビリルビンの濃度が上昇するため，黄疸（抱合型の間接ビリルビン高値）が現れる．

溶血性貧血の原因としては，先天性（遺伝性）のもの，自己免疫によるもの，薬物の副作用がある．先天的な溶血性貧血の原因としては，遺伝性鎌状赤血球症などの赤血球膜異常が多く，その他，赤血球膜を酸化ストレスから保護する還元因子（NADH，NADPH，グルタチオンなど）を産生する酵素（グルコース-6-リン酸脱水素酵素，ビリルビンキナーゼなど）の遺伝的欠損でも溶血性貧血を生じる．溶血性貧血を引き起こす薬物としては，クロロキンなどの抗マラリア薬，メフェナム酸，インドメタシンなどの非ステロイド性抗炎症薬（NSAIDs），メチルドパなどの高血圧治療薬，セフェム系およびペニシリン系抗生物質などが知られている．

【薬物治療】

先天性溶血性貧血の治療には，輸血と脾臓の摘出が行われる．自己免疫性溶血性貧血に対しては，まずプレドニゾロンなどの副腎ステロイドの大量療法が試みられ，効果が十分でない場合は他の免疫抑制薬も用いられる．それでも効果がみられない場合は脾臓摘出が行われる．薬剤性溶血性貧血では，原因と考えられる薬物の使用を直ちに中止する．軽度の場合は原因薬物の投与を中止するだけで回復することが多い．重症の場合は副腎皮質ステロイドによる免疫抑制療法が選択される．

8.2 多血症 Polycythemia

8.2.1 病態と症状

多血症は赤血球増加症 erythrocytosis とも呼ばれ，循環血漿量減少に伴う相対的赤血球増加と循環赤血球量が増加する絶対的赤血球増加に分類される．血液の粘稠度が増すため，頭痛・めまいなどの非特異的な中枢神経症状や高血圧が出現するほか，脳梗塞，心筋梗塞などの原因にもなり得る．

男性の場合，末梢血の赤血球数が 600 万/mm^3 以上，またはヘモグロビン濃度が 18 g/dL 以上で，多血症と診断される．多血症は，腫瘍を原因とする真性多血症と，主として環境要因による二次性多血症に分類される．真性赤血球増多症は骨髄幹細胞の腫瘍性増殖に基づく疾患である．中高年に生じ，慢性的な経過をとる．赤ら顔，皮膚瘙痒，脾腫がみられ，血液粘度増大のため，高血圧や血栓症を生じる．一方，空気の希薄な高地に居住，換気障害のある肺疾患や静脈血の一部が動脈に流入する先天性心疾患（心室中隔欠損など）による低酸素血症，エリスロポエチンの過剰分泌を生じる腫瘍や腎疾患などが原因となって起こる赤血球数の増加を，二次的（あるいは続発性，症候性）多血症という．強度の脱水（発汗，下痢など）では血漿成分が失われるため血液濃縮が起こり，見かけ上の赤血球増加が生じることがあるが，このような場合は水分と電解質の補給を行うことにより赤血球数は速やかに正常値に回復し，多血症とは呼ばない．

8.2.2 薬物治療

頭痛，めまい，高血圧などの臨床症状が強い場合は，とりあえず瀉血（人為的に 200～400 mL の血液を採血し除去すること）を行う．腫瘍性の真性多血症では，ブスルファンなどのアルキル化薬などの抗腫瘍薬を少量，長期間投与する．腎疾患やエリスロポエチン産生過剰を引き起こす腫瘍を原因とする場合は外科的手術も必要となる．

［トピックス］
一酸化炭素は酸素よりもヘモグロビンに強く結合するため，Hb の酸素運搬を阻害する有毒ガスであるが，一酸化窒素（NO）と同様に，各種臓器，器官において産生されるガス状の生理活

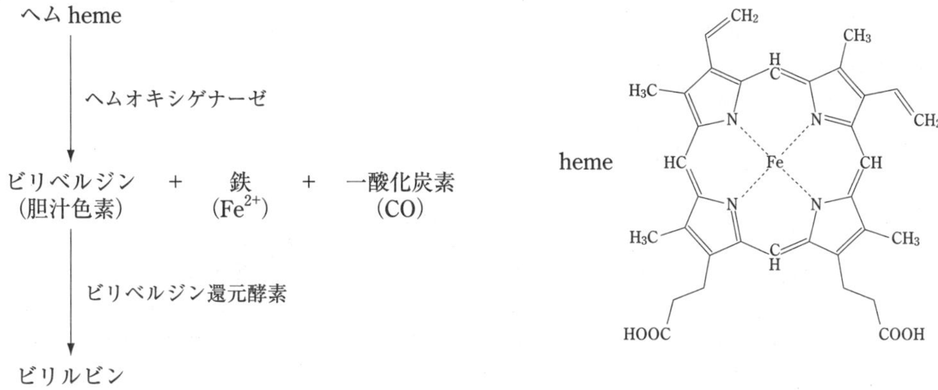

ヘム heme
↓ ヘムオキシゲナーゼ
ビリベルジン ＋ 鉄 ＋ 一酸化炭素
（胆汁色素） （Fe^{2+}） （CO）
↓ ビリベルジン還元酵素
ビリルビン

図 8.5　一酸化炭素：ヘモグロビンに由来するガス状生理活性物質

性物質として働くことが明らかにされてきた．生体内で一酸化炭素を生成する酵素としては，ヘムオキシゲナーゼ heme oxygenase（HO）が知られる（図 8.5）．HO には誘導型と構成型の 2 種類があり，誘導型 HO（HO-1）は酸化ストレスなどにより発現誘導される．HO-1 は血小板生理活性物質としても注目されており，HO-1 誘導により産生された一酸化炭素は，血小板機能を修飾することにより，内在性毒素により惹起される白血球の接着を抑制する．一酸化炭素は生体組織に浸透しやすいガスであり，血小板機能を修飾することにより，止血・凝固，炎症などに関与することが考えられる．

8.3　白血球（顆粒球）減少症　Leukocytopenia

8.3.1　病態と症状

　白血球は多能性造血幹細胞から分化した血球細胞であり，顆粒球（好中球，好酸球，好塩基球），リンパ球，単球に分類される．末梢血中の白血球数が 4000/μL 未満（基準値例：4000 〜 9000/μL）に減少する病態を白血球減少症という．白血球の 35 〜 70 ％は顆粒球であり，そのほとんどは好中球なので，本症は顆粒球減少症 granulocytopenia（好中球減少症 neutropenia と同義：好中球として 1500/μL 以下）をさす場合が多い．なお，好中球数が 500 〜 150/μL 以下に減少した場合を無顆粒球症という．好中球数が 1000/μL 以下になると細菌感染への抵抗力が低下し，日和見感染をきたしやすくなる．その結果，咽頭粘膜などの発赤，発熱，頭痛などを起こし，肝機能障害を伴う場合もある．さらに，好中球数が 500/μL 以下になると敗血症に至る

表 8.7　好中球減少症の成因

主に産生低下に起因
1. 腫瘍：骨髄腫，悪性リンパ腫
2. 血液疾患：急性白血病，再生不良性貧血
3. 薬剤：癌化学療法における抗悪性腫瘍薬など
4. 放射線照射

主に崩壊亢進に起因
1. 免疫性：自己抗体（全身性エリテマトーデス），同種抗体，薬剤（抗生物質など）
2. 非免疫性：ウイルス感染（肝炎），腸チフス，リケッチア，脾機能亢進

危険性が高くなる．

　好中球減少症の成因は，好中球の産生低下と崩壊亢進に大別されるが，その原因となる疾患などを表 8.7 に示す．産生低下は，骨髄の腫瘍，薬剤（抗悪性腫瘍薬，抗生物質），血液疾患（急性白血病，再生不良性貧血），放射線照射などによる造血障害に起因する．崩壊亢進の成因は，免疫性と非免疫性の機序に分けられる．免疫性としては，抗白血球抗体などの自己抗体が出現し，II 型アレルギーによる細胞障害性機序で細胞の破壊が亢進する場合があり，これを自己免疫性好中球減少症という．特発性と続発性（全身性エリテマトーデス）がある．また，新生児好中球減少症という母児間の好中球特異抗原の不適合などの同種抗体に起因する場合や，薬物（抗生物質など）アレルギーが関与する場合がある．非免疫性としては，ウイルス性の感染症や脾臓の機能亢進（脾臓への好中球の分布が増大）がある．また，遺伝性や特発性（例：慢性特発性好中球減少症）で原因不明の場合もある．これらの成因により好中球が減少するが，赤血球や血小板の減少も伴う場合は汎血球減少症という．

8.3.2　薬物治療

　原因疾患に対する治療を行い，薬剤が原因と疑われる場合はその投与を中止する．併発する感染症に対しては，広域スペクトラムの抗菌薬の投与を行う．自己免疫性で好中球の崩壊が亢進している場合には，プレドニゾロンなどのグルココルチコイドが好中球数改善の目的で投与される．悪性腫瘍に対する化学療法や骨髄移植後の免疫抑制療法，放射線療法などにおいて，本来の治療効果に付随して必然的に生じる好中球の減少に対して，また急性白血病の治療において，白血球数の回復を早める目的で顆粒球の分化・増殖因子を用いる．

8.3.3 治療薬各論

8.3.3.1 顆粒球（好中球）減少症の治療薬

好中球（分葉核球）は，造血幹細胞から顆粒球マクロファージ系幹細胞 colony-forming unit-granulocyte-macrophage（CFU-GM）→骨髄芽球→前骨髄球→（好中）骨髄球→（好中）後骨髄球→幼弱好中球（桿状核球，末梢血中へ放出）への分化を経て産生される．この分化・増殖過程に対して促進作用を示すヒト顆粒球コロニー刺激因子などが，好中球減少症の治療薬として用いられる（表 8.8）．

A. ヒト顆粒球コロニー刺激因子

ヒト顆粒球コロニー刺激因子 granulocyte colony-stimulating factor（G-CSF）は，前骨髄球などに作用して好中球への分化や増殖を促進する．G-CSF 製剤には注射剤があり，フィルグラスチム，レノグラスチム，ナルトグラスチムが使用されている．主に，先天性・特発性の好中球減少症や再生不良性貧血の治療と，急性白血病の治療を含めたがん化学療法における抗悪性腫瘍薬の投与終了後に用いられる．

B. マクロファージコロニー刺激因子

マクロファージコロニー刺激因子 macrophage colony-stimulating factor（M-CSF）は，単球・マクロファージに作用することで G-CSF や顆粒球・マクロファージコロニー刺激因子

表 8.8 好中球減少症の治療薬

分 類	薬物名（商品名）	適 応	主な副作用	備 考
G-CSF 系	フィルグラスチム filgrastim（グラン） レノグラスチム lenograstim（ノイトロジン）	癌化学療法・再生不良性貧血・骨髄移植における好中球減少症・急性（骨髄性・リンパ芽球性）白血病	間質性肺炎，急性呼吸窮迫症候群，ショックなど	骨髄中の芽球が十分に減少していないか，末梢血中に骨髄芽球の認められる骨髄性白血病には禁忌
	ナルトグラスチム nartograstim（ノイアップ）	再生不良性貧血（小児のみ）・骨髄移植時における好中球減少症，急性リンパ性白血病		
M-CSF 系	ミリモスチム mirimostim（ロイコプロール）	骨髄移植や卵巣癌・急性骨髄性白血病の治療における好中球減少症	ショック，発熱，悪心，頭痛など	
その他	ロムルチド romurtide（ノピア）	放射線療法における好中球減少症	発熱，発疹，全身倦怠感など	放射線療法の開始後から期間中に継続投与

(GM-CSF) の産生・分泌を促進し，結果的に好中球を増加させる．その製剤としては，ミリモスチム（注射剤）があり，骨髄移植（造血幹細胞移植）や卵巣癌・急性骨髄性白血病の治療における好中球減少症に用いられる．

C. ロムルチド

ロムルチド（ムラミルジペプチド誘導体）は，単球・マクロファージを刺激して G-CSF や GM-CSF などの産生を促進して，M-CSF 製剤と同様の作用を示す．その製剤には注射剤があり，放射線療法における好中球減少症に用いられる．

8.4 白血病と類縁疾患 Leukemia and related diseases

8.4.1 病態と症状

血球細胞である白血球（顆粒球・単球・リンパ球），赤血球および血小板は，骨髄の多能性造血幹細胞がさまざまな前駆細胞（芽球）を経て分化成熟することで形成される．白血病は，骨髄中で腫瘍化した造血幹細胞が白血病細胞（異常な芽球や正常機能をもたない成熟細胞）となることで生じる血球細胞の悪性腫瘍である．一般に，正常な細胞は分化成熟した後，自然・計画的にアポトーシス（プログラムされた細胞死・自殺）を起こすが，白血病では何らかの原因で造血幹細胞の遺伝子に異常が生じ，そのために白血病細胞はアポトーシスを起こさなくなり，無制限に自律性の増殖を繰り返す．その結果，骨髄が白血病細胞で占められて正常な造血機能が抑制され，血液中の白血球，赤血球，血小板の数が減少するとともに，白血病細胞が増加する．白血病では感染症，貧血，出血・紫斑などのさまざまな症状を呈する．また，骨髄から漏出した白血病細胞が，肝，脾，関節，中枢神経系などの他臓器へ浸潤して，肝や脾の腫大，関節痛，中枢神経白血病の症状（頭痛，悪心）などを引き起こす．

白血病の原因は完全には解明されていないが，遺伝子の異常に起因した染色体の相互転座などが発症要因となり，その結果，分化能を欠失した細胞や異常増殖を示す細胞が増加すると考えられている．遺伝子異常を起こす要因として，放射線照射（被爆，悪性腫瘍の治療時），化学物質（ベンゼン），抗悪性腫瘍薬（治療に伴う続発性の白血病），ある種のウイルス，先天性疾患（Down 症候群，Fanconi 貧血）などがあげられる．

白血病の病型には急性と慢性があるが，それらは臨床的な経過からではなく，増加する白血病細胞の分化の程度の違いによって分類される．「急性」は分化能をもたない幼弱な芽球が増加する白血病であり，「慢性」は分化成熟能を保持した白血病細胞が増殖するために芽球やさまざま

な成熟段階の白血病細胞が増加する場合を指す．このように，急性と慢性では白血病細胞の性質に違い（異なる遺伝子異常による）があることから，急性の病態が慢性化することはない．しかし，慢性白血病は急性に転化する（芽球が急性に増加する）場合がある．また，増加する白血病細胞の種類により，主に顆粒球などの骨髄球系の場合は「骨髄性」とし，リンパ球系の場合は「リンパ芽球性・リンパ球性」と分類する．このような観点から，白血病は以下の4種類に大別され，また，急性白血病の各病型は，FAB（French-American-British）分類やWHO分類により，さらにいくつかの亜型に細分類されている（表8.9に示す）．

・急性骨髄性白血病 acute myelogenous leukemia（AML）（骨髄性＝骨髄球性）
・急性リンパ芽球性白血病 acute lymphoblastic leukemia（ALL）（リンパ芽球性＝リンパ性）
・慢性骨髄性白血病 chronic myelogenous leukemia（CML）（慢性顆粒球性白血病と同義）

表8.9　白血病の分類

白血病の分類と亜型	特徴・備考	
急性骨髄性白血病 　WHO分類：4種の亜型＊ 　FAB分類：8種の亜型（M0～M7） 　　M0：急性未分化型骨髄性白血病 　　M1：急性未分化型骨髄芽球性白血病 　　M2：急性分化型骨髄芽球性白血病 　　M3：急性前骨髄球性白血病 　　M4：急性骨髄単球性白血病 　　M5：急性単球性白血病 　　M6：急性赤白血病 　　M7：急性巨核芽球性白血病	主に幼弱な芽球性の白血病細胞の増加	芽球のミエロペルオキシダーゼ（MPO）陽性細胞（顆粒球・単球系細胞で陽性；リンパ・赤芽球・血小板系細胞で陰性）の比率が3%以上（例外：M0, M5, M7）．骨髄中の細胞の20%以上が白血病細胞（芽球）で占められる．なお，それ未満の場合は骨髄異形成症候群に分類される．M2～M5の白血病の発症には染色体相互転座が関与する場合があり，それらは，WHOの分類では「染色体相互転座を有する急性骨髄性白血病」に分類される．例：M3の発症は染色体相互転座 t（15；17）に起因する場合が多い．
急性リンパ芽球性白血病 　WHO分類での疾患名：前駆型リンパ芽球性白血病リンパ腫 　FAB分類：3種の亜型（L1～L3）＊＊		小児に比較的多い． MPO陽性芽球が3%未満． 骨髄中の細胞の25%以上が白血病細胞（芽球）で占められる．なお，それ未満の場合は悪性リンパ腫に分類される．
慢性骨髄性白血病 　成人型慢性骨髄性白血病 　若年型慢性骨髄性白血病	芽球性から成熟細胞までの各段階の白血病細胞の増加	症例の多くがフィラデルフィア（Ph）染色体陽性の成人型． 若年型（Ph染色体陰性）の予後は，陽性の場合よりも悪い． 慢性骨髄単球性白血病は骨髄異形成症候群に分類される．
慢性リンパ球性白血病 　B細胞性慢性リンパ性白血病 　T細胞性慢性リンパ性白血病		症例のほとんどがB細胞性慢性リンパ性白血病． 中高年白人男性に比較的多い．

＊　次の4種に分類：1）染色体相互転座を有する急性骨髄性白血病；2）多血球系異形成を伴う急性骨髄性白血病（骨髄異形成症候群が白血病化したものはこの範疇に入る）；3）治療に随伴した急性骨髄性白血病と骨髄異形成症候群；4）これら以外の急性骨髄性白血病（M0～M7のうち，M3以外はこの範疇に入る）．
＊＊　FAB分類では形態学的にL1（小型芽球），L2（大型芽球），L3（細胞内に空胞を有する大型芽球）の3種に分類され，WHOの分類ではL1とL2は区別なく前駆型リンパ芽球性白血病リンパ腫に分類され，L3は悪性リンパ腫（バーキットリンパ腫）に分類される．

・慢性リンパ球性白血病 chronic lymphocytic leukemia（CLL）（リンパ球性＝リンパ性）

　わが国における白血病の罹患率は人口10万人当たり年間約5人で，急性と慢性の白血病患者数の比は約4：1である．急性白血病のうち，骨髄性とリンパ芽球性の比は，成人では約3：1，小児では約1：4である．また，慢性白血病に関しては，骨髄性とリンパ球性の比は約9：1で，特にリンパ球性の罹患率は欧米に比べかなり低い．なお，成人T細胞白血病リンパ腫 adult T-cell leukemia/lymphoma（ATLL）は，ヒトTリンパ球向性ウイルス1型（HTLV-1）で癌化したT細胞による悪性リンパ腫が白血病化したもので，上記4種の病型の範疇には入らない．

8.4.2　薬物治療

　白血病における治療目標は，白血病細胞をすべてなくすことである．治療により寛解（治癒ではない）を目指すが，病型により発症機構や病態が異なることから，化学療法（薬物治療）に用いる治療薬の種類や用法も異なる．表8.10には各病型に使用される治療薬を示したが，それらのうち，主として用いられる治療薬を治療薬各論，表8.11および表8.12に記載した．急性白血病の最初の治療目標は骨髄中の白血病細胞を減少させることであるが，化学療法により白血病細胞が骨髄中の細胞の5％以下になり，正常な細胞が増えてきた状態を完全寛解状態という．発症時には体内に約10^{12}個存在するといわれる白血病細胞は完全寛解後でも約10^9個残存しており，この状態では再発する場合があることから，寛解後もさらに治療を行う必要がある．このように急性白血病の化学療法（多剤併用）では，完全寛解を目指した寛解導入療法と，さらに白血病細胞を減少させるための寛解後療法がある．寛解後療法では，地固め療法（治療薬は導入療法と同じ場合と異なる場合がある）の後に，維持療法（減量して継続投与）や強化療法（導入療法と同程度の強さ）を行う．中枢神経白血病の症状に対しては，薬剤の中枢神経系への移行が悪いため，髄腔内に注射する場合がある．一方，慢性白血病では，比較的臨床症状に乏しい期間に単剤での治療が行われる．なお，急性前骨髄球性白血病 acute promyelocytic leukemia（APL，表8.9参照）および慢性骨髄性白血病の場合は，治療標的が比較的明確であることから，寛解に向けて特異的な分子標的治療薬を用いる．また，白血病の症状や治療薬（抗悪性腫瘍薬）の副作用に対処するために，感染症に対する抗生物質の投与，好中球減少に対する顆粒球の分化・増殖因子（8.3　白血球減少症参照）の投与，嘔吐に対する制吐薬の投与，輸血なども併せて行う（支持療法）．実際の治療においては化学療法のみでは治癒しない場合もあり，ヒト白血球型抗原 human leukocyte antigen（HLA）の適合者（血縁者が望ましい）から，骨髄，末梢血，臍帯血を移植組織とした造血幹細胞移植療法が行われることがある．

表 8.10　白血病に対して適応ある薬物

分　類	薬物名（商品名）	適　応
アルキル化薬	シクロホスファミド cyclophosphamide（エンドキサン注・錠），メルファラン melphalan（アルケラン注）	白血病（急性・慢性）
	チオテパ thiotepa（テスパミン注）	慢性白血病
	ブスルファン busulfan（マブリン散），ラニムスチン ranimustine（サイメリン注）	慢性骨髄性白血病
代謝拮抗薬	メトトレキサート methotrexate（メソトレキセート注・錠）	白血病（急性・慢性）
	シタラビン cytarabine（キロサイド注），エノシタビン enocitabine（サンラビン注），L-アスパラギナーゼ L-asparaginase（ロイナーゼ注）	急性白血病
	メルカプトプリン mercaptopurine（ロイケリン散）	急性白血病，慢性骨髄性白血病
	ヒドロキシカルバミド hydroxycarbamide（ハイドレアカプセル）	慢性骨髄性白血病
	リン酸フルダラビン fludarabine phosphate（フルダラ注）	慢性リンパ球性白血病
微小管阻害薬	硫酸ビンクリスチン vincristine sulfate（オンコビン注）	白血病（急性・慢性）
	硫酸ビンデシン vindesine sulfate（フィルデシン注）	急性白血病
抗腫瘍性抗生物質	塩酸ダウノルビシン daunorubicin hydrochloride（ダウノマイシン注），塩酸ピラルビシン pirarubicin hydrochloride（テラルビシン注），塩酸エピルビシン epirubicin hydrochloride（ファルモルビシン注），塩酸アクラルビシン aclarubicin hydrochloride（アクラシノン注），塩酸ミトキサントロン mitoxantrone hydrochloride（ノバントロン注）	急性白血病
	塩酸イダルビシン idarubicin hydrochloride（イダマイシン注）	急性骨髄性白血病
	塩酸ドキソルビシン doxorubicin hydrochloride（アドリアシン注）	急性リンパ芽球性白血病
トポイソメラーゼⅡ阻害薬	エトポシド etoposide（ラステット注）	急性白血病
分子標的治療薬	ゲムツズマブオゾガマイシン gemtuzumab ozogamicin（マイロターグ注）	急性骨髄性白血病*
	トレチノイン tretinoin（ベサノイドカプセル），タミバロテン tamibarotene（アムノレイク錠）	急性前骨髄球性白血病
	メシル酸イマチニブ imatinib mesilate（グリベック錠）	急性リンパ芽球性白血病**，慢性骨髄性白血病
生物製剤	インターフェロン-α interferon-α（スミフェロン注）	慢性骨髄性白血病
その他	三酸化ヒ素 arsenic trioxide（トリセノックス注）	急性前骨髄球性白血病

かっこ内は商品名と白血病への適応のある剤形を示す．剤形略語：注＝注射剤，錠＝錠剤，散＝散剤．

* 再発・難治性の CD33 陽性の急性骨髄性白血病に適応．
** フィラデルフィア染色体陽性の急性リンパ芽球性白血病に適応．
　表中の白血病の病型は薬物の適応範囲を示しており，例えば，急性白血病と記載のある場合は，急性骨髄性および急性リンパ芽球性白血病に用いられることを意味する．実際の薬物治療においては，多剤併用や大量投与の化学療法が行われる場合が多く，その際，グルココルチコイド（プレドニゾロン）も用いられる．

8.4.3 治療薬各論

8.4.3.1 急性骨髄性白血病の病態と治療薬

　本病型は成人に多く，骨髄球（顆粒球）系の異常な芽球が増える．症状としては，発熱，貧血症状，出血症状，骨痛（骨髄での増殖による）がみられ，肝脾腫，関節痛，中枢神経白血病の症状を呈する．リンパ節の腫脹は軽度である．また，亜型の一つである急性前骨髄球性白血病（表8.9参照）では，しばしば播種性血管内凝固症候群（DIC）を併発する．この病型では，アズール顆粒（正常な成熟過程では消失していく）を有する異常な前骨髄球が増加するが，この顆粒中の組織トロンボプラスチン様物質などの凝固系を促進する因子が血液中に増える結果，凝固因子が活性化されて全身的な凝固反応が生じる．この結果，凝固因子は消耗されて不足するため，血液凝固が障害され，出血斑，血尿などの症状を示すDICをきたす．また，線溶系の促進因子も細胞から放出されるため，さらに重篤な出血症状を呈する．さらに，化学療法に伴い大量の白血病細胞が破壊されると，これらの因子がさらに漏出して，DICは悪化する．

　本疾患の遺伝子異常として，染色体の相互転座が知られている．急性前骨髄球性白血病細胞に

表8.11　急性白血病の化学療法に用いられる治療薬の代表的な併用例

病　型	寛解導入療法に使用される治療薬	使用・併用例
急性骨髄性白血病	1. シタラビン（Ara-C），エノシタビン（BH-AC） 2. イダルビシン（IDR），ダウノルビシン（DNR） 3. メルカプトプリン（6-MP） 1と2との二剤併用が多い．また，この併用に6-MPを組み合わせる場合がある．	寛解導入療法 　Ara-C + IDR 地固め療法 　Ara-C＋塩酸ミトキサントロン（MIT）， 　Ara-C＋エトポシド（VP-16）， 　Ara-C＋塩酸アクラルビシン（ACR）， 　Ara-C大量 維持・強化療法 　BH-AC + VP-16， 　BH-AC + 6-MP， 　BH-AC + MIT
急性前骨髄球性白血病	1. トレチノイン（ATRA） 　タミバロテン（再発・難治性に適応） 　三酸化ヒ素（再発・難治性に適応） 2. IDR，DNR	寛解導入療法 　ATRA単剤 　ATRA + IDRまたはDNR 地固め療法は急性骨髄性（上記）に準じる．
急性リンパ芽球性白血病*	1. DNR，塩酸ドキソルビシン（DXR） 2. プレドニゾロン 3. 硫酸ビンクリスチン（VCR） 4. シクロホスファミド（CPA） 5. L-アスパラギナーゼ（L-Asp）	寛解導入療法 　左記の5種が併用される場合が多い． 地固め療法・維持療法 　左記以外に，メトトレキサート（MTX），6-MP，Ara-Cを用いる場合がある．

治療薬の名称として，かっこ内の略語が使用される場合がある．
* 本病型でフィラデルフィア染色体陽性の場合は，寛解導入療法においてメシル酸イマチニブが併用される．

おける染色体相互転座 t（15；17）では，第 17 番染色体にあるレチノイン酸受容体 α 遺伝子（RARα）を含む下流部分と第 15 番染色体にある PML（promyelocytic leukemia）遺伝子の下流部分とが入れ替わり（相互転座），PML/RARα 融合遺伝子が形成される．この融合遺伝子からは PML-RARα という異常（キメラ）タンパク質が産生されるが，PML-RARα には本来の RARα および PML が有する白血球の分化成熟促進作用がないため，白血球への分化は前骨髄球の段階で停止し，異常な前骨髄球が増加する．これを急性前骨髄球性白血病という．急性分化型骨髄芽性白血病（表 8.9 参照）では染色体相互転座 t（8；21）がみられ，また第 11 番染色体の相互転座（転座相手は複数）や第 16 番染色体の短腕と長腕内での転座 inv（16）に起因して，急性骨髄性白血病を発症することがある．

急性骨髄性白血病の化学療法に用いる治療薬のうち，代表的なものを以下に掲げる（表 8.11 参照）．寛解導入療法では，主にシタラビン（エノシタビン），塩酸イダルビシン（塩酸ダウノルビシン），メルカプトプリンが併用され，寛解後療法では，これらに加えて塩酸ミトキサントロン，エトポシド，塩酸アクラルビシンなども選択薬に加えられる．急性前骨髄球性白血病細胞の化学療法では，寛解導入時に全トランス型レチノイン酸のトレチノインを投与する．トレチノインは白血病細胞中の異常タンパク質である PML-RARα に作用し，停止していた分化過程を促進することで細胞にアポトーシスを起こさせる．

8.4.3.2　急性リンパ芽球性白血病の病態と治療薬

本病型は小児に多い悪性腫瘍であり，リンパ球系の異常な芽球が増えるため，リンパ節の腫脹がみられる．また，急性骨髄性白血病と同様に，発熱，感染症，貧血症状，出血症状，肝脾腫，骨痛，関節痛などを呈する．中枢神経白血病の症状は比較的強い．発症原因は不明であるが，成人における発症はフィラデルフィア染色体（異常な第 22 番染色体，慢性骨髄性白血病の項を参照）に起因することがあり，その場合は難治性である．

急性リンパ芽球性白血病の化学療法（表 8.11 参照）では，主に寛解導入時に塩酸ドキソルビシン（アドリアマイシン），塩酸ダウノルビシン，グルココルチコイド（プレドニゾロン），硫酸ビンクリスチン，シクロホスファミド，L-アスパラギナーゼを併用する．これらはリンパ（球）系の腫瘍に対して比較的有効性が高い．寛解後療法では，メトトレキサート，メルカプトプリン，シタラビンも併用される．フィラデルフィア染色体陽性の急性リンパ芽球性白血病の化学療法にはメシル酸イマチニブが使用される．

8.4.3.3　慢性骨髄性白血病の病態と治療薬

本病型における白血病細胞は分化能を有しているため，骨髄や血液中では顆粒球系の芽球から各成熟段階の白血病細胞が増えており，本病型は，慢性期，移行期，急性転化期へと進展していく．慢性期（数か月〜数年間）では症状に乏しく，骨髄や血液中では芽球の増加はみられないが，一般に好塩基球などの顆粒球が増加している．移行期から急性転化期になると骨髄中や末梢血中の芽球の割合が増加し，脾腫，貧血症状，出血症状，発熱がみられるようになる．

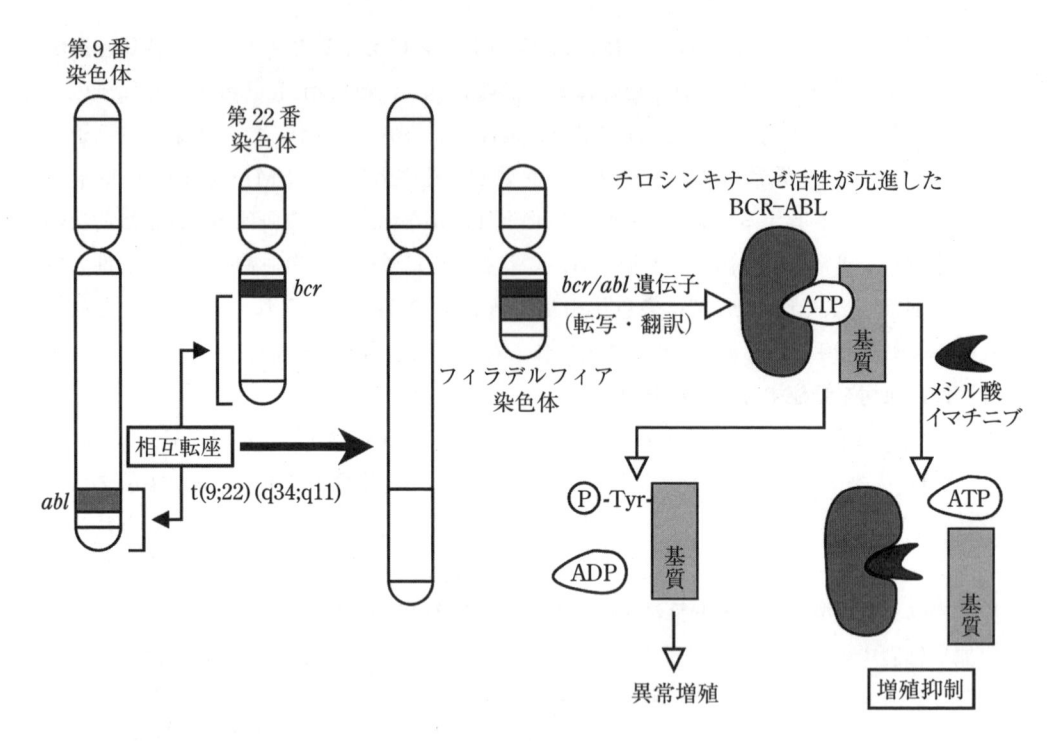

図 8.6 慢性骨髄性白血病の原因となる遺伝子異常とメシル酸イマチニブの作用

第9番染色体の長腕 q34 からの下流部分と, 第22番染色体の長腕 q11 からの下流部分との相互転座により, bcr/abl 融合遺伝子を有するフィラデルフィア染色体（異常な第22番染色体）が形成される. この融合遺伝子の産物である BCR-ABL のチロシンキナーゼ活性は亢進しており, 基質であるタンパク質のチロシン残基がリン酸化されることで白血病細胞が異常に増殖し, その結果, 慢性骨髄性白血病が発症する. 治療薬であるメシル酸イマチニブは, BCR-ABL のチロシンキナーゼ活性を ATP と拮抗することで阻害し, 白血病細胞の増殖を抑制する.

慢性骨髄性白血病の原因となる遺伝子異常に染色体相互転座 t (9;22) があり, 第9番染色体にある abl 遺伝子を含む下流部分が第22番染色体上の bcr 遺伝子の下流部分に転座して, 新たに第22番染色体上に bcr/abl 融合遺伝子が形成される（図 8.6 参照）. bcr/abl 融合遺伝子から産生される異常タンパク質の BCR-ABL では, ABL が本来有するチロシンキナーゼ活性の恒常的な亢進がみられる. その結果, BCR-ABL を有する白血病細胞はアポトーシスを起こしにくく, 異常増殖をきたして慢性骨髄性白血病（慢性期）を発症させる. bcr/abl 融合遺伝子を有する異常な第22番染色体をフィラデルフィア（Ph）染色体といい, 慢性骨髄性白血病患者の約 90 ％で認められる. 本病型では, 発症の後にさらに何らかの染色体異常が加わり, 急性転化をきたす.

慢性骨髄性白血病（Ph 染色体陽性）の化学療法では, BCR-ABL のチロシンキナーゼ活性を阻害するメシル酸イマチニブが第一選択薬として用いられる（表 8.12, 図 8.6 参照）. 本薬は単剤で投与され, 慢性期に著効を示す. 一方, 移行期以降では投与量が増加されるが, 寛解への導入率は慢性期に比べて低い. なお, 他剤との併用に関しては有効性や安全性は確立されていない. また, bcr/abl 融合遺伝子の変異による薬剤耐性などから, 本薬の効果が不十分な場合がある. 現在, 同様な作用機序をもつ新規の治療薬としてダサチニブ, ニロチニブ, NS-187 などが

表8.12 慢性白血病の化学療法に用いられる代表的な治療薬

病型	治療薬	作用	主な副作用	備考
慢性骨髄性	メシル酸イマチニブを単剤で投与	BCR-ABLのチロシンキナーゼ活性をATPと拮抗することで阻害し，白血病細胞の増殖を抑制する．	好中球・血小板減少，貧血，肝機能障害，体液貯留（胸水，肺水腫，腹水）など．	本病型のほとんどがフィラデルフィア染色体陽性なので，本治療薬を代表薬とした．
慢性リンパ球性	リン酸フルダラビンを単剤で投与	DNA・RNAポリメラーゼ活性を阻害することで核酸の合成過程を阻害する．	汎血球減少，間質性肺炎，自己免疫性の溶血性貧血・血小板減少症など．	ペントスタチン（ヘアリーセル白血病治療薬）を投与中の患者に禁忌（肺毒性）．

国内外で臨床開発中である．メシル酸イマチニブが開発されるまでは，インターフェロン-α，ブスルファン，ヒドロキシカルバミドなどが投与されていたが，有効性はメシル酸イマチニブより劣る．

8.4.3.4 慢性リンパ球性白血病の病態と治療薬

本病型のほとんどは小細胞性リンパ腫が白血病化したもので，B細胞性の白血病細胞が増加する．発症では異常なリンパ球が骨髄やリンパ節で徐々に増加するが，無症状のまま進行し，やがて微熱，倦怠感，リンパ節腫，脾腫がみられるようになり，さらに進行すると貧血症状や出血症状を呈する．また，他の病型に比べて皮膚病変や低γグロブリン血症が多い．発症原因は不明であるが，環境因子（放射線の暴露，化学物質，アルキル化薬剤，ウイルス）との関連性はないと考えられている．なお，類縁疾患として，発症頻度はきわめて低いが，前リンパ球性白血病や有毛細胞白血病（ヘアリーセル白血病）が知られている．

慢性リンパ球性白血病では，無症状の場合は経過観察のみにとどめ，貧血症状やある程度のリンパ節腫などがみられるようになってから治療を開始する．化学療法には，シクロホスファミド，塩酸ドキソルビシン，硫酸ビンクリスチンなどを併用する場合があるが，貧血や血小板減少症を伴う慢性リンパ球性白血病には，主にリン酸フルダラビン（表8.12参照）が単剤で用いられる．

参考文献

1) 中島光好監修，橋本久邦編（2006）器官別病態生理と治療薬：EBMに基づく薬物治療のために，じほう
2) 水島 裕編（2007）今日の治療薬：解説と便覧2007年版，南江堂

8.5 血小板の異常（紫斑病）

8.5.1 病態と症状

骨髄の多能性幹細胞から分化した巨核球コロニー形成細胞（CFU-Meg）が，主にトロンボポエチンの作用を受けて分化増殖した細胞を巨核球というが，血小板はこの巨核球の細胞質に突起が形成され，分断されて生成される．トロンボポエチンは肝および腎で合成される生理的な血小板産生の調節因子であり，332個のアミノ酸からなる分子量約3.5万の糖タンパク質である．

血小板は血液中に $15 \sim 40 \times 10^4/\mu L$ 存在し，その寿命は約14日である．細胞内に核をもたないことを除けば，他の血球細胞と類似の構造を有する．外形は円盤形であるが，活性化に伴い，偽足をもつ球形に変化する．

血小板の最も重要な機能は止血血栓の形成である．血小板は，血漿中のフォン・ヴィレブランド von Willebrand 因子の存在下に，血管壁の破綻によって露出した内皮下組織やコラーゲンに特異的に結合し（これを粘着という），偽足を形成する．この刺激により血小板は活性化され，プロスタグランジン類の一つであるトロンボキサン A_2（TxA_2）を生成する．この TxA_2 は血小板どうしを凝集させる強力な因子である．これによる血小板の凝集は，続いて起こる血液凝固系による凝集塊生成の引き金となる反応であり，止血血栓形成に重要である．血栓は，一般に血流の速い動脈では，血小板と凝固系の作動に基づいて生成されるフィブリンよりなる凝集塊で形成され，血流の遅い静脈では，赤血球まで取り込んだ多量のフィブリンによる凝集塊が形成される．前者を白色血栓，後者を赤色血栓と呼ぶ．

血小板や血管壁の異常により出血傾向を示し，皮下に点状または斑状の出血斑を呈する疾患を紫斑病 purpura という（表8.13）．血小板の異常による疾患は，血小板の先天的な異常による異常血小板の産生によるものと，血小板数の減少によるものとに大別され，血管壁の異常をきたす疾患は，血管壁の脆弱性による破綻や，アレルギー反応による毛細血管透過性の亢進による漏出性出血を生じるものである．

先天性の血小板異常は，膜糖タンパク質の欠失や著減により血小板の粘着や凝集が阻害されるために出血傾向を示す病態で，ベルナール・スーリエ Bernard-Soulier 症候群，血小板無力症 thrombasthenia などがある．血小板数の減少によるものは，産生の低下によるものと崩壊の亢進によるものとに分けられる．産生の低下を引き起こす疾患は骨髄の障害に基づく疾患で，一般には造血細胞のすべての系統の低形成が生じる疾患であり，血小板以外に赤血球および白血球も減少する．崩壊の亢進を原因とする疾患は，免疫学的機序による破壊や消費の増大が生じて量的

8.5 血小板の異常（紫斑病）

表 8.13 紫斑病の原因と疾患

原　因	疾　患
血小板の異常 　血小板数の減少 　　産生の低下	再生不良性貧血，急性白血病，多発性骨髄腫，骨髄異形成症候群，骨髄への癌転移，発作性夜間血色素尿症，薬物，放射線
崩壊の亢進	特発性血小板減少性紫斑病（ITP），播種性血管内凝固症候群（DIC），血栓性血小板減少性紫斑病（TTP），全身性エリテマトーデス
血小板機能の異常	血小板無力症，ベルナール–スーリエ Bernard–Soulier 症候群，ストレージプール Storage Pool 病
血管の異常	遺伝性結合織障害（Ehlers–Danlos症候群），アレルギー性紫斑病（Schönlein–Henoch 紫斑病），単純性紫斑病，老人性紫斑病

に減少する疾患である．

8.5.2　薬物治療（表8.14）

　骨髄での血小板産生の低下に基づく疾患は，造血機能障害によるものであるので，これら疾患の治療はそれぞれの原疾患の治療により行う．

　崩壊の亢進による血小板数の減少が原因となる疾患の代表的なものは，特発性血小板減少性紫斑病（ITP）と血栓性血小板減少性紫斑病（TTP）である．一般的には，副腎皮質ステロイド薬とγグロブリンの大量投与を行い，そのほかに免疫抑制薬の投与や摘脾も行う．血栓性血小板減少性紫斑病では血漿交換が有効であり，また抗血小板薬も用いられる．出血に対する一次的処置としては血小板輸血を行う．

表 8.14 紫斑病と治療

疾　患	治　療
特発性血小板減少性紫斑病（ITP）	副腎皮質ステロイド薬，γグロブリン大量使用，免疫抑制薬，血小板輸注（出血に対して），摘脾 ヘリコバクター・ピロリ菌の除菌
血栓性血小板減少性紫斑病（TTP）	血漿交換，抗血小板薬，副腎皮質ステロイド薬，抗免疫薬，γグロブリン大量使用 摘脾

8.5.3　治療薬各論

8.5.3.1　特発性血小板減少性紫斑病と治療薬

　特発性血小板減少性紫斑病 idiopathic thrombocytopenic purpura（ITP）は，血小板の崩壊亢進によりその数が減少する代表的な疾患で，自己免疫学的機序による血小板膜糖タンパク質に対する抗血小板抗体の産生により，脾・肝の網内系細胞やマクロファージによる貪食や補体の結合による血管内破壊が亢進して血小板数が減少する．急性型と慢性型がある．急性型は10歳以下の小児に多く，ウイルス等による上気道感染後に潜伏期を経て急激に発症する．出血傾向や血小板の減少の程度は重篤であるが，数か月以内に自然治癒する例も多く，予後は良好である．慢性型は20～40歳代の女性に多く，発症は緩慢で自然治癒はなく，血小板の減少は数か月以上続く．患者血中には血小板に結合する抗体（platelet-bindable IgG，PBIgG）と，患者血小板に結合している抗体（platelet-associated IgG，PAIgG）との，2種類の抗体が存在する．

　血小板数は10万/μL以下に減少する．赤血球数や白血球数は正常であり，骨髄像に異常は認められない．出血時間は延長し，毛細血管抵抗性試験は減弱を示す陽性となる．出血症状は四肢の点状・斑状の紫斑，歯肉・鼻出血，血尿，下血，月経過多などである．

　血小板数が5万/μL以上で，出血症状を呈しない場合は治療は行わずに経過観察にとどめるが，これ以下で出血症状を呈する場合には，副腎皮質ステロイド薬での治療や摘脾を行う．これらの効果が不十分な難治性の場合は，γグロブリン大量療法，免疫抑制薬などを用いる．出血に対する処置として，血小板の輸注も行う．

　ITP患者におけるヘリコバクターピロリ菌 *Helicobacter pylori*（HP）感染者の除菌により血小板数の増加が認められているので，ITP患者でHPに感染している者は除菌療法を試みることが提唱されている．難治性ITPにおいて，免疫担当細胞を分子標的としたモノクローナル抗体の効果が注目されている．

A. 副腎皮質ステロイドホルモン

　ステロイドの免疫抑制作用を目的として使用する．効果の発現には2～4週間を要する．投与の中止や減量により再発する場合がある．出血が著しい場合は，大量のステロイドを短期に投与するステロイドパルス療法も用いられる．

B. 摘　脾

　血小板自己抗体と血小板との複合体は網内系に取込まれて処理されるが，その取込み臓器である脾臓を摘出して血小板の減少を抑制する目的で行われる．

C. 免疫抑制薬

自己免疫反応の抑制の目的で用いる．免疫担当細胞による抗血小板抗体の産生を抑制する．難治性 ITP に対しては抗体産生を担う免疫担当細胞を分子標的とした薬物が注目されており，CD20 に対するモノクローナル抗体のリツキシマブ（リツキサン）や，活性化 T 細胞に一過性に発現される CD40 に対するモノクローナル抗体が注目されている．

D. γグロブリン

人免疫グロブリン製剤で，大量投与で一過性の血小板増加作用が認められている．手術時や出産時にも用いる．

E. ヘリコバクターピロリ菌の除菌

最近 ITP 患者の 7 割に HP 感染があり，HP の除菌によりその約 6 割の患者に血小板数の有意な増加が認められたことが示されており，薬物や摘脾が無効の症例でも増加が認められている．効果は除菌後 1 か月ほどで認められ，再発や副作用も少ない．ITP 患者で HP に感染している者には除菌療法を試みることが提唱されている．

8.5.3.2 血栓性血小板減少性紫斑病と治療薬

血栓性血小板減少性紫斑病 thrombotic thrombocytopenic purpura（TTP）は，全身性の細小血管の障害により微小血栓の形成が促進され，血小板の過度の消費による減少により出血傾向を示す疾患である．最近，本疾患の原因は，患者血漿中に，通常存在しない超高分子量のフォン・ヴィレブランド因子（vWF）が存在し，この断片化を担う切断酵素の ADAMTS13 の先天的欠損または活性の著減にあることが判明した．血管内皮細胞から分泌された直後の vWF は超高分子量の vWF マルチマーで，血小板凝集活性が高いが，正常状態では断片化によりその活性が調節されている．本症ではこの切断がなされないため，血小板の凝集が促進されて発症する．

このほかに何らかの原因で誘発される二次性のものがある．これらの場合，ADAMTS13 に対するインヒビターが存在していることが多く，ADAMTS13 の活性が著明に低下する自己免疫疾患と考えられている．そのような状態を誘発する因子に，薬剤（サルファ剤，経口避妊薬，抗悪性腫瘍薬など），ウイルス感染症，自己免疫疾患，妊娠などがある．症状として，血小板数の減少（$2 \times 10^4/\mu L$ 以下となる），溶血性貧血，腎障害，発熱および精神神経障害（頭痛，意識障害，知覚障害，運動障害など）の 5 徴候が知られている．また，粘膜下や皮下の出血傾向を示す．

治療は，ADAMTS13 の補充を目的として，先天性の場合は血漿輸注を，後天性の場合は血漿交換を行い，その有効性が認められている．薬物療法には，血小板の活性化を抑制するアスピリンやジピリダモール等の抗血小板薬を用いる．そのほか，自己免疫疾患である可能性から副腎皮質ステロイド薬，抗免疫薬，γグロブリン大量療法が用いられる．これらに反応しない場合は摘脾を行う．

A. 血漿輸注と血漿交換

新鮮凍結血漿の輸注または血漿交換の有効性が示されており，これはADAMTS13の補充，インヒビターの除去，高分子vWFマルチマーの除去，正常サイズのvWFの補充などの効果によると考えられている．

B. 抗血小板薬

vWFマルチマーにより障害血管内皮下組織への血小板の粘着が促進され，血小板が活性化されることが血栓の生成につながるので，その血小板の活性化を抑制して血栓の生成を抑制する目的で使用される．

C. 副腎皮質ステロイド薬，抗免疫薬，γグロブリン大量療法，摘脾

これらについては8.5.3.1 A～D参照．

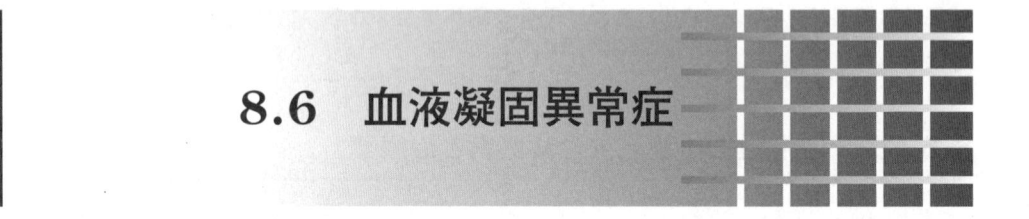

8.6 血液凝固異常症

8.6.1 病態と症状

8.6.1.1 血液凝固系

血液凝固系 blood coagulation は，血管壁の破綻による出血を止めるための凝集塊の形成に必要な反応で，最終的にフィブリン網を形成して止血に働く．血液凝固反応に関与する因子は凝固因子と呼ばれ，第Ⅰ～第ⅩⅢ因子（第Ⅵ因子は欠番）の12種類が血中に存在する．このうち第Ⅰ因子（フィブリノーゲン），第Ⅱ因子（プロトロンビン），第Ⅲ因子（組織因子，組織トロンボプラスチン），第Ⅳ因子（カルシウム）は括弧内の慣用名で呼ばれている．凝固因子はほとんどがセリンプロテアーゼであり，血中では不活性型で存在する．第Ⅶ，Ⅸ，Ⅹ因子およびプロトロンビンは肝臓で合成され，そのCa^{2+}結合性の獲得にはビタミンKを補因子とする分子中のグルタミン酸残基のγ-グルタミル化が必須である．

血液凝固系（図8.7）は，活性型に変化した因子（右下にaを付記）が次の因子を活性化するという逐次反応で，初発の作動因子の差により，内因系および外因系の2種の凝固経路がある．内因系凝固系は第Ⅻ因子の活性化が，外因系凝固系は第Ⅶ因子と組織因子の複合体による第Ⅸまたは第Ⅹ因子の活性化が引き金となり進行する．これらは第Ⅸ因子の活性化過程で共通とな

8.6 血液凝固異常症

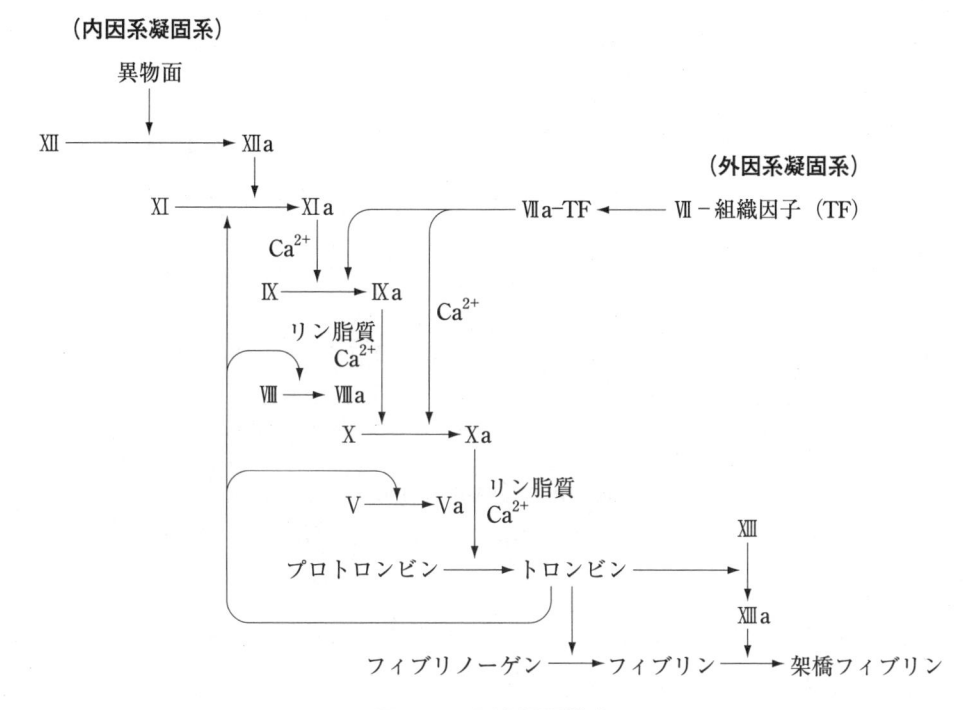

図8.7 血液凝固機序
(藤井達三他編 (1997) 臨床例より見る病態生化学 第2版, p.114, 廣川書店より改変)

り，トロンビンの生成，それに続く不溶性のフィブリン網である架橋フィブリンの形成にいたる．しかし，近年の血液凝固系の研究により，内因系凝固系の初期反応である第XI因子の活性化は，XIIaではなくトロンビンによるものであることが示された．すなわち，最初に外因系凝固系で生成されたトロンビンが内因系凝固反応の引き金となり，それ以下の反応が進行する．外因系凝固系は，後に説明するXa-TFPI複合体により阻害されて初期に反応が停止するので（8.6.1.3項，図8.9），持続的な凝固反応はトロンビンによる内因系凝固反応に依存している．さらに，外因系凝固系の作動因子であるVIIa-組織因子複合体は，第X因子よりもむしろ生理的には第IX因子を活性化すると考えられている．トロンビンは，第XI因子，フィブリノーゲン以外に第V，VIII，XIII因子をも活性化し，血液凝固系の中心的役割を担っている．

血液凝固反応には補助因子としてリン脂質が必須であり，第IXa因子による第X因子の活性化，およびそれに続くプロトロンビンの活性化反応に関与している．リン脂質としては，活性化された血小板膜のリン脂質（血小板第3因子と呼ばれる），または血管損傷部位の内皮細胞膜のリン脂質が利用される．

8.6.1.2 線維素溶解系（線溶系）

止血が完了して血管壁が修復されると，形成された血栓の除去反応が進行する．この反応はフィブリン塊を溶解除去する線維素溶解系（線溶系）fibrinolysis（図8.8）と呼ばれ，セリンプロテアーゼの一種であるプラスミンがその役割を担っている．プラスミンは血中では前駆体のプラ

```
       血管壁・組織
            ↓
プラスミノーゲンアクチベーター（PA） ｛組織型 PA（t-PA）
                                    ウロキナーゼ型 PA（u-PA）｝
            ↑---阻害--- プラスミノーゲンアクチベーター
            ↓           インヒビター（PAI）
プラスミノーゲン ──→ プラスミン
                         ↑---阻害--- α₂プラスミンインヒビター（α₂PI）
            ↓
フィブリン ──→ フィブリン分解物（FDP）
```

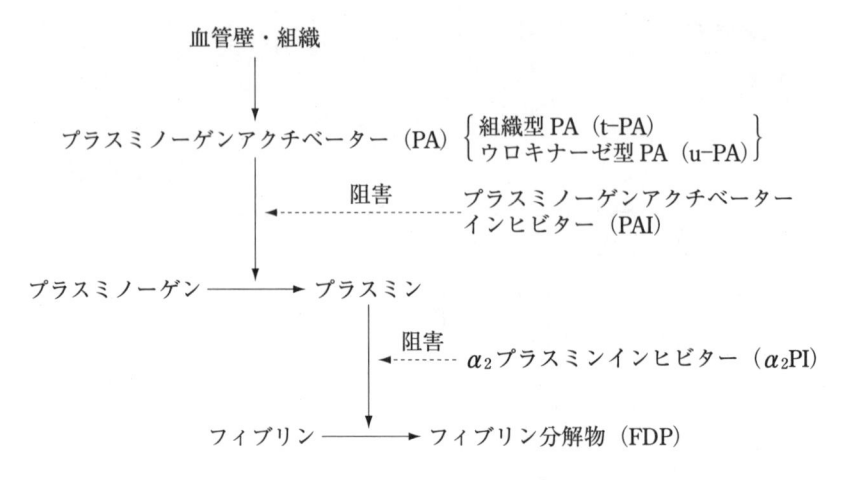

図 8.8　線維素溶解機序
(藤井達三他編 (1997) 臨床例より見る病態生化学　第2版, p.115, 廣川書店)

スミノーゲンの形で存在し，プラスミノーゲン活性化因子 plasminogen activator（PA）により限定分解されて活性型のプラスミンとなる．これがフィブリンを可溶性のフィブリン分解物 fibrin degradation product（FDP）に分解する．プラスミノーゲン活性化因子には，組織型因子（tissue type plasminogen activator, t-PA）とウロキナーゼ型因子（urokinase type plasminogen activator, u-PA）の2種類が存在する．組織型因子は血管内皮細胞で合成され，トロンビン，ヒスタミン，血圧の上昇などの刺激で合成され，血中に分泌される．フィブリン親和性が高く，フィブリンが存在するときにのみこれに特異的に吸着してフィブリン上でプラスミンを産生し，これを分解する．このため，PA インヒビターの作用を受けにくく，効率よく線溶反応が進行する．ウロキナーゼ型因子は，腎で合成されて尿中に分泌される．フィブリン親和性が低いので，循環血液中でプラスミノーゲンからプラスミンを生成しても，α₂プラスミンインヒビターの作用を受けて失活する．

8.6.1.3　血液凝固・線溶系の制御

　血液凝固系や線溶系が過度に進行すると，病的血栓の形成や出血傾向に陥ることから，生理的にはそれらの過剰な活性化を抑制する種々の因子が働いている．一般に凝固・線溶系に関与する因子の多くはセリンプロテアーゼであるので，生理的に存在する抑制因子はセリンプロテアーゼ阻害作用を示す物質が多い．

　凝固系の抑制因子（図 8.9）のうち，アンチトロンビンIIIは血管内皮細胞表面のプロテオグリカンに結合し，トロンビンのほか，第 Xa, IXa, XIa 因子を阻害する．血管内皮細胞上に存在するトロンボモジュリン（トロンビンレセプター）は，トロンビンと結合してその活性を消失させるとともにプロテインCを活性化する．プロテインCはプロテインSを補酵素として第 Va, VIIIa 因子を阻害する．トロンビンはヘパリンコファクターIIによっても阻害される．組織因子系阻害因子である TFPI（tissue factor pathway inhibitor）は，血管内皮細胞で産生されて血中のリポ

図 8.9　血液凝固抑制系

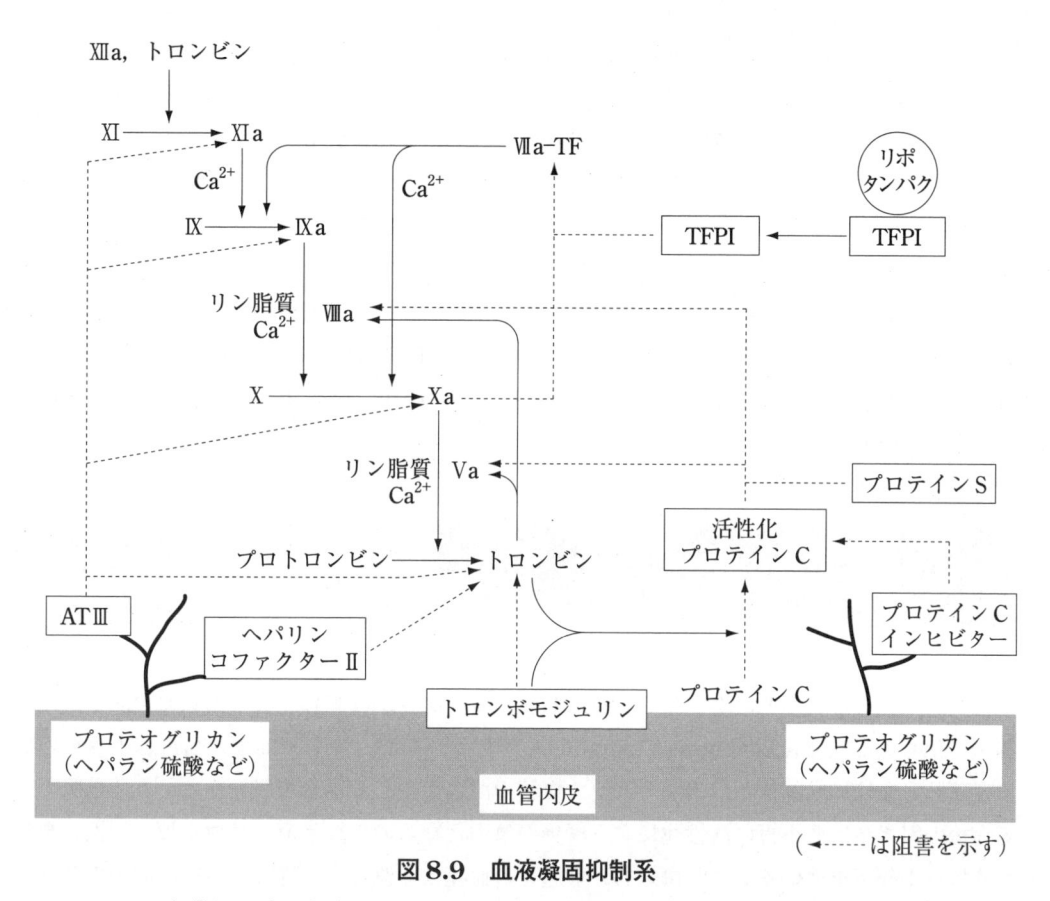

TFPI：組織因子系阻害因子 tissue factor pathway inhibitor，ATⅢ：アンチトロンビンⅢ
(藤井達三他編（1997）臨床例より見る病態生化学　第2版，p.116，廣川書店より改変)

タンパク質の LDL や HDL などに結合して存在し，第 Xa 因子が生成されるとただちにこれと複合体を形成して第Ⅶa- 組織因子複合体の活性を阻害する．これにより，外因系経路による第 X 因子の活性化は阻害される．

一方，線溶系の中心となるプラスミンが過剰に反応すると，止血前に血栓が溶解されてしまう可能性がある．この反応を制御する内因性因子として，PA インヒビター（PAI）および α_2 プラスミンインヒビター（α_2PI）の2種類が知られている．PAI は，血管内皮細胞や肝などで産生され，1型（PAI-1）と2型（PAI-2）の2種類が存在するが，生理的には1型がその役割を果たしている．

8.6.1.4　血液凝固異常

血液凝固系の異常は，過度の凝固反応の進行による血栓形成に基づく疾患と，凝固因子の先天的欠損や異常，または量的不足に基づく出血傾向を示す疾患とがある．前者には静脈血栓症があり，下肢静脈における血流のうっ滞で血液凝固反応が作動し，血栓が形成される．後者には，第Ⅷ因子または第Ⅸ因子の遺伝的欠損または異常が原因で生じる血友病や，凝固系の促進による血

栓の過剰産生により凝固因子の量的不足が原因となる播種性血管内凝固症候群がある．凝固因子ではないが，血液凝固反応に影響するフォン・ヴィレブランド因子 von Willebrand factor の先天的な量的減少または質的異常が原因で出血傾向を示すフォン・ヴィレブランド病がある．

このほか，血液凝固因子のほとんどの因子の欠乏症または活性をもたない異常分子による異常症が知られている．また，血液凝固系の抑制因子（図 8.8）の欠損または異常により凝固に対する制御機能が働かず，血栓形成傾向を示す疾患がある．これらの例として，アンチトロンビンⅢ，ヘパリンコファクターⅡ，プロテインＣ，プロテインＳの先天的欠損または異常症が知られている．プロテインＣおよびプロテインＳは，ビタミンＫ依存的に肝および内皮細胞で合成されるので，ビタミンＫ欠乏，抗ビタミンＫ製剤投与時のほか，肝硬変，重症感染症，敗血症などで二次的に低下する．

8.6.2　薬物治療（表 8.15）

血液凝固系の異常な亢進によって生じる血栓症には，血栓が動脈に生じる動脈血栓症と，血栓が静脈に生じる静脈血栓症 venous thrombosis がある．なお，生じた血栓が血流により他の部位に運ばれ，血栓形成部位とは異なる部位で血管の閉塞が生じる場合を塞栓症という．動脈で生じる血栓の引き金は血小板の活性化による凝集が原因となるので，治療には血小板の活性化を抑制する抗血小板薬を用いる．これに対し，静脈での血栓は血流のうっ滞による凝固因子の活性化が原因で生じるので，主に抗凝固薬が適応となる．

播種性血管内凝固症候群は，その引き金が過剰な血液凝固反応なので，抗凝固薬が適応となる．血友病やフォン・ヴィレブランド病の治療は，先天的に欠損または異常である因子の補充療法が主となる．

表 8.15　血液凝固異常症と治療

疾　患	治　療
静脈血栓症	抗凝固薬；ヘパリン，低分子ヘパリン，ワルファリン 血栓溶解薬；組織プラスミノーゲンアクチベーター（tPA），ウロキナーゼ
播種性血管内凝固症候群（DIC）	抗凝固薬；ヘパリン，低分子ヘパリン，ダナパロイド タンパク分解酵素阻害薬；メシル酸ガベキサート，メシル酸ナファモスタット 補充療法；濃縮血小板，新鮮凍結血漿
血友病	血友病Ａ；乾燥濃縮人血液凝固第Ⅷ因子，遺伝子組換え血液凝固第Ⅷ因子 血友病Ｂ；乾燥濃縮人血液凝固第Ⅸ因子 インヒビター保有者；乾燥人血液凝固因子抗体迂回活性複合体，遺伝子組換え活性型血液凝固第Ⅶ因子 酢酸デスモプレシン
フォン・ヴィレブランド病	酢酸デスモプレシン，乾燥濃縮人血液凝固第Ⅷ因子

8.6.3 治療薬各論

8.6.3.1 静脈血栓症と治療薬

　手術後，長期の臥床，長時間の座位姿勢（エコノミークラス症候群）などが原因で下肢静脈に血流のうっ滞が生じると，血管内皮細胞に障害が生じて血液凝固反応が作動するため，下肢静脈に血栓が形成される．血栓症の他の危険因子として，抗リン脂質抗体陽性，悪性腫瘍，うっ血性心不全，不整脈，重症感染症，高脂血症，喫煙などがある．この血栓は形成部位から剥がれて血流により肺動脈に達し，そこで血管閉塞による肺動脈塞栓症を引き起こすことがあり，呼吸困難から死に至ることがある．

　治療には抗血栓薬のうち，抗凝固薬や血栓溶解薬が用いられる．抗凝固薬には，ヘパリンや低分子ヘパリンがある．最近では，アンチトロンビンⅢに非依存的で，かつ経口可能な低分子第 Xa 因子阻害薬が開発されている．唯一の経口抗凝固薬はワルファリンで，ビタミン K 拮抗作用により，肝でのプロトロンビン，第Ⅶ，Ⅸ，Ⅹ因子の合成を阻害することにより抗凝固作用を示す（図 8.10）．

　形成された血栓を溶解するための血栓溶解療法には，ウロキナーゼ，組織プラスミノーゲンアクチベーター（tPA）が用いられ，いずれもプラスミンの産生を促してフィブリン塊を溶解させる（表 8.16）．

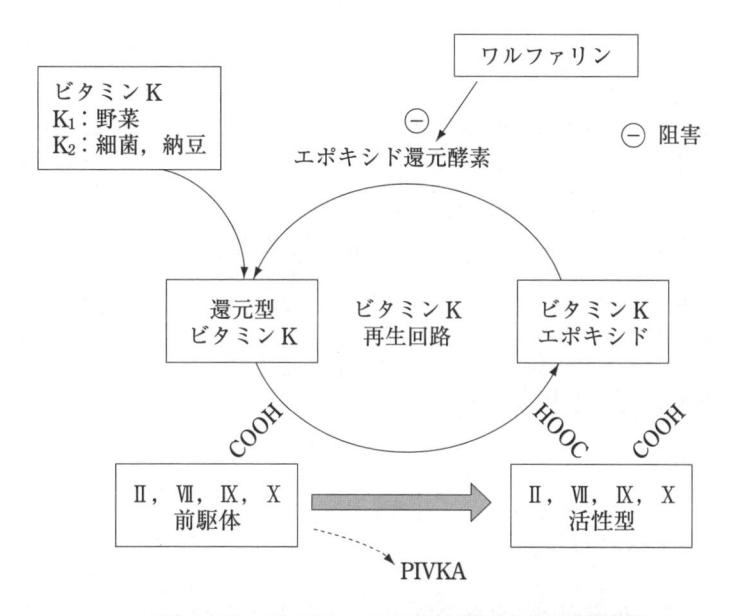

図 8.10　ワルファリンの抗凝固効果発現機序

ワルファリンはⅡ，Ⅶ，Ⅸ，Ⅹ凝固因子前駆体のカルボキシル化を阻害する機序で，活性型因子の合成を阻害する．したがって，ワルファリン投与時には血液中に不完全な凝固因子である PIVKA が増加する．

表8.16 静脈血栓症およびDICに用いられる薬物

分類	薬物名（商品名）	適応	作用と特徴	主な副作用
未分画ヘパリン	ヘパリン heparin（ヘパリン，ノボ・ヘパリン）	静脈血栓症，DIC，血液体外循環時の血液凝固防止	アンチトロンビンIIIに結合して抗トロンビン作用を示す	ショック・アナフィラキシー様症状，出血，血小板減少，肝障害
低分子ヘパリン	ダルテパリン dalteparin（フラグミン）レビパリン reviparin（クリバリン）フォンダパリヌクス fondaparinux（アリクストラ）	静脈血栓症，DIC，血液体外循環時の血液凝固防止	アンチトロンビンIIIに結合して第Xa因子活性を選択的に阻害，未分画ヘパリンより出血傾向が少ない	ショック・アナフィラキシー様症状，出血，血小板減少，肝障害
ヘパリノイド	ダナパロイド danaparoid（オルガラン）	DIC	ヘパリノイド，第Xa因子活性を選択的に阻害	アナフィラキシー様症状，血小板減少
経口抗凝固薬	ワルファリン warfarin（ワーファリン）	静脈血栓症，心筋梗塞，肺塞栓症	ビタミンK依存的凝固因子の生合成を阻害，他の薬物により作用が増大または減弱する（図8.10）	出血，皮膚壊死，肝障害
セリンプロテアーゼ阻害薬	メシル酸ガベキサート gabexate mesilate（エフオーワイ）メシル酸ナファモスタット nafamostat mesilate（フサン）	DIC，急性膵炎	トロンビン，Xa活性阻害による抗凝固作用，および抗線溶作用	アナフィラキシーショック，顆粒球・血小板減少，出血傾向，血圧降下，肝障害
血栓溶解薬	ウロキナーゼ urokinase（ウロキナーゼWf）	静脈血栓症，冠動脈血栓溶解	尿由来，フィブリン親和性弱い，循環血流中でのプラスミン生成に関与	脳出血，消化管出血，出血性ショック，重篤な不整脈，血尿，歯肉出血
	組織プラスミノーゲンアクチベーター tissue-type plasminogen activator（tPA）チソキナーゼ tisokinase（ハバーゼコーワ）アルテプラーゼ alteplase（アクチバシン）モンテプラーゼ monteplase（クリアクター）パミテプラーゼ pamiteplase（ソリナーゼ）	急性心筋梗塞における冠動脈血栓の溶解，急性肺塞栓症における肺動脈血栓の溶解	フィブリン親和性が高く，生成された血栓上でプラスミンを産生 天然型 遺伝子組換え型 遺伝子組換え型 遺伝子組換え型	脳出血，消化管出血，肺出血，出血性ショック，血尿，歯肉出血，皮下出血，血圧降下

A. ヘパリン（未分画ヘパリン）

　ヘパリンはそれ自身では抗凝固活性をもたないが，アンチトロンビンIIIと結合してその立体構造を変化させることによりトロンビンが結合しやすくなる．これによりトロンビン活性が抑制されて，凝固が阻害される．アンチトロンビンIII濃度が正常の70％以下に低下している場合は効果が減弱するので，アンチトロンビンIII濃縮製剤を併用する．ヘパリンは抗Xa活性も有する．

抗凝固作用は即効性であり，半減期は比較的短い．副作用として，出血傾向，ショック，血小板減少などが知られている．多量の出血がある場合は，硫酸プロタミンを用いる．

B. 低分子ヘパリン

低分子ヘパリンは，アンチトロンビンIIIに結合するが抗トロンビン作用は弱い．第Xa因子の活性阻害作用により抗凝固作用を示すので，未分画ヘパリンよりも作用は緩和で，出血傾向が少ない．したがって，APTT（活性化部分トロンボプラスチン時間）の延長もヘパリンより少ない．

C. ワルファリン

唯一の経口抗凝固薬であるワルファリンは，ビタミンKに拮抗することにより，肝におけるビタミンK依存的なプロトロンビン，第VII，IX，X因子の合成を阻害する．これにより抗凝固作用を示す（図8.10）．ワルファリンは，ビタミンKエポキシドから還元型ビタミンKの産生を触媒するビタミンK 2,3-エポキシド還元酵素を阻害し，ビタミンKサイクルを阻害する．作用の発現はヘパリンに比し遅いため，作用の発現に24〜48時間を要する．ワルファリンはR体とS体を等量含むラセミ体であるが，このうちS体の抗凝固作用はR体よりも数倍強い．このS体の代謝にかかわる薬物代謝酵素は主にチトクロームP450 2C9（CYP2C9）であり，本酵素で代謝される薬物，本酵素の誘導や阻害を誘起する薬物，さらにビタミンK含有の食物などはワルファリンの作用に影響するので，注意を要する．作用を増強または減弱する薬物と食物を表8.17に示した．また，CYP2C9に遺伝子多型が存在するため，ワルファリンの作用には個人

表8.17 ワルファリンの抗凝固効果を増強または減弱する薬物や食物

種類	効果を増強	効果を減弱
解熱鎮痛薬	イブプロフェン，インドメタシン	
鎮静催眠薬		バルビツール酸系
抗てんかん薬	フェニトイン	カルバマゼピン
高脂血症薬	クロフィブラート，シンバスタチン	コレスチラミン
抗潰瘍薬	シメチジン	
不整脈用薬	アミオダロン	
神経精神薬	メチルフェニデート	
ホルモン剤	甲状腺製剤，ダナゾール	副腎皮質ホルモン
抗血栓薬	ヘパリン，チクロピジン，アルガトロバン，tPA	
痛風治療薬	アロプリノール	
抗腫瘍薬	アザチオプリン，メルカプトプリン，ゲフィチニブ	メルカプトプリン
抗生物質	テトラサイクリン，エリスロマイシン，カナマイシン	リファンピシン
化学療法薬	シプロフロキサシン，イソニアジド	
抗真菌薬	フルコナゾール，ミコナゾール	
抗ウイルス薬	サキナビル，インターフェロン	
抗アレルギー薬	オザグレル，トラニラスト	
食物		納豆，ほうれん草，ひじき，クロレラ，ブロッコリー，ピーマン

差が認められる．したがって，プロトロンビン時間やトロンボテストで出血傾向を測定してから投与量を決めることが望ましい．胎盤を通過するので妊婦には禁忌である．

D. 血栓溶解薬

血栓として形成されたフィブリン塊は，生理的にはプラスミンによる線溶反応で溶解除去される．プラスミンのこの性質を利用して血栓を溶解するのが血栓溶解療法であり，プラスミノーゲンからプラスミンの産生を促進するウロキナーゼと組織プラスミノーゲンアクチベーター（tPA）が用いられる．

ウロキナーゼは循環血流中でのプラスミン生成に関わっているが，フィブリン親和性が低いため，生成されたプラスミンはα_2プラスミンインヒビター（α_2PI）でただちに不活化される．したがって，ウロキナーゼによって生成されたプラスミンはα_2PIと競合してフィブリン溶解作用を示すので，ウロキナーゼはフィブリン産生の比較的初期段階で溶解作用を示す．

これに対しtPAは，フィブリン親和性が高いので，生成された血栓に吸着して血栓上でプラスミノーゲンをプラスミンに変換し，フィブリン溶解反応を進行させる．血中のプラスミノーゲンアクチベーターインヒビターの作用により活性阻害を受けるが，その阻害と競合してフィブリン血栓への吸着が進行する．血栓上のプラスミンはα_2PIの作用を受けないので，血栓上に限局した効率よいフィブリン溶解反応が進行することになり，ウロキナーゼより出血傾向は少ない．天然型のチソキナーゼ，遺伝子組換え型のアルテプラーゼ，モンテプラーゼ，パミテプラーゼがある．

8.6.3.2　播種性血管内凝固症候群とその治療

種々の重篤な基礎疾患が原因となり，組織因子の発現や血管内皮障害により，外因系，内因系の両凝固系が活性化され，肝，肺，腎などの組織の細小血管内で微小血栓が形成されて虚血性臓器障害が生じる．これが持続的に生じるために血小板や凝固因子は過度に消費されて減少するが，一方でフィブリンや線溶系亢進因子であるプラスミノーゲンアクチベーターの産生増大により線溶系が亢進し，結果として凝固障害による出血傾向を示すこととなる．このような症候群を，播種性血管内凝固症候群 disseminated intravascular coagulation（DIC）syndrome と称する．原因となる基礎疾患を表8.18に示した．悪性腫瘍，敗血症，急性白血病（特に急性前骨髄性白血病）で発症する場合が多い．

出血は，皮下・筋肉内・口腔内・歯肉出血，下血，血尿などとして現れ，頭蓋内出血を生じることもある．微小血栓の形成による虚血性臓器障害により，昏睡，痙攣などの神経症状，ショックなどの循環器症状，下血，吐血などの消化器症状，腎不全などを発症する．検査所見としては，血小板数の減少，フィブリノーゲンなどの凝固因子の低下，フィブリン分解産物 fibrin/fibrinogen degradation products（FDP）の増加などが認められ，特にFDPの増加は診断の有力な指標となる．外因系凝固系の機能検査であるプロトロンビン時間（PT）や，内因系凝固系の機能検査である活性化部分トロンボプラスチン時間（APTT）は，ほとんどの凝固因子が消費性減少の状態となるので，ともに延長する．

表8.18　DICの原因疾患

感染症	敗血症，風疹，麻疹
悪性腫瘍	急性白血病（特に急性前骨髄性白血病），悪性リンパ腫，固形癌（肝，肺，胃，大腸など）
産科的疾患	常位胎盤早期剝離，妊娠中毒
血液疾患	溶血性尿毒症症候群，血栓性血小板減少性紫斑病，真性赤血球増加症
その他の疾患	劇症肝炎，膠原病，大動脈瘤
その他	火傷，外傷，大出血によるショック，熱射病，手術後

治療は，まず原因となっている基礎疾患を除去する．原発的には凝固活性の過度の亢進であることから，薬物治療にはヘパリンおよび低分子ヘパリンを用いて凝固を抑制する．ヘパリノイドのダナパロイドナトリウムは選択的Xa阻害薬として用いられる．急性膵炎の阻害薬であるメシル酸ガベキサートやメシル酸ナファモスタットは，セリンプロテアーゼ阻害作用による抗凝固作用を目的として用いられる．血小板や凝固因子の消費性凝固障害による出血傾向に対しては，補充療法として濃縮血小板や新鮮凍結血漿を用いるが，基礎疾患の治療や抗凝固療法を行いつつ進める必要がある（表8.16）．

A. ダナパロイドナトリウム

DIC治療薬として保険適用を受けているヘパラン硫酸である．選択的抗Xa阻害作用により抗凝固作用を示す．

B. タンパク分解酵素阻害薬

血液凝固因子の大部分がセリンプロテアーゼであるので，セリンプロテアーゼ阻害薬は凝固因子の活性を阻害することで抗凝固作用を示す．合成セリンプロテアーゼ阻害薬で，急性膵炎の治療薬としても用いられるメシル酸ナファモスタットやメシル酸ガベキサートは，抗トロンビン作用や抗Xa作用による抗凝固作用を有し，DICの治療に用いられる．これらは抗線溶効果も併せもち，亢進している線溶系の抑制にも働く．出血性の副作用が少ないことから広く使用されており，術直後の出血に対しても有用である．

C. ヘパリン，低分子ヘパリン

これらについては8.6.3.1　AおよびBを参照．

8.6.3.3　血友病とその治療薬

血友病hemophiliaは，X染色体上の遺伝子異常によるX連鎖劣性遺伝型式をとる遺伝病で，1) 第Ⅷ因子活性が欠如または低下する血友病Aと，2) 第Ⅸ因子活性が欠如または低下する血友病Bに分類される．患者の割合は約5：1で血友病Aが多い．通常，保因者の母親を介して男子に出現するが，まれに女性の血友病患者が発症する．家系内に本症患者のいない孤発例が30〜40％にみられる．遺伝子異常としては，第Ⅷ因子では点変異，欠失などの異常が見出され

ており，第IX因子においても大部分に点変異の異常が証明されている．

乳幼児期における打撲や創傷による皮下出血，関節出血，口腔内・歯肉出血，筋肉出血などで発見される．出血症状の特徴としては膝，足，肘の関節出血であり，反復するとしだいに関節の変形や拘縮を生じる．そのほか，筋肉，消化管の出血や血尿もみられる．頭蓋内出血は幼児期に発症しやすく，症状は重篤となる．

内因系凝固系の異常の指標となる活性化部分トロンボプラスチン時間（APTT）は延長するが，血小板数，出血時間，外因系凝固系異常の指標となるプロトロンビン時間（PT）は正常である．現在では，遺伝子解析による保因者診断が可能となっている．

治療は血液製剤による補充療法が主で，欠乏している凝固因子を補充する．製剤にはヒト血液から調製したものと，遺伝子組換え型のものがある．頻回の投与により患者にそれぞれの因子に対する抗体（インヒビター）が産生された場合は，第VIII，IX因子が関与する凝固過程を迂回する

表8.19 血友病に用いられる血液製剤

分類	血液製剤名（商品名）	適応	特徴	主な副作用
血液凝固第VIII因子	乾燥濃縮人血液凝固第VIII因子（クロスエイトM）	第VIII因子欠乏症	献血血漿より調製，モノクローナル抗体で精製，有機溶媒／界面活性剤処理でウイルス不活化	アナフィラキシー様症状，発疹，悪心，嘔吐
	（コンファクトF）		献血血漿より調製，イオン交換クロマトグラフィーで精製，加熱処理（65℃，96時間），vWF含有するのでvW病にも適応	
	遺伝子組換え型血液凝固第VIII因子（コージネイトFS，リコネイト，アドベイト*）		遺伝子組換え，モノクローナル抗体生成	
血液凝固第IX因子	乾燥濃縮人血液凝固第IX因子製剤（ノバクトM，クリスマシンM）	第IX因子欠乏症	献血血漿より調製，モノクローナル抗体／イオン交換クロマトグラフィーで精製，加熱処理	アナフィラキシー様症状，顔面紅潮，蕁麻疹，悪寒，腰痛
	乾燥人血液凝固第IX因子複合体製剤（PPSB-HT，（プロプレックスST**））		献血血漿より調製，イオン交換クロマトグラフィーで精製，加熱処理（65℃，96時間），プロトロンビン複合体製剤で，第IX因子以外にプロトロンビン，第X，VII因子を含む	
血液凝固第VII因子	乾燥人血液凝固因子抗体迂回活性複合体（ファイバ）	血液凝固第VIIIまたは第IX因子インヒビター保有者	米国の非献血血漿より調製，加熱処理でウイルス不活化，活性型プロトロンビン複合体製剤で，プロトロンビン，第VII，IX，X因子，およびそれらの活性型を含有	ショック，DIC，発熱，顔面紅潮，悪寒，腰痛
	遺伝子組換え血液凝固第VII因子（ノボセブン）		遺伝子組換え活性型第VII因子を含有	血栓症，発熱，頭痛，嘔吐

* 2006年10月承認
** 2005年製造中止

バイパス療法として，外因系凝固系を介する活性型第Ⅶ因子製剤が用いられる（表8.19）．一過性に第Ⅷ因子活性を上昇させる目的で，酢酸デスモプレシンが用いられることがある．

A. 血液凝固第Ⅷ，Ⅸ因子製剤

血友病の治療には，欠損している凝固因子に対する補充療法を行う．以前は製剤中に混入したウイルスによる肝炎やAIDSの発症が問題となったが，現在では加熱処理や精製法の進歩により，安全性は大幅に向上している．

血友病Aに対しては，主として献血血漿由来の乾燥濃縮人血液凝固第Ⅷ因子製剤が用いられるが，遺伝子組換え型第Ⅷ因子製剤も用いられている．血友病Bに対しては，献血血漿由来の乾燥人血液凝固第Ⅸ因子製剤が用いられている．遺伝子組換え型第Ⅸ因子製剤も開発中である．

頻回の投与により，患者体内に抗第Ⅷ因子抗体または抗第Ⅸ因子抗体（インヒビター）が産生されることがある．これらのインヒビターは血友病A患者で20〜30％，血友病B患者で4〜5％の割合で発生する．インヒビターの存在は凝固因子製剤の効果を著しく減弱するので，もし第Ⅷまたは第Ⅸ因子の抗体が検出された場合は，それらの因子が関与する凝固過程を迂回したバイパス療法が行われる．このような患者には，人血液凝固因子抗体迂回活性複合体や，外因系凝固機序を介する遺伝子組換え活性型第Ⅶ因子製剤が用いられる．

B. 酢酸デスモプレシン

酢酸デスモプレシンはD-アルギニンバソプレシン誘導体（DDAVP）で，血管内皮細胞中に蓄えられている内因性の第Ⅷ因子を放出させる作用があり，一過性の第Ⅷ因子活性上昇を目的として用いられる．投与後30分〜1時間後で第Ⅷ因子活性が1.5〜6倍に上昇し，その後徐々に低下して24時間後には元に戻る．軽症もしくは中等症の出血症状を呈する患者に用いる．

8.6.3.4　フォン・ヴィレブランド病とその治療薬

von Willebrand因子（vWF）は，循環血流中で凝固第Ⅷ因子と複合体を形成して存在し，このvWFが，量的に減少（Type 1型），質的に異常（Type 2型），または欠損（Type 3型）している先天性疾患がフォン・ヴィレブランド病 von Willebrand diseaseである．量的な減少によるType 1型が半数以上を占める．vWFは血管内皮細胞で合成分泌される巨大糖タンパク質で，そのサブユニットが種々の割合で重合したマルチマーとして存在する．血中では第Ⅷ因子と結合してその安定化に関与しているので，vWFの低下に伴って第Ⅷ因子も低下する．また，血管損傷部位での内皮下組織への血小板の粘着を促進することから，vWFの減少や異常により血小板の凝集が不十分となる．したがって，血小板の凝集による止血の引き金と，血液凝固系による止血血栓形成の両者が妨げられ，出血傾向を招く．出血症状としては，皮膚粘膜出血が特徴的であり，鼻出血，口腔内出血，月経過多，出産時の出血などがみられる．出血時間は延長し，活性化部分トロンボプラスチン時間（APTT）も延長する．

近年，ある種の基礎疾患に伴って二次的にvWFが低下する疾患群が見出され，後天性フォン・ヴィレブランド症候群と呼ばれている．基礎疾患にはさまざまなものがあるが，自己免疫疾

患やリンパ増殖性疾患などの免疫異常疾患が多く，vWF の低下機序に抗 vWF 抗体の産生が関与すると推察されている．この抗体により vWF の機能が阻害されたり，抗体と vWF の複合体が網内系に取り込まれて量的な低下が起こることにより発症すると考えられている．

A. 酢酸デスモプレシン

　治療の第一選択は酢酸デスモプレシン（D-アルギニンバソプレシン誘導体，DDAVP）の投与である．血小板や内皮細胞に蓄えられた vWF を放出させることで一時的な血中濃度の上昇が認められるため，vWF が量的に減少している場合に有効であるが，反復使用でその効果は減少する．vWF が完全に欠損している場合や重度の出血の場合は，乾燥濃縮人血液凝固第Ⅷ因子を用いて補充療法を行う．本剤は第Ⅷ因子以外に vWF も含有する．

参　考

本章は，薬学モデル・コアカリキュラム（日本薬学会，平成 14 年）の C14　薬物治療，（2）疾患と薬物治療（心臓疾患等），【血液・造血器の疾患】に含まれる SBO の修得に必要な内容を含む．

第9章 腎・泌尿器・生殖器疾患

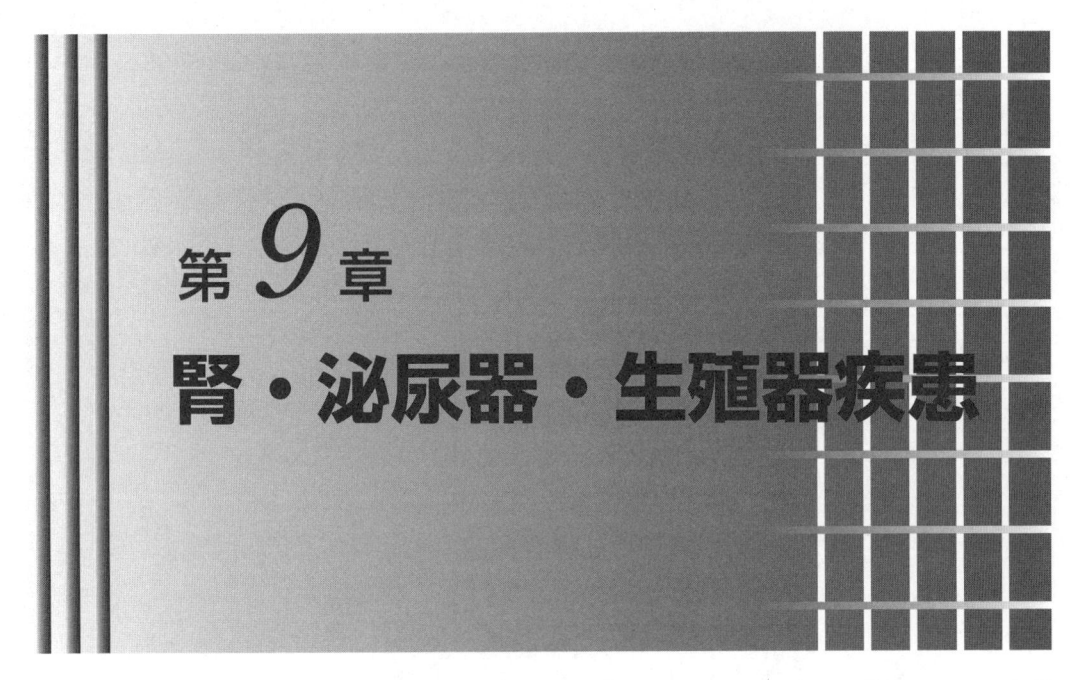

　腎臓は肝胆道系とともに投与された薬物の主要な排泄臓器であるとともに，体液バランスを調整し老廃物の排泄を行って体液の平衡状態を維持している．腎炎の進行や高血圧の持続によって腎障害が進行するとともに，糖尿病などの代謝疾患や，膠原病などの免疫疾患によって障害が進展する．腎臓はソラマメの形をしており長径が約 10 cm，表面が滑らかであり，腎臓の実質は外側の皮質と内側の髄質に分けられる．皮質には毛細血管網である糸球体が存在し，ここに輸入細動脈から血液が流入してろ過される．片方の腎臓には約 100 万個のネフロンを含み，両側で合計の 200 万個のネフロンによるろ過の総和が腎機能となる．毎分約 600 mL の血漿が糸球体に流

表 9.1　腎・泌尿器・生殖器疾患の分類と主要な薬物

腎不全 (9.1)		
急性腎不全	←	利尿薬，ドパミン
慢性腎不全	←	ACE 阻害薬，アンジオテンシン II 受容体拮抗薬 経口吸着炭，カリウムイオン交換樹脂
薬剤性腎障害	←	原因薬の中止，副腎皮質ステロイド
血液浄化療法	←	活性化ビタミン D_3，リン吸着薬，エリスロポエチン
腎移植	←	副腎皮質ステロイド，カルシニューリン阻害薬， 代謝拮抗薬，生物学的製剤（抗体医薬品）
腎炎 (9.2)		
急性糸球体腎炎	←	利尿薬，ペニシリン系薬
慢性糸球体腎炎	←	副腎皮質ステロイド，免疫抑制薬，抗凝固・抗血小板薬， ACE 阻害薬と ARB
ネフローゼ症候群 (9.3)	←	上記とさらに，高脂血症治療薬，アルブミン製剤
糖尿病性腎症 (9.4)	←	糖尿病治療薬，降圧薬（ACE 阻害薬と ARB）
尿路結石症 (9.5)	←	鎮痛薬（ペンタゾシン，インドメタシン坐剤） アロプリノール，クエン酸カリウム・クエン酸ナトリウム合剤
前立腺肥大症 (9.6)	←	アドレナリン α_1 受容体遮断薬，抗アンドロゲン薬
性機能障害 (9.7)	←	PDE-5 選択的阻害薬
微弱陣痛 (9.8)	←	オキシトシン，プロスタグランジン $F_{2\alpha}$

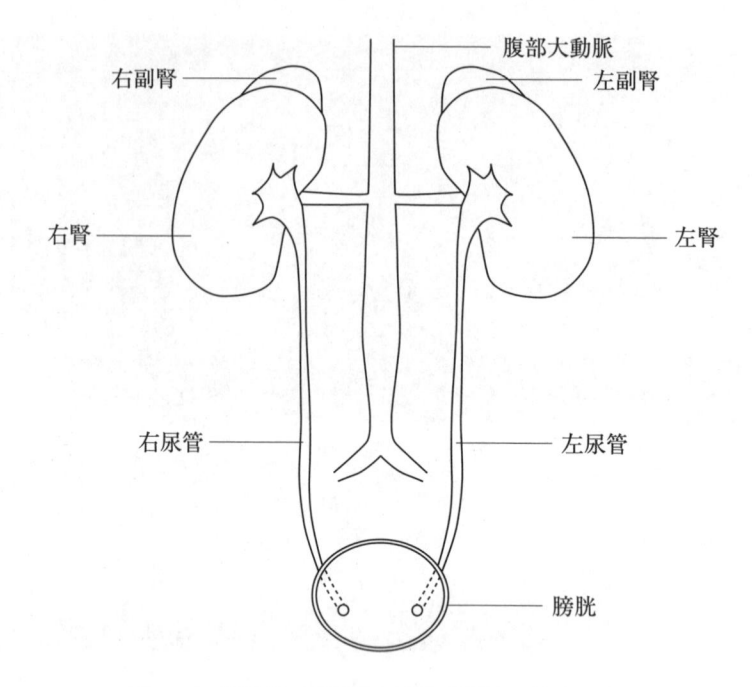

図 9.1 後腹壁の諸臓器の位置関係（前方から）
左右の腎臓には腎動静脈が出入りし，それらの上端部には副腎が存在する．腎盂からは尿管が下降し，膀胱に至る．

れ込み，そのうち約 20 ％にあたる毎分 120 mL が原尿としてろ過される．この原尿の 99 ％は尿細管で再吸収され，実際に尿となるのはその 1 ％前後である．

腎臓で生成した尿は尿管から膀胱に至り，一時的に貯留したのち尿道を通って排泄される（図 9.1）．前立腺は男性のみに存在する器官であり，尿道をとりまくかたちで存在する．男性および女性生殖器は泌尿器とは別の臓器でありながら部位的には重なる部分もある．

> **参 考**
>
> 糸球体と遠位尿細管が接する部位は輸入細動脈と輸出細動脈が Y 字状に出入りする場所であって傍糸球体装置と呼ばれている．この部位の輸入細動脈の平滑筋細胞内にはレニンを分泌する顆粒が多く含まれ，体液量や血圧の調節に関与する．

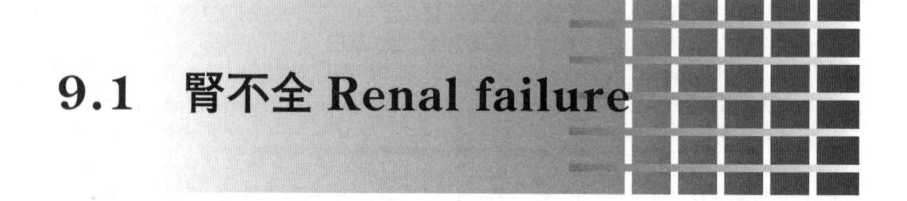

9.1　腎不全 Renal failure

尿タンパクは，腎障害のマーカーである．血中尿素窒素（BUN）は腎機能障害で上昇するほ

表9.2　各種腎機能の評価法とその正常（基準）範囲

尿タンパク	陰性
尿アルブミン定量	30 mg/グラムクレアチニン未満
血清クレアチニン（Cre）（酵素法）	男性0.6～1.1 mg/dL，女性0.5～1.0 mg/dL
血中尿素窒素（BUN）	8～25 mg/dL
血清シスタチンC	0.59～1.03 mg/L
血中β_2-ミクログロブリン	0.8～2.0 mg/L
クレアチニンクリアランス（CCr）	91～130 mL/min

か，食事からのタンパク摂取や脱水・消化管出血によって影響を受ける．血清クレアチニンは，食事内容や消化管出血による影響を受けにくいが，筋肉からの代謝産物であるため筋肉量に影響され，とくに高齢者などで産生が少ないため腎機能が低下していても血中濃度の上昇がそれほど高くないことがある．腎機能を評価する臨床検査値を表9.2に示した．

　腎機能を正確に把握する方法として24時間CCrやイヌリン・クリアランスがあるが，これらは手順と時間がかかって実際の臨床の場では実施が困難なことも多い．そこで血清クレアチニン値を用いてCockcroft-Gaultの式でCCrを推算することが従来行われていたが，近年になってMDRD式からGFRを推算することが欧米，次いでわが国でも行われ始めた．GFRの低下の状況により急性腎不全と慢性腎不全に分けられる．

1) 血清クレアチニン値からCCr値を予測する方法 Cockcroft-Gaultの換算式：

$$CCr(mL/min) = (140 - 年齢) \times 理想体重 \div (72 \times 血清クレアチニン値) \quad 男性$$

（女性は男性値を0.85倍する）

2) 血清クレアチニン値（Cre）からGFR値を推計する簡易MDRD法：

$$GFR(mL/min/1.73m^2) = 0.741 \times 175 \times (Cre)^{-1.154} \times (Age)^{-0.203} \quad (女性は \times 0.742)$$

Cre値はヤッフェ法による（ヤッフェ法　Cre ≒ 酵素法Cre + 0.2）

参　考

　糸球体ろ過量（GFR）の測定はイヌリン・クリアランスが標準法である．イヌリンは糸球体で完全にろ過され，尿細管で再吸収も分泌も受けない．クレアチニン・クリアランス（CCr）についてはクレアチニンが尿細管で少量分泌されるため，CCrはGFRより常にやや高くでること，特に腎機能低下例においてこの傾向が強くなることが指摘されている．

トピックス

　MDRD式の係数は男女，人種によって異なる．将来的に，採血・検査時に年齢とともにこれらを入力して病院検査部や地域の検査センターに検査オーダーすれば，推計GFR（eGFR）が検査報告書に記載される見込みである．

9.1.1 急性腎不全 Acute renal failure

9.1.1.1 病態と症状

　急性腎不全とは急速に GFR が低下した状態で，血中尿素窒素，クレアチニンが上昇し，多くの場合，尿量の低下を伴う．尿量が1日に400 mL 以下の場合を乏尿といい，乏尿型急性腎不全と呼ばれる．薬剤性腎障害では，初期には乏尿とならない非乏尿性腎不全を呈することも多いので注意が必要である．

　原因の部位から急性腎不全は表 9.3 のように腎前性，腎実質性，腎後性の三つに大別される．腎前性の腎不全は，脱水，心拍出量の低下，ショックなどのために腎血流量の低下が起こることによるものである．腎後性は，腫瘍，結石，前立腺肥大などのために腎盂，尿管，膀胱，尿道などの尿路の閉塞によるものであり，早期に原因が除かれれば腎機能は改善する．腎性は腎実質性ともいい，糸球体障害や尿細管間質障害などの実質障害が回復しないと改善しない．成人の急性腎不全には多くの原因があるが，腎前性のものと腎性の急性尿細管壊死とで大部分を占める．

9.1.1.2 薬物治療

　急性腎不全では，腎の排泄能低下からクレアチニン，血液尿素窒素（BUN），尿酸などの血中濃度の上昇をきたす．尿量は多くの場合，減少する．1日尿量 400 mL 以下を乏尿 oliguria，100 mL 以下を無尿という．電解質異常は必発で，高カリウム血症が 6.5 mEq/L 以上になると，高値であるほど心室細動などの重篤な不整脈が起こりやすくなり，最終的には心停止に至る．また酸の排泄障害から代謝性アシドーシスとなる．水分貯留のため肺水腫や高血圧も認められる．急

表9.3　急性腎不全の病態と原因

分　類	病　態	原因疾患
腎前性腎不全	腎血流量の低下	体液量の減少：出血，下痢，脱水，火傷，脱水，利尿薬 心拍出量の低下：心不全，心筋梗塞 血圧低下：アナフィラキシー，敗血症性ショック 腎内循環の障害：ACE 阻害薬，ARB，NSAIDs
腎（実質）性腎不全	腎実質（糸球体・尿細管）の障害	糸球体病変：急性糸球体腎炎，ループス腎炎，溶血尿毒素症候群，ANCA 関連腎炎，悪性高血圧 急性尿細管壊死：薬物（アミノグリコシド系抗生物質，シスプラチンなど），横紋筋融解症 尿細管間質性腎炎：ペニシリン系抗生物質，シメチジン，NSAIDs
腎後性腎不全	尿流出路の閉塞	悪性腫瘍の後腹膜転移や後腹膜線維症，尿路結石による両側尿管閉塞 下部尿路閉塞として膀胱腫瘍，前立腺肥大

性腎不全は原因の除去によって回復が期待できるが，初期の乏尿期から回復期に移行する際に 1 日数 L を超える過剰な尿量の増加がみられる利尿期を経過することがある．これにやや遅れて GFR の増加と尿濃縮力の回復がみられる．一般的な治療上の注意点としては，水分量・電解質バランスを調整し，重炭酸塩によってアシドーシスを補正しても，保存的な治療によって改善が認められない場合は，血液透析療法が必要となる．

9.1.1.3 治療薬各論

A. 乏尿の治療薬

糸球体でろ過された原尿はボウマン嚢を経由して尿細管へと流れる．原尿は糸球体に近い近位尿細管を通過すると髄質方向に下降してヘンレのループに移行する．その後，反転してヘンレの太い上行脚と呼ばれる部位を通過し，遠位尿細管から集合管へ流れていく．遠位尿細管の一部はその尿細管の起源となった糸球体に接しており，緻密斑と呼ばれる組織を形成する．この部位は尿細管内のナトリウム濃度の情報を糸球体の輸入細動脈平滑筋にフィードバックし，ろ過圧を調

表 9.4 急性腎不全の乏尿に用いられる薬物

分類	薬物名（商品名）	適応	作用と特徴	主な副作用	備考
ループ利尿薬	フロセミド furosemide (ラシックス，オイテンシン) トラセミド torasemide (ルプラック)	高血圧症，心性浮腫，腎性・肝性浮腫 100 mg 注射剤は，急性・慢性腎不全の乏尿	ヘンレ係蹄上行脚の Na^+-K^+-$2Cl^-$ 共輸送体を阻害し，利尿薬のなかでは最も強力で，第 1 選択薬として用いられる．常用量のフロセミドが無効のとき，大量投与が行われる．	低 Na 血症，低 K 血症，胃腸障害，高尿酸血症，顆粒球減少症，急速大量静注で聴力障害など．	無尿に対しては禁忌．また低 Na 血症，低 K 血症にも禁忌．セファロスポリン系薬やアミノグリコシド系薬との併用で腎毒性が増す．トラセミドは低 K 血症を生じにくい．
浸透圧利尿薬	D-マンニトール D-mannitol (マンニットール，マンニゲン)	急性腎不全の予防・治療，脳圧降下，眼内圧降下	糸球体でろ過されたのち，尿細管で再吸収されないため，管腔内の浸透圧が上昇し，水や Na^+ の再吸収が抑制される．	電解質異常，胸部圧迫感，頭痛，悪心，めまいなど．	乏尿，無尿の初期に広く用いられる．フロセミドとの併用も行われる．
カテコラミン	ドパミン dopamine (イノバン，カコージン，カタボン Low, Hi)	急性循環不全（無尿・乏尿や利尿薬で効果が得られないときなど）	急性循環不全で無尿・乏尿を呈する場合に用いられる．	不整脈，消化器症状，静脈炎など．	急性循環不全で乏尿を呈する場合や，利尿薬で利尿が得られない場合に用いられる．少量のドパミンは腎血流量を増加させるが，量が多くなると逆に腎血管を収縮させる．

節する機能をもっている．

　乏尿型腎不全の場合は，ループ利尿薬（フロセミド）やD-マンニトールによって，非乏尿型として重症度を軽減することが試みられる．利尿薬には表9.4のような種類がある．フロセミドは尿細管のヘンレのループ上行脚に作用する薬剤であるが，作用は強力であり，利尿薬の第1選択薬である．カリウム排泄を促進して血清カリウム値を低下させる．D-マンニトールは浸透圧利尿薬で，糸球体でろ過されたのち尿細管内浸透圧を増加させることで水やナトリウムの再吸収が抑制され，利尿効果を発揮する．急性腎不全の乏尿の初期に点滴静注するが，作用を増強するためフロセミドとの併用も行われる．なお利尿薬のうち，遠位尿細管に作用するチアジド系利尿薬や，スピロノラクトンなどのカリウム保持性利尿薬は急性腎不全では禁忌とされる．

B. ドパミン

　急性循環不全で乏尿を呈する場合や，利尿薬で十分な利尿が得られない場合に用いられる．少量 0.5〜3 μg/kg/min のドパミンは腎内の小動脈，細動脈の拡張作用によって腎血流量を増加させる．また近位尿細管での Na の再吸収を抑制し，尿量を増加させる．濃度が高くなると逆に血管の収縮を生じる．

9.1.2　慢性腎不全 Chronic renal failure

9.1.2.1　病態と症状

　慢性腎不全とは，慢性に経過する腎臓病（糸球体腎炎，間質性腎炎，糖尿病性腎症など）のために徐々にネフロンの荒廃とともにGFRが不可逆的に低下する状態をさす．GFRの低下とともに血中尿素窒素，クレアチニンが上昇するが，尿毒症に至った場合は，生命維持のために透析療法が必要となる．長期間の腎臓病の持続によって腎臓表面は凹凸を呈し，大きさも萎縮をきたして，機能的にも低下する．

　慢性腎不全へと進行する機序として，原疾患のためネフロンが減少すると，残存する糸球体に過大な負荷がかかり個々の糸球体の過剰ろ過を生じ，さらなる障害を引き起こすということが指摘されている．この悪循環の形成に伴い腎機能の悪化が進行する．尿タンパクの存在も腎機能障害進行の要因の一つとされるが，それは糸球体より漏れ出たタンパク尿が尿細管間質の障害を引き起こすことが原因と考えられている．タンパク尿は糸球体障害によって生じることから，そのマーカーでもある．近年，慢性に進行する諸種の腎疾患をまとめて慢性腎臓病 chronic kidney disease（CKD）と呼ぶようになった．CKDの存在は，心筋梗塞や脳卒中といった心臓血管疾患の増加を引き起こすことから，注意が喚起されている．CKDのうちGFR 30 mL/min/1.73 m^2 未満のものは従来の慢性腎不全（血清クレアチニン 2 mg/dL 以上）に相当し，GFR 15 mL/min/1.73 m^2 未満は末期腎不全である．

9.1.2.2 薬物治療

進行する慢性腎不全の治療において，個々の原疾患の治療とは別に共通する一般的な治療の留意点として，増悪の要因となる高血圧，糖尿病，高脂血症，肥満，高タンパク食，喫煙への対応がある．腎機能にもよるが，一般的な慢性腎不全における食事療法は，塩分1日6g以下，タンパク質0.6 g/体重kg，カロリー35 kcal/体重kgとし，さらに高カリウム血症があればカリウム制限食とする．保存期慢性腎不全の薬物療法として用いられるものを表9.5に示す．

腎機能が悪化して保存的な治療法では代償されず，尿毒症ないしはそれに近い状態に至った場合には，透析療法の適応となる．また，ドナーの点で末期腎不全の一般的な治療法になりえていないが，腎移植という方法もある．

表9.5 保存期慢性腎不全に用いられる薬物

分類	薬物名(商品名)	適応	作用と特徴	主な副作用	備考
アンジオテンシン変換酵素(ACE)阻害薬	テモカプリル temocapril (エースコール) トランドラプリル trandolapril (オドリック，プレラン)	高血圧症	ACE阻害薬とARBは糸球体の輸出細動脈に作用して拡張し，糸球体内圧を低下させることにより腎保護作用を発揮する．多くのACE阻害薬は腎排泄型であるが，テモカプリルとトランドラプリルは肝胆道系でも排泄される．ARBは肝胆道排泄である．ACE阻害薬とARBは糖・脂質代謝に悪影響がない．	高K血症，頭痛，めまい，ショック．ACE阻害薬には，から咳がある．妊婦にはACE阻害薬，ARBともに禁忌．さらに，ARBは重症肝障害患者には禁忌．	血清クレアチニン値が3 mg/dL以上では慎重投与．ACE阻害薬は慢性腎不全においては肝胆道・腎排泄型のものが使いやすい．
アンジオテンシンⅡ受容体遮断薬(ARB)	ロサルタン losartan (ニューロタン) テルミサルタン telmisartan (ミカルディス)				
経口吸着炭	球形微粒子吸着炭(クレメジン)	尿毒症症状の改善，透析導入の遅延	多孔質炭素からなる球形微粒子の経口吸着炭で，腸管内において尿毒症性物質を吸着して糞便とともに排泄をさせる．	腹部膨満感，便秘，食欲不振など．消化管通過障害には禁忌．	併用薬の吸着によりその作用を低下させる可能性があり，服用時間をずらす．
カリウムイオン交換樹脂	ポリスチレンスルホン酸カルシウム calcium polystyrene sulfonate (カリメート，アーガメイト)	急性および慢性腎不全における高カリウム血症	急性および慢性腎不全に伴う高K血症に用いる．カリメートは散剤であるが，アーガメイトはゼリー状で服用しやすく，少ない水分量で服用できる．	便秘，食欲不振，胃部不快感，腸閉塞など．ジギタリスを併用の患者では，急速なK$^+$の低下により，ジギタリスの作用が増強することがある．	高カリウム血症が著明の場合は，1回30gを水または2%メチルセルロースにて懸濁して注腸する．ソルビトール溶液で注腸してはならない．

> **参 考**
>
> 　腎臓は体液量や血圧の調節に関与することで，全身，とくに心臓血管系に強い影響をおよぼしており，腎機能の低下とともに心筋梗塞や脳梗塞等の心血管疾患の発病数の増加が認められることが示されている．一方，心不全では腎血流が低下し，腎機能が悪化する．このような心臓と腎臓の機能間の関係を心腎相関という．このメカニズムとして，レニン・アンジオテンシン系や交感神経系，酸化ストレスなどの関与が指摘されている．

> **トピックス**
>
> 　腎臓の障害の目安であるタンパク尿や血尿が3か月以上続く場合や，中程度以上の腎機能低下として GFR 60 mL/min/1.73 m^2 未満が3か月以上続く場合を，慢性腎臓病 chronic kidney disease（CKD）と定義する．タンパク尿の増加とともに GFR が低下し，GFR が低下すると心筋梗塞や脳梗塞等の心血管疾患の発病数が増加することが疫学的に指摘され，各種の腎疾患をひとまとめにして CKD とする考えが一般的となりつつある．表 9.6 に慢性腎臓病（CKD）の病期分類を示す．

表 9.6 慢性腎臓病（CKD）の病期分類

ステージ	重症度の説明	糸球体ろ過値 GFR (mL/min/1.73 m^2)
1	タンパク尿などの腎障害，GFR 正常または上昇	≧ 90
2	タンパク尿などの腎障害，GFR 軽度低下	60 〜 89
3	タンパク尿などの腎障害，GFR 中等度低下	30 〜 59
4	タンパク尿などの腎障害，GFR 高度低下	15 〜 29
5	末期腎不全	＜ 15
5D	透析期	透析

Definition and Classification of CKD：A Position Statement from KDIGO（Kidney Int 67：2089-2100, 2005）による．

9.1.2.3　治療薬各論

A. アンジオテンシン変換酵素（ACE）阻害薬とアンジオテンシンⅡ受容体遮断薬（ARB）

　一般に慢性腎不全患者は高血圧を呈する．アンジオテンシンⅡは糸球体の輸出細動脈に作用して糸球体内圧を上昇させることから，ACE 阻害薬や ARB によって糸球体内圧を下げ腎保護効果を得ることが目的となる．血清クレアチニン値が 3 mg/dL 以上では慎重な投与が望まれ，投与開始後も注意深い経過観察を要する．両側の腎動脈狭窄例では使用禁忌である．腎機能障害時の降圧目標は 130/80 mmHg であるが，ACE 阻害薬や ARB 単独で降圧効果が十分でない場合に，Ca チャネル遮断薬や少量のチアジド類似薬の併用が降圧目標の達成に有用である．

一般にARBは肝・胆道系が排泄経路であるが，ACE阻害薬は一部のものを除いて腎排泄であり，腎障害時は投与量の設計に注意を要する．さらに腎障害時の高血圧はしばしばレニン・アンジオテンシン系に依存している傾向が強く，その点でも徐々に投与量を増加する慎重さが望まれる．

B. 経口吸着炭

尿素やクレアチニン，インドキシル硫酸などの尿毒症性物質（ウレミックトキシン）は腸管内に排出されたり，また腸管内で産生されたりするが，これらは再吸収によって再び血中に取り込まれる．多孔質炭素からなる球形微粒子の経口吸着炭は，腸管内で有害な代謝産物を吸着して糞便とともに排泄をはかるものである．同時服用すると降圧薬などの併用薬も吸着して作用を低下させる可能性があるため，食後服用の併用薬に対して吸着薬を食間服用にするなど，服用時間をずらす必要がある．副作用として便秘を生じることがある．

C. カリウムイオン交換樹脂

血清カリウム値が6.5 mEq/L以上で，さらに心電図異常としてT波の増高（テント状T波）などを認める場合は，ポリスチレンスルホン酸の経口により治療を行う．粉末を水で懸濁して内服するが，乏尿などで水分制限がある場合はゼリー状の製剤を用いる．ときに便秘を生じることがある．高カリウム血症が著明の場合は，1回30 gを水または2％メチルセルロースにて懸濁して注腸する．かつて同薬をソルビトールで懸濁して使用した患者で腸壁壊死を起こした事例が報告されているため，ソルビトールによる懸濁，注腸を行ってはならない．高カリウム血症が重篤な場合は，緊急の血液透析療法を要する．

9.1.3 薬剤性腎障害

薬剤性腎障害とは治療や検査の目的で使用された薬剤によって引き起こされるもので，発症の頻度の高いものとして抗菌薬，非ステロイド性抗炎症薬があるが，その他に抗悪性腫瘍薬，エックス線造影剤等もある．薬剤性腎障害は発症機序から直接細胞障害型，血行動態障害型，そして過敏型に類別できる（表9.7にまとめを示す）．

直接細胞障害型のタイプでは，薬物の使用量あるいは頻度の増加とともに発症が増加し，しばしば急性尿細管壊死 acute tubular necrosis（ATN）を呈する．抗生物質のアミノグリコシドや抗腫瘍薬のシスプラチンがこの型である．血行動態障害型としては，非ステロイド性抗炎症薬や，アンジオテンシン変換酵素（ACE）阻害薬・アンジオテンシンII受容体遮断薬（ARB）があげられる．またシクロスポリンは糸球体輸入細動脈の攣縮を生じて糸球体ろ過を低下させる．三つ目のタイプとして，アレルギーが原因で過敏型の間質性腎炎の形で発症するものがあり，セフェム系抗生物質がその例である．また，これに類似したものとして非ステロイド性抗炎症薬に対する過敏症で多量のタンパク尿を生じたり，リウマチ治療薬のブシラミン等の投与で，免疫複合体が糸球体に沈着して膜性腎症によるネフローゼ症候群をきたすことがある．

表9.7 薬剤性腎障害の病態

分類	薬物例	機序
直接細胞障害型	アミノグリコシド系抗菌薬 抗腫瘍薬のシスプラチン	薬物による尿細管上皮細胞の直接障害．しばしば急性尿細管壊死を呈する．薬物の使用量あるいは頻度の増加とともに発症が増加する．
血行動態障害型	NSAIDs	プロスタグランジン系の抑制による血行動態の障害
	ACE阻害薬，ARB	両側腎動脈狭窄など，腎血流がレニン・アンジオテンシン系に依存している際に禁忌，脱水時も準禁忌
	免疫抑制薬のシクロスポリン，タクロリムス	血管内皮細胞障害，とくに糸球体の輸入細動脈を障害・収縮
過敏型	セフェム系・ペニシリン系抗菌薬 ヒスタミンH_2受容体遮断薬，プロトンポンプ阻害薬	アレルギーが原因で，組織所見は間質性腎炎の形で発症
免疫異常型（過敏型のサブタイプ）	NSAIDs	糸球体基底膜のバリアーが破綻して呈するネフローゼ症候群
	リウマチ治療薬（ブシラミン等）	免疫複合体が沈着し，膜性腎症を発症して呈するネフローゼ症候群

　薬剤性腎障害の特徴として，高窒素血症（クレアチニン，尿素窒素）やタンパク尿とともに，尿量の異常がある．乏尿を呈したり，ときに多尿を呈することもある．高窒素血症が出現するのに先立って，尿細管上皮細胞障害のマーカーとして，尿中 N-アセチルグルコサミニダーゼ（NAG）が上昇することがある．腎障害を生じやすい薬剤を使用中は，尿NAG，血清クレアチニン，尿タンパクを定期的に検査し，異常に気付いたら早急に中止する必要がある．発症に至った場合でも，早期であれば原因薬剤の中止により腎障害は改善することが多い．アレルギーによる急性間質性腎炎で，症状が強く薬剤中止後も腎障害の回復が遷延しているときは，副腎皮質ステロイドの使用を考慮する必要がある．

9.1.4　血液浄化療法

9.1.4.1　血液浄化療法と治療中の病態

　末期腎不全においては，尿毒症の回避のため血液浄化療法を行う必要がある．これには血液透析 hemodialysis（HD）と腹膜透析 peritoneal dialysis（PD）の2種類がある．透析療法の導入に至った原疾患として，以前は慢性糸球体腎炎がもっとも多かったが，1998年以降は第1位が糖尿病性腎症，第2が慢性糸球体腎炎となり，腎硬化症がこれに次ぐ．新たに透析療法の導入を余儀なくされる患者数は年間に約3万6千人である．現在，わが国では約26万4千人が維持透析療法を受けており，そのうち約9千人（3.4％）が腹膜透析で，残りのほとんど（96％）は血液透析である．

表 9.8 血液透析と腹膜透析の比較

	血液透析	腹膜透析
透析膜の性状	合成あるいは半合成の半透膜で中空のファイバーに血液を流す.	生体の腹膜を透析膜として用いる.
透析の頻度	週3回透析のため通院	自己にて連日実施，通院は2〜4週に1回
中分子サイズの除去能	不良	比較的良好
循環動態への影響	大きい.	少ない.
食事制限	水分，塩分，カリウム制限等厳しい.	水分・塩分制限は各人の除水効率による. カリウム制限はない.
行動の制限	透析のため通院する以外はなし.	入浴はやや制限 ランニングは透析液貯留時やや支障あり.
残腎機能	低下する.	保たれやすい.
合併症	アミロイドーシスや手根管症候群	細菌性腹膜炎 10年以上の長期で被囊性腹膜硬化症

　血液浄化療法にはこのほか，やや特殊なものとして血液ろ過 hemofiltration（HF）があり，血液透析と血液ろ過を組み合わせることもある.

　血液透析と腹膜透析の特徴を比較して，表9.8に示す.

　血液透析は半透膜からなる中空のファイバー中に血液を通し，その外部には透析液を灌流して，半透膜を介して主として低分子の溶質を血液から除去する方法である．実際には極細のファイバーを束ねてダイアライザーとし，この中に透析液を流す．また水分はダイアライザーにかかる液圧の調節により除去するが，除水量が多いと急激な血圧の低下につながるので，総除水量には限度があり，透析日と透析日の間の水分摂取には自己管理を要する．カリウムは透析で比較的除去されやすいが，生（なま）ものや果物の摂取が多いと次回の透析までに高カリウムをきたして，重篤な不整脈を発症する要因となる．血液ろ過は，血液透析の半透膜よりも中分子の溶質に対して透過性が高い膜を用いて血液をろ過し，その後，正常の細胞外液における電解質に近い組成の液で血液中に直接補液を行う．

　腹膜透析は血液透析液の組成に似るが，除水のためにブドウ糖を添加されており，除水を強力に行おうとしてブドウ糖濃度の高いものを連続的に使用したり，10年以上の長期間の腹膜透析を持続したりすると，腹膜刺激に起因する被囊性腹膜硬化症をきたすことがある．腎機能障害に伴って心臓血管系の合併症が増加するが，このことは特に透析患者において顕著である．心筋梗塞，重篤な不整脈や脳卒中は直ちに生命にかかわる合併症であるが，このほか体液管理のアンバランスから体内の貯留量が増加して，肺うっ血を伴う急性心不全を呈することがあり，また心臓の肥大や虚血などが原因で徐々に心機能が低下し，心不全に至る場合もある．

9.1.4.2 薬物治療

　血液浄化療法の実施によっても，なお補正しがたい病態に対しては薬物療法を行って是正する（表9.9）．

表9.9 維持透析の際に用いられる薬物

分類	薬物名(商品名)	適応	作用と特徴	主な副作用	備考
活性化ビタミンD_3	アルファカルシドール alfacalcidol（ワンアルファ，アルファロール）	慢性腎不全，骨粗鬆症，副甲状腺機能低下症など．	カルシトリオールのプロドラッグであり，肝臓で25位の水酸化を受けて活性型となる．	高Ca血症と，それによる頭痛，悪心，嘔吐，いらいら感，不眠，かゆみ，血圧上昇，結膜充血など．異所性石灰化．	副作用として高Ca血症を生じ，その際，高リン血症があると，異所性石灰化を引き起こしやすいので，高リン血症がある場合は併せて治療する．
	カルシトリオール calcitriol（ロカルトロール）	慢性腎不全，骨粗鬆症，副甲状腺機能低下症など．	すでに1α位，25位が水酸化しているため肝・腎での活性化が不要であり，速効性でアルファカルシドールの半量で同等の作用．	カルシトリオールはアルファカルシドールよりも活性が強く，そのため高Ca血症をきたしやすい．	
合成ビタミンD誘導体	マキサカルシトール maxacalcitol（オキサロール）	維持透析下の二次性副甲状腺機能亢進症	合成ビタミンD誘導体で，維持透析下の二次性副甲状腺機能亢進症を治療する．	高Ca血症とそれに随伴する症状．および，AST，ALT，LDH，γ-GTP等の肝酵素上昇，黄疸など．	PTH是正のため，用量を増加すると高Ca血症を生じることがある．
	ファレカルシトリオール falecalcitriol（ホーネル，フルスタン）	維持透析下の二次性副甲状腺機能亢進症	カルシトリオールの26位，27位の水素をフッ素に置換した誘導体．強力なPTH抑制作用を有する一方で，高Ca血症を引き起こしにくい．		
リン吸着薬	炭酸カルシウム calcium carbonate（カルタン）	保存期や透析中慢性腎不全患者における高リン血症改善	消化管内で食物由来のリン酸カルシウムと結合して，難溶性のリン酸カルシウムとなって糞便とともに排泄する．	高Ca血症，悪心，便秘，下痢など．併用薬のテトラサイクリン系，ニューキノロン系抗菌薬等の作用を減弱する．	食直後に服用する．本剤はCa供給源となりうるので，活性化ビタミンDの併用時には注意を要する．
	セベラマー sevelamer（レナジェル，フォスブロック）	透析中の慢性腎不全患者における高リン血症改善	ポリカチオン性ポリマーであり，消化管内でリンを結合し，糞便とともに排泄する．	腸管穿孔，腸閉塞，嘔気，便秘，腹痛，下痢など．	併用薬の吸着により作用を低下させる可能性があり，服用時間をずらす．
エリスロポエチン製剤	エポエチンアルファ epoetin alfa（エスポー） エポエチンベータ epoetin beta（エポジン）	腎性貧血，手術を予定している患者の自己血貯血	遺伝子組換えの造血因子製剤で，血液透析施行中の腎性貧血には静注で用いる．また腹膜透析時や透析導入されていない保存期腎不全の腎性貧血には皮下注で投与し，いずれも赤血球増殖を促す．	血圧上昇，動悸，かゆみ，頭痛．重篤なものとしてショック，高血圧脳症，脳出血，脳梗塞，心筋梗塞，肺梗塞，赤芽球癆など．	急激な貧血の改善に際して血圧上昇を惹起することがあり，徐々に行う．効果の発現とともに，鉄欠乏が顕在化するので鉄代謝に留意し鉄剤を補充する．

9.1.4.3 治療薬各論

A. 活性化ビタミンD_3

　活性化ビタミンD_3であるカルシトリオールは，1α位と25位に水酸基（OH）を有するが，このうち1α位は腎で，25位は肝で水酸化を受ける．そこで肝不全，腎不全ではビタミンDの活性化に障害を生じる．腎臓はCa^{2+}のバランスを調節し，ビタミンD_3の活性化を行う臓器でもあるため，慢性腎不全により低カルシウム血症を生じる．低カルシウム血症を放置すると，副甲状腺ホルモン（PTH）の上昇を引き起こし，高リン血症とともに腎性骨ジストロフィーと呼ばれる骨代謝異常が惹起される．低カルシウム血症には，カルシトリオールや1α位のみ水酸化されたアルファカルシドールが用いられる．アルファカルシドールはプロドラッグであるので，徐々に作用を発現する．カルシトリオールは，アルファカルシドールの半量で同じ効果を示すが，副作用としての高Ca血症も生じやすい．維持透析下の二次性副甲状腺機能亢進症に対して，PTH合成・分泌抑制のため，合成ビタミンD誘導体のマキサカルシトールが静注製剤として用いられる．この際，血中PTH値が治療効果の指標となる．カルシトリオールの26位，27位の水素をフッ素に置き換えた誘導体のファレカルシトリオールも，経口薬として同様の目的で用いられる．

B. リン吸着薬

　慢性腎不全では高リン血症をしばしば生じる．高リン血症を是正せずに，活性化ビタミンD_3で低カルシウム血症の治療を行うと，高リン高カルシウム血症を呈しやすく，異所性石灰化を引き起こすことがある．そうなると，高リン血症の治療が必要となるが，これには炭酸カルシウムや酢酸カルシウム等のカルシウム含有リン吸着薬が用いられることが多い．これ自体がカルシウム供給源となる可能性があるので，活性化ビタミンDの併用時には高カルシウム血症に注意が必要である．ポリカチオン性ポリマーである塩酸セベラマーはカルシウムの供給源とはならないので，このような場合に有用である．

C. エリスロポエチン

　遺伝子組換えの造血因子製剤である．保存期腎不全の腎性貧血には皮下投与を行う．血液透析の場合は，透析の終了時に血液回路を経由して静注する．急激な改善に際して昇圧をみることがあるので，徐々に行う．造血の開始とともに，鉄欠乏が顕在化するので，鉄代謝に留意し鉄剤を補充する．

トピックス
　本剤は腎性貧血のほか，手術前の自己血貯血の目的でも使用される．スポーツにおいてはドーピング事例となる．高地でトレーニングすると，低酸素刺激で自己のエリスロポエチン産生が高まって造血が亢進するが，これは合法である．ヘビースモーカーの場合も，ヘモグロビンが一酸化炭素

によって占拠される結果，末梢組織や腎は低酸素状態となり，多血症を呈するが，血管内皮障害による血管収縮や動脈硬化を誘発するので，相乗的に脳梗塞や心筋梗塞のリスクが高まる．

9.1.5 腎移植

9.1.5.1 腎移植

　血液透析や腹膜透析によっても，血液浄化療法の効率は健常者の腎機能に比して十分ではなく，長期間的には心臓血管系の合併症や腎性骨ジストロフィーなどの発症リスクが小さくない．また，食事療法や日常生活の制限もある．このような理由から，腎移植は現時点における慢性腎不全に対する究極の治療法といえる．移植手術後，免疫抑制薬を使用し続けることによる有害反応がときにみられるものの，血液浄化療法から解放され，水分制限がなくなり食事療法もゆるやかになるなど，クオリティー・オブ・ライフ（QOL）の改善が著しい．近年，強力な免疫抑制薬，特にシクロスポリンやタクロリムスの登場により，移植腎の急性拒絶反応が激減し，生着率が飛躍的に向上している．腎移植には生体腎移植と死体腎（献腎）移植があるが，移植後の1年生着率は生体腎移植で90％以上，死体腎移植でも80％以上である．腎移植は心臓・肝臓・肺などと異なり，脳死のみならず心停止後（心臓死）の臓器を使うことができる．欧米では死体腎移植が多いのに対し，わが国では生体腎移植が多くをしめる．またわが国の透析患者数が年間約1万人純増しているのに対し，腎移植件数は年間約1000件にとどまっている．

9.1.5.2 薬物治療

　強力な免疫抑制薬の使用が可能な状況になったものの，移植ドナーと患者（レシピエント）の間のヒトリンパ抗原（HLA）のマッチング項目数が多いほうが急性拒絶反応も少なく，免疫抑制薬の種類や用量が少なくてすむ．また免疫抑制療法を強力に行うことによって，市中肺炎などの感染症に加え，特に高齢者の場合は，BKウイルスやサイトメガロウイルスなどの日和見感染を発症しやすくなる．腎移植後に腎機能が悪化した際，拒絶反応の有無やカルシニューリン阻害薬の過剰かどうかなどの判断が紛らわしい場合がしばしばあるが，そのような場合には緊急の腎生検が有用である．表9.10に臓器移植後の拒絶反応を予防・治療するための薬剤をまとめた．

9.1.5.3 治療薬各論

A. 副腎皮質ステロイド

　ステロイドは細胞内の特異的受容体に結合することにより，mRNAへの転写を調節して作用

表9.10 腎移植の際に用いられる薬物

分類	薬物名(商品名)	適応	作用と特徴	主な副作用	備考
副腎皮質ステロイド	プレドニゾロン prednisolone(プレドニン,プレドニゾロン)	エリテマトーデス,ネフローゼなど.	ヒドロコルチゾンの4倍の糖質コルチコイド作用を有し,一方,電解質代謝の副作用は少ないので,副腎皮質ステロイドのなかでよく用いられる.	感染症の誘発,骨粗鬆症,糖尿病の誘発・増悪,消化性潰瘍,高血圧など.	すぐれた免疫抑制薬の出現で,拒絶反応に対する予防的な副腎皮質ステロイド使用量を減量することが可能となった.
	メチルプレドニゾロン methylprednisolone(ソル・メドロール)	急性循環不全など.	移植手術時に際して,および急性拒絶反応時にパルス療法として点滴静注で用いられる.		1日500〜1000 mgを約3日間点滴静注するのが標準的で,いわゆるパルス療法と呼ばれている.
カルシニューリン阻害薬	シクロスポリン ciclosporin(CYA)(サンディミュン,ネオーラル)	移植時急性拒絶反応抑制,ネフローゼ症候群など.	カルシニューリンを阻害し,IL-2などの各種サイトカインの産生を抑制する.ネオーラルはサンディミュンにおける脂質代謝の血中濃度への影響が改善されている.	頭痛,糖尿・高血糖,血圧上昇,血小板減少,消化性潰瘍など.重大なものとして,腎障害,中枢神経障害,血栓性微小血管障害,感染症など.	生ワクチンは併用禁忌.投与量が多いと血流障害から腎機能障害を生じることがあるが,薬物の血中濃度モニタリングが有用である.併用薬や食品によっても薬物代謝が影響されることがある.
	タクロリムス tacrolimus(プログラフ)				
代謝拮抗薬(プリン拮抗薬)	アザチオプリン azathioprine(AZP)(イムラン,アザニン)	移植時急性拒絶反応抑制	核酸合成を阻害し細胞増殖を抑制する.プリンがかかわるものをプリン拮抗薬と呼ぶ.	骨髄抑制,肝機能障害,悪心・嘔吐,下痢,消化性潰瘍,間質性肺炎,感染症など.	生ワクチンは発症の可能性があって,併用禁忌.MMFとアザチオプリン,ミゾリビンの併用はそれぞれの作用を増強し骨髄抑制を生じることがある.アザチオプリンとアロプリノールの併用も骨髄抑制をきたしやすい.
	ミゾリビン mizoribine(ブレディニン)	腎移植時急性拒絶反応抑制	ミゾリビンはリンパ系細胞増殖を強く抑制する.		
	ミコフェノール酸モフェチル mycophenolate mofetil(MMF)(セルセプト)	移植時急性拒絶反応抑制	リンパ球のDNA合成阻害を行う.		
生物学的製剤(抗体医薬品)	ムロモナブ muromona-CD3(オルソクローン OKT3)	腎移植後の急性拒絶反応抑制	ヒトT細胞表面抗原CD3に対するモノクローナル抗体による医薬品.	アナフィラキシー反応,感染症,リンパ球減少,インフルエンザ様症状として発熱,悪寒,頭痛など.	生ワクチンは併用禁忌.本剤は異種タンパクであるので,抗体を産生し2回目の投与時に効果が制限され,また副作用を発現する可能性がある.
	バシリキシマブ basiliximab(シムレクト)	腎移植後の急性拒絶反応抑制	活性化Tリンパ球表面にあるIL-2受容体α鎖(CD25)に対するヒト/マウスキメラ型のモノクローナル抗体.ヒトにおける異種抗原に対する免疫原性を低下させている.	アナフィラキシー症状,サイトメガロウイルスなどの感染症,リンパ球減少,発熱,悪寒,頭痛,咳嗽など.	バシリキシマブはIL-2の産生抑制の機序をもつカルシニューリン阻害薬との併用による相乗効果が期待される.

を発現する．種々の薬理作用を有するが，免疫抑制に関してはサイトカイン産生，抗体産生，細胞性免疫の抑制により作用を発揮する．糖代謝や脂質代謝，内分泌系や骨代謝にも影響するため，副作用は多彩である．腎移植に際しては，ステロイドと免疫抑制薬との併用が行われ，一般細菌，真菌，ウイルス等の感染症の発症がしばしば問題となる．

B．生物活性物質

シクロスポリンとタクロリムスは細胞内の特異的なタンパクと結合し，この複合体がTリンパ球の活性化段階に働くカルシニューリンを阻害し，インターロイキン-2などの各種サイトカインの産生を抑制することによって作用を発揮することから，カルシニューリン阻害薬と呼ばれている．

C．代謝拮抗薬

細胞周期の核酸合成が盛んに行われる時期に核酸合成を阻害し，細胞増殖を抑制する．拮抗する部位によりプリン拮抗薬，ピリミジン拮抗薬さらに葉酸拮抗薬に分けられる．免疫担当細胞に対する特異的な作用機序ではないことから，抗悪性腫瘍薬としても使用される．腎移植には，主としてプリン拮抗薬が用いられる．以前からアザチオプリンが使用されてきたが，近年，ミコフェノール酸モフェチル（MMF）の難治性拒絶反応に対する効果が注目されている．

D．生物学的製剤

モノクローナル抗体の医薬品であり，活性化Tリンパ球表面にあるIL-12受容体α鎖（CD25）に対するヒト/マウスキメラ型のバシリキシマブと，ヒトT細胞表面抗原CD3に対するムロモナブ-CD3がある．前者は遺伝子組換えにより，ヒト由来のheavy chainとマウス由来のlight chainから構成されるハイブリッド型の工夫がされており，IL-2の受容体への結合を競合的に阻害することでリンパ球の分化，増殖を抑制し，免疫抑制作用を示すと考えられる．その作用機序から，バシリキシマブはカルシニューリン阻害薬との併用により相乗効果が得られると考えられる．

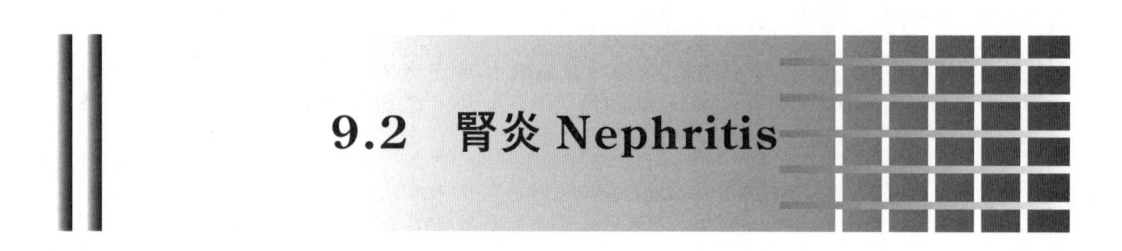

9.2 腎炎 Nephritis

臨床的に血尿とタンパク尿，高血圧を伴う症候群であり，急性腎炎と慢性腎炎に分けられる．腎炎の多くは糸球体腎炎の由来であるが，尿細管間質性腎炎でも一部このような症状を呈するものがある．急性腎炎は症状が突然生じるもので，GFRの低下と水，塩分の貯留をきたす．これに対して慢性腎炎は徐々に進行するタイプである．糸球体の毛細血管網を束ねるかたちでメサンギウム細胞が存在する．この細胞は血管平滑筋細胞に近い性質を有し，毛細血管のろ過面積を調

節したり，炎症反応の場になったりするが，また細胞外に基質タンパク質を蓄積して糸球体硬化に至ることもある．

9.2.1 急性糸球体腎炎 Acute glomerulonephritis

9.2.1.1 病態と症状

　先行感染に引き続いて発症するもので，代表例は溶連菌感染後急性糸球体腎炎である．これはA群β溶血性連鎖球菌の上気道や皮膚への感染後約2週間の潜伏期を経て発症し，血尿，タンパク尿，浮腫，高血圧，腎機能低下などを呈する．他の細菌，ウイルスによる急性腎炎もあり，近年，メチシリン耐性ブドウ球菌（MRSA）感染に伴うものも報告されている．このような腎炎では，もとの感染に対する対策が優先される．MRSA感染に伴う腎炎は紫斑病性腎炎と紛らわしいことがあるが，MRSA治療を主体とし，原則的に副腎皮質ステロイドは用いない．

　溶連菌感染後急性糸球体腎炎の場合は菌体の一部が抗原となり，これに対する抗体が形成されて抗原抗体複合物が血中をめぐり，腎糸球体に沈着することにより発症する．その結果，内皮細胞やメサンギウム細胞の増殖とともに，内皮の膨潤化や管腔内への多数の好中球浸潤を伴って管腔が閉塞されるためGFRの低下を招く．検査所見としては，β溶連菌感染による抗体価であるASO値が上昇し，補体の活性化と分解によって血中補体値C3や補体価（CH50）は低下する．

9.2.1.2 薬物治療

　治療は，安静臥床，塩分制限，タンパク質制限に加え，溶連菌感染に対してペニシリン系抗菌薬を用いる．ペニシリン系薬の服用は，比較的長期間にわたって行われることが多い．また，急性期に浮腫と乏尿がある場合は，ループ利尿薬を用いる．予後は，通常良好で，治癒が期待できる．

9.2.2 慢性糸球体腎炎 Chronic glomerulonephritis

9.2.2.1 病態と症状

　血尿を主体にしばしばタンパク尿を伴って徐々に進行するタイプであり，ときに高血圧を呈する．腎機能は正常のものから低下を認める場合までさまざまである．慢性糸球体腎炎のなかでは，腎生検の精査によってIgA腎症の組織型を認める頻度がもっとも高い．健診時の検尿で，潜血やタンパク尿を指摘されて見出されることが多い．年齢的には15〜30歳までの若い世代

が過半数を占める．他の腎炎に比べて予後は比較的良好といわれるが，20年間という長期予後でみると，30％が末期腎不全に至るという報告もあり，本症の発症年齢が低いことと患者数が多いことから，IgA腎症の進行阻止は大きな課題である．

IgA腎症の尿は顕微鏡的血尿による潜血反応を呈することが多いが，しばしば上気道感染や胃腸炎の際に，コーラのような暗褐色調の肉眼的血尿をみることがある．溶連菌感染後急性糸球体腎炎では上気道炎ののち約2週間で発症するのに対し，IgA腎症の肉眼的血尿は発熱の1～2日後に生じることが多い．慢性的な扁桃炎を伴っている場合もある．しばしば血中IgA値が上昇し，補体の低下はみられない．腎生検組織像は，メサンギウム細胞の増殖と同領域の基質増生とともに，IgAの沈着が特徴的である．腎炎としての活動性が強い場合は，半月体を伴うことがしばしばある．

9.2.2.2 薬物治療

尿所見が軽微であれば薬物療法をせずに検尿で経過観察する．薬物療法には，しばしば抗血小板薬を用いる．腎炎の活動性が強い場合は，ステロイドを用いて進行の阻止に努める．扁桃炎を伴う場合は扁桃摘出手術（扁摘）を行う場合もある．血圧上昇を伴う場合は，ACE阻害薬やアンジオテンシンⅡ受容体遮断薬（ARB）が，血圧管理とともにタンパク尿減少にも有用性が高い（表9.11）．

9.2.2.3 治療薬各論

A. 副腎皮質ステロイド

腎炎の活動性が強い場合は，中等量から大量のプレドニゾロン（30～60 mg）を経口投与し，ときにメチルプレドニゾロンの大量点滴静注療法（500～1000 mg，パルス療法）も行う．経口投与の後は，尿所見をみながら漸減する．

B. 免疫抑制薬

耐糖能異常がある場合や，ステロイドによる情動（気分）の変動が大きいなどの理由でステロイドを使いにくい場合は，ステロイドを減量してミゾリビンなどを併用し，尿タンパクの減少をはかることがある（保険適応外）．

C. 抗凝固・抗血小板薬

活動性腎炎では糸球体内で血液凝固や血小板凝集がしばしば観察されることから，抗凝固薬や抗血小板薬が使用される．前者としてワルファリン，後者としてジラゼプが用いられる．これらの使用は糸球体硬化の抑制にもつながる．

表9.11 慢性糸球体腎炎の際に用いられる薬物

分類	薬物名(商品名)	適応	作用と特徴	主な副作用	備考
副腎皮質ステロイド	表9.10参照				
免疫抑制薬	アザチオプリン azathioprine (AZP)(イムラン, アザニン)	移植時急性拒絶反応抑制など	核酸合成を阻害し細胞増殖を抑制する.	骨髄抑制, 肝機能障害, 悪心・嘔吐, 下痢, 消化性潰瘍, 間質性肺炎, 感染症など.	アザチオプリンとアロプリノールの併用で骨髄抑制をきたしやすい.
	ミゾリビン mizoribine (ブレディニン)	ネフローゼ症候群など	リンパ系細胞増殖を強く抑制する.		
抗凝固薬	ヘパリン heparin (ヘパリン)	血栓・塞栓症など	アンチトロンビンIIIと複合体を形成することにより抗凝固作用を発揮する. 持続静注で投与.	そう痒感, 出血, 血小板減少, ショックなど.	活動性の強い腎炎で血栓症に準じてしばしば抗凝固療法が行われる. 活性化部分トロンボプラスチン時間(APTT)でモニターする.
	ワルファリン warfarin (ワーファリン)	血栓・塞栓症	肝臓におけるビタミンK依存性凝固因子の生合成を抑制する. 経口で用いる.	過敏症, 悪心・嘔吐, 下痢, 皮膚壊死, 肝機能障害など.	活動性の強い腎炎で用いることがある. プロトロンビン時間(PT)とトロンボテストでモニターする. 薬用量は個人差が大きい. 出血時はビタミンKを注射する.
抗血小板薬	ジラゼプ dilazep (コメリアン)	IgA腎症におけるタンパク尿減少	アデノシン増強作用やホスホリパーゼA₂阻害作用による血小板凝集抑制作用.	頭痛, めまい, 動悸, 頻脈, 胃腸障害, 発疹など.	IgA腎症における尿タンパクの減少目的.
ACE阻害薬とARB	表9.5参照				尿タンパクの減少目的に, 一次性, 二次性ネフローゼ症候群ともによく用いられる.

D. ACE 阻害薬と ARB

糸球体の輸入細動脈を拡張することにより糸球体内圧を低下させ, タンパク尿の軽減をはかる. 血圧管理は 130/80 mmHg 未満を目標にする. 尿タンパク 1 日 1 g 以上の例では, 125/75 mmHg 未満を一般的な目標とする.

9.3 ネフローゼ症候群 Nephrotic syndrome

9.3.1 病態と症状

　ネフローゼ症候群とは，大量のタンパク尿のため血中タンパクの低下や浮腫，高コレステロール血症をきたした病態に対する包括的な用語であり，単一の疾患名ではない．ネフローゼ症候群は多くの原疾患から引き起こされる．成人のネフローゼ症候群の診断基準として，1) タンパク尿が1日3.5 g以上，2) 血清総タンパク6.0 g/dL以下または血清アルブミン3.0 g/dL以下の低タンパク血症，3) 血清総コレステロール250 mg/dL以上の高脂血症および4) 浮腫，である．このうちタンパク尿と低タンパク血症の基準が必須条件であり，高脂血症と浮腫は必須条件ではない．

　ネフローゼ症候群では大量のタンパクが糸球体から漏出するが，この機序として糸球体基底膜のチャージバリアーの破綻，サイズバリアーの破綻，または両者が原因となることが指摘されている．通常，糸球体の基底膜は電気的にマイナスに荷電しており，血中のアルブミンもマイナスに荷電しているため透過しにくいが，基底膜の荷電が失われてチャージバリアーが破綻すると，アルブミンは透過しやすくなる．あるいは基底膜の微細な網目のサイズが拡大してもアルブミンは透過しやすくなる．これをサイズバリアーの破綻という．ネフローゼ症候群における浮腫は，血中アルブミンの減少によって膠質浸透圧が低下し，血管外の水を血管内に引き込む圧が弱くなって体液が組織に漏れ出すという機序で発生する．血管内はしばしば脱水状態となり，浮腫があっても利尿薬が効きにくい原因となる．高脂血症では，コレステロールとともに中性脂肪やリン脂質も増加する．尿中へのアルブミンの喪失とともに肝におけるアルブミン合成が亢進するため，コレステロールの担体タンパクであるリポタンパクの合成も亢進する一方，コレステロールの分解系が低下する機序もある．血管内の脱水状態により血中のフィブリノーゲン値が上昇するため，ネフローゼ症候群ではしばしば重篤な血栓症に起因する脳梗塞や深部静脈血栓から肺塞栓に至る例がみられる．

　ネフローゼ症候群は各種の腎疾患による疾患群であるが，そのうち微小変化群または微小変化型ネフローゼ症候群と呼ばれるタイプは，顕微鏡的観察における組織学的変化はほとんどみられない．発症は若年層に多い．一方，他の組織型として，一部の糸球体に分節状の硬化病変を示す巣状糸球体硬化症がある．また，糸球体毛細血管壁の上皮下に沿ってIgGが沈着する膜性腎症や，メサンギウム領域の増殖・増生と毛細血管壁基底膜の二重化を呈する膜性増殖性糸球体腎炎もある．これらは腎の病変に原因がある一次性ネフローゼ症候群に多くみられる組織型である

が，このほかに，全身性疾患に伴う二次性ネフローゼ症候群があり，糖尿病性腎症，全身性エリテマトーデス，アミロイドーシス，B型・C型肝炎ウイルス感染，あるいは悪性腫瘍に伴うものなどがしばしばみられる．

9.3.2 薬物治療

ネフローゼ症候群の一般的な治療法として，減塩，安静，食事タンパクの制限を行う．以前は高タンパク食が一般的であったが，多量のタンパク摂取は糸球体内圧の上昇からタンパク尿の増加を引き起こすことが指摘され，近年はタンパク制限が推奨されている．表9.12に示すように，一次性ネフローゼ症候群には副腎皮質ステロイドや免疫抑制薬を中心とした薬物治療が行われるが，二次性ネフローゼ症候群では原疾患の治療が優先される．

9.3.3 治療薬各論

A. 副腎皮質ステロイド

微小変化型は，ステロイドに対する反応性が比較的良好である．大量のプレドニゾロン（30〜60 mg）の経口投与や，ときにメチルプレドニゾロンの大量点滴静注（500〜1000 mg，パルス療法）が行われる．ステロイドの減量中や中止後に再発することがある．

B. 免疫抑制薬

巣状糸球体硬化症はステロイド単独投与に対して，治療抵抗性を示すので，シクロスポリンやミゾリビンなどを併用したり，これらの単独使用により尿タンパクの減少をはかる．

C. 抗凝固・抗血小板薬

ネフローゼ症候群では全身的な血栓傾向を認めるので，抗凝固・抗血小板薬が使用される．これらの使用は糸球体硬化の抑制にもつながる．

D. 高脂血症治療薬

ネフローゼ症候群では，高コレステロール血症を生じて動脈硬化などの合併症を引き起こすほか，高コレステロール血症が糸球体障害を生じるという悪循環がある．HMG-CoA還元酵素阻害薬のプラバスタチンやシンバスタチンなどのスタチン類を併用して，これらを予防する．

E. ACE阻害薬とARB

糸球体の輸出細動脈を拡張することにより，糸球体内圧を低下し，タンパク尿の軽減をはか

表9.12 ネフローゼ症候群に用いられる薬物

分類	薬物名(商品名)	適応	作用と特徴	主な副作用	備考
副腎皮質ステロイド	表9.10参照				
免疫抑制薬	ミゾリビン mizoribine (ブレディニン)	腎移植時急性拒絶反応抑制, ネフローゼ症候群	表9.11参照		
抗凝固薬	ヘパリン heparin (ヘパリン) ワルファリンカリウム warfarin (ワーファリン)	血栓・塞栓症	表9.11参照		ネフローゼ症候群では, 全身的な血栓症を合併しやすく, またステロイド治療によっても凝固能が亢進するので, 抗凝固薬を用いる機会が多い.
抗血小板薬	ジピリダモール dipyridamole (ペルサンチン)	狭心症, 心筋梗塞, ネフローゼ症候群における尿タンパク減少など.	ホスホジエステラーゼ阻害による血小板凝集抑制作用.	頭痛, 心悸亢進, 紅潮, 腹痛, 嘔気, 発疹など.	ネフローゼ症候群における尿タンパクの減少目的.
高脂血症治療薬	プラバスタチン pravastatin (メバロチン) シンバスタチン simvastatin (リポバス)	高脂血症, 家族性高コレステロール血症	HMG-CoA還元酵素を特異的に阻害する. シンバスタチンはプロドラッグである.	肝機能障害, 血小板減少, 腹痛, 下痢, 発疹など. 重大なものとして横紋筋融解症があり, 脱力, 筋肉痛, 褐色尿を呈し, 検査所見として血中CK上昇, ミオグロビン上昇, ミオグロビン尿がみられる.	スタチンとフィブラート系薬の併用で, 横紋筋融解症の機会が高まり, とくに腎機能検査値異常患者で注意を要する.
ACE阻害薬とARB	表9.5参照				尿タンパクが1日1.0 g以上であれば, 血圧管理は125/75 mmHg未満を目標とする. 単剤で降圧効果不十分であればCa拮抗薬, α遮断薬, 少量の利尿降圧薬との併用も行われる.
アルブミン製剤	人血清アルブミン human serum albumin (アルブミン)	アルブミンの喪失・合成低下による低アルブミン血症, 出血性ショック	緩徐に静注, あるいは点滴静注する.	ショック, 血圧低下, 顔面紅潮, 蕁麻疹など.	米国献血および日本献血などの由来がある.

る．尿タンパクが1日1.0g以上の場合は，125/75 mmHg未満を血圧管理の目標値とする．

F. アルブミン製剤

アルブミン製剤を点滴静注すると，一時的に血中アルブミン濃度が上昇し，血管外に漏れ出た水分を血管内に引き込むことができるため，その時期に合わせて利尿薬を投与すると効果的な利尿作用が得られる．アルブミン製剤の投与はタンパク尿の増加と腎臓に対する負荷につながるので，長期的にこの方法をとることは好ましくないが，血管内脱水が著明であったり胸腹水貯留で呼吸困難を呈している場合などは，緊急避難的に考慮すべきである．

9.4 糖尿病性腎症 Diabetic nephropathy

9.4.1 病態と症状

糖尿病性腎症は，糖尿病の細小血管障害による三大合併症（網膜症，神経障害，腎症）の一つである．I型，II型にかかわらず，糖尿病患者の約25〜50％に合併するが，糖尿病の発症後10年程度を経過した頃に微量アルブミン尿期から顕性腎症期に移行し，さらに数年後にネフローゼ症候群に相当するタンパク尿を呈したあとで，末期腎不全へと進行する．透析療法に至る原疾患別では近年では糖尿病性腎症がもっとも多い．微量アルブミン尿期は早期腎症期に分類されるが，尿タンパク検査の試験紙法では陰性を示すものの，感度の高い免疫学的な尿中アルブミン検査法では陽性となる時期である．随時尿で検査をする場合は，尿中クレアチニンで補正し，30〜299 mg/g Creを微量アルブミンと，それより多いものは顕性タンパク尿とする．早期腎症期の時点で糖尿病のコントロールが行われれば，微量アルブミンの陰性化と顕性腎症期への進展阻止が可能である．進行期における腎糸球体の組織像として，メサンギウム領域の基質の増加と基底膜の肥厚に加え，結節性硬化病変が認められる．

9.4.2 薬物治療

治療法は，血糖コントロール，低タンパク食および薬物療法である．薬物療法は，糖尿病治療薬と降圧薬が主体となり，加えて高脂血症に対するHMG-CoA還元酵素阻害薬（スタチン類）や抗血小板薬が用いられるが，ネフローゼ症候群に対するステロイドの使用は糖尿病の悪化を招

くため，禁忌である．

9.4.3　治療薬各論

9.4.3.1　糖尿病治療薬

糖尿病の項を参照．

9.4.3.2　降圧薬

ACE 阻害薬や ARB が，糸球体高血圧の是正とアンジオテンシンⅡ刺激による基質の蓄積抑制に有用である．糖尿病における血圧管理の目標は 130/80 mmHg 未満，尿タンパク 1 日 1 g 以上の例では 125/75 mmHg 未満とするが，これらの降圧目標を達成するには ACE 阻害薬や ARB の単剤使用ではしばしば不十分であるため，Ca チャネル遮断薬，α 遮断薬，少量の利尿薬のうちのどれかとの併用が必要なことが多い．

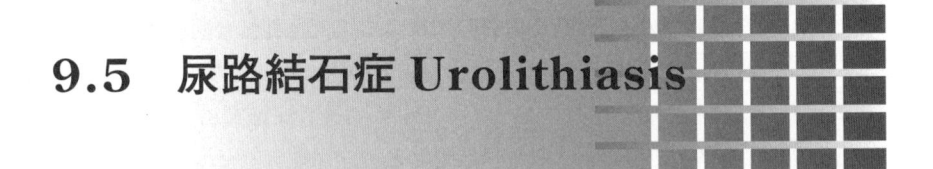

9.5　尿路結石症 Urolithiasis

9.5.1　病態と症状

生成された尿は，腎杯，腎盂，尿管，膀胱，尿道を経て体外へと排泄されるが，この経路に結石を生じたものを尿路結石と呼ぶ．結石が，腎盂・腎杯または尿管にあるものを上部尿路結石，膀胱または尿道に存在するものを下部尿路結石という．その成分から，結石はシュウ酸カルシウム結石，リン酸カルシウム結石，リン酸マグネシウムアンモニウム結石，尿酸結石，シスチン結石に分けられる．シュウ酸カルシウム結石が最も多い．リン酸マグネシウムアンモニウム結石は，尿路感染症をくり返す場合やアルカリ尿中で生成される．尿酸結石は高尿酸血症や酸性尿の際に形成されるが，X 線撮影では写りにくい．シスチン結石はアミノ酸代謝異常によるシスチン尿症において形成される．これらの結石が腎盂で形成され尿路に沿って下降するとき，解剖学的に狭い部位を通過する際に疝痛と呼ばれる強い疼痛を引き起こす．また，尿路内壁を傷つけることにより，血尿を生じる．

検査所見として尿潜血反応陽性を呈し，尿沈渣の顕微鏡観察で変形の乏しい赤血球を認める．上部尿路結石で尿の通過障害を伴う場合は，腎部超音波検査により腎盂の拡大による水腎症が観察される．成分としてカルシウムを多く含む結石はX線を透過しにくく，腎・尿管・膀胱部のX線撮影（KUB）で容易に検出されるが，結石像が陰性でも存在を否定できない場合があるので注意が必要である．X線造影剤の静注による排泄性腎盂造影で尿路を造影すると，結石像あるいは陰影欠損として位置関係を知ることができる．CTはX線陰性結石にも有効であるが，結石サイズが小さい場合はスライス幅によってはとらえにくいことがある．排出された結石の成分を明らかにすることは，再発予防の対処法を検討する上で有用である．

9.5.2　薬物治療

大部分の結石は自然排石するので，飲水の増量とともに適度な運動を行う．直径が1cm以上で移動しない結石は，体外衝撃波砕石術 extracorporeal shock wave lithotripsy（ESWL）や，経皮的腎砕石術 percutaneous nephrolithotripsy（PNL），経尿道的尿管砕石術 transurethral ureterolithotripsy（TUL）などの内視鏡手術の適応となる．薬物治療としては疼痛への対処と，結石の性状に基づいた再発予防がある（表9.13）．

表9.13　尿路結石に対して用いられる薬物

分類	薬物名(商品名)	適応	作用と特徴	主な副作用	備考
非ステロイド抗炎症薬（NSAID）	インドメタシン indometacin（インダシン）ジクロフェナク diclofenac（ボルタレン）	関節リウマチ，急性上気道炎などの解熱・鎮痛	疼痛に対して即効性を期待する場合に坐剤で用いる．	腹痛，下痢，直腸粘膜の刺激症状，頭痛，眠気，めまいなど．	直腸炎，直腸出血，痔疾や，アスピリン喘息などで投与禁忌．
酸性尿改善薬	クエン酸カリウム・クエン酸ナトリウム合剤（ウラリット）	痛風ならびに高尿酸血症における酸性尿の改善	高尿酸血症・尿症に伴う尿酸結石生成の抑制を目的とした酸性尿改善．	高カリウム血症，下痢，食欲不振，悪心，嘔吐など．	尿検査でpH 6.2～6.8の範囲（いわゆる尿のアルカリ化）に入るよう用量を調整する．

9.5.3　治療薬各論

9.5.3.1　疼痛への対処

疝痛による救急受診時には，ペンタゾシンを筋注する．疼痛が中等度であればインドメタシン

坐剤（50 mg）やジクロフェナク坐剤（50 mg）を直腸内に挿入する．これらの坐剤は，帰宅後に次の疼痛発作が現れたときに自宅で使用する鎮痛薬として適している．

9.5.3.2 結石症の再発予防

しばしば高カルシウム尿症に伴うカルシウム含有結石がみられるが，ヒドロクロロチアジドは尿細管でカルシウムを再吸収させることにより，尿中カルシウム排泄量を減少させる．高シュウ酸尿症に伴う結石に対しては，シュウ酸を多く含む食品（ほうれん草，ナッツ類など）の過剰摂取を制限するとともに，腸管内で難溶性のシュウ酸カルシウムを生成させるようにカルシウムの摂取をすすめる．高尿酸血症に伴う尿酸結石は，アロプリノールにより尿酸の産生を抑制するとともに，尿のアルカリ化を行う．尿のアルカリ化によく用いられるのはクエン酸カリウム・クエン酸ナトリウム合剤である．シスチン尿症における結石には，チオプロニンによりシスチンをキレートして可溶化するとともに，クエン酸カリウム・クエン酸ナトリウムで尿のアルカリ化を行う．細菌感染に伴う結石では，抗菌薬を用いるとともに感染の原因を取り除く．

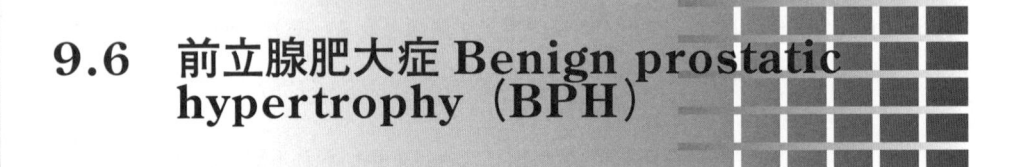

9.6 前立腺肥大症 Benign prostatic hypertrophy（BPH）

9.6.1 病態と症状

前立腺は，男性の膀胱底に接して尿道を取り囲むように存在する類球状の腺組織である（図9.2）．前立腺の後方は直腸に接しており，直腸診にて触知することができる．この尿道周囲の前立腺組織が加齢によって肥大すると，尿道を外から圧迫して尿の通過障害を起こすようになる．そのため排尿困難，尿線の細小化，排尿時間の延長を生じる．尿の通過障害が著明になると両側の水腎症を呈し，腎後性腎不全を引き起こすことがある．水腎症は超音波検査によって容易に発見することができ，またこの方法を用いると，前立腺そのものの観察もできる．さらに詳細な観察は，高解像度の経直腸的超音波検査によって可能であるが，癌との鑑別や合併有無の検討が必要である．また前立腺癌の腫瘍マーカーである prostate specific antigen（PSA）値は，前立腺肥大症でも上昇することがあるので注意が必要であるが，癌ではより高値となるので鑑別には有用である．前立腺肥大のメカニズムとして，テストステロンが前立腺組織局所の 5α 還元酵素によって，より強いアンドロゲン作用を有するジヒドロテストステロン dihydrotestosterone（DHT）に変換されることが深く関与すると考えられている．

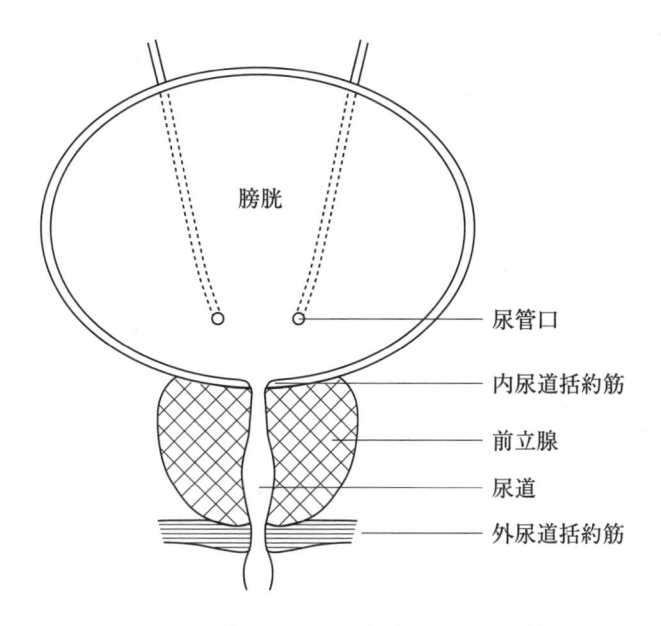

図 9.2 膀胱・尿道・前立腺の断面（男性）

膀胱壁の主体は平滑筋の層からなり，尿道への出口周囲は厚くなって内尿道括約筋を構成する．尿道が骨盤から出る部位には横紋筋でできた外尿道括約筋が存在する．

9.6.2 薬物治療

前立腺肥大症に対しては，女性ホルモン剤などの抗アンドロゲン薬が用いられ，排尿障害の改善にはアドレナリンα_1受容体遮断薬が用いられる（表 9.14）．

9.6.3 治療薬各論

A. アドレナリンα_1受容体遮断薬

α_1遮断薬で，前立腺内の平滑筋組織と膀胱から尿道に移行する部位の膀胱括約筋を弛緩させることにより，排尿障害を改善する．前立腺や膀胱の平滑筋にはα_1受容体が存在し，そのサブタイプのうちα_{1A}とα_{1D}が前立腺に多く，またα_{1D}は膀胱に多く発現している．一方，心臓血管系にはα_{1B}が多いので，α_{1A}とα_{1D}に選択性が高いものが，降圧や起立性低血圧の副作用を起こしにくいことになる．以前は塩酸プラゾシンが用いられていたが，近年は，α_{1A}に選択性が高い塩酸タムスロシンやシロドシン，またα_{1D}に選択性が高くα_{1A}にも親和性を有するナフトピジルが用いられている．

表9.14 前立腺肥大症に対して用いられる薬物

分類	薬物名(商品名)	適応	作用と特徴	主な副作用	備考
アドレナリンα₁受容体遮断薬	タムスロシン tamsulosin（ハルナールD）シロドシン silodosin（ユリーフ）ナフトピジル naftopidil（フリバス，アビショット）	前立腺肥大症における排尿障害	α₁受容体を選択的に遮断する．前立腺肥大症に伴う排尿障害を改善する．プラゾシンと比べて選択性が強く，血圧低下を起こしにくい．	血圧低下，起立性低血圧，めまい，意識消失発作，肝機能障害など．	いずれもバルデナフィル投与中は禁忌．
抗アンドロゲン薬	オキセンドロン oxendolone（プロステチン）	前立腺肥大症	抗アンドロゲン作用による前立腺肥大抑制．注射剤であり，殿筋に筋注する．	過敏症，肝機能障害など．	自覚的な排尿障害のみならず，画像診断等の他覚所見でも改善が認められる．
黄体ホルモン	クロルマジノン chlormadinone（ルトラール，プロスタール，プロスタット）アリルエストレノール allylestrenol（パーセリン，ペリアス）	前立腺肥大症など	黄体ホルモン作用による前立腺の肥大抑制，および萎縮効果．	発疹，肝機能障害，インポテンスなど．	重篤な肝障害・肝疾患には投与禁忌．

B. 抗アンドロゲン薬

アンドロゲンが前立腺を肥大させる要因であることから，抗アンドロゲン作用をもつオキセンドロンや黄体ホルモンが用いられる．後者には酢酸クロルマジノンやアリルエストレノールがある．黄体ホルモンはPSAを低下させる作用があるので，前立腺癌が合併している場合に，その発見を遅らせる可能性がある．また，インポテンス等の副作用が知られている．

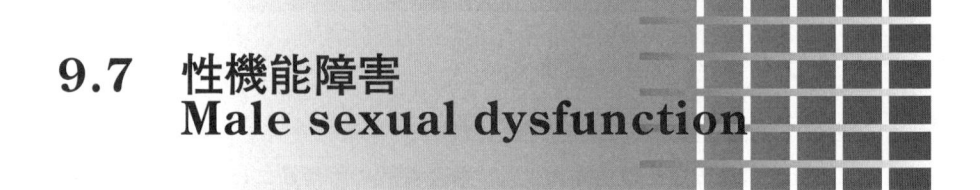

9.7 性機能障害
Male sexual dysfunction

9.7.1 病態と症状

男性の性機能障害は加齢とともに増加し，50歳台では約40％に勃起不全 erectile dysfunction

(ED）が生じていると推定されている．今後の呼称としては，インポテンスよりEDが望ましいであろう．陰茎への血流の増大には海綿体平滑筋の弛緩が必要であるが，性的刺激により動脈を支配する神経末端から一酸化窒素（NO）が放出されると，グアニル酸シクラーゼを活性化してサイクリックGMPの産生が増大し，海綿体に流入する動脈血管の平滑筋を弛緩させる．その結果，陰茎海綿体洞内に血液が充満して勃起を生じる．

9.7.2 薬物治療

サイクリックGMPの分解には5型ホスホジエステラーゼphosphodiesterase 5（PDE-5）が関与するが，シルデナフィルやバルデナフィルはこの酵素を持続的に阻害することにより勃起を維持させる（表9.15）．

表9.15 男性の性機能障害に対して用いられる薬物

分類	薬物名(商品名)	適応	作用と特徴	主な副作用	備考
PDE-5選択的阻害薬	シルデナフィル sildenafil（バイアグラ）	勃起不全	サイクリックGMP分解酵素であるPDE-5を選択的に阻害することにより勃起不全（ED）を改善する．食事とともに服用すると，空腹時に比べ効果発現時間が遅れることがある．	顔のほてり，頭痛，嘔気，動悸，一時的な視覚異常（物が青く見える）など．	性行為は心臓への負荷を伴うので，EDの治療を開始する前に心血管系の状態に注意を払う．硝酸薬およびNO供与薬からもたらされるNOは，サイクリックGMPの産生を刺激し，また本薬はサイクリックGMPの分解を抑制することから，両剤の併用により降圧作用を増強するので，これらとの併用は禁忌．
	バルデナフィル vardenafil（レビトラ）	勃起不全	PDE-5を選択的に阻害する．食事の影響を受けにくい．		

9.7.3 治療薬各論

A. PDE-5選択的阻害薬

シルデナフィルとバルデナフィルが用いられる．これらはEDに対して有効性が高く，その出

現により以前のED治療の方針が一変した．一過性の副作用として，頭痛，顔面のほてり，視覚異常がある．発売後に問題になったのは，虚血性心疾患の治療としてニトログリセリンや硝酸イソソルビド等の硝酸薬を使用している患者が本薬を使用して，著明な低血圧やショック状態に陥った事例が報告されたことである．硝酸薬やNO供与薬（ニトログリセリン，亜硝酸アミル，硝酸イソソルビド等）からもたらされるNOはサイクリックGMPの産生を刺激し，また本薬はサイクリックGMPの分解を抑制することから，両薬の併用は降圧作用を増強するため，併用は禁忌となった．

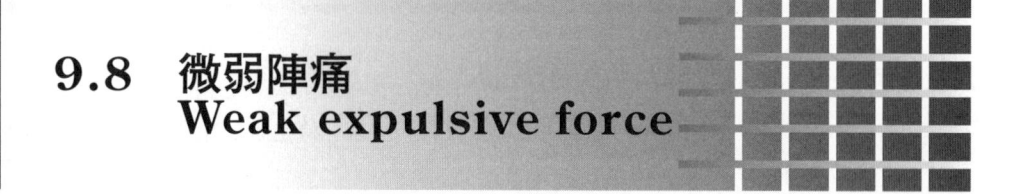

9.8 微弱陣痛
Weak expulsive force

9.8.1 病態と症状

分娩開始当初から陣痛が弱く分娩の進行がみられない状態を原発性微弱陣痛と呼び，当初は正常であった陣痛が分娩経過中に微弱となり分娩進行が止まったものを続発性微弱陣痛と呼ぶ．

9.8.2 薬物治療

有効陣痛がない場合，オキシトシンまたはプロスタグランジン $F_{2\alpha}$ で陣痛促進を行う（表9.16）．

9.8.3 治療薬各論

A. オキシトシン

オキシトシンの3または5単位を5％ブドウ糖500 mLに溶解し，投与量を定めて輸液ポンプで点滴静注する．分娩監視装置を用いて胎児の心音，子宮収縮の状態を監視する．子宮収縮が2～3分ごとに起こる投与速度を至適とする．

表9.16 微弱陣痛に対して用いられる薬物

分類	薬物名(商品名)	適応	作用と特徴	主な副作用	備考
オキシトシン	オキシトシン oxytocin（アトニン-O）	微弱陣痛,分娩誘発,弛緩性子宮出血など	下垂体後葉ホルモンであり,子宮収縮の誘発,促進の作用がある.分娩誘発目的や,微弱陣痛,子宮出血の治療のため用いられる.	ショック,過強陣痛,胎児仮死,不整脈,悪心,嘔吐など.	分娩監視装置を用いて胎児の心音,子宮収縮の状態を監視する.オキシトシンとプロスタグランジンの同時投与は過強陣痛を引き起こす可能性があって禁忌.前後で投与する場合は注意して行う.
プロスタグランジン製剤	ジノプロスト dinoprost ($PGF_{2\alpha}$)（プロスタルモン・F,プロスタグランジン $F_{2\alpha}$,グランディノン）	陣痛誘発・促進,麻痺性イレウスなど	$PGF_{2\alpha}$製剤で,子宮収縮とともに消化管に対しては,ぜん動運動亢進作用がある.	ショック,過強陣痛,胎児仮死,不整脈,嘔吐,下痢など.	

B. プロスタグランジン $F_{2\alpha}$ ($PGF_{2\alpha}$)

$PGF_{2\alpha}$の3000〜5000 μgを5％ブドウ糖500 mLに溶解し,投与量を定めて輸液ポンプで点滴静注する.分娩監視装置を用いて胎児と陣痛の状況を監視しながら,至適投与速度を検討する.

参考

本章は,薬学モデル・コアカリキュラム（日本薬学会,平成14年）のC14 薬物治療,(3) 疾患と薬物治療（腎臓疾患等）,【腎臓・尿路の疾患】,【生殖器疾患】に含まれるSBOの修得に必要な内容を含む.

第10章 感覚器疾患

10.1 緑内障

　光の受容器官である眼球は，外界からの光を角膜，水晶体，硝子体などを通して網膜に結像させ，網膜内の視細胞，双極細胞，神経節細胞などの細胞により視覚情報に変換する（図10.1）．神経節細胞の興奮は，その軸索である視神経を介して中枢へ伝えられ，視床外側膝状体，中脳上丘，大脳皮質視覚野などの脳部位において視覚情報の処理が行われる．

　眼球は球形をしており三層からなる眼球壁で覆われ，内部は眼房水や硝子体液などの液体で満たされている．正常眼圧の範囲は $10 \sim 21$ mmHg とされており，それより眼圧が高く，かつ何らかの視神経異常が認められる場合を緑内障という．その本質は網膜の循環障害にあり，視神経に進行性の機能的・構造的異常を生じることで，視覚障害が引き起こされる疾患である．慢性の緑内障では自覚症状がほとんどないが，視神経に生じた異常の程度に応じて，特徴的な視神経乳頭の陥凹や視野の狭窄，視力の低下等が現れ，やがて失明に至る．急激に眼圧が上昇した場合は，眼痛のほか，頭痛や吐き気を感じることもある．単に高眼圧のみを呈する場合は高眼圧症という．高眼圧症の人のうち，緑内障を発症するのは年間約1％に過ぎない．一方，眼圧は正常であるにもかかわらず視神経異常を示す病態を正常眼圧緑内障という．このように，眼圧に対する視神経の脆弱性には個人差があり，遺伝的素因が関与していると考えられる．

　緑内障は，糖尿病網膜症に次いで失明原因の第2位を占める重大な疾患である．わが国の緑内障患者は約200万人と推定されるが，その約半数は緑内障であるとの自覚がない．緑内障は一

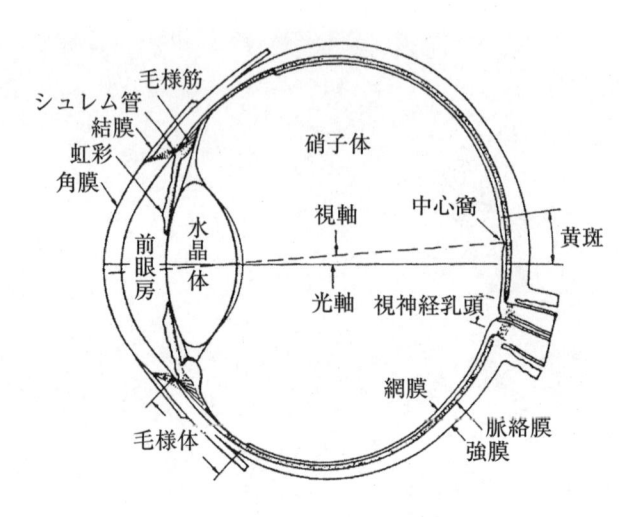

図 10.1　眼球の断面図

般に高齢者の疾患とみなされるが，どの年齢層でも起こりうる．わが国では40歳以上人口の約3.5％が緑内障に，そして約2％が正常眼圧緑内障に罹患しているといわれる．罹患率は加齢に伴って増加する．「あおそこひ」ともいう．

10.1.1　病態と症状

　眼房水は，毛様体において，毛細血管を流れる血漿成分をろ過および能動輸送することにより産生される．眼房水流出の主経路は前房の隅角にあり，正常な状態では眼房水の85〜95％がこの経路から排出される．前眼房線維柱状帯網，シュレム管，強膜内通路，上強膜，結膜静脈がこの経路に含まれる（図10.2）．また，毛様体前面からの流出や，毛様体筋から脈絡膜と強膜の間へろ過されて強膜通路を通る排出経路もあり，これらは副経路またはぶどう膜強膜間房水流出路と呼ばれる．副経路からの流出量は，全体の5〜15％である．
　発症原因から原発緑内障，続発緑内障および先天緑内障の三つに大別され，それらは異常の態様から，さらに次のように分類される．
　Ⅰ．原発緑内障
　　1．原発開放隅角緑内障（正常眼圧緑内障を含む）
　　2．原発閉塞隅角緑内障
　　3．混合型緑内障
　Ⅱ．続発緑内障
　　1．続発開放隅角緑内障
　　2．続発閉塞隅角緑内障
　　　a．瞳孔ブロックに起因するもの
　　　b．瞳孔ブロックがないもの

Ⅲ. 先天緑内障
  1. 前房隅角のみが異常
  2. 他の先天異常を伴うもの

　原発開放隅角緑内障の発症機序は十分に解明されていないが，何らかの原因で線維柱状帯の眼房水流出抵抗が増大して眼圧が上昇し，その結果，網膜が虚血に陥って視神経細胞にアポトーシスが生じるため，視神経乳頭の陥凹，網膜神経線維束の欠損などの不可逆的な器質的変化や，視野狭窄，視力低下などの機能障害が現れると考えられている（図10.3）．発症数では全体の60～70％を占め，最も多い．疲れ目，目のかすみ，肩こりなどの不定愁訴を訴える場合もあるが，

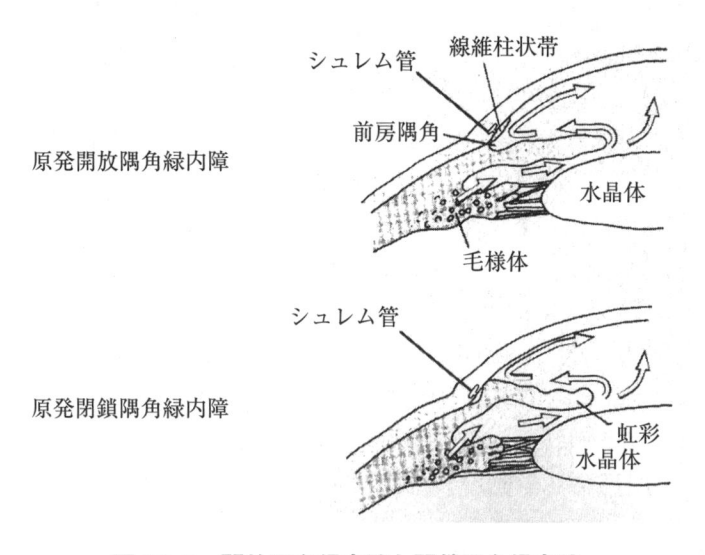

図10.2　開放隅角緑内障と閉鎖隅角緑内障

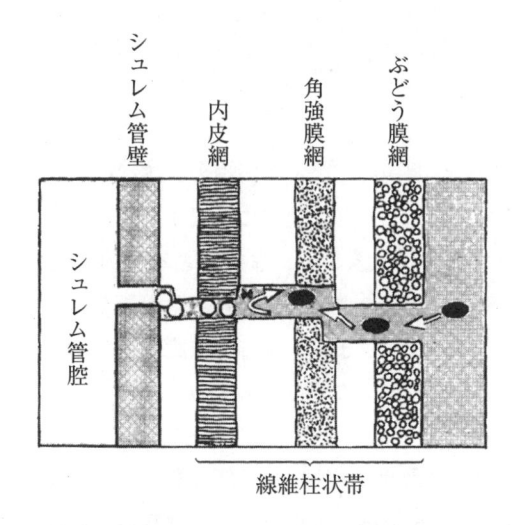

図10.3　線維柱状帯における房水流出抵抗の増大

　開放隅角緑内障では，角膜の後面が周辺部で虹彩根部と接する部位である隅角は見かけ上開いているが，線維柱帯が何らかの原因により目詰まり（○）を起こし，隅角から線維状柱体を通りシュレム管に至る房水（●）の流出抵抗が増大する．

通常は無症候性で，健康診断時の眼科的診察により軽度の眼圧上昇や視神経乳頭部の異常として見出されることが多い．病状は慢性的に進行し，放置すると徐々に視野が失われていく．患者が視野の欠損に気付く頃には，視神経萎縮の程度はきわめて著しいのが普通である．周辺部の視野が最初に失われ，中心部の視野が最後に侵される．ほぼ全例で左右の眼圧差が認められ，より眼圧の高い側の視神経がより大きな障害を受ける．正常眼圧緑内障は眼圧が正常であるにもかかわらず視神経障害を生じる病態であるが，一般の人に比較して片頭痛罹患率が高いことが知られており，血管攣縮性の病因が示唆される．

原発閉塞隅角緑内障は，前房が浅く，隅角が狭い人に起こりやすい．虹彩と水晶体が接触することで瞳孔ブロックが生じると，隅角が突然閉塞して眼房水の流出が止まるため，急激に眼圧が上昇して急性閉塞隅角緑内障発作をきたし，激しい眼痛，流涙，眼瞼浮腫，充血等を伴う高度の視力障害，頭痛，嘔気・嘔吐などが現れる（図10.2）．その際の眼圧は，80 mmHgにも及ぶことがある．レーザー虹彩切開術または周辺虹彩切除術の適応となる．迅速に適切な処置を取らないと失明する．アジア人，女性，遠視，高齢等が危険因子といわれる．加齢や隅角部の解剖学的構造が原因で生じる原発性瞳孔ブロックのほかに，糖尿病や網膜中心静脈閉塞による血管新生，ぶどう膜炎に伴う沈着物などが原因で続発性に引き起こされることもある．また，抗コリン作用を有する薬物や平滑筋弛緩作用を有する薬物の副作用で生じることもある．隅角が部分的または間欠的に塞がれると，間欠性，亜急性または慢性の閉塞隅角緑内障となる．

続発開放隅角緑内障は，ぶどう膜炎，糖尿病，偽落屑症候群等に伴う隅角の血管新生や眼内出血，眼球突出，眼外傷などのほか，副腎皮質ステロイドの副作用が原因で起こることがある．

先天緑内障は，出生時から生後数か月の間に無虹彩症や先天風疹症候群に伴ってみられることがあり，牛眼ともいわれる．

10.1.2　薬物治療

緑内障に対する薬物治療では，眼圧の下降と眼循環の改善，そしてそれらに加えて神経保護を目指すことが，最良の戦略である．しかし，現実には眼圧下降が治療の主体となっており，眼循環の改善は補助的に行われているに過ぎない．虚血による視神経細胞のアポトーシスに対しては，アポトーシスに至る情報伝達経路を遮断する神経細胞保護薬の研究が進められているが，いまだ現実的な治療法とはなっていない．また，視神経の脆弱性の背景にある遺伝的素因についても遺伝子治療が試みられているものの，この方法も実現までにはまだしばらくの時間が必要である．

薬物治療にあたっては，個々の患者の眼圧，視神経乳頭陥凹の程度，視野および視力の所見等の眼に関するデータのみならず，糖尿病，高血圧，心，呼吸器疾患などの合併症の有無など，全身状態にも配慮する必要がある．まず副作用の少ない点眼薬を1種類選択し，低濃度から開始するのが原則である．薬物の眼圧下降作用と副作用を確認したうえで，必要に応じて高濃度のものへ移行するか，または異なる作用機序の点眼薬を追加する．

プロスタグランジン系薬の主な眼圧下降作用機序は，副経路を介する房水流出の促進にあると考えられているが，一部主経路からの流出促進も関与する．全身性の副作用が少なく使いやすいが，虹彩色素沈着，眼瞼色素沈着，睫毛増生，黄斑浮腫などをみることがある．

β遮断薬は，毛様体上皮による房水の産生を抑制することで，眼圧を下降させる．瞳孔および毛様体の筋緊張を変化させないため，視覚への影響がない．気管支喘息，慢性閉塞性肺疾患，心不全，洞性徐脈，房室ブロック等のβ受容体の遮断に基づく副作用に注意する必要があるが，最近ではプロスタグランジン製剤とともによく使われるようになった．

コリン作動薬を眼に適用すると，ムスカリン性アセチルコリン受容体刺激を介して毛様体筋が収縮し，線維柱状帯部が伸展されることで，シュレム管への眼房水の流出抵抗が減少する．同時に瞳孔括約筋も収縮するため，縮瞳に伴って隅角部の虹彩容積が減少し，隅角の開大が促される．房水静脈の拡張も起こり，房水の排出はさらに促進される．コリン作動薬には，毛様体筋収縮による近視眼的調節麻痺や縮瞳による暗視という問題点があるため，使いにくい．ムスカリン受容体刺激薬が使用されているが，現在ではコリンエステラーゼ阻害薬はほとんど用いられることがない．

以下に，緑内障の分類に応じた薬物治療の概略を示す（表10.1）．

A. 原発開放隅角緑内障

30 mmHgを超える眼圧，緑内障の家族歴，視神経乳頭陥凹拡大などがあれば，ただちに治療を開始する．原則として，手術よりも点眼薬による薬物治療が優先される．薬物により目標眼圧が得られない場合や，副作用などで薬物の使用が制限される場合，また点眼薬が3剤以上となって患者のQOLを著しく損なう場合等には，手術を考慮する．原発開放隅角緑内障の場合，病期が進行するほど目標眼圧を低く設定する．具体的には，8～10 mmHgを目標に眼圧を調節する．β遮断薬あるいはプロスタグランジン系薬から1剤を選択し，眼，全身副作用に注意して使用を開始するが，眼圧下降が不十分であれば異なる作用機序の点眼薬を追加する．ピロカルピン（点眼）や炭酸脱水酵素阻害薬（内服）の追加もありうる．

B. 正常眼圧緑内障

日本人の場合，原発開放隅角緑内障のかなりの割合を正常眼圧緑内障が占めるといわれている．眼圧が正常範囲内にあっても視野狭窄が進行する場合は，目標眼圧を10 mmHg前後に設定して薬物治療を行う．眼循環への効果を考慮して，β遮断薬の点眼を開始する．プロスタグランジン系薬を併用することもある．

C. 高眼圧症

眼圧の上昇があっても視機能障害がみられない患者の場合は経過観察に止めるが，眼圧が30 mmHgを超えるとき，緑内障の家族歴があるとき，視神経乳頭部の陥凹が大きいとき，高度近視眼のときなどには，原発開放隅角緑内障の場合に準じて点眼薬による治療を開始する．

D. 原発閉塞隅角緑内障

　レーザー虹彩切開術等の外科手術により，瞳孔ブロックの解除を最優先する．その後は眼圧と視機能の経過をみながら，原発開放隅角緑内障の場合に準じた薬物治療を行う．

表 10.1　緑内障治療薬

分 類	薬物名(商品名)	適 応	作用と特徴	主な副作用	備 考
プロスタグランジン系薬	イソプロピルウノプロストン isopropyl unoprostone (レスキュラ)	緑内障，高眼圧症	主経路または副経路からの眼房水の流出促進により，眼圧を低下させる．	眼刺激症状，角膜びらん，角膜炎，結膜充血，眼瞼炎，眼瞼色素沈着，霧視，近見視力障害，頭痛，頭重など．	1回1滴，1日2回点眼．
	ラタノプロスト latanoprost (キサラタン)	緑内障，高眼圧症	ぶどう膜強膜流出経路からの眼房水の流出を促進することにより眼圧を下降させる．	重大な副作用に虹彩色素沈着がある．その他に，結膜充血，眼刺激症状，瘙痒感，霧視，眼痛，角膜上皮障害，眼瞼炎，眼瞼色素沈着，眼瞼部多毛，睫毛の異常，頭痛，咽頭異和感，嘔気など．	1回1滴，1日1回点眼．頻回投与により眼圧下降作用が減弱する可能性があるので，1日1回を超えて投与しない．
βアドレナリン受容体遮断薬	チモロール timolol maleate (チモプトール，リズモン)	【点眼液】緑内障，高眼圧症	主に眼房水産生の抑制により眼圧を下降させると考えられる．眼房水の流出促進も関与するとの報告もある．	重大な副作用に眼類天疱瘡，気管支痙攣，呼吸困難，呼吸不全，心ブロック，うっ血性心不全，脳虚血，心停止，脳血管障害，全身性エリテマトーデスがある．その他に，角膜知覚低下，複視，眼刺激症状，視力障害，角膜障害，結膜充血，失神，浮腫，レイノー現象，四肢冷感，抑うつ，重症筋無力症の増悪，悪夢，感覚異常，下痢，消化不良，脱力感，耳鳴など．	【普通点眼液】0.25％液1回1滴，1日2回点眼．効果が不十分な場合は，0.5％液1回1滴，1日2回点眼．【持続性点眼液】0.25％液1回1滴，1日1回点眼．効果が不十分な場合は，0.5％液1回1滴，1日1回点眼．気管支喘息，気管支痙攣，重篤な慢性閉塞性肺疾患，コントロール不十分な心不全・洞性徐脈・房室ブロック（Ⅱ，Ⅲ度）・心原性ショックのある患者には禁忌．

表10.1 つづき

分類	薬物名(商品名)	適応	作用と特徴	主な副作用	備考
βアドレナリン受容体遮断薬	カルテオロール carteolol hydrochloride (ミケラン)	【点眼液】緑内障，高眼圧症	強力なアドレナリン性β受容体遮断作用を有し，房水産生を抑制することにより眼圧を下降させるものと推定される．	重大な副作用に喘息発作，失神があり，類薬で，眼類天疱瘡，心ブロック，心停止，うっ血性心不全，脳虚血，脳血管障害，全身性エリテマトーデスの報告がある．その他に，霧視，瘙痒感，乾燥感，結膜充血，結膜浮腫，眼脂，めまい，頭痛，嘔気，皮膚炎，点状角膜炎，眼刺激，苦味，めまい，徐脈，息切れなど．	【普通点眼液】1％液を1回1滴，1日2回点眼．効果が不十分な場合，2％液を1回1滴，1日2回点眼．【持続性点眼液】1％液を1回1滴，1日1回点眼．効果が不十分な場合，2％液を1回1滴，1日1回点眼．コントロール不十分な心不全，洞性徐脈，房室ブロック（Ⅱ・Ⅲ度），心原性ショックのある患者，気管支喘息，気管支痙攣またはそれらの既往歴のある患者，重篤な慢性閉塞性肺疾患のある患者には禁忌．
	ベタキソロール betaxolol hydrochloride (ベトプティック)	【点眼液】緑内障，高眼圧症	β₁受容体に選択的な遮断作用を示す．房水産生の抑制により眼圧を下降させる．直接的な血管拡張作用も有する．	重大な副作用として，類薬で眼類天疱瘡，全身性エリテマトーデス，脳虚血，脳血管障害，心不全，洞不全症候群が現れたとの報告がある．その他に，点眼時の眼刺激症状（眼痛，不快感，異物感等），角膜びらん，角膜炎，流涙，結膜充血，羞明，霧視，眼瞼炎，頭痛，めまいなど．	1回1滴，1日2回点眼．コントロール不十分な心不全の患者，妊婦には禁忌．

表10.1 つづき

分類	薬物名(商品名)	適応	作用と特徴	主な副作用	備考
βアドレナリン受容体遮断薬	ニプラジロール nipradilol (ハイパジール)	【点眼液】緑内障, 高眼圧症	βおよびαアドレナリン受容体遮断作用を有する. 房水産生の抑制および房水流出の促進により眼圧を下降させる.	重大な副作用に喘息発作がある. また, 類薬で, 眼類天疱瘡, 心ブロック, うっ血性心不全, 心停止, 脳血管障害, 全身性エリテマトーデスが現れたとの報告がある. その他に, 結膜充血, 表層角膜炎, 角膜びらん, 眼瞼炎, 眼瞼充血, しみる感じ, 異物感, 流涙, ALT (GPT)・LDHの上昇, CK (CPK) の上昇, 頭痛など.	1回1滴, 1日2回点眼. 気管支喘息, 気管支痙攣, 重篤な慢性閉塞性肺疾患, コントロール不十分な心不全, 洞性徐脈, 房室ブロック (Ⅱ, Ⅲ度), 心原性ショックの患者には禁忌.
αアドレナリン受容体遮断薬	ブナゾシン bunazosin hydrochloride (デタントール)	【点眼液】他の治療薬の効果が不十分な緑内障, 高眼圧症	選択的α₁アドレナリン受容体遮断薬である. ぶどう膜強膜流出路からの房水流出促進により眼圧を下降させる. 脈絡膜血流量増加作用もある.	結膜充血, 異物感, 眼刺激感, 角膜上皮障害, 眼瞼炎, 瘙痒感, 霧視, 眼痛, 頭痛, 動悸, 頻脈など.	1回1滴, 1日2回点眼.
アドレナリンプロドラッグ	ジピベフリン dipivefrin hydrochloride (ピバレフリン)	開放隅角緑内障, 高眼圧症	アドレナリンに変換されて作用する. 眼房水の産生抑制と流出促進により眼圧を低下させる.	重大な副作用に眼類天疱瘡がある. その他に, 結膜充血, 眼刺激感, 眼痛, 頭痛・頭重, 霧視など.	0.04％液1回1滴, 1日1～2回点眼, 効果が不十分な場合は0.1％液を使用する.
コリン作動薬	ピロカルピン pilocarpine hydrochloride (サンピロ)	【点眼液】緑内障, 診断または治療を目的とする縮瞳	ムスカリン性アセチルコリン受容体の刺激により毛様体筋が収縮すると, 線維柱状帯が拡大して房水流出が促進され, 眼圧が下降する.	重大な副作用に眼類天疱瘡がある. その他に, 眼瞼炎, 白内障, 結膜充血, 瘙痒感, 下痢, 悪心・嘔吐, 頭痛, 発汗, 流涎など.	1日3～5回, 1回1～2滴点眼. 虹彩炎の患者には禁忌.

表10.1 つづき

分類	薬物名(商品名)	適応	作用と特徴	主な副作用	備考
コリン作動薬	ジスチグミン distigmine bromide (ウブレチド)	【点眼液】[0.5%] 緑内障 [1%] 緑内障, 調節性内斜視, 重症筋無力症 (眼筋型)	可逆的にコリンエステラーゼを阻害し, 内因性アセチルコリンの作用を増強する. その結果, 眼ではムスカリン性アセチルコリン受容体が刺激されて毛様体筋が収縮し, 線維柱状帯が拡大して房水流出が促進され, 眼圧が下降する.	流涙, 結膜炎, 結膜充血, 視朦, 異物感, 眼圧上昇など.	1回1滴, 1日1～2回点眼. 前駆期緑内障の患者には禁忌. スキサメトニウムとは併用禁忌.
炭酸脱水酵素阻害薬	ドルゾラミド dorzolamide hydrochloride (トルソプト)	他の治療薬の効果が不十分な緑内障, 高眼圧症	毛様体に存在する炭酸脱水酵素を特異的に阻害し, HCO_3^-の生成を減少させる. その結果, ナトリウムと水の後眼房への輸送が低下して房水産生が減少し, 眼圧が下降する.	眼瞼炎, 角膜炎等の角膜障害, 流涙・瘙痒感等の眼刺激症状, 眼のかすみ, 羞明, 結膜充血, 苦味, 四肢のしびれ, 頭痛, 悪心など.	重篤な腎障害の患者には禁忌. 0.5%製剤を1回1滴, 1日3回点眼. 効果が不十分な場合は, 1%製剤を1回1滴, 1日3回点眼.
	ブリンゾラミド brinzolamide (エイゾプト)	他の治療薬の効果が不十分な緑内障, 高眼圧症	毛様体に存在する炭酸脱水酵素アイソザイム中で最も活性の高いCA-IIを選択的に阻害し, HCO_3^-の生成を減少させる. その結果, ナトリウムと水の後眼房への輸送が低下して房水産生が減少し, 眼圧が下降する.	角膜炎, 眼充血, 眼痛, 霧視, 眼の不快感, 異物感, 嘔気, 疲労, 赤血球数の減少, 味覚異常, 頭痛など.	1回1滴, 1日2回点眼. 効果が不十分な場合は, 1回1滴, 1日3回点眼まで. 重篤な腎障害の患者には禁忌.

E. 続発緑内障

まず原疾患の治療を行う. 次いで, 高眼圧に対しては, 原発開放隅角緑内障の場合に準じた薬物治療を行う. 一時的な使用であれば, 炭酸脱水酵素阻害薬の内服や高浸透圧薬の点滴静注も可能である. 炎症があるときはピロカルピン点眼薬は使用できない. またプロスタグランジン系薬の使用も慎重に行うべきである. ステロイド薬併用の時は, ステロイド緑内障に注意する.

10.1.3 治療薬各論

A. プロスタグランジン系薬

1）イソプロピルウノプロストン

［作用機序・薬理作用の特徴］　主な眼圧下降機序は，主経路または副経路における眼房水の流出抵抗減少に基づく流出促進によると考えられている．速やかで持続的な眼圧下降作用は用量依存的であり，長期間反復点眼をしても作用の減弱は認められない．

［副作用・相互作用］　重大な副作用は知られていない．主な副作用は一過性眼刺激等の眼刺激症状，角膜びらんや角膜炎等の角膜症状，結膜充血等の結膜症状，眼瞼炎や眼瞼色素沈着等の眼瞼症状等である．

［適用・使用方法・薬物動態］　緑内障または高眼圧症に，1回1滴を1日2回点眼する．点眼15分後に血漿中濃度は最高値に到達し，半減期は14分である．

2）ラタノプロスト

［作用機序・薬理作用の特徴］　主な眼圧下降機序は，房水の流出経路のうち，ぶどう膜強膜流出経路からの流出を促進することによると考えられている．

［副作用・相互作用］　重大な副作用は知られていない．主な副作用は虹彩色素沈着，角膜上皮障害（点状表層角膜炎，糸状角膜炎，角膜びらん）などである．

［適用・使用方法・薬物動態］　緑内障または高眼圧症に，1回1滴を1日1回点眼する．頻回投与により眼圧下降作用が減弱する可能性があるので，1日1回を超えて投与しない．点眼15分後に血漿中濃度は最高値に到達し，半減期は17分である．

B. βアドレナリン受容体遮断薬

この群には，純粋なβアドレナリン受容体遮断薬（チモロールマレイン酸塩，カルテオロール塩酸塩，塩酸ベタキソロール，塩酸ベフノロール）のみでなく，αβ遮断薬の作用を合わせもつ薬物（ニプラジロール，塩酸レボブノロール）も含まれる．ニプラジロールはNOによる血管拡張作用も有する．

1）チモロールマレイン酸塩

［作用機序・薬理作用の特徴］　眼圧下降作用は主に毛様体における眼房水産生の抑制によることが示唆されているが，機序の詳細は明らかではない．眼房水の流出促進が関与するとの報告もある．

［副作用・相互作用］　重大な副作用に眼類天疱瘡，気管支痙攣等の呼吸器症状，うっ血性心不全等の循環器症状，全身性エリテマトーデスがある．その他の副作用に角膜知覚低下，複視，霧

視・視力低下，結膜充血等の眼症状，レイノー現象，徐脈，低血圧等の循環器症状，抑うつ，重症筋無力症の増悪，悪夢等の精神神経系症状，下痢，消化不良等の消化器症状，脱力感，耳鳴，発疹，倦怠感，咳等がある．

[適用・使用方法・薬物動態] 緑内障または高眼圧症に，普通点眼剤は1回1滴を1日2回，持続性点眼剤は1回1滴を1日1回点眼する．点眼後，角膜から速やかに吸収されて角膜，虹彩，毛様体，前房水，網脈絡膜などに分布するが，水晶体，視神経，血漿などへの分布は少ない．

C. α_1アドレナリン受容体遮断薬

1）ブナゾシン塩酸塩

[作用機序・薬理作用の特徴] 選択的α_1アドレナリン受容体遮断薬であり，点眼によりぶどう膜強膜流出路（副経路）からの眼房水流出を促進させ，眼圧を低下させる．また，脈絡膜血流量増加作用もある．

[副作用・相互作用] 主な副作用として，結膜充血，角膜上皮障害，眼瞼炎眼の異物感，眼刺激感等が知られている．また，循環器系症状として，頻脈や動悸が現れることがある．

[適用・使用方法・薬物動態] 緑内障および高眼圧症で，他の治療薬の効果が不十分な場合に使用を考慮する．1回1滴を1日2回点眼する．点眼後，角膜，結膜，前部強膜，房水のほか，虹彩，毛様体，網膜，網脈絡膜に分布する．メラニン含有組織からの消失は緩慢．

D. アドレナリンプロドラッグ

1）塩酸ジピベフリン

[作用機序・薬理作用の特徴] 点眼後，眼組織内（特に角膜上皮）に存在するエステラーゼで加水分解され，アドレナリンに変換されて作用するプロドラッグである．アドレナリンは主として眼房水の流出を促進させることで眼圧を低下させる．眼房水の産生抑制作用もある．

[副作用・相互作用] 重大な副作用に眼類天疱瘡がある．その他の副作用の主なものに，結膜充血，眼刺激感，眼痛，頭痛・頭重，霧視等がある．

[適用・使用方法・薬物動態] 開放隅角緑内障および高眼圧症に使用する．添付溶剤に溶解後，1回1滴を1日1～2回点眼する．角膜，虹彩，毛様体，房水等に高い分布を示す．

E. コリン作動薬

副交感神経興奮様薬のピロカルピン塩酸塩とコリンエステラーゼ阻害薬のジスチグミン臭化物があるが，近年，コリンエステラーゼ阻害薬の使用頻度は大幅に低下している．

1）塩酸ピロカルピン

[作用機序・薬理作用の特徴] 瞳孔括約筋および毛様体筋のムスカリン性アセチルコリン受容体を刺激して，これらを収縮させる．毛様体筋が収縮すると線維柱状帯が広がり，房水流出が促進されて眼圧は下降する．点眼前の眼圧が高いほど，眼圧下降の程度は大きい．

[副作用・相互作用] 重大な副作用に眼類天疱瘡がある．その他の副作用の主なものに，眼瞼

炎，白内障，結膜充血，瘙痒感，下痢，悪心・嘔吐，頭痛，発汗，流涎等がある．

［適用・使用方法・薬物動態］ 緑内障に，1回1～2滴を1日3～5回点眼で用いる．点眼後の房水中への推定移行率は約0.03％ときわめて低い．角膜で速やかにエステラーゼによる加水分解を受け，pilocarpic acidへと代謝される．

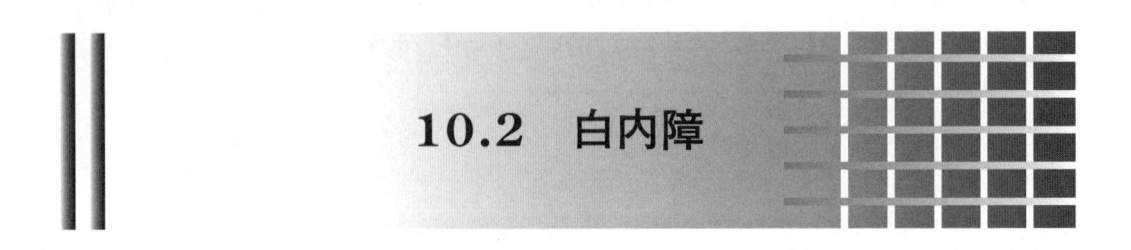

10.2 白内障

　白内障は代表的な眼科疾患の一つである．本来は透明であるべき水晶体タンパク質が，不可逆的に変性混濁して発症する．老人性白内障の頻度が最も高く，程度に差はあるものの，70歳代で約90％，80歳以上ではほぼ100％にみられる．わが国における患者数は約160万人である．症状は進行性に推移する．そのスピードは発症原因によって異なり，数年かかって徐々に混濁が進行する例が多いが，数か月の間に急速に視力が低下する場合もある．痛みはない．糖尿病などの全身性疾患，ぶどう膜炎などの眼内疾患，ステロイドなどの薬物，眼球打撲などの外傷が原因で発症することもある．先天性の白内障もある．現在のところ，効果的な治療薬が存在しないため，一旦発症すると薬物による回復は期待できない．したがって，治療は混濁した水晶体部の除去と後眼房内へのレンズの挿入という外科手術が中心となる．白内障手術は比較的安全で，痛みもなく，症例によっては日帰り手術も可能である．近年，わが国では毎年約100万例の手術が行われている．老人性白内障の手術予後は比較的良好であるが，それ以外の白内障の場合は透明性の維持は必ずしも容易ではない．水晶体が白く濁ってみえるので，その様子から「しろそこひ」と呼ばれる．

10.2.1 病態と症状

　白内障は，水晶体内に不溶性タンパク質による混濁が生じることにより発症する．初期より光の散乱によって視野全体がまんべんなく「かすむ」症状（霧視）を経験するが，特に明るい光が眼に直接入射するような状況では，眩しさによって見えにくさが強調される（羞明）．混濁が水晶体の中央部のみに発生した場合は，暗い所では軽度の視力低下しか自覚しないのに，明るい所では視力が極端に低下する昼盲の状態となることがある．また，単眼で物が二重三重に見えることがある．これを単眼複視という．視力低下の程度は，混濁の部位と量によって決まり，遠方と近方の視力が同様に低下する．

　白内障は，発症原因から次のように分類されている．
1．老人性：加齢に伴って白内障の発症頻度が上昇することが知られている．すべての原因の中

で老人性が最も多い．多くはゆっくりとした進行性の経過をたどる．加齢により生じる水晶体内の代謝異常が原因と推測されているが，機序の詳細は明らかではない．混濁の発生部位により，さらに次の三つの型に分類される．ただし，各型が共存する場合も多い．

① 前嚢下白内障：水晶体の前面に混濁を生じるもので，老人性では少ないが，アトピーに合併した白内障でしばしばみられる．上皮細胞が線維化して混濁を生じる場合や，上皮細胞層直下でタンパク質が混濁する場合がある．

② 皮質白内障：水晶体の混濁は周辺の赤道部から始まることが多いため，視力と関連する水晶体中央部の透明度は維持されやすい．したがって，混濁の量や程度の割りには視力が保たれる．症状は初発期から未熟期を経て成熟期へと徐々に悪化するが，病期が進むにつれて進行の速度は次第に速くなる．

③ 核白内障：水晶体中央部（核）が硬化することで光の屈折率が高まり，視力は近視化する．そのため，老眼の人が眼鏡を使わずに文字が読めるようになることがある．進行速度は遅い．

④ 後嚢下白内障：水晶体の中心部に混濁が生じるため，視力への悪影響が最も大きい．混濁の程度が軽度でも，またその範囲が狭くても，早い時期から視力の低下やまぶしさを訴える．

2．先天性：遺伝や胎内感染などが原因で生じる．頻度は10万人当たり数十人程度である．多くの場合，両眼性で，症状は進行しないのが普通である．原因遺伝子が明らかにされた例に，Lowe（ロウ）症候群がある．また，ソルビトール脱水素酵素が低値を示す先天性白内障の家系が報告されている．

3．外傷性：穿孔性外傷（水晶体嚢が破裂して水晶体線維を形成するタンパク質が変性を起こす）や，鈍的外傷（打撲などにより水晶体後嚢下に混濁が生じる），電撃，電磁波（放射線，紫外線，赤外線等）の照射などで生じる．予後は外傷の種類とその強さにより異なる．

4．薬物性：副腎皮質ホルモンの長期投与によって生じるステロイド白内障がよく知られる．少量の内服であればまれに消失することもあるが，後極部に境界鮮明な後嚢下皮質の混濁が生じると，手術が必要となる．また，クロルプロマジン，ペニシラミン（D-ペニシラミン），アロプリノール，フェニトインなどの副作用として現れることがある．

5．合併性：糖尿病，甲状腺機能低下症，副甲状腺機能亢進症，アトピー性皮膚炎等の全身性疾患に伴って起こる．糖尿病白内障は後嚢下皮質の混濁で始まることが多く，1型糖尿病では進行が速い．アトピー白内障は前嚢または後嚢下の混濁で始まり，皮膚炎の増悪に伴って水晶体の混濁も進行する．

6．併発性：ぶどう膜炎，虹彩炎，網膜色素変性症など，眼外傷以外の眼疾患が原因となり，水晶体の代謝に異常をきたすことで発症する．原因疾患によって予後は異なる．虹彩後癒着を起こすことが多い．

7．後発性：水晶体嚢外摘出手術後に後嚢が混濁するものをいう．白内障の進行により水晶体が膨潤すると，隅角が閉塞して急性閉塞隅角緑内障発作を起こすことがある．また，さらに病状が進行して水晶体が融解し，タンパク質が漏出すると，水晶体融解性緑内障や水晶体起因性ぶどう膜炎を発症することがある．アトピー白内障では，網膜剥離をきたす場合がある．

10.2.2 薬物治療

水晶体に混濁が生じたからといって,直ちに治療が必要となるわけではない.混濁の部位や程度およびその量によって,視覚に及ぼす影響が異なるためである.視力障害の程度が日常生活に支障をきたすようになったときに,初めて治療が考慮される.

現時点では,薬物によって混濁した水晶体の透明性を復元することは不可能であるため,外科

表10.2 白内障治療薬

分類	薬物名(商品名)	適応	作用と特徴	主な副作用	備考
白内障治療薬	ピレノキシン pirenoxine (カタリン,カリーユニ)	初期老人性白内障	キノイド物質による水溶性タンパク質の変性を阻止することにより白内障の進行を遅延させる.	眼瞼炎,びまん性表層角膜炎,結膜充血,瘙痒感など.	錠剤または顆粒を添付溶解液に用時溶解し,1回1～2滴,1日3～5回点眼.
	グルタチオン glutathione (タチオン)	初期老人性白内障,角膜潰瘍,角膜上皮剥離,角膜炎	水晶体内のグルタチオン含量の減少を抑制することにより,白内障の発症を予防し,進行を阻止する.	刺激感,瘙痒感,結膜充血など.	用時溶解後1回1～2滴,1日3～5回点眼.
	チオプロニン tiopronin (チオラ)	初期老人性皮質白内障	水晶体タンパクの凝集抑制作用を有する.	重大な副作用に中毒性表皮壊死症,黄疸,無顆粒球症,間質性肺炎,ネフローゼ症候群,重症筋無力症等がある.その他,発疹等,扁平苔癬,汎血球減少,血小板減少,腹痛,悪心・嘔吐,AST(GOT)・ALT(GPT)・Al-P上昇等の肝機能障害,味覚異常,インスリン自己免疫症候群,倦怠感など	1回100～200 mg,1日1～2回.〕尿量が多くなるよう(成人では1日尿量が2.5 L以上)飲水する.
	唾液腺ホルモン salivary hormone (パロチン)	初期老人性白内障	血清カルシウム濃度の減少,窒素平衡是正,弾力線維及び結合組織の発育促進,細網内皮系賦活など.	発疹,耳下腺の軽度の疼痛,胃部不快感,嘔吐,下痢,多汗,熱感など.	1日20～60 mgを2～3回に分服.

的手術が視力を回復する唯一の有効な治療法となっている．

　ピレノキシン，グルタチオン，チオプロニンおよびパロチンが初期老人性白内障の進行阻止に効果があるとされ，前二者が点眼で，また後二者が内服で使用されている（表10.2）．しかし，白内障は明らかに多因子性疾患であることから，これら薬物の効果にあまり大きな期待を抱くことはできない．

10.2.3　治療薬各論

A. ピレノキシン

　［作用機序・薬理作用の特徴］　白内障は，水晶体内に存在する水溶性タンパク質が，トリプトファン，チロジン等の有核アミノ酸の代謝異常で生じるキノイド物質の作用を受けて変性し，不溶性化することによって発症するという説がある（キノイド学説）．ピレノキシンは水晶体内でキノイド物質に競合的に拮抗することで水溶性タンパク質の変性を阻止し，それにより水晶体の透明性を維持して白内障の進行を遅延させるといわれる．ただ，効果の確認は難しく，薬効を疑問視する向きもある．

　［副作用・相互作用］　十分な調査を実施していないため，正確な情報は得られていないが，過敏症として眼瞼炎や接触皮膚炎が，また眼に対する副作用として結膜充血，刺激感，瘙痒感等が現れることがある．

　［適用・使用方法・薬物動態］　初期老人性白内障の進行予防に点眼で用いる．用時溶解し，よく混合して1回1～2滴，1日3～5回点眼する．点眼により，房水および水晶体へ移行することが示されている．

B. グルタチオン

　［作用機序・薬理作用の特徴］　白内障の発症に先行して，水晶体内のグルタチオン含量の減少やグルタチオン合成酵素の活性低下が示されていることから，グルタチオンを投与することにより，白内障の発症を予防したり進行を阻止したりできると考えられている．

　［副作用・相互作用］　点眼後，結膜充血等が現れたり，眼部の刺激感・瘙痒感，一過性の霧視等を経験することがある．

　［適用・使用方法・薬物動態］　初期老人性白内障の進行予防に点眼で用いる．用時溶解後，1回1～2滴を1日3～5回点眼する．点眼後の眼内組織への移行は，角膜，前房，虹彩，強膜に多く，水晶体には少ない．ただ，水晶体への移行量は白内障発症により高まるといわれる．

C. チオプロニン

　［作用機序・薬理作用の特徴］　実験的に，牛水晶体タンパクの凝集抑制作用や，ナフタリンおよびジニトロフェノールによって誘発される家兎白内障の発症遅延効果が示されている．

　［副作用・相互作用］　重大な副作用に中毒性表皮壊死症（Lyell症候群）・天疱瘡様症状，黄

疱，無顆粒球症，間質性肺炎，ネフローゼ症候群，および重症筋無力症・多発性筋炎がある．その他の副作用に瘙痒感，発疹等の過敏症，麻疹様皮疹，扁平苔癬等の皮膚症状，汎血球減少，白血球減少，血小板減少等の血液障害，腹痛，下痢，悪心・嘔吐等の消化器症状，AST（GOT）・ALT（GPT）・Al-P 上昇等の肝機能障害，味覚異常，インスリン自己免疫症候群，倦怠感等がある．

［適用・使用方法・薬物動態］　初期老人性皮質白内障の進行予防に内服で用いる．1 回 100〜200 mg を 1 日 1〜2 回服用する．経口投与後，血中濃度は約 1 時間で最高値を示した後，速やかに減少する（$T_{1/2}$ は約 1 時間）．経口投与後 24 時間以内に，50％が未変化体およびチオプロニン含有ジスルフィドとして尿中に排泄される．

D．唾液腺ホルモン（商品名　パロチン）

［作用機序・薬理作用の特徴］　血清カルシウム濃度の減少，窒素平衡是正，弾力線維および結合組織の発育促進，細網内皮系賦活等の作用がある．

［副作用・相互作用］　十分な調査を実施していないため，正確な情報は得られていないが，発疹等の過敏症，耳下腺の軽度の疼痛，胃部不快感，嘔吐，下痢等の消化器症状のほか，多汗，熱感が現れることがある．

［適用・使用方法・薬物動態］　初期老人性皮質白内障の進行予防に内服で用いる．1 日 20〜60 mg を 2〜3 回に分服する．添付文書には，薬物動態に関するデータの記載はない．

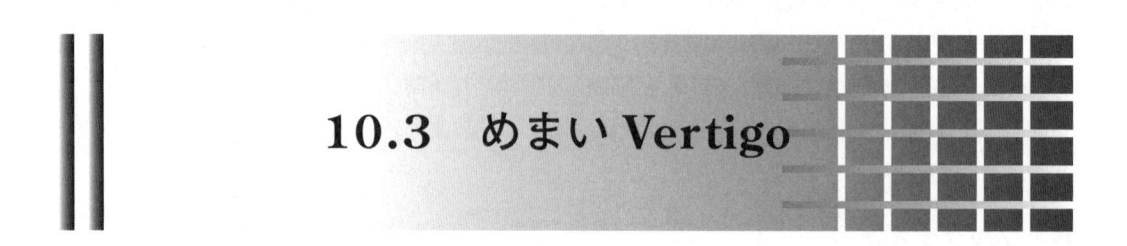

10.3　めまい Vertigo

空間識の異常に起因する疾患で，末梢に位置する内耳（加速度を検出して空間認知の情報を発生する）から平衡の中枢（脳幹，小脳，大脳基底核，大脳皮質）に至るまでのどの部分が障害されても起こりうる（図 10.4）．

めまいの中では，メニエル病と良性発作性頭位眩暈症の頻度が高く，両者とも末梢前庭性（内耳性）である．内耳性めまいの場合は，症状がどんなに強くても生命の危険はなく，病態により長短の差はあるものの，時間経過とともにやがて症状は消失するので心配は不要である．血圧異常や椎骨脳底動脈循環不全が原因のめまいも比較的頻度が高く，後者の場合は，ただちに入院させて適切な処置をとらないと，生命に関わる可能性が高い．

めまいは耳鼻咽喉科外来全体の約 10％を占める．吐気，嘔吐，耳鳴り，難聴，頭痛，言語障害，運動失調等の症状を伴うことが多い．

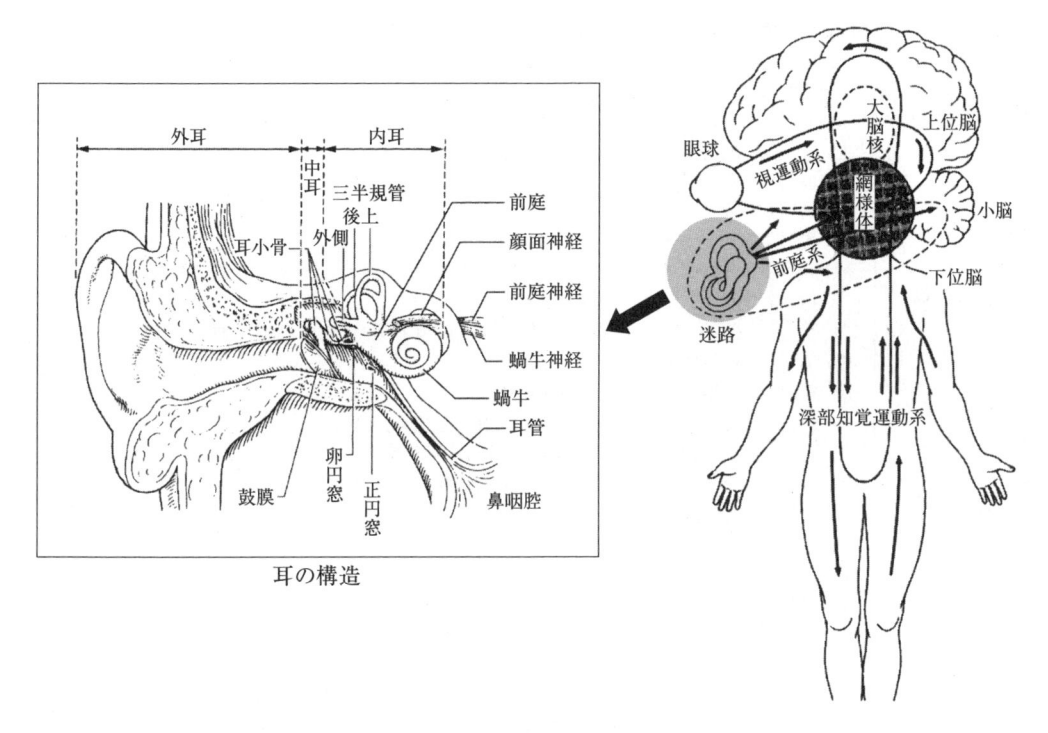

図 10.4　身体の平衡に関わる器官

10.3.1　病態と症状

　めまいは，患者の感じ方によって次の三つに分けられる（表10.3）．めまいは発症の原因に基づいて，次のように分類される（表10.4）．

　メニエル病は40〜50代で多くみられ，発症頻度に男女間の差はない．内耳における内リンパ水腫の存在が明らかとなっており，それにストレスが関与して発症すると考えられているが原因の詳細は不明である．主な症状は発作性の回転性めまいである．初期には耳鳴を伴う低音性難聴をきたすが，発作を繰り返すうちに難聴は高音部にも及ぶようになる．めまいの持続期間は20〜30分から，長くても半日程度である．

表10.3　感じ方によるめまいの分類

回転性	自分や天井などがグルグル回っている感じがする．一側性の急性平衡障害が原因であり，内耳性の場合が多い．真性めまいともいう．
動揺性（浮動性）	フラフラしたり，酔ったように歩く．転倒しやすい．両側性の急性平衡障害や慢性平衡障害，また心身症などの非前庭性障害によって生じる．
失神性	気が遠くなる感じや，眼前暗黒感，心機能異常，過換気症候群，消化管大量出血などに伴う視覚領野や脳幹網様体の虚血が原因で起こる．若年者では起立性低血圧，高齢者では脳底動脈硬化症が関与することが多い．

表10.4 発症によるめまいの分類と末梢性，中枢性めまいの比較

発症によるめまいの分類

末梢前庭性 （内耳性）	炎 症 性	内耳炎（ウイルス，梅毒，細菌など）
	血 管 性	内耳動脈閉塞，内耳出血
	外 傷 性	側頭骨盆骨折，内耳振とう症，外リンパ瘻
	腫 瘍 性	聴神経腫瘍
	中 毒 性	アミノ配糖体系抗生物質，アルコール
	原因不明	メニエル病，前庭神経炎，突発性難聴，良性発作性頭位眩暈症
中枢前庭性	炎 症 性	脳炎，膿瘍，髄膜炎
	血 管 性	脳梗塞，小脳梗塞，椎骨脳底動脈循環不全，小脳出血
	外 傷 性	硬膜下血腫
	腫 瘍 性	小脳橋角腫瘍，小脳腫瘍
	中 毒 性	非常に多くの薬物の副作用として現れる
	先 天 性	頭蓋底陥入症，Arnold-Chiari症候群
	原因不明	脊髄小脳変性症，多発性硬化症，てんかん
その他	頸　　性	頸椎異常
	代謝障害	尿毒症，糖尿病，ペラグラ
	精 神 的	心因性めまい
	循環障害	高血圧，低血圧，起立性失調症
	その他	過換気症候群

末梢性めまいおよび中枢性めまいの比較

症状ないし徴候	末梢性	中枢性（脳幹，小脳）
耳鳴り，聴力低下	しばしばみられる	一般にみられない
めまいの重症度	著しい	軽いことが多い
随伴する中枢神経症状	なし	非常に多い
症状の持続	一定の期間（分，日，週） ただし反復する	慢性になりうる
一般的原因	感染，前庭神経炎，虚血，中毒	血管障害，脱髄疾患，外傷，腫瘍

心因性めまいでは，眼前暗黒感や動揺感を訴えることが多く，回転性めまいを訴えることは少ない．一般に，他覚的な所見がみられず，睡眠障害，食欲不振などを伴う．

10.3.2　薬物治療

めまいの治療は，次の3点を考慮して進める必要があり，それぞれに対応した適切な薬の投与または処置を施さなければならない．

1) 現在生じている「めまい」の対症療法：鎮静薬/精神安定薬，鎮うん薬/制吐薬
2) 内耳−脳間の異常に対応した原因療法：利尿薬，脳循環改善薬/脳代謝改善薬，耳鼻科的・脳外科的手術
3) 全身疾患が原因の場合の対応：貧血，薬物中毒，低血圧，血管炎など

急性期には，嘔気・嘔吐などの自律神経症状を伴うことが多い．そのような場合は薬の内服は難しく，長期間食物や水分の摂取が不十分で脱水を起こしていることが多いため，静脈を確保し

て電解質輸液（乳酸リンゲル液）を行いつつメトクロプラミド（静注），炭酸水素ナトリウム（静注），ジフェンヒドラミン・ジプロフィリン（皮下注または筋注）などの鎮うん薬/制吐薬を投与する．不安が強いときや効果が不十分なときは，ジアゼパム（筋注）などの抗不安薬を追加する．内服が可能な場合は，ベタヒスチンやジメンヒドリナートなども使用することができる．

急性めまいがおさまっても，浮動感などの軽いめまいが続くときには，内耳性，中枢性を問わずジフェンヒドラミン，ジプロフィリンで対応可能であるが，内耳性めまいにはジフェニドールを用いることがあり，循環不全による中枢性めまいにはイフェンプロジルを用いることもある．

表10.5　めまいに使用される薬物

分類	薬物名（商品名）	適用	作用と特徴	主な副作用	備考
ドパミン受容体拮抗薬	メトクロプラミド metoclopramide（プリンペラン，テルペラン，ペラプリン）ドンペリドン domperidone（ナウゼリン）	胃炎，十二指腸潰瘍などに用いるほか，めまいに伴う吐き気にも有効	ドパミンD_2受容体を遮断し，胃腸機能を調整するとともに，CTZ（chemoreceptor trigger zone）に作用して制吐作用を示す．	ショック，アナフィラキシー様症状，錐体外路症状，意識障害，痙攣など（メトクロプラミドには悪性症候群，遅発性ジスキネジアがあり）	中枢性および末梢性の嘔吐のいずれにも有効．
補正用製剤	炭酸水素ナトリウム sodium bicarbonate（メイロン）	動揺病，メニエル症候群・その他の内耳障害に伴う悪心・嘔吐・めまい	血漿中のCO_2の増加により，内耳血流を増加する．	アルカローシス，高Na血症，血液凝固時間延長，テタニー，知覚異常など	静脈注により投与．アルカリ性なので配合変化に注意を要する．
抗ヒスタミン薬	サリチル酸ジフェンヒドラミン・ジプロフィリン diphenhydramine salycylate/diprophylline（トラベルミン）	動揺病，メニエル症候群に伴う悪心・嘔吐・めまい	迷路反射を抑制するとともに嘔吐中枢興奮を抑制する．	眠気，倦怠感，頭重感，めまい，動悸，口渇，過敏症など	眠気を起こすことがあるので，自動車の運転などは控える．
	ジメンヒドリナート dimenhydrinate（ドラマミン）	動揺病，メニエル症候群，放射線宿酔に伴う悪心・嘔吐，手術後の悪心・嘔吐	迷路反射を抑制するとともに嘔吐中枢興奮を抑制する．	胸焼け，胃痛，眠気，頭痛，手足のしびれ，手足の振戦，めまいなど	MAO阻害薬，中枢性抑制薬，飲酒，アミノグリコシド系薬とは併用禁忌．
抗めまい薬	ベタヒスチンメシル酸塩 betahistine mesilate（メリスロン）	メニエル病，メニエル症候群，めまい症に伴うめまい	内耳の毛細血管を弛緩し，内耳循環障害を改善する．	口渇，悪心，嘔吐，下痢など	内頸動脈血流量も増加し，脳循環も改善する．
	ジフェニドール塩酸塩 difenidol hydrochloride（セファドール）	内耳障害に基づくめまい	椎骨脳底動脈の血流を改善し，前庭神経経路を調節する．	口渇，不動感・不安定感，眼調節障害，食欲不振など	重篤な腎障害には禁忌．

現在，めまいの治療に用いられている主な薬物を表 10.5 に示す．

10.4　副鼻腔炎 Paranasal sinusitis

　副鼻腔には左右一対ずつの上顎洞，篩骨洞，蝶形骨洞，前頭洞がある（図 10.5）．副鼻腔炎とは，これらの副鼻腔に生じた炎症の結果，膿性鼻漏，鼻閉，頭重感などを示し，いずれかの部位に画像上の陰影が認められるものをいう．急性と慢性とに大別され，慢性化したものではアレルギー反応の関与を無視できない例が多い．

　急性副鼻腔炎は通常 1〜2 週間で治癒するが，慢性副鼻腔炎の場合は臨床症状が改善されても副鼻腔に粘膜肥厚が残存することが多い．

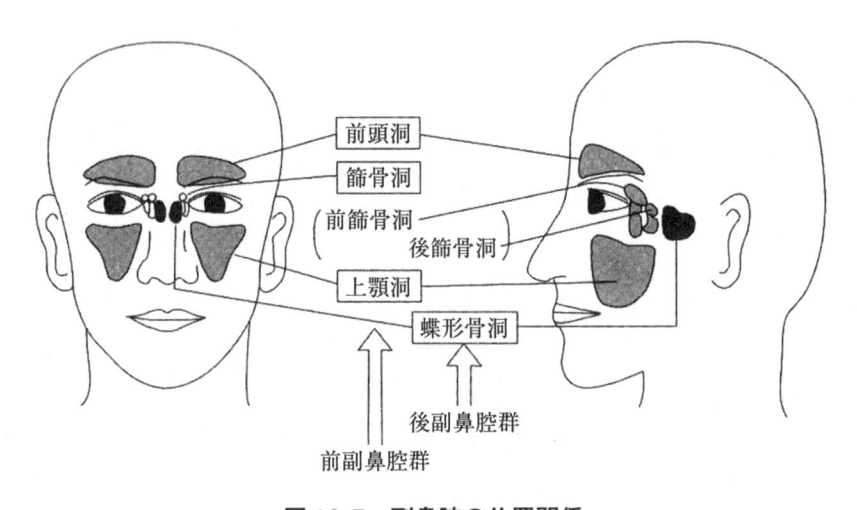

図 10.5　副鼻腔の位置関係

10.4.1　病態と症状

　急性副鼻腔炎は，ウイルスの感染とそれに引き続く細菌の二次感染が原因で起こる．膿性鼻漏，後鼻漏，鼻閉，嗅覚障害等の症状を示し，頬部痛，歯痛，前頭部痛，眼痛を伴うことがある．起炎菌として肺炎球菌，インフルエンザ菌，*Moraxella catarrhalis*，黄色ブドウ球菌，嫌気性菌などが重要であり，近年，ペニシリン G 耐性肺炎球菌の増加が目立つ．

　一方，慢性副鼻腔炎は，急性副鼻腔炎が引き起こす排泄・換気障害，分泌物・炎症産物の洞内

貯留，細菌・起炎物質の悪影響などがきっかけとなり，これに歯根部感染や局所アレルギー反応等が加わって，副鼻腔が反復的に刺激されることで粘膜が浮腫状に変化したものである．慢性副鼻腔炎の背景として遺伝的な体質や副鼻腔局所の構造が重要視されており，症状は大気汚染物質や食品等の環境因子によって影響を受けることがある．症状および起炎菌は急性副鼻腔炎とほぼ同様であるが，慢性副鼻腔炎の場合は，鼻茸を認める例や複数菌に感染している例が多く，上気道の感染により症状は悪化する．特殊な型として歯性上顎洞炎があり，う歯（むし歯）が原因で引き起こされる片側性の上顎洞炎で悪臭をおびた膿汁がみられる．

10.4.2 治療薬各論

A. 急性副鼻腔炎 Acute sinusitis の治療薬

【病態と症状】

　急性副鼻腔炎は，ウイルス性感染による急性上気道炎に伴う細菌感染が原因である．一側性の上顎洞で起こることが多く，篩骨洞，前頭洞でもみられる．原因菌としては，肺炎球菌，インフルエンザ菌，*Moraxella catarrhalis*，黄色ブドウ球菌などがある．

【薬物治療】

　抗菌薬の投与を治療の中心に据え，さらに対症療法で症状の緩和を目指す．ペニシリン系またはセフェム系の抗菌薬が第一選択薬となるが，ニューキノロン系抗菌薬も用いられる．

　合成ペニシリン（アスポキシシリン，アンピシリン，クロキサシリンナトリウム，シクラシリン，スルベニシリンナトリウム，フェネチシリンカリウム，レナンピシリン），セフェム系抗菌薬（セフィキシム，セフォジジムナトリウム，セフジトレンピボキシル，セフジニル，セフテラムピボキシル，セフトリアキソンナトリウム，セフポドキシムプロキセチル，セフェピム，セフォゾプラン，セフォチアム，セフォチアムヘキセチル，セフカペンピボキシル，セフメノキシム），ニューキノロン系抗菌薬（オフロキサシン，トスフロキサシン，レボフロキサシン，エノキサシン，フレロキサシン，スパルフロキサシン，ロメフロキサシン）がよく使用される．感染した細菌が明らかになれば，その種類に応じた抗菌薬が用いられる．

　抗菌薬とともに，消炎酵素製剤（プロナーゼ，セラペプターゼ，リゾチーム塩酸塩など）や去痰薬（L-エチルシステイン塩酸塩，塩酸アンブロキソール，L-カルボシステイン，L-塩酸メチルシステイン），解熱鎮痛薬を使うことも多い．

　鼻局所に対する処置としては，リドカイン塩酸塩とアドレナリンの希釈液を噴霧することで粘膜腫脹を軽減し，副鼻腔洗浄を行う．

B. 慢性副鼻腔炎 Chronic sinusitis の治療薬

【病態と症状】

慢性副鼻腔炎の場合は，副鼻腔の換気が不十分という特徴がある．この原因として，鼻・副鼻腔の骨格形態の異常，細菌感染，アレルギーなどがあげられる．したがって，急性副鼻腔炎の場合とは異なり完治しない例も多い．

【薬物治療】

アレルギーの関与が大きいと考えられる鼻茸のみられる例では，副腎皮質ステロイド（プレドニゾロン，ベタメタゾン，デキサメタゾン，プレドニゾロン，トリアムシノロンアセトニド，酢酸メチルプレドニゾロン）が有効である．鼻腔内注入で局所的に使用する．慢性副鼻腔炎の急性増悪期の治療は，急性副鼻腔炎の治療に準じて行う．

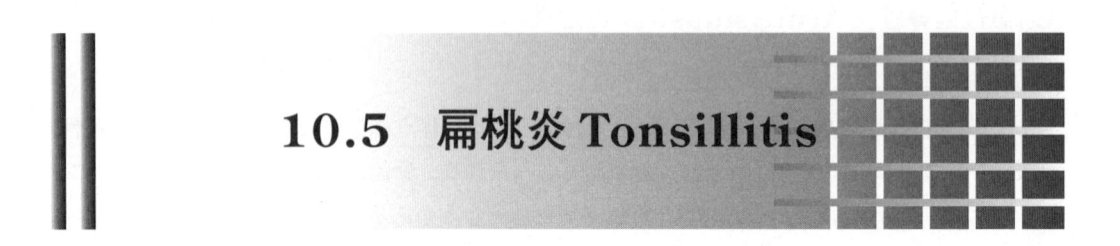

10.5 扁桃炎 Tonsillitis

咽頭は鼻腔および喉頭と連続し，上気道の一部であるとともに食物の通路でもある（図10.6）．咽頭にはリンパ組織の耳管扁桃，咽頭扁桃，舌扁桃，口蓋扁桃などがあり，気道の防御機構の一部を担う免疫臓器として機能している．これら扁桃のうち，口蓋扁桃にウイルス性または細菌性

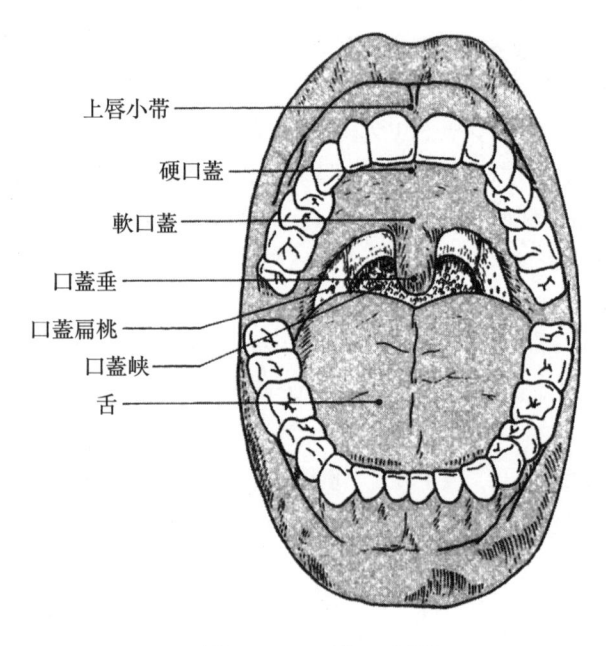

図 10.6 口腔の内面

の炎症を起こしたものを扁桃炎という．小児に多くみられ，4～7歳にピークがある．

10.5.1 病態と症状

原因はウイルスが主で，ライノウイルスやコロナウイルス，インフルエンザABウイルス等で起こる．細菌性の場合はA群β溶血性連鎖球菌（溶連菌）の頻度が高く，黄色ブドウ球菌，肺炎球菌がそれに次いで多い．

急性扁桃炎は急性上気道炎と同時に発症することが多いが，疲労，気温差などがきっかけとなって発症することもある．激しい咽頭痛があり，嚥下時に強くなる．発熱，全身倦怠感，悪寒戦慄を伴う．顎下部，頸部のリンパ節腫脹を認めることもある．強い発赤が扁桃全体に及ぶカタル型，陰窩開口部表面に膿栓の付着がみられる陰窩型，粘膜を通してリンパ濾胞の腫脹・化膿をみる濾胞型に分けられる．患者が4歳以上の場合は，急性糸球体腎炎やリウマチ熱の予防が重要となる．治療が不十分だと，扁桃から周囲組織に感染が及び，膿汁が貯留する扁桃周囲膿瘍となることがある．開口障害や嚥下障害が起こり，発熱と疼痛がより強くなる．

慢性扁桃炎では，常に咽頭部に軽い痛みや異物感があり，頭痛等を訴えることもある．扁桃は肥大し，軽度の発赤や膿栓の付着がみられる．

急性扁桃炎を年に数回以上繰り返して発症する場合は，習慣性アンギーナと呼ばれる．

10.5.2 薬物治療

ウイルス性の場合は対症療法となるが，細菌性の場合は抗菌薬による治療が主体となる．原因菌に対応した抗菌薬を投与する必要があるが，原因菌が確定するまでは，可能性の高い上記の細菌に有効と考えられる薬をまず投与しておき，検査結果や症状の推移に応じて，適宜使用する薬を選択するとよい．

抗菌薬では合成ペニシリン（アスポキシシリン，アモキシシリン，アンピシリン，クロキサシリンナトリウム，シクラシリン，スルベニシリンナトリウム，フェネチシリンカリウム，フルクロキサシリンナトリウム，タランピシリン塩酸塩，レナンピシリン塩酸塩）およびセフェム系（セファクロル，セファドロキシル，セフォジジムナトリウム，セフジトレンピボキシル，セフジニル，セフテラムピボキシル，セフトリアキソンナトリウム，セフピミゾールナトリウム，セフポドキシムプロキセチル，セフロキサジン，塩酸セフェタメトピボキシル，セフォチアム塩酸塩，セフォチアムヘキセチル塩酸塩，セフカペンピボキシル塩酸塩，セフピロム硫酸塩）が第一選択となるが，マクロライド系（アセチルスピラマイシン，エリスロマイシンエチルコハク酸エステル，エリスロマイシン，エリスロマイシンエストレート，キタサマイシン，クラリスロマイシン，ジョサマイシン，エリスロマイシンステアリン酸塩，ジョサマイシンプロピオン酸エステ

ル，ミデカマイシン，ロキタマイシン，キタサマイシン酒石酸塩，ミデカマイシン酢酸エステル）やテトラサイクリン系（オキシテトラサイクリン，テトラサイクリン，オキシテトラサイクリン塩酸塩，テトラサイクリン塩酸塩，デメチルクロルテトラサイクリン塩酸塩，ドキシサイクリン塩酸塩水和物，ミノサイクリン塩酸塩）も有効である．

　ニューセフェムはペニシリン低感受性菌にも優れた効果を発揮し，また小児にも適応を有する．補助薬として解熱鎮痛薬や鎮咳薬を用いる．

　ニューキノロン系の抗菌薬（オフロキサシン，トシル酸トスフロキサシン，レボフロキサシン，エノキサシン，ノルフロキサシン，塩酸シプロフロキサシン）も有効であるが，解熱鎮痛薬との併用により痙攣を誘発することがあるので，両者の併用は避ける．

　特に急性例では強い咽頭痛や発熱を伴うのが普通であるが，それらの処置のため，解熱鎮痛薬を投与する．葛根湯，桔梗湯，荊芥連翹湯，柴胡清肝湯，小柴胡湯加桔梗石膏などの漢方製剤が用いられることもある．

　扁桃炎，扁桃周囲炎，扁桃周囲膿瘍を慢性的に反復するときや，慢性の中耳炎，副鼻腔炎，気管支炎などを合併するときは，手術により扁桃を摘出することもある．

参　考

本章は，薬学モデル・コアカリキュラム（日本薬学会，平成 14 年）の C14　薬物治療，(4) 疾患と薬物治療（精神疾患等），【耳鼻咽喉科の疾患】，【眼疾患】に含まれる SBO の修得に必要な内容を含む．

第11章 感染症

　人間の歴史は感染症との戦いであったが，20世紀にはほとんどの感染病原体が同定され，多種多様の新規抗菌薬が開発された．その結果，人類は細菌感染症を克服したと思われた．しかし，抗生物質の濫用は病院内を中心に抗生物質の耐性菌を生み，特に多剤耐性菌の代表であるメチシリン耐性ブドウ球菌 methicillin-resistant *Staphylococcus aureus*（MRSA），耐性肺炎球菌，耐性腸球菌等の蔓延は臨床で大きな問題となっている．また，20世紀末に登場したヒト免疫不全ウイルス human immunodeficiency virus（HIV），エボラ出血熱，高病原性鳥インフルエンザウイルス等により新たな問題が生じている．

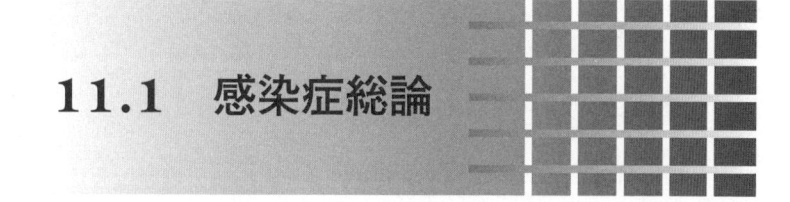

11.1 感染症総論

11.1.1 抗生物質選択の原則

　抗生物質の適確な選択を行うには，3種の情報（対象病原体の情報，患者情報，さらに抗菌薬の情報）を的確に収集する必要がある（図11.1）．治療対象の病原体を決定するためには，適切なタイミングで患者試料（血液，喀痰，尿等）を採取して原因菌の分離・同定を試みる必要がある．発熱に対して原因菌を探索することなく広域抗菌薬を投与してはならない．ただし，感染部位から採取した臨床検体から原因菌が分離され，その菌種の同定結果が判明するには通常24～

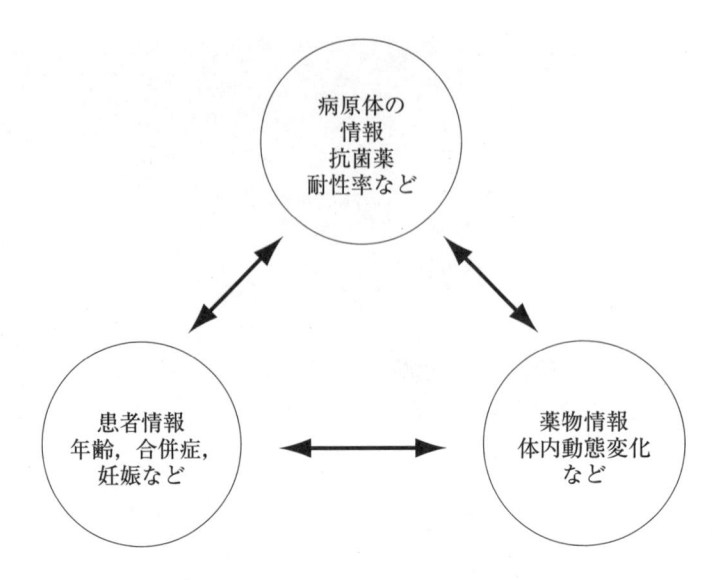

図11.1 感染症の薬物治療を考える際に必要な3要因

48時間程度の時間が必要であり，培養は常に成功するとは限らない．そこで，臨床における抗生物質の選択と投与量は，感染患者の臨床的情報（臨床経過，身体所見，臨床検査値，感染部位，免疫状態，海外渡航歴など）や感染成立の環境（市中または院内感染，地域での特定菌の耐性率）などのデータに基づき，最も確率の高い原因菌を予想する能力を養成する必要がある．通常，この手法を経験的 empirical 治療薬選択と表現するが，「経験」を形づくるのは感染症の流行情報，抗菌薬耐性情報などの膨大なデータであることを忘れてはならない．

11.1.2　抗生物質の選択

A. 殺菌性抗菌薬と静菌性抗菌薬

　殺菌性の薬物とは，ペニシリン系薬のように細菌の細胞壁合成を阻害し，外壁を脆弱化させる等の機序で細菌を溶菌・死滅させるタイプの薬物である．このタイプの薬物では病原細菌の除去に対して患者側の免疫系の能動的な関与は少ない．一方，静菌性の薬物とは，テトラサイクリン系薬等のように細菌のタンパク合成を阻害する等の機序で細菌の分裂増殖を抑制する薬物である．静菌性薬物では病原細菌の除去には患者側の免疫系の能動的な関与が不可欠である．したがって，原則として免疫不全状態にある患者や合併症のある患者の院内感染症等には殺菌性の薬物を用いるべきであり，正常な免疫能をもつ成人に発症した軽・中程度の市中感染症では静菌性薬物も殺菌性薬物と同等に有効であると考えられる．

B. 抗菌薬の抗菌範囲（スペクトラム）

　抗生物質選択の原則は，感染症の原因菌に対してできるだけ選択的に作用する抗菌範囲の狭い

薬物を選択することである．抗菌活性の高い第3世代のセフェム薬などの濫用は，生体内細菌叢に大きな空白を生じるため菌交代現象を引き起こし，耐性菌の出現を助長する．

C. 抗菌効果の時間依存性と濃度依存性

抗菌薬の効果は，その作用機序により，効果が時間依存性の薬物と濃度依存性の薬物に大別される．時間依存性薬物は，β-ラクタム薬，バンコマイシン，クリンダマイシン，マクロライド薬などの主としてグラム陽性菌に有効な薬物である．これらの薬物では，抗菌効果を得るためには最小発育阻止濃度（MIC）以上の薬物濃度が必要であるが，薬物濃度をMIC以上に上昇させても抗菌効果の増大は頭打ちとなる．したがって抗菌効果は，薬物濃度がMIC以上に保たれた時間に比例する．この群に属し，かつ半減期の短い薬物では［例，ベンジルペニシリン（PCG）］，投与回数を増やすか，点滴静注などでMIC以上の血中濃度を維持する必要がある．

濃度依存性の抗菌作用を発揮する薬物は，アミノ配糖体，ニューキノロン系薬物，メトロニダゾール，クロラムフェニコールなどで，グラム陰性菌に有効な薬物が多い．これらの薬物の抗菌効果は，薬物濃度に比例するので，抗菌効果を高めるためには少量を頻回投与するよりも1回当たりの投与量を十分にとる必要がある．

D. 抗菌薬の併用が必要とされる場合

抗菌薬の多剤併用投与は，緑膿菌感染症に対して抗緑膿菌ペニシリン（カルベニシリン，ピペラシリン等）とアミノグリコシド系抗菌薬（ゲンタマイシン等）を併用する場合のような相乗的な抗菌効果が期待できる場合や，結核治療にINH（イソニアジド）とリファンピシンを併用するように耐性菌による治療失敗の確率を減少させる場合，また白血病に対する化学療法後に生じる好中球減少を伴う重症感染症のように，敗血症から死に至る確率が高い場合などに限定すべきである．

11.1.3 抗菌薬の選択と投与計画に影響する患者側因子

未熟児，新生児，幼児などの小児と高齢者では，免疫機能が健常成人に比べて低下しているだけでなく，薬物の体内動態が成人と異なるため，抗菌薬の投与計画の個別化が重要である．また成人患者でも，薬物消失に関係する肝臓や腎臓の機能障害を合併する患者では，薬物消失が遅延し，過剰の体内蓄積により副作用を生じやすい．したがって，肝または腎機能障害を合併する患者における抗菌薬の投与計画は，使用する薬物の主要な消失経路を熟知し，対象患者が選択された薬物の消失臓器に機能障害を有する場合には適切な減量を行うか，選択を変更せねばならない．表11.1に患者側の臓器障害（腎障害，肝障害）により減量が必要な薬物と，患者側の要因（妊娠，年齢など）により使用が禁忌となる薬物を示した．また，新生児や未熟児では，グルクロン酸転移酵素活性が未発達なので，この酵素が主要な代謝酵素となる薬物投与には注意が必要である．例えば新生児のクロラムフェニコールに対する代謝活性は生後1か月以降の幼児と比べ

表11.1　抗菌薬選択と投与設計で考慮すべき薬物側要因と患者側要因

腎障害がある場合に減量が必要な薬物	肝機能低下時に減量が必要な薬物	妊娠中に投与禁忌とされる薬物
中等度以上の腎障害存在時に要減量 　セファゾリン 　ラタモキセフ 　すべてのアミノグリコシド系薬物 　バンコマイシン 　イミペネム 重症腎不全・透析患者で要減量 　PCG 　アンピシリン 　ピペラシリン 　セファレキシン 　セファマンドール 　セフォキシチン 　セフォテタン 　セフォタキシム 　シプロフロキサシン 　ST合剤	クリンダマイシン ドキシサイクリン メトロニダゾール ミコナゾール ピラジナミド	アマンタジン クラリスロマイシン テトラサイクリン系薬 （ニュー）キノロン薬 フルコナゾール イトラコナゾール ST合剤 抗寄生虫薬 抗マラリア薬
		小児に投与禁忌または回避すべきとされる薬物
		ニューキノロン系抗菌薬，テトラサイクリン系抗菌薬，セフォチアム，セフメノキシム

この表に記載した薬物は代表的なもののみで決して網羅的ではないので注意されたい．

て著しく低いため，小児の体重当たりの薬用量を新生児に投与するとgray baby症候群と呼ばれる有害反応を生じる．また，テトラサイクリンは成長中の骨・歯組織に沈着し黄染を残すため，小児と妊婦には使用すべきでない．妊娠に対しては，胎児に対する影響を考え，少なくとも動物実験で催奇形性の疑われる薬物（メトロニダゾール，キノロン系抗菌薬，ST合剤など）の投与が禁忌となることが多い．

11.1.4　代表的な抗生物質とその特徴

11.1.4.1　ペニシリン系薬物

　1928年にフレミングが青カビから分離した天然型ペニシリンGは，いまだに多くのグラム陽性菌（特に肺炎球菌）に対して強い抗菌活性を保持している．分子中にβ-ラクタム環構造を有するペニシリンなどの薬物は，細胞壁のペプチドグリカン合成に関与する酵素［ペニシリン結合タンパク（PBP）］を阻害し，細菌を溶菌させる機序で殺菌性の抗菌効果を発揮する．ペニシリン薬は構造と抗菌活性から大きく5群に分類されている．表11.2に現在市販されている各種ペニシリン薬の分類とその特徴をまとめた．天然ペニシリン［ベンジルペニシリン（PCG）］はグラム陽性菌（連鎖球菌など）のみに対する狭い抗菌スペクトラムをもつ薬物であったため，その他のペニシリン薬は，抗菌範囲を拡大するために開発されたものといってよい．

　天然ペニシリンはグラム陽性球菌，特に肺炎球菌にきわめて活性が高い．50年以上にわたっ

表 11.2 ペニシリン系抗菌薬の分類と特徴

分類	薬物名	抗菌範囲	適応症	主要消失経路	副作用
ベンジルペニシリン（天然ペニシリン，PCG）	ベンジルペニシリン（PCGG；静注のみ），フェニチシリン（経口可能な耐酸性ペニシリン）	狭い．肺炎球菌，連鎖球菌，髄膜炎菌，淋菌，梅毒スピロヘータ	肺炎球菌肺炎，髄膜炎菌性髄膜炎，淋病，梅毒	腎	過敏反応（アナフィラキシー反応の頻度は約0.05%），皮疹4〜8%，アンピシリンなどの広域ペニシリン投与後に下痢，大腸炎（2〜5%）
ペニシリナーゼ耐性ペニシリン	アンピシリン・クロキサシリン合剤，アンピシリン・ジクロキサシリン合剤	狭い．ペニシリナーゼを産生するメチシリン感受性ブドウ球菌（MSSA）のみ	MSSA（メチシリン感受性ブドウ球菌）	腎	
アミノペニシリン	アンピシリンとそのプロ・ドラッグ（体内でアンピシリンに変換される薬物：バカンピシリン，タランピシリン，レナンピシリン），およびアモキシシリン	やや広い．PCGと同じグラム陽性菌群といくつかのグラム陰性菌（大腸菌，インフルエンザ菌など）．ペニシリナーゼで分解される	急性中耳炎，細菌性副鼻腔炎，細菌性気管支炎の再発，感受性のある原因菌による尿路感染症，サルモネラ腸炎	腎	
ウレイドペニシリン	ピペラシリン	グラム陰性桿菌（特に緑膿菌）	緑膿菌感染症に対してアミノグリコシド薬との併用で第1選択薬の一つ	腎	
ペニシリン系合剤（ペニシリン薬とβ-ラクタマーゼ阻害薬配合剤）	アモキシシリンとクラブラン酸合剤，アンピシリンとスルバクタム合剤	アミノペニシリンと同じ	アミノペニシリンの適応となる感染症でペニシリナーゼ産生菌の頻度が無視できない頻度に予想される場合（インフルエンザ菌や *Moraxella catarrhalis* による中耳炎，呼吸器感染症，腸内細菌が原因となる胆嚢炎など）	腎	

て肺炎球菌による市中肺炎感染症の第1選択薬であり，咽頭，気管支，皮膚などの連鎖球菌やブドウ球菌感染症に対して広く使用されている．しかし，最近，ペニシリン薬の標的分子であるPBPタンパクの遺伝子変異により，ペニシリンの作用部位への結合親和性が低下する機序でペニシリン耐性を獲得したペニシリン耐性肺炎球菌が出現して問題となっている．中等度耐性の肺炎球菌（PISP）に対してはセフトリアキソンなどの第3世代セフェム薬が，また高度耐性菌（PRSP）に対してはバンコマイシンとリファンピシンの併用やレボフロキサシンなどの使用が推奨されている．

　ペニシリンが感染症治療に導入されてしばらくすると，ペニシリンのβ-ラクタム環を酵素的に分解する（ペニシリナーゼ）機序で耐性を獲得したブドウ球菌が出現した．そこで，ペニシリ

ナーゼに耐性のあるペニシリンが開発された．これが，ペニシリナーゼ耐性ペニシリンである．メチシリンはかつてこの群の代表薬であった（現在発売中止）ため，この群の薬物に感受性のあるブドウ球菌をメチシリン感受性ブドウ球菌（MSSA）と呼ぶ．残念なことに，現在日本では単剤としてこの群の薬物は市販されていない．したがって，MSSAに対しては，第1世代セフェム薬で抗ブドウ球菌活性の比較的高いセファゾリンを代替薬とせざるを得ない．その後，出現したメチシリン耐性ブドウ球菌（MRSA）には無効である．

また，ペニシリンの抗菌範囲をグラム陰性菌（大腸菌など）にも広げ，呼吸器感染症（インフルエンザ桿菌など）や尿路感染症（大腸菌など），消化管感染症（サルモネラ感染症など）などにも適応を拡大した薬物がアミノペニシリンである．しかし，あまりにも広く使用されたために対象細菌に耐性菌が増え，現在では選択される頻度が当初よりも減っている．

グラム陰性菌，特に緑膿菌やクレブシエラ菌に対する抗菌活性を増強したペニシリンがウレイドペニシリンである．日本ではピペラシリンのみが利用できる．緑膿菌感染に使用する場合には，単独で使用すると耐性菌を生むため，アミノグリコシド薬やニューキノロン薬と併用する．

ペニシリンに対する細菌のβ-ラクタマーゼ耐性に対抗するために，アミノペニシリンに細菌のβ-ラクタマーゼ阻害薬を配合した薬物が開発された．アモキシシリン・クラブラン酸（オーグメンチン®）はβ-ラクタマーゼ陽性のインフルエンザ桿菌が予測される中耳炎や市中肺炎に用いられる．また，ピペラシリン・タゾバクタム合剤は院内感染治療に用いられている．

11.1.4.2　セフェム系薬物

セフェム薬はペニシリン薬とともに基本構造にβ-ラクタム環を有し，β-ラクタム環に6員環のジヒドロサイアジンが結合したセフェム核を基本骨格としている．グラム陽性菌に対する抗菌作用は，ペニシリンと同様にペニシリン結合タンパク（PBP）の阻害である．セフェム薬は抗菌範囲に基づき便宜的に第3世代に分類されており，最も新しいセフェピム等を第4世代と称することもある．個々の薬物の特徴と適応症を表11.3に示した．

第1世代のセフェム薬はグラム陽性菌に対する活性が高く，主として皮膚・軟部組織感染症に用いられる．第2世代のセフェム薬は，腸内細菌科と呼吸器感染症の原因となるグラム陰性菌（インフルエンザ桿菌，モラクセラ菌）に抗菌範囲を広げた薬物である．市中肺炎の治療などに用いる．第3世代セフェム薬は，β-ラクタマーゼを産生するグラム陰性菌，嫌気性菌に抗菌範囲を広げた薬物である．一部の薬物（セフタジジム，セフォペラゾン）は抗緑膿菌活性が非常に高い．また，第3世代のセフトリアキソン，セフォキシチンなどは血液脳関門の移行性が高いため，細菌性髄膜炎で第1選択となる．第4世代セフェム薬（セフェピム）は，第3世代薬にグラム陽性菌活性を付加した薬物である．

セフェム薬は抗菌範囲が広く副作用も少ないため，最も多種の薬物が市販されている．そのため特に経口セフェム薬は外来診療の場で安易に使用されやすい．また，第3世代のセフェム薬はきわめて広い抗菌範囲と抗菌活性を有する反面，濫用によりMRSA（メチシリン耐性ブドウ球菌）などの多剤耐性菌の出現を生んだ元凶と目されており，その適正使用の必要性が求められている．

表11.3 セフェム薬の分類と特徴

分類	薬物名	抗菌範囲	適応症	主要消失経路	副作用
第1世代セフェム薬	静注：セファロチン，セファゾリン 経口：セファレキシン，セファドロキシル，セファクロールなど	ブドウ球菌を含むグラム陽性球菌に強い抗菌力（MRSAには無効）．他に大腸菌，クレブシエラ菌，プロテウス菌	ブドウ球菌による皮膚・軟部組織感染症，連鎖球菌による咽頭炎，市中感染の肺炎球菌による肺炎で過敏症のためペニシリンが使用できない場合．ブドウ球菌による術後感染の予防（セファゾリン）	腎	過敏性反応（1〜3％），アナフィラキシー反応の頻度はペニシリン薬より低い．メチルテトラサイオゾール（MTT）基を有するセフェム薬では肝におけるビタミンK依存性の血液凝固因子産生を阻害するため低プロトロンビン血症，消化管出血などを生じたり，ジスルフィラム様のアルコール不耐性を生じる．抗生物質誘発性下痢（2〜5％）
第2世代セフェム薬	静注：セフォチアム，セフメタゾール，セフミノキシム 経口：セフォチアム・ヘキセチル，セフロキシム・アキセチル	第1世代よりグラム陰性桿菌抗菌力増強	市中感染の細菌性肺炎，感受性のある細菌による複雑性副鼻腔炎，敗血症，軟部組織感染症，単純性尿路感染症など，嫌気性菌	腎	
第3世代セフェム薬	静注用薬：院内感染用薬（セフォタキシム，セフチゾキシム，セフトリアキソン），抗緑膿菌薬（セフタジジム，セフォペラゾン，セフピラミド）など 経口：セフィキシム，セフテラム・ピボキシル，セフポドキシム・プロキセチル，セフチブテンなど	グラム陰性桿菌に対する抗菌力最強．他にセラチア，腸内細菌属（大腸菌，クレブシエラ菌，プロテウス属）など他のβ-ラクタム薬に耐性のある菌種にも有効．グラム陽性菌の肺炎球菌，溶連菌への抗菌力もある．緑膿菌	院内感染の肺炎，創傷感染，複雑性尿路感染症に対する切り札 細菌性髄膜炎（セフタジジム，セフトリアキソンは特に血液脳関門通過性良好） 耐性淋菌性尿道炎と骨盤内感染症（セフトリアキソン）	腎 セフォペラゾン，セフトリアキソン，セフピラミドは胆汁排泄が多い	
（第4世代セフェム薬）	セフェピム				

11.1.4.3 カルバペネム系薬物

カルバペネム薬はβ-ラクタム環を有し，ペニシリン系抗菌薬と構造的に類似した新しい抗菌薬群である．イミペネム・シラスタチン，メロペネムなど4薬物が市販されている．抗菌作用はペニシリンと同様に細菌のペニシリン結合タンパク阻害である．β-ラクタム系薬物の中で最も広い抗菌範囲と活性を有する．反面，菌交代現象やMRSAおよび真菌の増殖を起こしやすい．したがって，肺炎，敗血症，骨髄炎，皮膚蜂窩織炎，尿路感染症，腹腔内・骨盤内感染症等の重症感染症で，特に院内感染の場合等に限定して切り札的に使用するべき薬物である．この群の薬

物のプロトタイプであるイミペネムはβ-ラクタマーゼに耐性があるが，腎尿細管のジヒドロペプチダーゼにより分解されるため，その活性を阻害するシラスタチンとの配合剤（イミペネム・シラスタチン；商品名はチエナム®）として市販されている．腎消失型の薬物であるため腎障害患者では減量が必要である．濃度依存的な中枢毒性があるため投与速度が速すぎると嘔吐などの中枢症状が出現し，腎不全患者で減量を怠るとけいれん，昏迷，興奮などの症状を生じることがある．

11.1.4.4 アズトレオナム

単環構造のβ-ラクタム環を有するモノバクタムである．この薬物はβ-ラクタマーゼ耐性であり，グラム陰性菌，特に桿菌に対してアミノグリコシド薬および第3世代セフェム薬と同等の抗菌活性がある．さらに，アズトレオナムはアミノグリコシド薬のような耳・腎毒性がない．グラム陰性桿菌を原因とする感染症で，アミノグリコシド薬の代替薬となる．静注または筋注で用いられる．主要消失経路は腎である．

11.1.4.5 ニューキノロン系抗菌薬

従来のキノロン系薬物（ナリジクス酸等）の基本骨格にフッ素原子を導入することで抗菌活性が飛躍的に向上した一連の薬物で，細菌のDNAトポイソメラーゼを阻害し，殺菌性を示す．初期に臨床に導入されたノルフロキサシン，シプロフロキサシン，オフロキサシンの抗菌範囲は主として（好気性）グラム陰性桿菌の腸内細菌（大腸菌，クレブシエラ菌，エンテロバクター属，サルモネラ菌，赤痢菌，キャンピロバクター菌等）やインフルエンザ桿菌，淋菌，髄膜炎菌，セラチア菌などである．したがって，尿路感染症および消化管感染症で選択となる．シプロフロキサシンは緑膿菌に抗菌活性が高いので院内感染で用いられることがあり，また，同薬は炭疽菌にも有効であるため，バイオテロリズム対策薬として注目された．新しい薬物であるレボフロキサシン，ガチフロキサシン，スパルフロキサシン，モキシフロキサシンはグラム陽性菌，特にペニシリン耐性の肺炎球菌に対する抗菌活性が高いため「呼吸器キノロン；レスピラトリーキノロン」として市中感染肺炎に適応となっている．また，ガチフロキサシンやモキシフロキサシンは嫌気性菌に対する抗菌活性も高いため，腹腔内感染症や糖尿病患者の足感染症にも使用されることがある．

ニューキノロン薬は消化管吸収が良好で食事の影響を受けない．したがって，患者の症状に応じて静注投与で開始してもよく，症状が軽快すれば投与量を変更せずに経口に投与経路を変更することができる．組織移行性が他の抗菌薬よりも良好であるため，慢性前立腺炎や骨組織感染症の治療で選択となる．主要消失経路は腎排泄であるので，腎障害患者では投与量の補正が必要である．

副作用としては消化器系症状（吐気，嘔吐，下痢など）が3～6％に出現する．また，不眠，頭痛，悪夢，眩暈などの中枢症状も1～4％に出現する．脳に基礎疾患のある患者やテオフィリン，NSAID（フェンブフェン，フルルビプロフェンなど）を併用している高齢患者で痙攣を発

症することがあるので，これらの薬物との併用は勧められない．ロメフロキサシン，スパルフロキサシンの服用で日光過敏性皮膚炎の報告がある．一般にキノロン薬は，実験動物での毒性試験で高用量投与時に骨形成障害が観察されるため，骨形成期の乳幼児や小児，さらに妊婦，授乳婦での投与は禁忌となっているものが多い．最近，キノロン薬には心電図上 QTc 延長作用があることが見出され，電解質異常や高齢者，心疾患者では危険な心室性不整脈（torsades de pointes）を生じるリスク因子となる可能性が注目されている．また，副腎皮質ステロイド薬を服用している高齢者などでアキレス腱断裂を生じるとの報告がある．

　薬物相互作用では，キノロン薬はその化学構造から 2 または 3 価の陽イオンと非吸収性錯体（キレート化合物）を形成しやすいため，アルミニウムやマグネシウム，カルシウムを含む制酸剤，スクラルファート，鉄剤などとの併用は，同薬の消化管吸収を著明に（時に 85 〜 90 %）減少させる．上記の薬物を併用する場合には，十分な時間を空けて投与しなければならない．また，特にエノキサシンは CYP1A2 による薬物の代謝を阻害するので，気管支拡張薬テオフィリンの血中濃度を約 2 倍程度上昇させて，テオフィリン中毒を招くことがあり，併用は避けるべきである．シプロキサシン，トスフロキサシンの CYP 阻害作用は弱く（テオフィリンの濃度増加率は約 20 〜 30 %），ノルフロキサシン，オフロキサシン，ロメフロキサシンはこの相互作用がほとんどない．

11.1.4.6　マクロライド系薬物

　エリスロマイシンを代表とする古典的なマクロライド系薬物は，細菌の 50S リボソームに結合して RNA 依存性のタンパク合成を阻害する機序で，主としてグラム陽性球菌である連鎖球菌やブドウ球菌（MRSA を除く）に抗菌作用を発揮する．したがって，ペニシリン系薬に過敏症のある患者における咽頭炎などの上気道感染症には良い代替薬となる．また，新しいマクロライド薬であるクラリスロマイシンは，グラム陽性菌の他にインフルエンザ菌，モラキセラ菌，マイコプラズマ，レジオネラ菌，クラミジアに抗菌活性があるため，市中肺炎にも適応となる．近年登場した 15 員環マクロライド薬であるアジスロマイシンは組織移行性が良く，1 日 1 回 3 日間投与で有効な組織内濃度が約 7 日間持続するため，小児の上気道炎や中耳炎などの治療に用いられる．また，アジスロマイシンは非定型抗酸菌（MAC）感染症に有効であり，エイズ患者での MAC 感染の治療あるいは発症予防に使用されることもある．また，最近，14 員環構造を一部修飾したケトライド構造をもち，ペニシリンおよびエリスロマイシン耐性の肺炎球菌にも活性をもつテリスロマイシンが市場に導入された．

　副作用は腹痛，悪心，嘔吐，下痢が多い．エリスロマイシン・エストレート塩では胆汁うっ滞性肝炎の報告がある．QT 延長作用があるため，血清電解質異常や心疾患のある患者では不整脈に注意が必要である．

　薬物相互作用としては，エリスロマイシンとクラリスロマイシンの薬物代謝酵素である CYP3A4 の活性阻害作用が重要で，ピモジド，エルゴタミン含有薬，テオフィリン，トリアゾラム，カルバマゼピン，ワルファリン，シクロスポリンなど多くの薬物の血中濃度を増加させて副作用を生じさせることがあるため，併用薬には注意が必要である．

11.1.4.7 クロラムフェニコール

クロラムフェニコールはきわめて広い抗菌スペクトラムを有する最初の合成抗菌薬であったが，4万〜10万人に1人程度の頻度で再生不良性貧血を生じるため，使用頻度は著明に減少した．抗菌機序は細菌のリボソームの50S分画への結合によるタンパク合成阻害で，静菌性抗菌薬である．クロラムフェニコール塩基（経口）またはパルミチン酸やコハク酸塩（静注）として用いられる．脂溶性が高いため組織浸透性，特に脳内への移行がよい．主要消失経路は肝でのグルクロン酸転移酵素による抱合代謝である．新生児，特に未熟児では，肝のグルクロン酸抱合酵素活性が未発達であるため，体重当たりの小児投与量よりさらに50％以上減量しないと，過剰蓄積によるgray baby症候群を生じる．副作用として，高用量で投与量依存性の骨髄抑制を生じる．薬物相互作用では，クロラムフェニコールがチトクロームP450を阻害し，トルブタミドやクロルプロパミドとの併用で低血糖を生じたり，またフェニトインとの併用では錐体外路症状などのフェニトイン中毒症状を生じたとの報告がなされている．

11.1.4.8 テトラサイクリン系抗菌薬

テトラサイクリンは1950年代に登場したグラム陽性および陰性菌，さらにはリケッチア，マイコプラズマ，クラミジア，スピロヘータに及ぶきわめて広い抗菌スペクトラムを有する抗生物質であり，現在ではドキシサイクリンとミノサイクリンが代表薬となっている．細菌のリボソーム30S分画に結合しタンパク合成を阻害する機序で静菌的な作用を発揮する．しかし，臨床で広く使用されたため耐性菌も増加し，現在の第1選択となる感染症は，リケッチア感染症（発疹チフス，ツツガムシ病，ロッキー山紅斑熱），マイコプラズマ肺炎，クラミジアによる肺炎や性器感染症，トラコーマ結膜炎などの非細菌性病原体によるものである．

経口吸収はドキシサイクリンおよびミノサイクリンでほぼ100％であるが，キノロン薬と同様に鉄剤やカルシウム，アルミニウム等の2または3価の陽イオンを含む制酸剤やミルクと併用すると，錯体を形成して消化管吸収が低下する．ドキシサイクリンの主要消失経路は胆汁排泄であるが，他のテトラサイクリン薬は腎排泄である．ドキシサイクリンとミノサイクリンの半減期は16〜20時間と長く，1日1回の投与が可能である．

副作用としては，投与開始数日の吐気，嘔吐，下痢などの消化器症状が多い．長期投与では，ときに腸内細菌叢の変化による抗生物質誘発性腸炎が生じる．また，テトラサイクリンは新生骨や歯のエナメル質を構成しているカルシウムに結合して変色させるのみならず，これらの組織の正常な形成を障害するので，添付文書上，妊婦と小児（永久歯が完成する以前の15歳以下）に対しては回避すべき薬物との記載がある（諸外国の添付文書では禁忌である）（表11.2）．また，ミノサイクリンでは35〜70％の患者でめまい，ふらつき感，吐気等の前庭神経障害が生じる．テトラサイクリンでは日光過敏症が生じることがある．

11.1.4.9 アミノ配糖体（グリコシド）系薬物

好気性グラム陰性菌の30Sおよび50Sリボソームユニットに結合して不可逆的にタンパク合成を阻害し，濃度依存的な殺菌性を発揮する．したがって，ゲンタマイシン，トブラマイシン，アミカシンなどがグラム陰性菌（緑膿菌，クレブシエラ菌など）による敗血症や重症の院内感染の治療に使用される．また，この群の薬物の抗菌効果はβ-ラクタム薬と相乗的であるので，緑膿菌感染症の治療には抗緑膿菌活性のあるペニシリン薬（ピペラシリンなど）と，また腸球菌感染症に対してはアンピシリンなどと併用で用いられることが多い．用法としては，1日投与量を2～3回に分割して投与する方法が標準的である．その際，この群の薬物は治療域と中毒域との差が小さいため，慎重な投与設計と血中濃度測定（TDM）による治療の個別化が行われる．各種薬物の治療濃度と中毒濃度を表11.4に示した．副作用，特に薬物誘発性腎障害の防止に関しては，連続投与中の最低薬物濃度（谷値：trough level）を表中の推奨範囲に保つことが重要である．最近，この群の薬物は，抗菌効果が濃度依存であること，そして抗菌効果には血中濃度がMIC以下に低下しても一定時間持続するpost-antibiotic効果（PAE）があることを利用して，1日量を1回で投与する方法が注目されている．アルベカシンはメチシリン耐性黄色ブドウ球菌（MRSA）に適応となる．ストレプトマイシンもこのグループの薬物であるが，現在では結核の治療にしか用いられない．

この群の薬物は，水溶性が高いため経口投与では吸収されない．そのため，投与は静注か筋肉内投与である．主要消失経路は腎排泄であるため，腎機能障害患者および高齢者では適切な減量が必要である．投与量の補正はクレアチニン・クリアランス（CL_{cr}）値に基づいて行う．

副作用としては，腎毒性と第8脳神経毒性が最も重要である．

表11.4　アミノグリコシド薬の投与量，有効薬物濃度および中毒域

薬物名	通常初回負荷量 (mg/kg)	治療域（μg/mL）最大濃度（ピーク値）	治療域（μg/mL）最小濃度（谷値）	中毒域（μg/mL）最大濃度（ピーク値）	中毒域（μg/mL）最小濃度[c]（谷値）
ゲンタマイシン トブラマイシン ネチルマイシン	1.5～2.0[a]	4～8[b]	<2	>12	>2
アミカシン	5.0～7.5	20～30	5～10	>35	>5～10

a：a 尿中のアミノグリコシド薬の濃度は血漿中濃度よりはるかに高いため，尿路感染症の治療では低用量（0.5～1.0 mg/kg）を用いてもよい．
b：重症な感染症では（血液疾患や熱傷患者での敗血症等）では表中に示す治療域よりも高い血中濃度，例えばゲンタマイシン，トブラマイシンでは8～10 μg/mLが必要とされることもある．

11.1.4.10 バンコマイシン

バンコマイシンはグリコペプチド系抗菌薬である．細菌の細胞壁合成を阻害する機序でグラム陽性菌に殺菌性の抗菌作用を発揮する．メチシリン耐性ブドウ球菌（MRSA），アンピシリン耐性腸球菌の治療で第1選択となる（バンコマイシン耐性の腸球菌にはオキサゾリジノン薬である

リネゾリドが用いられる）．また，広域抗生物質投与による腸内細菌叢の変化により生じるクロストリジウム・デフィシレ菌の過増殖が原因となる偽膜性腸炎の治療にも有効である．水溶性が高く経口吸収されないため，全身効果を期待する場合の投与経路は静注である．

主要消失経路は腎排泄であるのでクレアチニン・クリアランスの減少に比例して投与量を減少する必要がある．正常腎機能者での血漿中消失半減期は6時間前後であるが，血液透析を受ける患者では半減期は6日間にも延長する．

副作用としては，腎障害と耳毒性が有名であるが，これらの副作用は1960年代の初期製剤の不純物のためとされる．近年の製剤では，副作用は大幅に軽減された．組織刺激性があり急速に静注すると組織肥満細胞からヒスタミンを遊離させ，上半身を中心とする皮膚紅潮，倦怠感，ショック等を症状とするred man症候群を生じることがあるので，投与は緩徐に行う．抗菌効果の点からバンコマイシンの血中濃度の目標は，最大薬物濃度を20〜50 µg/mL，最小薬物濃度を5〜12 µg/mLとする．最大血中濃度が50 µg/mLを超えなければ副作用は少ない．

11.1.4.11　リンコマイシン系薬物

クリンダマイシンが代表薬である．この薬物は嫌気性菌，特にバクテロイデスに強い抗菌活性があるので，消化管損傷を伴う腹腔内感染症や婦人科感染症で，メトロニダゾールおよび嫌気性菌に活性のあるセフェム薬（セフチゾキシム，セフォテタン）とともに，良い適応となる．副作用としては，腸管細菌叢の菌交代現象による下痢と偽膜性腸炎の出現に注意が必要である．

11.1.4.12　メトロニダゾール

ニトロイミダゾール化合物の一つであるメトロニダゾールは，トリコモナス，ガルドネラ原虫による腟炎に対して有効である．腹腔内感染症，女性の骨盤内感染症における嫌気性菌混合感染でも良い選択となる．ジアルジア症（ランブル鞭毛虫により生じる小腸の感染症）やアメーバ赤痢にも適応がある．主要消失経路は肝代謝であり，肝障害時にクリアランスが低下する．

悪心，嘔吐，味覚異常（金属味覚）が頻度の高い副作用である．頭痛，痙攣，末梢神経障害なども生じる．動物で発癌性が示されているため，妊婦での使用は勧められない．アルコールを摂取するとジスルフィラム様の反応を生じるので患者に指導が必要である．また，尿を赤褐色〜黒色に変色させることがあるので，患者に説明が必要である．メトロニダゾールはワルファリン，フェニトインの肝代謝を阻害して薬理作用を増強する．

11.1.4.13　スルファメトキサゾール・トリメトプリム合剤（ST合剤）

細菌の核酸合成には，*p*-aminobenzoic acid（PABA）からジヒドロ葉酸，さらにテトラヒドロ葉酸を合成する還元反応が必要である．サルファ剤はPABAと化学構造が類似しているため，PABAからテトラヒドロ葉酸への反応を競合的に阻害する．スルファメトキサゾール（SMX）はジヒドロ葉酸への変換を阻害し，トリメトプリムはジヒドロ葉酸からテトラヒドロ葉酸への反

応を阻害する．スルファメトキサゾール（SMX）とトリメトプリム（TMP）を 5：1 の比率で含む ST 合剤（SMX 400 mg/TMP 80 mg）は，細菌内で生起する連続した 2 段階の葉酸代謝を阻害するため，抗菌作用は相乗的となり，強い抗菌作用を発揮する．ST 合剤はグラム陽性球菌（肺炎球菌，ブドウ球菌）および多くの腸管細菌属（大腸菌，サルモネラ菌，赤痢菌），インフルエンザ菌，ブランハメラ菌に対して活性がある．また，ニューモシスチス・カリニ，リステリア菌，エルシニア菌，ノカルジア菌にも活性がある．諸外国，特にアンピシリンやアモキシシリンに対して耐性の大腸菌分離頻度が高い地域のガイドラインでは，女性の市中感染による急性尿路感染症に対する第 1 選択とされているが，日本では添付文書上，上記の対象菌による感染症で他剤が無効または使用できない場合にのみ臨床適応が認められている．そのため，適応は HIV 感染症患者におけるニューモシスチス・カリニ肺炎の治療と予防にほぼ限定されている．男性においては，慢性前立腺炎に有効な数少ない薬物の一つである．消化器感染症では赤痢菌，サルモネラ菌感染症，腸毒素産生性大腸菌（旅行者の下痢）感染症でニューキノロン薬（シプロフロキサシン）が選択できない場合に選択される．ノカルジア感染症では第 1 選択薬である．

ST 合剤の成分はいずれも腎排泄率が高いので，腎不全患者では投与量の減量が必要である．副作用としては，サルファ剤に共通の悪心，嘔吐，下痢等の消化器症状が 5％前後の患者で生じる．また，3％の患者でアレルギー性の発疹（重症になるとスティーブンス・ジョンソン症候群となり致命的）や発熱が生じる．顆粒球・血小板減少，メトヘモグロビン血症等の血液毒性が時に生じる．

11.1.4.14　その他の新しい抗菌薬

テイコプラニンは，バンコマイシンと同様に，MRSA の治療に適応のある薬物である．細胞壁合成阻害という抗菌機序をもつ．リネゾリドは，細菌リボソームと結合して翻訳過程の 70S 開始複合体の形成を妨げる機序で細菌のタンパク合成を阻害する薬物であり，バンコマイシン耐性の腸球菌（エンテロコッカス・フェシウム *Enterococcus faecium*）に適応がある．キヌプリスチン・ダルホプリスチン合剤は，細菌リボソームに作用してタンパク合成を阻害する薬物で，同様にバンコマイシン耐性の腸球菌（エンテロコッカス・フェシウム）に適応がある．

11.1.5　菌交代現象

感染症治療のために使用される抗菌薬は，治療対象菌に限定的な抗菌効果をもつわけではない．したがって，抗菌薬は原因菌以外の常在細菌叢までも除菌してしまう．広域な抗菌範囲を有する抗菌薬（例，第 3 世代セフェム薬など）では，抗菌範囲が好気性グラム陽性・陰性菌に加えて嫌気性菌にも及ぶため，常在細菌叢に大きな変化が起こり，細菌叢では抗菌耐性のあるグラム陰性桿菌や真菌（カンジダなど）が優位となって感染症状を示すことがある．この現象を菌交代現象という．担癌患者などの免疫能低下患者の難治性感染症に長期間第 3 世代セフェム薬を使用

した際に口腔内や食道に広範なカンジダ感染症が生じる場合や，免疫能正常患者でもクリンダマイシンや広域ペニシリン薬投与後にクロストリジウム・ディフィシレ菌やクレブシエラ・オキシトカ菌の過増殖による偽膜性腸炎や出血性大腸炎を起こす例が知られている．

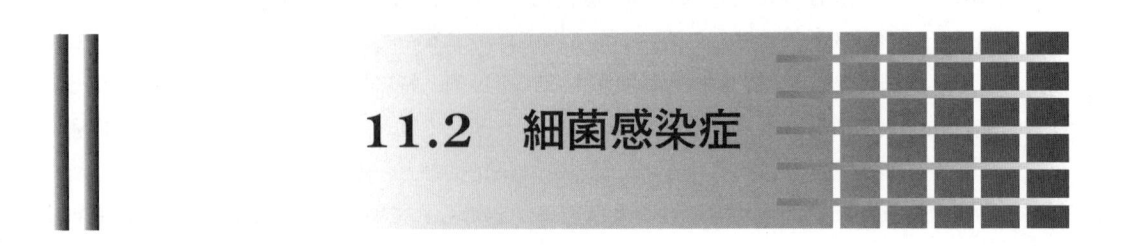

11.2 細菌感染症

11.2.1 耳鼻咽喉部位の感染症(中耳炎，副鼻腔炎，咽頭炎)

11.2.1.1 中耳炎

病態と症状

　中耳炎は3歳以下の小児に多く，咽頭部で繁殖した原因細菌またはウイルスが耳管を経由して中耳に侵入するため生じる．発熱，急性の耳痛，耳内部の膨満感，聴力低下等の症状で発症し，炎症の進行により鼓膜が破れれば膿汁の漏出（耳漏）を生じる．急性中耳炎の治療が不十分で経過が遷延すると慢性中耳炎に移行し，長期間にわたり急性症状を再発することもある．乳幼児・小児の原因菌は肺炎球菌，インフルエンザ桿菌，A群β溶血性連鎖球菌等の基本的にペニシリン感受性の細菌であることが多い．

薬物治療

　通常は，外来治療なので，経口吸収が良好で食事により吸収が低下しないアモキシシリン（β-ラクタマーゼ陽性のインフルエンザ桿菌の頻度が高い場合にはアモキシシリン・クラブラン酸合剤）などが選択され，12〜14日間投与する．薬剤選択が適切であれば2〜3日で症状は快方に向かうが，自己判断で服薬を中止せず，上記の期間服用するよう説明する．耳痛が強く鼓膜膨隆も著明な場合には，鼓膜切開術が必要となることもある．

11.2.1.2 副鼻腔炎

病態と症状

　急性副鼻腔炎は，ウイルス感染等で鼻腔粘膜が腫脹し，鼻腔と副鼻腔（上顎洞，篩骨洞等）の連絡が閉鎖されるため，副鼻腔内に分泌物貯留と細菌感染が生じる病態である．臨床的には，感冒症状（鼻閉感，頭重感，膿性鼻汁，嗅覚障害，後鼻漏による長引く咳など）が1週間以上消失しない場合に疑いをもつ．頭部X線写真で副鼻腔の透過性減少や液面形成を認め，CT検査で副鼻腔内の液面形成や粘膜肥厚を認めれば確定診断される．起炎菌は中耳炎の原因菌と類似してい

るので，抗菌薬の選択も同様である．急性咽頭炎はありふれた感冒症状の一つで，倦怠感，発熱，頭痛などとともに，咽頭痛，嚥下痛，咽頭部発赤・腫脹として発症する．

薬物治療

原因病原菌はウイルスが多いため，抗菌薬の投与は，咽頭ぬぐい液を試料とするイムノクロマト法などでA型β溶連菌迅速検査が陽性となった場合に限られる．見逃しがないよう，咽頭培養も行うことが望ましい．A型β溶連菌は，扁桃膿瘍やリウマチ熱，溶連菌感染後糸球体腎炎などを生じることがあるため，アモキシシリンなどの抗菌薬を10日間投与する．

11.2.2 感染性胃腸炎

11.2.2.1 ウイルス性胃腸炎

病態と症状

急性の消化管炎症の主要症状は，悪心，嘔吐，腹痛，下痢である．嘔吐や下痢による水分と電解質の喪失は健康な成人では通常問題とならないが，幼児や高齢者では重大な電解質異常や細菌のトランスロケーションから敗血症を生じることがあり，栄養状態の悪い発展途上国では消化管感染症は小児の主な死因の一つとなっている．

感染性下痢の多くはウイルス性であり，ノロウイルス，ロタウイルス等が原因となる．いずれも冬季に流行し，便の性状は水様性である．ノロウイルスの診断のために，患者の糞便試料からウイルスRNAを直接増幅する検査キット（Ampdirect®，島津製作所）が発売されて，迅速診断が可能となった．

薬物治療

特異的な薬物治療はなく，症状に応じて水分，糖，電解質の3者をバランス良く補充することが重要である．発展途上国ではWHO経口補水液（ORS）が使用されるが，日本でも類似の組成をもった医療用の電解質補充薬のソリタT顆粒や，グルコースを2.5％含有する市販薬の経口補水イオン飲料OS-1（オーエスワン）やオーエスワンゼリー等が利用できる．ポカリスエット等のスポーツ飲料は糖質濃度が5％以上と高過ぎるため推奨できない．

11.2.2.2 細菌性胃腸炎

病態と症状

細菌性の消化管感染症では，腸管粘膜に侵入して炎症による組織破壊を起こして潰瘍を形成するとともに血性下痢（血便）を生じる赤痢菌，サルモネラ菌，腸炎ビブリオ，腸管出血性大腸菌（O-157），カンピロバクター等が重要である．腹痛，血性下痢だけでなく発熱，白血球増加などの全身症状が出現する．特に，排便しても残便感が消えず頻回にトイレに行く症状をテネスムスといい，直腸粘膜の刺激症状を引き起こす赤痢に特徴的な所見である．また，細菌性胃腸炎で

も，細菌が腸管粘膜の電解質と水の分泌を刺激する性質をもつ菌体外毒素を産生し，水様性下痢を生じるコレラや毒素型大腸菌（旅行者の下痢の原因）も重要である．黄色ブドウ球菌やセレウス菌は嘔吐毒を産生するため，これらの細菌が繁殖した食事を食べると，数時間後に強い嘔吐（と下痢）を生じる食中毒の原因となる．

薬物治療

全身症状が軽度な場合は，便の培養の後，ウイルス性胃腸炎と同様に経口補水イオン飲料を投与する．発熱，血便，テネスムスなどを伴う重症例では，ニューキノロン薬（シプロフロキサシン等）を投与する．出血性大腸炎を疑う場合は，便中のベロ毒素を免疫法で検出する．血性下痢患者への止瀉薬の投与は病原菌の排泄を抑制するため，安易に行うべきでない．厚労省のガイドラインではホスホマイシンの投与が推奨されているが，有効性が証明されているわけではない．出血性大腸炎では，下痢が治癒した後に溶血性尿毒症症候群（HUS）を生じることがある．個人レベルで可能な予防法は，手洗いと調理器具の清浄化により食品への汚染を避けることと，食品を加熱（75℃，1分以上）することである．

11.2.3 腹腔内感染症

病態と症状

正常の腹腔内は無菌状態であるが，腹部外傷，外科手術，虫垂炎，癌や手術後の腸管癒着による腸管閉塞（イレウス），炎症性腸疾患に伴う腸管小穿孔，卵管を介する女性生殖器感染症の波及等により，腸管内常在菌や女性外性器感染症の原因細菌が腹腔内に侵入すると腹膜炎を生じる．女性の生殖器から波及する腹膜炎は骨盤内に限局することが多く，骨盤内感染症と呼ばれる．また，腎不全患者で腹膜透析療法を施行している患者では，体表と腹腔が透析カテーテルで常時接続されているため腹膜炎を発症する危険が大きい．

腹膜炎の症状は発熱，腹痛，白血球増加，脱水などである．腸管穿孔が小さく細菌侵入量が少ない場合は限局した膿瘍を形成するが（虫垂炎等），細菌侵入量が多く炎症が広範となると汎腹膜炎から敗血症，ショックを起こすことが多い．腹部では，腹膜炎の範囲に従い，限局的あるいは広範な痛みと圧痛を感じる．腹膜に炎症が生じると腹膜が刺激され，触診時に特有の反跳性圧痛（疼痛部をゆっくりと手で押した時よりも急に離した時に痛みが増す症状）を生じる．また腹膜炎時には，腹壁の不随意筋が緊張して硬直する"筋性防御"の症状が出現する．診断は，身体所見と腹水中の白血球増加，グラム染色による細菌の証明，培養による細菌同定である．正常の腹水は透明であるが，腹膜炎時には増加した白血球により混濁する．腹膜炎の原因菌は腸管内細菌叢に由来するため，腸内細菌科，特に好気性腸内グラム陰性桿菌と，嫌気性菌，特にバクテロイデス属の混合感染が主体となる．持続的腹膜透析（CAPD）を施行している患者では，皮膚常在菌のブドウ球菌が原因菌の約60％を占める．

薬物治療

原因菌同定までの経験的治療選択としては，好気性グラム陰性桿菌に対してはアミノグリコシ

ド系薬，第2/3世代セフェム薬，イミペネム，アズトレオナムなど，嫌気性菌に対してはクリンダマイシン，メトロニダゾール，セフォキシチンなどを併用して用いる．消化管穿孔に続発する場合にはゲンタマイシン＋メトロニダゾール，ゲンタマイシン＋クリンダマイシン，またはセフォキシチン／セフォテタン／セフトリアキソンなどの併用投与を行う．消化管穿孔の部位が特定できる場合や，虫垂炎等のように原因病変を外科的に摘出可能な場合は，速やかに外科的処置を行う．

11.2.4 胆嚢炎・胆管炎

病態と症状

急性胆嚢炎は，ほとんどの場合，胆石が胆嚢頸部に嵌頓（かんとん：はまり込んで抜けなくなった状態をいう医学用語）し，胆汁うっ滞と血流循環障害が生じた部位に，消化管から総胆管を上行した細菌によって感染が生じた状態である．脂肪食摂取後の胆嚢収縮が引き金となり，右上腹部痛，悪心，嘔吐，発熱を症状とする胆石発作として現れる．嵌頓部位が総胆管であれば，胆管炎を生じて黄疸が加わる．しばしば膵炎を合併する．

薬物治療

上腹部痛に対しては抗コリン薬（臭化ブチルスコポラミン；ブスコパン®）や非麻薬性鎮痛薬（ペンタゾシン等）を投与する．感染の原因菌は腸管細菌（大腸菌，クレブシエラ菌などのグラム陰性菌と嫌気性菌）であるので，アンピシリン＋ゲンタマイシンまたは第3世代セフェム薬（セフォタキシムなど）の投与を行う．黄疸が強い場合には経皮胆嚢あるいは胆管ドレナージを行う．炎症治癒後には胆嚢摘除術を行う．最近は腹腔鏡下手術が普及してきた．

11.2.5 尿路感染症 urinary tract infection（UTI）

病態と症状

尿路は腎臓（腎盂），尿管，膀胱，尿道，前立腺（男性のみ）から構成される．尿路は通常無菌状態であるが，細菌が尿道から尿路に侵入して増殖すると，細菌尿と種々の尿路感染症状を生じる．下部尿路（尿道，膀胱）の細菌感染では，主として膀胱刺激症状としての頻尿と尿意切迫が，また尿道刺激症状として排尿痛が生じるが，発熱等の全身症状は少なく，無症候性の場合もある．尿は混濁し，悪臭を発する．上部尿路（尿管，腎盂）に感染が及ぶと，悪寒，発熱，悪心，嘔吐，背部痛からなる腎盂腎炎の全身症状を生じる．尿路感染症は女性，特に妊娠可能な年代に好発する．原因菌は，特に合併症のない単純性尿路感染症の場合は，大腸菌が初感染時の80％を占める．一方，尿路の先天異常，尿路結石，カテーテル留置，前立腺肥大，神経性膀胱排尿障害等を合併している複雑性尿路感染症では，大腸菌は原因の約20％に過ぎず，抗菌薬耐

性が強いグラム陰性桿菌の緑膿菌と腸球菌が，それぞれ20％前後を占める．通常，中間尿（尿道周囲を石鹸などで清浄にした上で排尿させ，中間に排出された尿）を検体として$>10^5$個の細菌尿を検出することで診断をつける．

薬物治療

単純性下部尿路感染（成人）の場合，治療には，ニューキノロン系薬であるシプロフロキサシンを3日間投与する．妊婦にはβ-ラクタム薬であるアモキシシリンやセファレキシンを1週間投与する．腎盂腎炎には，抗菌薬の短期投与では不十分であり，上記薬物の10〜14日間の投与を行う．重症の場合には敗血症を生じるため，ゲンタマイシンまたは第2または3世代のセフェム薬（セフォタキシム，セフトリアキソンなど）の静注投与が必要となる．

11.2.6 細菌性髄膜炎

病態と症状

中枢神経系の感染症は，脳実質に炎症が生じる脳炎と，脳を被う血管豊富な髄膜に炎症が生じる髄膜炎に分類される．脳炎はウイルスによるものが多く，薬物治療の対象となるものはヘルペス脳炎等に限定される（抗ウイルス薬を参照）．細菌性髄膜炎の場合は，呼吸器症状や咽頭炎に続き，発熱と頭痛，嘔吐が生じ，髄膜刺激症状である"項部硬直"症状，"ブルジンスキー徴候"，"ケルニッヒ徴候"などの特徴的な臨床症状が出現する．小児では，発熱と不機嫌，傾眠状態，昏睡などが主症状となる．髄膜炎菌による髄膜炎では敗血症が電撃的に進行し，紫斑，脱水，ショックを生じることもある．腰椎穿刺で得られる髄液は白血球増加（100/mm³）のために混濁する．細菌性髄膜炎の3大原因菌は髄膜炎菌，b型インフルエンザ菌および肺炎球菌である．新生児（生後1か月）ではBまたはD群の連鎖球菌，大腸菌などが多い．手術・外傷のある患者では黄色ブドウ球菌が多い．

薬物治療

原因菌が判明するまでは，血液脳関門の透過性のよい第3世代セフェム薬であるセフトリアキソン（肺炎球菌，インフルエンザ菌，髄膜炎をカバー）とバンコマイシン（耐性肺炎球菌をカバー）を併用し，特に，臨床的な背景や髄液のグラム染色からグラム陽性桿菌の所見がありリステリア菌の関与が疑われる場合には，アンピシリンも併用する．髄液培養の結果が判明した時点で，原因菌に特異的な薬物に変更する．

11.2.7 性行為感染症 sexually transmitted diseases（STD）

古典的な性行為感染症（性病）は，淋病，梅毒，軟性下疳（げかん），性病性リンパ肉芽腫，鼠径部肉芽腫であった．現在ではこれら以外にも，HIV感染症，クラミジア感染症，陰部ヘル

ペス，毛虱（ケジラミ），B 型肝炎等，50 種余りの疾患が性行為を通じて感染しており，実数では古典的性病よりも感染者は多いと推測されている．

11.2.7.1 淋　病

病態と症状

　グラム陰性の淋菌による感染症である．男性での潜伏期は 2 ～ 14 日で，排尿に伴う尿道不快感，排尿時の灼熱感，頻尿，膿性分泌物などを生じる．女性では，症状は一般に男性より軽い．尿道炎と子宮頸部から卵管に炎症を生じる．性器感染症と診断された患者では，男女とも 20 ～ 30 ％で淋菌性咽頭炎を併発する．男性では，尿道分泌物のグラム染色陰性の双球菌を検出することで 90 ％診断がつく．クラミジア同時感染を疑う場合には，尿を検体とする PCR 法などによるクラミジアの遺伝子診断も有用である．感染部位からの分泌物，膿は必ず培養し淋菌の抗菌薬耐性を検査する．

薬物治療

　治療薬物の選択は，淋菌のペニシリンおよびテトラサイクリンに対する耐性増加により困難になりつつある．現在，初期治療としては，セフトリアキソン 1 g の単回静注で 95 ％の除菌率を得る．クラミジアの混合感染を疑う場合には，ドキシサイクリンまたはミノサイクリンを 7 日間投与する．妊娠女性にはテトラサイクリン薬は禁忌であるので，クラリスロマイシン等を使用する．

11.2.7.2 梅毒 syphilis

病態と症状

　梅毒トレポネーマ *Treponema pallidum* による全身性感染症である．感染初期から晩期まで長期の経過をとる．第 1 期梅毒では，感染から 3 週間前後で感染部位の皮膚に小丘疹が生じ，自壊して無痛性潰瘍を形成する（下疳）．感染局所のリンパ節は無痛性に腫大する．潰瘍浸出液には多数の梅毒トレポネーマが含まれ感染源となる．潰瘍は自然に治癒する．第 2 期梅毒は，感染 3 か月前後で 80 ％の患者に鮮紅色の皮疹が出現する病期である．皮疹は手掌（てのひら），足底に顕著である．粘膜の表面はびらんを形成し口蓋，咽頭，外陰部に赤い暈をもつ灰白色円形粘膜斑をつくる．頭皮に皮疹が生じると脱毛を起こす．皮膚と粘膜境界部の丘疹は肥大し扁平な病変を形成する（扁平コンジローマ）．この病変はきわめて感染性が強い．50 ％の患者で全身性のリンパ節腫大を生じる．このような皮膚病変は感染後 2 年間前後にわたり再発を繰り返すが，その後，見かけ上は正常な潜伏期に入る．第 1 または 2 期の母親から胎児へ感染し，胎児死亡，失明，脳神経障害，聴力障害などを起こす．第 3 期梅毒は第 1 および 2 期での未治療患者のうち約 30 ％が進行する病期であり，感染 3 ～ 10 年後に身体各部で肉芽腫性変化（ゴム腫）を生じる．鼻粘膜などに生じると，鼻中隔の破壊と鼻の変形を残す．大動脈壁に炎症を生じると，大動脈瘤や大動脈弁閉鎖不全を生じる．未治療患者の 5 ％は神経梅毒を生じる．脳実質が侵されると進行麻痺（麻痺性痴呆）を発症する．脊髄の病変は運動失調と下肢の電撃痛を生じる．梅毒の診

断は第1または2期の皮膚病変から採取した分泌物中に特徴的なスピロヘータの形態を暗視野顕微鏡検査で検出することと，血清学的診断による．血清診断ではスクリーニング法としてVDRLテストがあるが，特異性は低いため，確定診断にはFTA-ABS（梅毒トレポネーマ蛍光抗体吸収試験）を用いる．

薬物治療

治療はすべての病期でペニシリンGが第1選択である．諸外国では，第1または2期梅毒の患者にはベンザチン・ペニシリンG 240万単位を1回筋注が標準的治療であるが，日本ではこの製剤が市販されていないので，ベンジルペニシリンベンザチン（バイシリンG顆粒®）か，より吸収のよいアモキシシリンを2〜4週間投与する．神経梅毒症状がある場合にはペニシリンG静注を2週間投与する．早期梅毒をペニシリンで治療すると，50％の患者で死滅したトレポネーマ菌体から放出される抗原に対する免疫反応による全身倦怠，発熱，頭痛，梅毒病変の一時的悪化（ヤーリッシュ－ヘルクスハイマー Jarisch-Herxheimer 反応）が生じる．

11.2.8 ハンセン病（らい病）

病態と症状

ハンセン病は，結核菌と同じマイコバクテリウム属の抗酸菌である「らい菌」による慢性感染症である．西欧先進国および日本での新規感染例はきわめて少ないが，アジアを中心に世界的には1200万人を超す感染者が存在する．感染経路は不明である．潜伏期間は非常に長く，1〜2年から40年にも及ぶ場合もある．末梢神経と皮膚・粘膜に病変を生じ，境界明瞭な色素脱失斑，末梢神経の腫大と知覚減退（冷温覚，痛覚）や，ときに運動麻痺を生じる．鼻粘膜と鼻軟骨に病変が生じると，鼻軟骨を破壊し特徴的な鼻変形を生じる．

薬物治療

薬物治療はWHOの推奨する多剤併用療法が標準で，リファンピシン（月1回1年間），ジアフェニルスルホンとクロファジミンを毎日1年間投与を基本とする．皮膚病変部にらい菌が検出できる多菌型では，オフロキサシン毎日1回1年間を追加する．

11.3 ウイルス感染症

ウイルスはDNAあるいはRNAの核酸中心コアとタンパク質，ときに脂質の外殻をもつ感染粒子で，細胞に寄生して増殖する．数百種のウイルスがヒトに感染することが報告されているが，疾病との関連が確立していないものも多い．インフルエンザウイルス等のように，地域的ま

たは世界的に流行を起こすウイルスの場合は，ワクチンが開発されているものもある．一方，エボラ出血熱や高病原性トリインフルエンザウイルスのように，通常はヒト以外の動物種に感染サイクルがあるが，2次的または偶発的にヒトに感染するものは新興 emerging ウイルス感染症として注目されている．表11.5に，代表的なウイルス感染症と治療手段をまとめた．

以下に代表的ウイルス感染症について述べる．

11.3.1 ヘルペスウイルス感染症

病態と症状

2種類のヘルペスウイルスがヒトに感染症を起こす．単純ヘルペスウイルス herpes simplex virus（HSV）は，前駆症状として皮膚や粘膜にヒリヒリするような不快感を伴う水疱性病変を生じ，痂皮を形成して，治癒するまでに10〜20日間を要する．HSVには，免疫学的に異なるHSV-1とHSV-2の二つの亜型がある．HSV-1は主として口唇部と角膜に病変を生じる（口唇ヘルペス）が，HSV-2は，通常，外陰部に病変を生じる．陰部ヘルペスは性行為感染症である．皮膚病変が一見治癒したようにみえても，ウイルスは周囲の神経節に潜伏しており，日光や宿主の免疫力低下（癌，副腎皮質ステロイド投与）等により活性化されて，再発を繰り返す．また，まれに散発的なヘルペス脳炎を生じる．小児期に帯状疱疹ウイルス感染症 herpes zoster に感染すると水痘を生じるが，治癒後には脊髄の知覚神経後根に潜伏し，高齢者や全身的な免疫能が低下する悪性リンパ腫，癌等の病態時に活性化されて，肋間神経に沿った帯状の皮膚小水疱病変を生じる．病変部位の皮膚は知覚過敏となり，激しい疼痛を生じる．治癒しても後に長くヘルペス後神経痛を残すことがある．

薬物治療

アシクロビルはヘルペス・ウイルス感染症に対して有効な抗ウイルス薬である．アシクロビルは，ヘルペスウイルスに感染した細胞でヘルペスウイスルに特異的なチミジンキナーゼによりリン酸化され，活性化されてウイルスのDNA合成を阻害する．正常なヒト細胞にはこの酵素は存在しないため毒性は生じない．局所用軟膏薬，経口薬，静注薬が使用できる．最近登場したバラシクロビルはアシクロビルのプロドラッグであり，体内吸収後速やかにアシクロビルに変換される．主な適応症と使用法は表11.5に示した．

ビダラビン（Ara-A）は，単純ヘルペス感染症に有効な薬物として最初に登場した薬物である．プリン類似体であり，細胞内でリン酸化されてウイルスのDNAポリメラーゼを阻害する．点眼薬としてヘルペス角膜炎に有効である．また，静注投与で単純ヘルペス脳炎の治療に用いられると，死亡率を79％から28％に低下させる．免疫不全患者における全身性帯状疱疹ウイルス感染症にも有効である．ただし，両適応症とも，後発のアシクロビルに比較すると副作用が強いため，現在では第2選択薬にとどまる．高用量で骨髄毒性および肝毒性が発現する．

表11.5 代表的なヒトのウイルス感染症と治療・予防手段

ウイルス群と種類	主要な臨床症状	特異的治療薬	予防法
ヒト・ヒト間での感染ウイルス			
インフルエンザA, B型	急性気管支炎と肺炎	アマンタジン A型のみ），ザナミビル，オセルタミビル (A, B型)	ワクチン，アマンタジン（A型のみ）
おたふく風邪ウイルス	流行性耳下腺炎（おたふく風邪），睾丸炎	なし	ワクチン
RSウイルス		なし	パリビズマブ（遺伝子組換え）（RSウイルスに対するモノクローナル抗体）
EBウイルス	伝染性単核球症	なし	なし
アデノウイルス	流行性角膜結膜炎，急性呼吸器感染	なし	なし
ライノウイルス	風邪症候群	なし	なし
ポリオ	小児麻痺	なし	ワクチン
コクサッキーウイルス	ヘルパンギナ，無菌性髄膜炎	なし	なし
麻疹ウイルス	麻疹（はしか）	なし	ワクチン
風疹ウイルス	風疹（三日ばしか）	なし	ワクチン
水痘・帯状疱疹ウイルス	水痘（みずぼうそう），帯状疱疹	アシクロビル，バラシクロビル	なし
単純ヘルペス	口唇ヘルペス，角膜炎	アシクロビル，バラシクロビル，ビダラビン	なし
ヒトパルボウイルス	伝染性紅斑	なし	なし
サイトメガロウイルス（CMV）	胎児奇形，肝炎，全身性感染症（免疫不全患者で）	ガンシクロビル，バルガンシクロビル，ホスカルネット	なし
A型肝炎ウイルス	急性肝炎	なし	ワクチン，免疫グロブリン
B型肝炎ウイルス	急性・慢性肝炎	インターフェロン，ラミブジン，アデホビル	ワクチン，免疫グロブリン
C型肝炎ウイルス	急性・慢性肝炎	インターフェロン，リバビリン	なし
ヒトパピローマウイルス	いぼ（疣贅）	なし	なし
ヒト免疫不全（HIV）ウイルス	エイズ症候群（AIDS）	ジドブジン，ジダノシン，リトナビルなど多数（本文参照）	HIV感染者との性行為回避，コンドーム使用の励行
ヒトが2次宿主となるウイルス感染症			
アルボウイルス群	日本脳炎	なし	ワクチン
	黄熱病	なし	なし
	デング出血熱	なし	なし
ハンタウイルス群	腎症候性出血熱	なし	なし
狂犬病ウイルス	狂犬病	なし	ワクチン
アレナウイルス群	ラッサ熱	なし	なし
フィロウイルス群	エボラ出血熱	なし	なし

11.3.2 サイトメガロウイルス (CMV) 感染症

病態と症状

　CMV はヘルペスウイルス属のありふれたウイルスで，日本人成人の約 80 ％が抗 CMV 抗体陽性である．抗体がない胎児，早産児，骨髄・臓器移植レシピエントが初感染すると，発熱，肝炎，肺炎，脳炎等を生じる．また，既感染で抗 CMV 抗体が陽性であっても，抗癌薬を投与される場合や骨髄・臓器移植後に免疫抑制剤の投与を受ける場合，また HIV 感染により後天性免疫不全症候群を発症した場合には細胞性免疫が低下するため，ウイルスが活性化されて，全身的感染症や網膜炎，脳炎，消化管の潰瘍性病変などを生じることがある．診断には，CMV ウイルスの DNA や mRNA を検出する方法，ウイルス特異的な IgM 抗体を検出する方法，末梢白血球の CMVp65 抗原陽性細胞を検出する方法を用いる．

薬物治療

　薬物治療にはガンシクロビルまたはホスカルネットを用いる．ガンシクロビルはサイトメガロウイルス (CMV) 感染細胞でリン酸化され，ウイルスの DNA ポリメラーゼを阻害する機序で抗ウイルス活性を発揮する．AIDS 患者で発症する CMV 網膜症に対して 85 ％の有効性があるが，投与を中止すると症状は再燃することが多い．副作用の頻度は高く，白血球減少 (40 ％)，血小板減少 (20 ％)，腎障害，けいれんなどが問題となる．30 ％の患者では副作用のため投与中止に至る．主要消失経路は腎排泄であり，腎不全患者で投与量を減ずる必要がある．ガンシクロビルに耐性の CMV も出現しており，その際にはホスカルネットが使用される．この薬物も腎障害を生じ，カルシウムやマグネシウムイオンをキレートする作用もあるため，低カルシウム血症などの電解質異常を生じることが多い．

11.3.3 ヒト免疫不全ウイルス human immunodeficiency virus (HIV) 感染症

病態と診断

　HIV は，慢性進行性に CD4 陽性 T 細胞（ヘルパー T 細胞）を破壊し，細胞性免疫不全による後天性免疫不全症候群（エイズ，AIDS）を引き起こす．当初は男性同性愛者間での感染症として問題となったが，現在では異性愛者間の感染が主体となった．日本では 2006 年に年間 1000 名以上の HIV 感染者あるいはエイズ患者が報告されており，この数字は年々増加している．全世界的にはすでに累計 7000 万人が感染し，3000 万人が死亡したとされる．診断は末梢血 CD4 陽性細胞数の低下と HIV-RNA 定量検査による．

　HIV はレトロウイルスとして知られる RNA ウイルスである．HIV が CD4 抗原を提示するヒト T 細胞リンパ球（ヘルパー T 細胞）に感染すると，ウイルス RNA が逆転写酵素により DNA

に翻訳され，宿主遺伝子に組み込まれ，それが増殖するとT細胞を死滅させる．HIVは種々の体液から検出されるが，T細胞中に感染した形でなければ感染性は弱いため，ヒトへの感染で重要な体液は，T細胞を多く含む血液と生殖器からの分泌物のみである．針刺し事故での感染の確率は1/200と推測されている．したがって，性交渉を除けば日常生活で感染する危険は少ない．HIVが同定される以前には，血友病患者に使用した血液凝固因子製剤中にHIVに汚染した血液が混入したため，不幸にも多くの血友病患者がHIVに感染した．現在では血液材料を加熱処理することによりウイルスを不活性化する処理がなされているため，血液凝固因子製剤で感染する危険はない．

感染後2〜4週間で発熱，倦怠感，発疹，関節痛，全身リンパ節腫大（伝染性単核球症様症候群）を生じ，HIV抗体が陽性となる．その後，症状は自然に軽快し抗体陽性無症候性保菌者の状態に入る．やがてCD4$^+$リンパ球が減少し免疫機能不全状態となると，エイズ症候群を発症する．感染後最初の数年は年間1〜2％の発症率であるが，それ以後の発症率は年5％前後に上昇する．積算した発症率は，感染後8〜10年で35〜45％である．CD4$^+$リンパ球数が減少すると（＜500/mm^3），カリニ肺炎，全身リンパ節腫大，体重減少，発熱，疲労，慢性下痢，貧血，口腔粘膜のカンジダ症等のエイズ症候群を発症する．さらにCD4$^+$リンパ球数が低下すると，中枢神経症状である髄膜炎，進行性認知症，さらにトキソプラズマ原虫による脳炎，クリプトコッカスやヒトまたは非定型抗酸菌（トリ型結核菌など）による髄膜炎などが生じる危険が高まる．

HIV感染症の抗ウイルス療法

抗ウイルス療法は，CD4陽性T細胞数が200〜350/μL以下となった時点か，エイズ症候群を発症した時点で開始する．ただし，エイズ合併症の日和見感染のコントロールが不良な段階で抗HIV療法を開始すると，薬物治療により患者の免疫系が回復して，強い炎症を伴った日和見感染の再発からなる「免疫再構築症候群」を発症することがあるので注意が必要である．

現在の抗HIV薬は，① RNAウイルスであるHIVが感染細胞内で逆転写酵素（RT）を使用して自分自身をDNAに変換し細胞内で増殖することを可能にするRTを阻害する作用のある非核酸系逆転写酵素阻害薬（NNRTI）または核酸系逆転写酵素阻害薬（NRTI）と，② HIVがウイルス増殖の最終段階でウイルスの前駆体タンパクをウイルス酵素と構造タンパク質に切断して感染性をもつウイルス粒子をつくる段階で重要な働きをしているウイルス特異的なプロテアーゼを阻害するプロテアーゼ阻害薬（PI），とからなる．米国DHHSのガイドライン（2006年10月）によれば，未治療患者での初回抗HIV薬治療には，① 1種類の非核酸系逆転写酵素阻害薬（NNRTI）と2種類の核酸系逆転写酵素阻害薬（NRTI）からなるNNRTI-basedレジメンか，② 1〜2種類のプロテアーゼ阻害薬（PI）とNRTからなるPI-basedレジメンの2種類がある．現時点で，NNRTI-basedレジメンに推奨されるNNRTIはエファビレンツ（EFV）であり，NRTIではテノホビルとエムトリシタビンの合剤（ツルバダ®），あるいはジドブジンとラミブジンの配合剤（コンビビル®）である．PI-basedレジメンではアタナザビル＋リトナビルなど他2種類のPI薬併用と，NRTIではテノホビルとエムトリシタビンの合剤あるいはジドブジンとラミブジンの配合剤を用いる．抗HIV療法の効果を左右する最大の因子は患者の薬物服用遵守（コンプライアンスまたはアドヒアランス）であるので，服薬説明と実際の服用確認は重要であ

る.

2006年末までに日本で市販されているNRTIは，ジドブジン（AZT），ジダノシン（ddI），ザルシタビン（ddC），ラミブジン（3TC），サニルブジン（d4T），アバカビル（ABC），テノホビル（TDF），エムトリシタビン（FTC）である．またNNRTIには，ネビラピン（NVP），エファビレンツ（EFV），デラビルジン（DLV），PIとしてはインジナビル（IDV），サキナビル（SQV），リトナビル（RTV），ネルフィナビル（NFV），アンプレナビル（APV），ロピナビル・リトナビル合剤（LPV/RTV），アタザナビル（ATV），ホスアンプレナビル（FPV）がある．抗HIV薬の消化管吸収，毒性には薬剤間で大きな差異があるので，使用の際には薬剤の特性を熟知する必要がある．

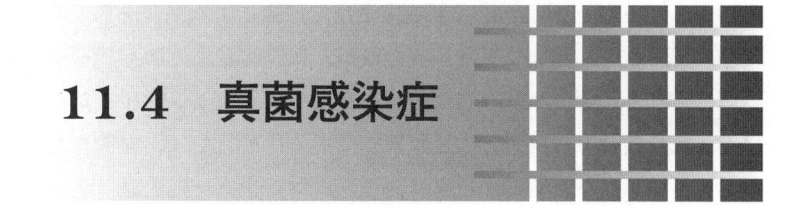

11.4　真菌感染症

11.4.1　全身性真菌感染症

　正常な免疫能を有するヒトに，病原性真菌が全身的感染症を引き起こすことはまれである．しかし，抗癌剤，コルチコステロイド，免疫抑制薬などの投与を受けている患者や，放射線治療を受けている患者，HIV感染患者，糖尿病患者，白血病患者等のように免疫能が低下している患者では，病原性真菌が全身的な感染を起こすことがある．また，慢性の細菌感染症で広域スペクトラム抗菌薬を投与されている患者などでは，菌交代現象により真菌が日和見感染を生じることもある．

11.4.1.1　カンジダ症

　カンジダ属，特に *Candida albicans* は，正常人の皮膚などに常在する真菌である．通常は病原性を示さないが，湿疹などで防御能の低下した皮膚（例，乳児の股部や殿部のおむつかぶれ），妊婦の外陰部や腟，免疫能低下（特にエイズ症候群）患者の口腔，咽頭，食道粘膜等に，紅斑性の粘膜や皮膚病変上にクリーム状の白斑を有する病変を生じたり，爪周囲炎を起こしたりすることがある．また，カンジダが中心静脈栄養のカテーテル留置部位などから感染すると，敗血症を生じ致死的となることもある．診断は，病変部位から採取した検体のグラム染色標本や，検体を水酸化カリウム溶液で処理し，カンジダ菌の酵母と仮性菌糸を顕微鏡下で発見することでなされる．

11.4.1.2 アスペルギルス症

アスペルギルス属の真菌は，環境中にありふれた真菌である．外耳道の感染症や，慢性気管支炎，気管支拡張症，結核病変をもつ患者が抗菌療法を受けた後などに日和見感染を生じ，肺結核，塵肺の空洞病変や拡張した気管支内腔に特有の球状の菌塊（アスペルギルス腫）を形成する．免疫不全患者では全身性敗血症を生じる．血清中の可溶性アスペルギルス抗原（ガラクトマンナン抗原）に対するモノクローナル抗体を利用したELISAによる免疫検査が利用できる．

11.4.1.3 クリプトコッカス症

Cryptococcus neoformans による感染症で，肺に1次病変を形成するが，特徴的な2次病変として髄膜炎を生じ，頭痛，混乱，視力減退，精神症状などの症状を呈する．エイズ症候群患者で多く認められる．診断は脳脊髄液，喀痰などを墨汁やインディアンインクで処理し，明らかな被膜に囲まれた菌体を検出することが基本である．最近では，血清または髄液を検体として，同真菌の莢膜多糖類抗原であるグルクロノキシロマンナンを逆受身ラテックス凝集反応によって検出する免疫検査を，診断に利用できるようになった．

11.4.2 深在性真菌症に有効な抗真菌薬

11.4.2.1 アムホテリシン B amphotericin B

現在使用されている抗真菌薬の中で，アムホテリシンBは全身性真菌症に対して最も有効な薬物であり，すべての重症全身性真菌症の第1選択薬である．真菌の細胞膜成分であるエルゴステロールに高い親和性をもち，それに結合することによって真菌の細胞膜を脆弱化させ，溶菌させる．アムホテリシンBは，親和性は低いが動物細胞の細胞膜成分であるコレステロールに結合し，腎臓などに毒性を示す．

アムホテリシンB製剤は，経口吸収されないため静注されるが，水に不溶であるため注射薬の調製手順が複雑である．また，静注投与後ほぼ全例で悪寒・戦慄，発熱，悪心・嘔吐，頭痛を生じ，ときにアナフィラキシー様の血圧低下を生じる．この副作用は投与量を一時的に減じるか，抗ヒスタミン薬，アセトアミノフェン，ステロイド等を前投与することで減ずることができる．またアムホテリシンBは，腎血管を収縮させることにより腎糸球体ろ過率を減少させ，BUN，クレアチニン値を上昇させる．また，直接的に尿細管細胞を障害して尿中へのカリウム喪失を招くため，低カリウム血症等の血清電解質濃度異常を生じることもある．最近，アムホテリシンBをリポソームの脂質二分子膜中に封入することにより生体細胞に対する傷害性を低減し，腎臓への分布量を低減したアムビゾーム®が発売された．利尿薬，バンコマイシン，アミノグリコシド薬，シスプラチンとの併用はアムホテリシンBの腎毒性を増強するので，併用時に

は腎機能のモニタリングを慎重に行う必要がある．

11.4.2.2　フルシトシン

　消化管吸収は良好であるので，経口投与で全身真菌症に用いられる．真菌細胞内に取り込まれた後に脱アミノ化されてフルオロウラシル（5-FU）となり，核酸合成系を阻害することにより抗真菌作用を発揮する．全身性カンジダ症，クリプトコッカス症，またクリプトコッカス髄膜炎などに用いられるが，単独投与では耐性真菌が生じやすいため，アムホテリシン B と併用される．主要消失経路は腎排泄である．フルシトシンは比較的毒性の低い薬物であるが，大量を長期使用すると体内で 5-FU が蓄積し，骨髄抑制，脱毛，悪心を生じる．抗癌薬であるテガフール・ギメラシル・オテラシル K 配合剤と併用あるいは投与後 7 日以内は，ギメラシルがフルオロウラシルの異化代謝を阻害するため，フルシトシン由来の 5-FU が過剰に蓄積する可能性があり，併用は禁忌となっている．

11.4.2.3　アゾール系抗真菌薬

　フルコナゾール，ホスフルコナゾール，イトラコナゾールのアゾール系抗真菌薬が深在性真菌症の治療に用いられる．これらの薬物はアムホテリシン B と異なり，経口吸収が良好で，かつ毒性が低いという利点がある．アゾール系薬の抗菌作用機序は，真菌細胞壁のエルゴステロール合成に関係する P450 酵素を阻害するというものである．しかし，これらの薬物はヒトの肝薬物代謝酵素である P450（CYP3A4，CYP2C9 など）に対しても阻害作用を有するため，シクロスポリン，テルフェナジン，フェニトイン，トルブタミド，ワルファリン，フェニトイン等の血中濃度を増加させるという薬物相互作用を生じる．

11.4.2.4　キャンディン系抗真菌薬

　ミカファンギンナトリウムは，最近臨床に導入された抗真菌薬である．真菌細胞壁の構成成分である 1,3-β-D-グルカンの生合成を阻害し，カンジダ属に対しては殺菌的に働き，またアスペルギルス属には静菌的に働く薬物である．副作用は，静脈炎，肝機能異常，腎障害などである．

11.4.3　皮膚糸状菌感染症

　皮膚糸状菌は皮膚角質を作るタンパクであるケラチンを栄養源とするので，表皮角層，爪，毛に感染する．日本では白癬菌が原因菌として多い．特に湿潤した皮膚（足の趾間，陰股部など）が好発部位である．足趾間に生じる足白癬は俗に水虫，股部白癬は俗に「いんきんたむし」として知られる．皮膚は発赤し，小水疱を伴う．かゆみが強いため，掻爬すると 2 次的に細菌感染を

生じる．治療には，患部を清潔に保って乾燥させ，アゾール系抗真菌薬を外用塗布する．外用可能な抗真菌薬は，表11.6に示した．爪白癬や重症の足白癬にはイトラコナゾールやテルビナフィンを内服投与する．

表11.6　皮膚真菌感染症に外用で用いる抗真菌薬

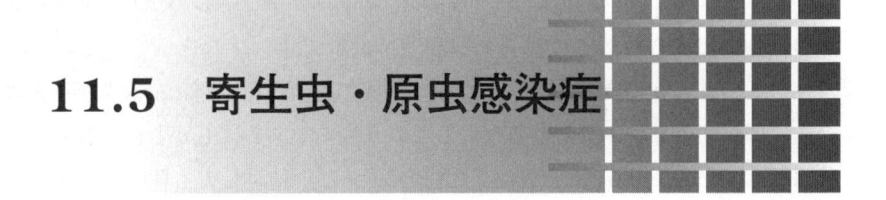

分　類	薬物名	商品名
イミダゾール系	ラノコナゾール	アスタット
	ケトコナゾール	ニゾラール
	ネチコナゾール	アトラント
	ビフォナゾール	マイコスポール
	ミコナゾール	フロリードD
	クロトリマゾール	エンペシド
ベンジルアミン系	ブテナフィン	メンタックス
モルホリン系	アモロルフィン	ペキロン
アリルアミン系	テルビナフィン	ラミシール
テオカルバミン酸系	トルナフテート	ハイアラージン
トリアゾール系	イトラコナゾール	イトリゾール

11.5　寄生虫・原虫感染症

日本では都市部の公衆衛生改善と農業での化学肥料使用により，かつてはありふれた感染症であった寄生虫や原虫の感染症は減少した．しかし，発展途上国への旅行者の増加により，輸入感染症として遭遇する事例は増加している．

11.5.1　赤痢アメーバ症

赤痢アメーバによる大腸の感染症である．軽度の下痢から赤痢様症状まで幅広い症状を呈する．症状が軽いものは過敏性腸症候群と誤診されることもある．ときに，肝臓に膿瘍を形成したり，虫垂炎に類似する症状を示すことがある．熱帯，亜熱帯地域への旅行者の輸入感染が多いが，男性同性愛者の発症例もみられる．5類感染症であり7日以内に保健所への届け出義務がある．診断は便中や粘膜組織中のアメーバの検出による．初感染患者では，血清抗体値の陽性化も参考となる．治療には，1日1～2gのメトロニダゾールを経口的に10日間投与する．

11.5.2 ジアルジア症

ランブル鞭毛虫の小腸感染により，腹痛，慢性の下痢，吸収不全症候群などを示す疾患である．十二指腸内容物または便中に特徴的な形態をもつ原虫を検出できれば診断は確定する．無症候性キャリアも多い．治療にはメトロニダゾールまたはチニダゾールを使用する．

11.5.3 マラリア

ハマダラ蚊が吸血する際に注入される唾液により感染する．WHOの集計によれば，マラリア感染症は熱帯地方を中心に年間3～5億人の罹患者と150～270万人の死亡者の原因となっている．日本でも旅行者により年間70～100例の発症がある．マラリア原虫は赤血球に感染し，7～30日前後の潜伏期を経た後，再発する悪寒・戦慄を伴う39～40℃の高熱，頭痛，関節痛で発症する．発熱は数時間後に発汗とともに回復するが，この症状は原因となるマラリア原虫により固有の間隔（48～72時間周期）で繰り返される．溶血が反復するため貧血と脾腫が生じる．原虫種により三日熱マラリア，四日熱マラリア，卵形マラリア，熱帯熱マラリアの病型があるが，*Plasmodium falciparum*による熱帯熱マラリアが最も重症で原虫血症，昏睡，けいれん（脳性マラリア），腎不全などを生じるため死亡は20％前後と高い．診断は赤血球内に原虫を証明するのが基本である．最近ではマラリア抗原の検出や，PCR法が利用できる．

日本で市販されている抗マラリア薬は少なく，塩酸キニーネ，塩酸メフロキン，スルファドキシン・ピリメタミン（SP合剤）のみである．他の薬物が必要な場合には熱帯病治療薬研究班（略称）（http://www.ims.u-tokyo.ac.jp/didai/orphan/）への依頼で入手できるものがある．

11.5.4 消化管寄生虫症

一時は影を潜めた消化管寄生虫症も，近年の食生活の変化（無農薬野菜の流通，海産物・獣肉の生食など），ペットの飼育，海外渡航の増加などにより，むしろ増加する傾向がある．代表的な消化管寄生虫疾患は，回虫症，蟯虫症，糞線虫症，条虫症，アニサキス症などである．回虫症は，虫卵に汚染された野菜などを介して経口感染する．通常は無症状であるが，成虫量が多いと下痢や腹痛を起こすことがある．排便時に成虫を排泄して気付かれることが多い．無症状患者の診断は糞便中に虫卵を検出することで行う．特徴的な症状を生じるのはアニサキス症である．この寄生虫は魚類（サバ，アジ，イカなど）の生食後数時間で上腹部不快感から強い心窩部痛など

表 11.7 ヒトに感染する寄生虫症の臨床症状，感染経路と治療薬

病　名	臨床症状	感染様式	治療法
腸管線虫症			
回虫症	腹痛，下痢	野菜に付着する虫卵の経口摂取	パモ酸ピランテル
糞線虫症	下痢	土壌中幼虫の経皮感染	アルベンダゾール，イベルメクチン
蟯虫症	肛門周囲の瘙痒感，不眠	汚染手指，塵埃による経口感染	パモ酸ピランテル
アニサキス症	腹痛	海産魚に寄生する幼虫の経口摂取	内視鏡による消化管に侵入した虫体の摘出
鞭虫症	腹痛，下痢	土壌，野菜を介する経口感染	メベンダゾール
組織線虫症			
フィラリア症	発熱発作，リンパ管炎，象皮病，陰嚢水腫	吸血蚊による幼虫の皮膚侵入	クエン酸ジエチルカルバマジン
吸虫症			
日本住血吸虫症	皮疹，発熱，下痢，肝硬変	中間宿主貝の生息する川などで経皮的感染	プラジカンテル，酒石酸ナトリウムアンチモニウム
肺吸虫症	胸痛（気胸），呼吸困難（胸水）	淡水魚などの生食による経口感染	プラジカンテル，酒石酸ナトリウムアンチモニウム
肝吸虫症	腹痛，肝腫大，下痢	淡水魚などの生食による経口感染	プラジカンテル，酒石酸ナトリウムアンチモニウム
日本海（広節）裂頭条虫症など条虫症	虫体の自然排泄，下痢，腹痛	サケ，マスの生食による経口感染	プラジカンテル
包虫症（エキノコックス症）	肝腫大，肝硬変，中枢病変ではけいれん	感染しているイヌ，キツネの糞を介する経口感染	肝に寄生した包虫の切除，アルベンダゾール

で発症する．これは，摂取したアニサキス虫体が消化管（胃など）の粘膜に穿入する際に強いアレルギー反応を起こすためで，時に消化性潰瘍や腸閉塞と誤診される．胃内視鏡により消化管壁に穿入しつつある虫体を発見して鉗子で除去すると症状はたちまち消失する．その他，代表的な寄生虫疾患とその治療薬を表 11.7 に示した．

参　考

本章は，薬学モデル・コアカリキュラム（日本薬学会，平成 14 年）の C14　薬物治療，(5) 病原微生物・悪性新生物と戦う，【感染症】，【抗菌薬】，【抗原虫・寄生虫薬】，【抗真菌薬】，【抗ウイルス薬】，【抗菌薬の耐性と副作用】に含まれる SBO の修得に必要な内容を含む．

第12章 悪性腫瘍（癌）

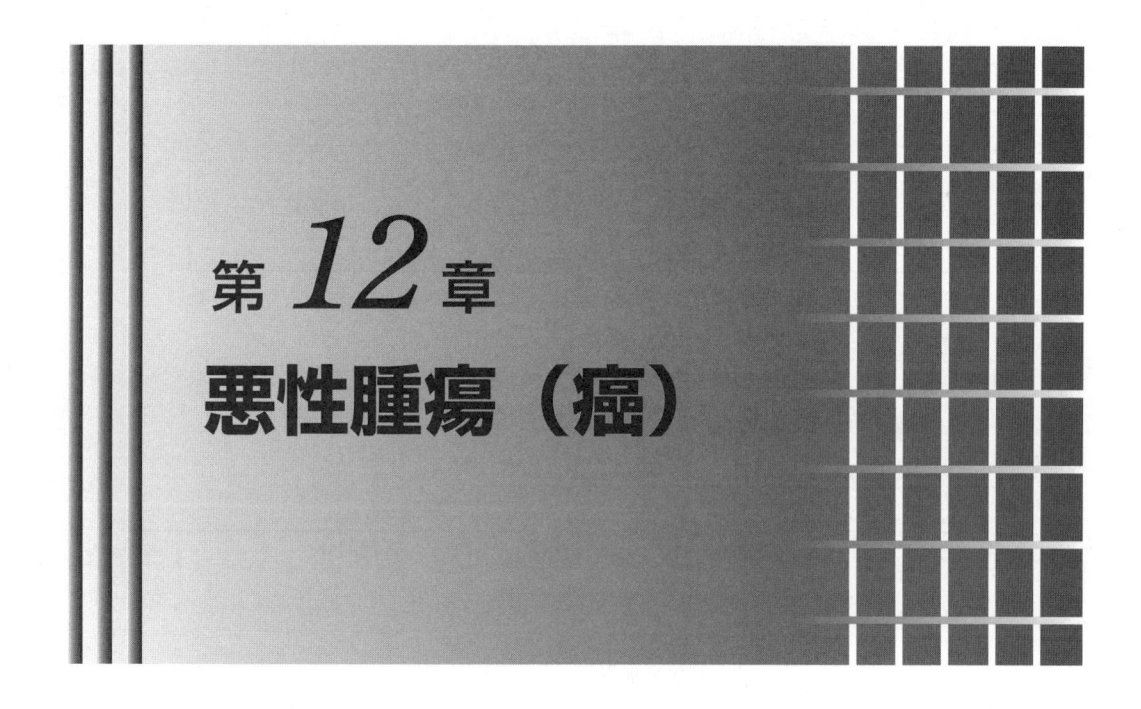

12.1 癌治療における薬物治療

　癌は1981年以来日本人死因の第1位であり，2004年には32万人が癌で死亡している．日本人の癌死亡では長らく男女とも胃癌が第1位であったが，1993年に男性では肺癌が第1位となった（図12.1）．胃癌は減少傾向にあり，他の悪性腫瘍では大腸癌が増加の傾向にある．女性では子宮癌が減少し，乳癌や卵巣癌が増加する傾向にある．癌の治療は当初から外科的手術が主体であるが，ある程度以上進行した癌や遠隔転移を生じた進行癌に対しては手術的治療法が適用できない．このような病期の癌に対しては，放射線治療や化学療法などが行われる．また現在では，手術前後に放射線照射や化学療法を組み合わせたり，時期によってさまざまな治療法を組み合わせて互いの短所を補うなど，複雑かつ濃厚な治療が行われることが多く，生存期間の延長と癌の再発がない期間（無再発生存期間）の延長で成果をあげつつある．

　1963年にGoodman & Gilmanが毒ガスnitrogen mustardの白血球，血小板減少作用に注目し，手術不能で放射線抵抗性であったリンパ肉腫患者にこの薬物を使用したところ劇的な腫瘍縮小効果を発見して以来，悪性腫瘍に対する化学療法が広く行われるようになった．中でも，造血器の腫瘍（白血病など）のように腫瘍が腫瘤を形成しない悪性腫瘍に対しては，現在でも唯一の治療法である．また，手術不能の進行癌や再発癌を対象とした例，手術の前後に行う補助化学療法，他の治療法と組み合わせた集学的治療など，適応と限界を十分に検討して抗癌薬を使用することにより，延命効果を期待することができる．各種悪性腫瘍に対する化学療法の効果を表12.1に

a. 部位別癌死亡数（2004年）男女

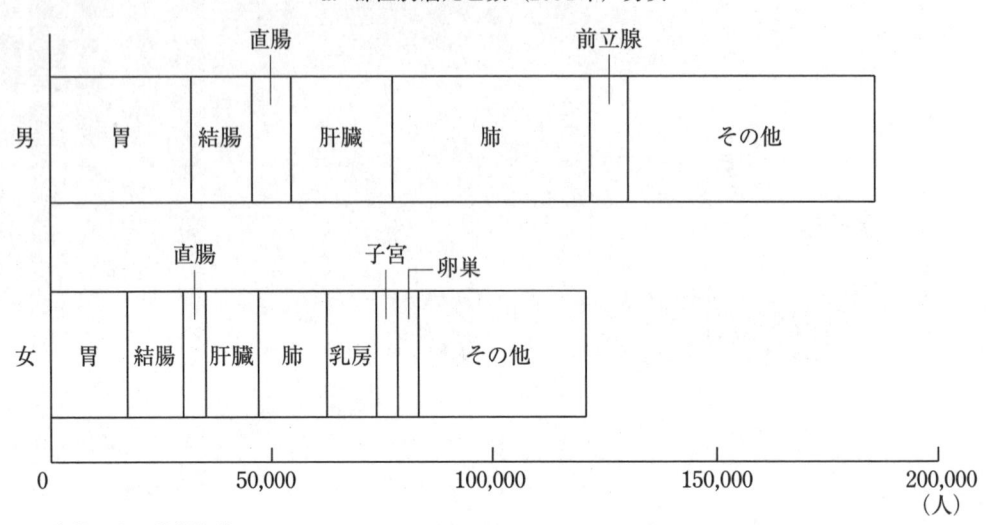

男：胃／結腸／直腸／肝臓／肺／前立腺／その他
女：胃／結腸／直腸／肝臓／肺／乳房／子宮／卵巣／その他

資料：人口動態統計

b. 部位別癌罹患数（2000年）男女

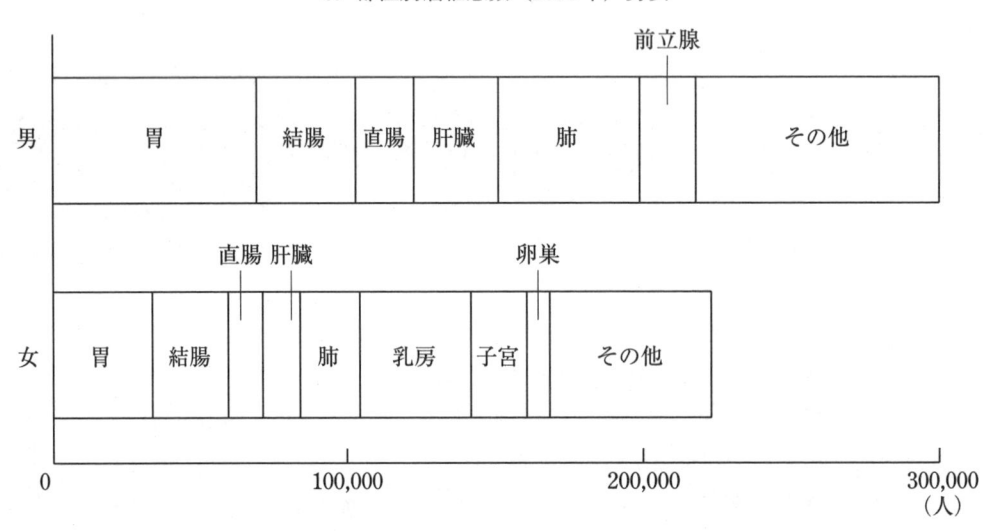

男：胃／結腸／直腸／肝臓／肺／前立腺／その他
女：胃／結腸／直腸／肝臓／肺／乳房／子宮／卵巣／その他

資料：がん研究助成金「地域癌登録」研究班，第3次対がん総合戦略研究事業「がん罹患・死亡数動向の実態把握の研究」班推計値

図12.1　日本人の癌死亡数と罹患数

（http://ganjoho.ncc.go.jp/pub/statistics/statistics01.html）

示す．化学療法を導入する際には，以下の点を十分に検討しなければならない．
① 化学療法がその疾患に対して標準的治療またはそれに準ずる治療法として確立していること．
② 患者の活動性（performance status：PS），栄養状態が良好であること．
③ 化学療法を行うのに適切な臓器機能（骨髄，肝臓，腎臓，心，肺機能など）を有すること．
④ インフォームドコンセントが得られていること．

表 12.1　各種悪性腫瘍に対する化学療法の有効性

A 群 治癒が期待できる （奏効率　80％以上）	B 群 延命が期待できる （奏効率　60〜80％）	C 群 症状緩和が期待できる （奏効率　30〜60％）	D 群 効果の期待が少ない （奏効率　30％以下）
急性骨髄性白血病 急性リンパ性白血病 Hodgkin 病 非 Hodgkin リンパ腫（中・高悪性度） 精巣腫瘍 絨毛癌	乳癌 卵巣癌 小細胞癌 多発性骨髄腫 非 Hodgkin リンパ腫（低悪性度） 慢性骨髄性白血病	軟部組織腫瘍 骨肉腫 頭頸部癌 食道癌 子宮頸癌 前立腺癌 非小細胞癌 胃癌 大腸癌 膀胱癌	悪性黒色腫 膵癌 肝癌 脳腫瘍 腎癌 甲状腺癌

　癌細胞の成長増殖の特徴は，発生初期の細胞数の少ない時期には増殖速度が速く，腫瘍サイズが大きくなると遅くなる傾向があることである．このため化学療法の効果は，進行期よりも，増殖が速く抗癌薬に対する感受性が高い早期のほうが大きい．また，通常，癌は早期診断時でも約 1 g/cm³ 程度の大きさがあるが，この時点で既に 10^9 個の癌細胞が存在することを銘記しなくてはならない．

　抗癌薬は，腫瘍部位における薬物濃度に比例して癌細胞を殺傷するため，化学療法の基本は可能な限り大量の癌細胞障害性薬物を投与することであるが，著しい大量投与は抗癌薬の正常細胞

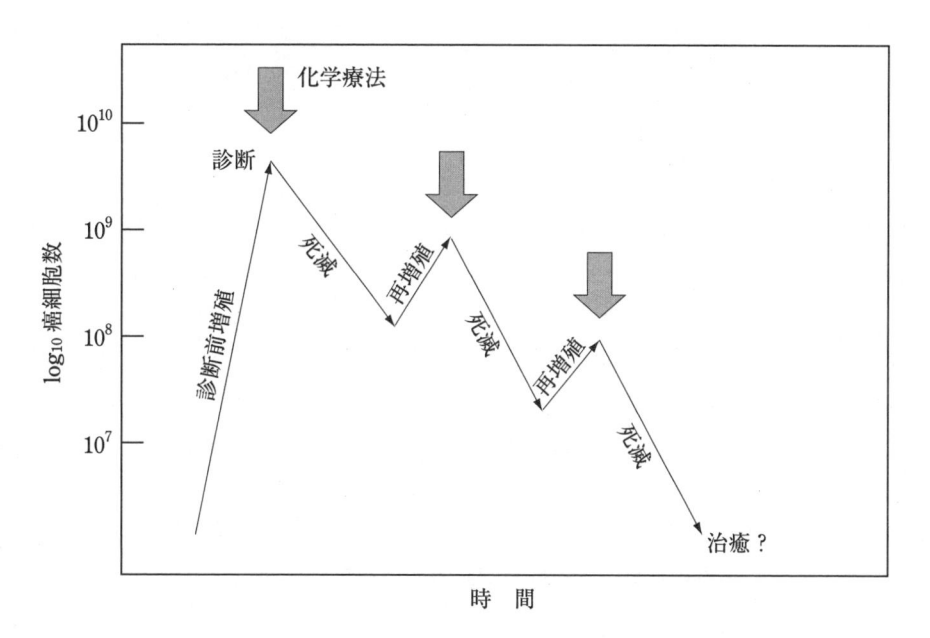

図 12.2　癌細胞の増殖数に対する化学療法による影響

ここでは，化学療法が毎回 95％の癌細胞数を死滅させている．しかし，投与間隔の間に癌細胞は再増殖するため，全癌細胞の排除には複数回の化学療法が必要であることに注意．癌細胞数が一定以下となれば，生体の免疫機構で完全に排除され治癒する可能性がある．

に対する障害性も増大するため不可能である．特に増殖速度の速い造血細胞や消化管上皮細胞への障害は，それぞれ白血球減少症，そして血小板減少症や嘔気・嘔吐，下痢などの重篤な副作用を生じるため，副作用のために患者の生命が脅かされかねない．そこで，現実的には正常組織への毒性が耐えられる範囲内で可能な限り大量投与を繰り返す方法が採られる（図12.2）．抗癌薬の投与は原則として静注である．また，可能な限り癌の化学療法に先立って外科治療や放射線療法により治療対象となる癌細胞数を減らす必要がある．抗癌薬は多剤併用がしばしば行われるが，作用機序や細胞周期中の作用点が異なるものを併用すると効果が増強する．

参　考

有効性について

　たとえ抗癌薬によって腫瘍の大きさが一時的に半分以下になったとしても，しばらく後に使用前よりも大きくなったというような場合は，一時的に症状を抑えただけで延命につながるとはいえない．抗癌薬の"有効性 effectiveness"は比較臨床試験で実証された場合にのみ使用できる言葉である．抗癌薬の効果判定として，癌のサイズ変化に着目した奏効率 response rate がある．しかし奏効率が80％といわれても，患者にとっては正常な生活ができるかどうか，あるいはどれだけ元気に暮らせるかどうかが問題になるわけだから，医療者が考える有効性と患者のそれにはズレがある可能性を常に考えておかねばならない．

12.1.1　癌の診断と病期分類

　腫瘍の組織学的診断は，治療を選択する上できわめて重要である．組織学的分類によって，経過や進行パターン，抗癌薬に対する反応性が異なるからである．さらに，病期（ステージ），すなわち疾患の程度と広がりは，治療と予後を決定する最大の因子となる．例えば，癌が局所に限定されている場合には，癌を外科的手術的に切除し，その後化学療法や放射線療法を行うことが多い．癌が広範囲に広がっている場合は，手術ではなく，最初から化学療法を考慮する必要がある．

　固形癌に対して最も広く用いられている病期分類として，TNM分類がある．Tは原発腫瘍の大きさや進展度，Nは局所リンパ節への転移の程度，Mは遠隔臓器への転移の有無を表す．例として乳癌のTNM分類による病期を表12.2と図12.3に示す．TNMの程度により，それぞれの臓器における病期が決められている．肺小細胞癌や固形癌以外の白血病やリンパ腫などには，他の分類が適用される．

表 12.2　乳癌の TNM 分類

T：原発巣

Tis	非浸潤癌あるいは腫瘤を認めない Paget 病
T0	原発巣が視触診，画像診断（マンモグラフィーや超音波）でも確認できないもの
T1	しこりの大きさ（画像診断を併用して判定する）が 2 cm 以下のもの
T2	しこりの大きさが 2.1～5 cm のもの
T3	しこりの大きさが 5 cm を超えるもの
T4	大きさに関係なく皮膚に顔を出したもの．炎症性乳癌

癌細胞が乳管の中に留まっているものを「乳管内癌」または「非浸潤癌」といい，乳管の外まで拡がったものを「浸潤癌」という．

N：所属リンパ節

N0	転移を認めないもの
N1	腋のリンパ節（腋窩リンパ節）に転移を疑うもの
N2	腋のリンパ節に固定されたリンパ節転移を疑うもの
N3	からだの正中に近いところにあるリンパ節（胸骨傍リンパ節，鎖骨の上のリンパ節）に転移が疑われるもの

M：遠隔転移（骨，肺，肝臓など乳房から離れたところへの転移）

M0	転移を認めないもの
M1	転移を認めるもの

（日本乳癌学会（2004）乳がん取扱い規約 第 15 版より）

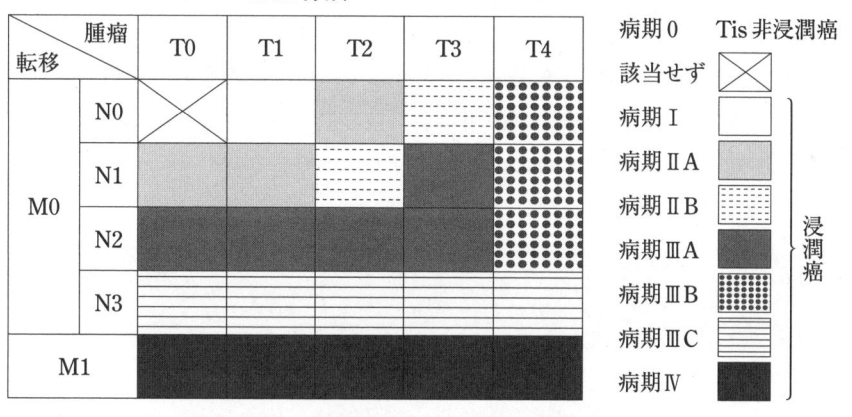

図 12.3　乳癌の TNM 分類と病期の関係

（日本乳癌学会（2004）乳がん取扱い規約 第 15 版より）
(http://www.csp.or.jp/network/kisoChisiki/nw_Kensa_L1.html)

12.1.2　抗癌薬の効果評価

癌化学療法の効果判定基準を表 12.3 に示す．直径 1 cm の腫瘍にも約 10^9 個の癌細胞が存在し，直径 1 mm の腫瘍にも約 10^6 個の癌細胞が存在することを考えると，抗癌薬による癌の縮小

表 12.3　化学療法の効果判定基準（RECIST 基準）

1. 標的病変の判定基準
   CR（complete response 完全反応（寛解））：すべての病変が腫瘍による二次的変化を含めて消失
   PR（partial response 部分反応（寛解））：標的病変の長径和が治療開始前に比べて30%以上縮小
   SD（stable disease 安定）：CR, PR, PD いずれにも該当しない
   PD（progressive disease 増悪）：治療開始1年以降に記録された最小の長径和と比較して20%以上増加
2. 非標的病変の判定基準
   CR（完全反応（寛解））：すべての非標的病変が消失し，血清腫瘍マーカーが正常化
   IR（incomplete response）/SD：不完全反応（寛解）/安定：非標的病変が持続または血清腫瘍マーカーの異常が持続
   PD（増悪）：既存の非標的病変の明らかな増悪
3. 総合的な判定基準

標的病変の変化	非標的病変の変化	新病変の有無	総合効果
CR	CR	なし	CR
CR	IR/SD	なし	PR
PR	PD以外	なし	PR
SD	PD以外	なし	SD
PD	問わない	問わない	PD
問わない	PD	問わない	PD
問わない	問わない	あり	PD

効果判定に関しては「一方向測定」による世界統一判定基準が検討されている．
奏効率＝完全寛解率＋部分寛解率　（CR例数＋PR例数／全症例数×100（%））

は必ずしも癌の治癒を意味しないことは明らかである．治癒の可能性が出てくるには，少なくとも著効以上の効果が観察されねばならない．したがって，抗癌薬の適応は，患者の真の利益効果である抗癌薬の延命効果と，抗癌薬の副作用により被る患者の不利益とを比較考量して決定されねばならない．奏効率＝治癒率ではないことに注意すべきである．

12.1.3　抗癌薬の分類

　癌細胞は，分裂と休止の細胞周期を，正常細胞よりも速い周期で巡っている．約30%の癌細胞が分裂期にあり，約70%が休止期にあるとされる．細胞周期の各時点ではそれぞれ異なる生化学反応や核酸合成過程が進行しているので，抗癌薬の作用点は多彩であるほど多くの癌細胞に障害を与えることができる．このため，抗癌薬の併用療法は作用点の異なる抗癌薬を組み合わせるのが基本である．図12.4に癌細胞の細胞周期と各段階に作用する薬物の対応を示した．また，表12.4に代表的な抗癌薬の作用機序と特徴をまとめた．

細胞周期非依存性薬物：アルキル化剤，ニトロソウレア剤
抗腫瘍性抗生物質，プロカルバジン，シスプラチン

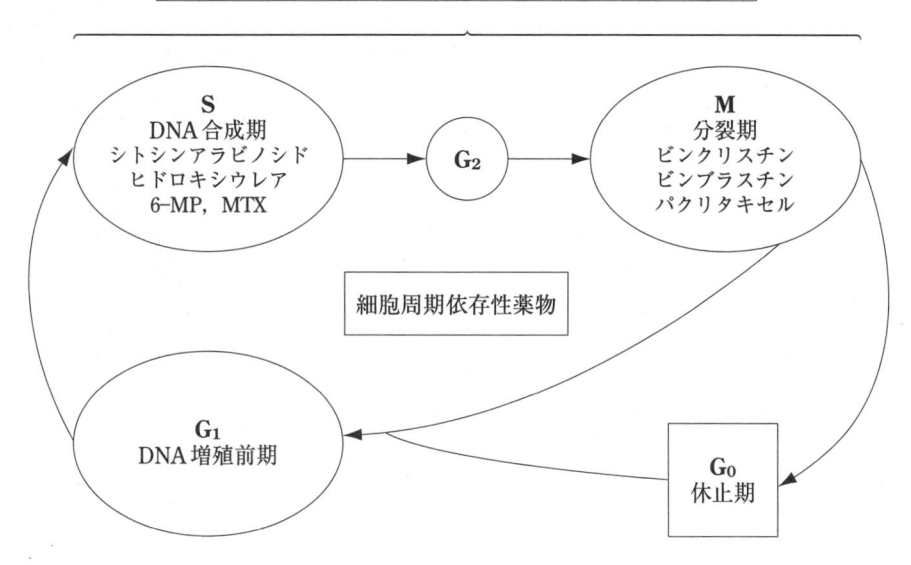

```
        S                              M
    DNA合成期                        分裂期
  シトシンアラビノシド  → G₂ →      ビンクリスチン
   ヒドロキシウレア                   ビンブラスチン
    6-MP, MTX                       パクリタキセル


              細胞周期依存性薬物


        G₁                            G₀
    DNA増殖前期   ←                   休止期
```

図12.4　癌細胞の細胞周期と各種抗癌薬の作用点

表12.4　代表的な抗癌性化学療法薬の分類，作用機序，臨床的特徴と代表的薬物名

分　類	薬物名	作用と特徴	主な副作用	備　考
アルキル化薬	ブスルファン，シスプラチン，シクロホスファミド，ダカルバジン，メルファラン，ラニムスチン，プロカルバジンなど，白金化合物（シスプラチン，カルボプラチン，オキサリプラチン）	核酸と共有結合し，DNA/RNAの転写を阻害する．	骨髄抑制，腎障害，ヒトでの2次発癌性あり（シクロホスファミド：膀胱癌，メルファラン／セムスチン：急性骨髄性白血病）．	細胞周期非特異的作用．生殖機能への影響（無精子症，無月経）あり．
代謝拮抗薬	シタラビン，フッ化ピリミジン類（5-FU：5-フルオロウラシル，テガフール，カルモフールなど），葉酸拮抗剤（メトトレキサート），シチジン類似体（シタラビン：AraCなど），プリン類似体（6-MPなど），リボヌクレオチド還元酵素阻害剤（ヒドロキシカルバミドなど），アデノシンデアミナーゼ阻害剤（ペントスタチンなど）	癌細胞の核酸等の生化学経路で正常基質の反応を阻害．細胞周期S期に作用．細胞増殖に必須な正常成分に類似した構造を持つ．	骨髄抑制強い．メトトレキサートでは骨粗鬆症，5-FUでは高血糖，シタラビン，エノシタビンでは倦怠感，頭痛に注意．	メトトレキサートでは薬物血中濃度モニタリングが重要．
抗腫瘍性抗生物質	ダウノルビシン，アドリアマイシン（ドキソルビシン），エピルビシン，アクチノマイシンD，ミトキサントロン，ブレオマイシン，マイトマイシンC，ネオカルチノスタチン	DNA二重鎖の塩基対間に入り込みDNA合成を阻害する．有糸分裂阻害など．	骨髄抑制，血管局所壊死．ダウノルビシン，アドリアマイシンでは心筋障害に注意．	細胞周期非特異的作用．

表12.4 つづき

分類	薬物名	作用と特徴	主な副作用	備考
アルカロイド薬	有糸分裂阻害剤（ビンブラスチン，ビンクリスチンなど），タキソール系トポイソメラーゼI阻害剤（イリノテカン，ドセタキセル，パクリタキセル），エトポシド（トポイソメラーゼII阻害）	細胞分裂（M期）に作用する（有糸分裂を中期で停止させる）．	タキソール系薬物では骨髄抑制と下痢・電解質異常に注意．ビンクリスチン，パクリタキセルでは起立性低血圧．	細胞周期依存的作用．
ホルモン（拮抗薬を含む）	エストロゲン製剤（ジエチルスチルベストロールなど），アンドロゲン製剤（フルオキシメステロンなど），副腎皮質ホルモン製剤（プレドニゾンなど），抗エストロゲン製剤（タモキシフェン，ゴセレリン，リュープロリド）	ホルモン依存性腫瘍の発育を抑制．	肝機能障害，女性ホルモン関連では不正性器出血，抗アンドロゲン薬では性欲減退・女性化乳房など．	
生物製剤（サイトカイン）	IFNα,β,γ IL-2（テセロイキン，セルモロイキン）	腫瘍増殖に直接あるいは間接的に作用．インターフェロンは抗ウイルス活性あり．	間質性肺炎，ショック，腎障害，うつなど．	CML，腎癌，多発性骨髄腫などに適応．IL-2は血管肉腫に．
分子標的治療薬	イマチニブ（CMLのBCR/ABLチロシンキナーゼ阻害），トレチノイン/タミバロテン（急性前骨髄性白血病の分化誘導），ゲフィチニブ（肺非小細胞癌EGF受容体チロシンキナーゼ阻害），リツキシマブ（Bリンパ球表面抗原に対するモノクローナル抗体），トラスツズマブ（抗HER2モノクローナル抗体，転移性乳癌に），トシリズマブ（抗IL-6受容体モノクローナル抗体，キャッスルマン病に用いるオーファンドラッグ）	各悪性腫瘍に特異的な分子生物学的特徴に対応する分子をターゲットにした治療法．チロシンキナーゼ阻害や核内受容体またはその結合部位等に作用，細胞表面特異的タンパクに対するモノクローナル抗体など．	間質性肺炎，腎障害など．抗体ではアナフィラキシーショックに要注意．トレチノイン/タミバロテンではレチノイン酸症候群．	
その他	酵素（L-アスパラギナーゼ）	アスパラギン酸を分解（要求性腫瘍を栄養欠乏状態に）．	急性膵炎，凝固異常．	急性白血病・悪性リンパ腫に適応．

12.1.4 抗癌薬の副作用と対策

　各種抗癌薬はそれぞれ特有の副作用を有する．したがって，抗癌薬使用中の患者の治療モニタリングは，頻度の高い副作用を中心に行わねばならない．また，副作用に対する適切な対策は，患者のQOLを改善し，闘病の意欲保持を可能にする．表12.5に抗癌薬によって引き起こされる代表的な副作用とその原因となる薬物および対策をまとめた．

表12.5 抗癌薬によって引き起こされる主な副作用とその原因となる代表的薬物および対策

副作用	代表的抗癌薬	副作用対策
肺線維症，間質性肺炎	ブレオマイシンなど	薬剤の中止とステロイドによる対症療法
腎不全	シスプラチンなど	予防が重要．補液による利尿確保．電解質補充，チオ硫酸ナトリウム
心不全	アドリアマイシン，ダウノルビシンなど	うっ血性心不全の治療，不整脈の治療
末梢神経障害（しびれ）	ビンクリスチン，シスプラチンなど	薬剤中止，予防のために還元型グルタチオン
白血球・血小板減少	ほとんどすべての抗癌薬	白血球減少：G-CSF，GM-CSF 血小板減少：血小板輸血，インターロイキン，トロンボポエチン
脱毛	アドリアマイシンなど	かつらなど
吐気	ほとんどの抗癌薬，シスプラチンなど	5-HT$_3$受容体拮抗薬，ステロイド，ドパミン拮抗薬，抗不安薬，抗ヒスタミン薬
下痢	フルオロウラシル，イリノテカン	タンニン酸アルブミン，ロペラミド，ソマトスタチンアナログ，リン酸コデイン，抗コリン薬，半夏瀉心湯
口内炎	メトトレキサートなど	含嗽，トリアムシノロン，リドカイン，アロプリノール含嗽，冷却，スクラルファート，ナファモスタットなど
発癌	アルキル化剤（シクロホスファミドなど）	フォローアップ
不妊症，無精子症，無月経	アルキル化剤（シクロホスファミドなど）	ホルモン療法，胚細胞保存

12.1.5 抗癌薬の投与過誤防止

　抗癌薬は安全域が狭く，また副作用は重篤なものが多いので，過量投与はしばしば致命的となる．しかも，点滴静注という投与形態を取ることが多いため，血中濃度の急激な上昇による毒性が現れやすい．抗癌薬の投与量は体表面積によって算出する場合が多いので，患者による投与量の差が大きい．投与日数の誤りも，重大な事故につながる．癌の化学療法にはさまざまなプロトコールが存在し，それに則して投与される場合が多いが，薬品名と患者名，年齢，体重（体表面積），投与日数，投与経路の確認を必ず行い，慣れによるミスを医療従事者全員で監視できるような情報交換体制が必要である．

12.1.6 合併症のある患者への投与

　抗癌薬の代謝経路は複雑なものが多く，その薬効も親化合物だけでなく活性代謝体に関係するものも多いため（多くのフッ化ピリミジン系アルキル化薬），詳細な薬物動態と効果との関連が

表 12.6　腎不全または肝不全患者で投与量の変更が必要な抗癌薬

腎不全で減量が必要な薬物	肝不全で減量が必要な薬物
メトトレキサート シクロホスファミド シスプラチン ダカルバジン ストレプトゾトシン	アドリアマイシン ビンクリスチン

明らかでないものも多い．したがって，病態時の投与量設計に関する十分な実証的データに欠けるが，腎または肝不全患者で明らかな投与量変更の必要のある薬物を表12.6にまとめた．

12.1.7　薬物相互作用

抗癌薬はいずれも治療域が狭く，かつ副作用が重篤なので，薬物相互作用による作用増強は臨床的に極めて重要である．消化管腫瘍の外科手術後に，再発予防の目的でフッ化ピリミジン抗癌薬（5-FU など）を長期経口投与されていた患者が，抗癌薬による免疫能低下のために帯状疱疹を発症したため，治療の目的で抗ウイルス薬ソリブジンが投与されたところ，ソリブジンがフッ化ピリミジン系抗癌薬の肝代謝酵素を阻害する作用を有していたため，抗癌薬の体内過剰蓄積を招き，強い骨髄抑制が出現して患者が死亡した例が有名である．表12.7 に代表的な癌化学療法薬の相互作用を示した．

表 12.7　抗癌性化学療法薬の代表的相互作用

相互作用を起こされる薬剤	相互作用を起こす薬剤	結　果
シクロホスファミド，イホスファミド	MESNA（メスナ）	抗癌薬による出血性膀胱炎の減少（治療上有利な相互作用事例）
5-FU	シメチジン，ソリブジン	5-FU の血中濃度上昇
6-MP	アロプリノール	6-MP バイオアベイラビリティの増大（20％から60％へ）
メトトレキサート（MTX）	ロイコボリン	MTX の毒性減弱
	プロベネシド	MTX の腎排泄低下
抗痙攣薬（フェニトイン，カルバマゼピンなど）	テニポシド，ビンブラスチン，MTX，ビンクリスチンなど（いずれも1例報告多い）	痙攣効果の減少
ジゴキシン（錠剤）	シクロホスファミドなど消化管粘膜障害を起こす薬物	ジゴキシン血中濃度の低下
ワルファリン	シクロホスファミド，タモキシフェンなど	抗凝固効果の増強（おそらく代謝阻害機構による）
フッ化ピリミジン抗癌薬	ソリブジン	代謝阻害によるフッ化ピリミジン抗癌薬の血中濃度の増加

5-FU：フルオロウラシル，6-MP：6-メルカプトプリン

12.1.8 癌治療におけるチーム医療

現在の癌治療は，最適な治療法を最適な治療時期に集中することにより，短所を補い治療効果を向上させることを目的とする「集学的治療 combined modality」が中心となっている．したがって，チーム医療がきわめて重要な役割を担っている．チーム医療は医療専門職（医師・看護師・薬剤師・検査技師・ソーシャルワーカーなど）から構成される医療チームで実施されるわけであるから，それぞれの専門職が職務に応じた専門的知識や技能を備えていることはいうに及ばず，チーム内でのコミュニケーションを密にし，チーム全体として患者のサポートにあたるという姿勢を貫かねばならない．特に，薬剤師には専門家として化学療法に関連するさまざまな役割（処方の点検，薬物動態学的解析や採血ポイントの設定，抗癌薬治療計画（レジメン）の管理，臨床研究のサポート，医薬品情報の提供，患者向け説明書作成など）を担うことが求められている．したがって薬剤師は薬物に関する知識だけでなく，癌の病態についての知識，患者コミュニケーションの技法など，多くの能力を備えなければならない．

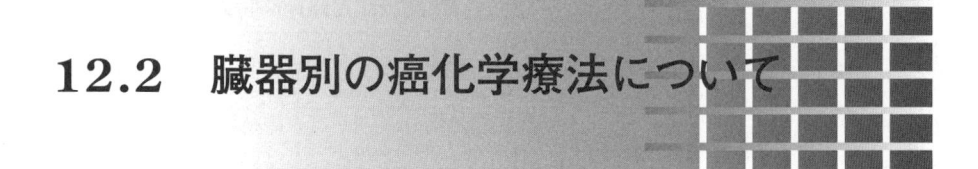

12.2 臓器別の癌化学療法について

12.2.1 肺癌

【病態と診断】

気管上皮細胞，気管支粘膜細胞，肺胞上皮細胞から発生する悪性腫瘍を肺癌と呼び，肺に発生する原発性悪性腫瘍の大部分を占める．また，肺は豊富な血流を受け，かつ毛細血管が豊富なため血流は遅く，血液によって運ばれた腫瘍細胞が定着する確率が高い．したがって，多くの他臓器原発の悪性腫瘍の転移病巣ともなる．

喫煙は肺癌の原因の 80 % を説明するといわれる強い危険因子である．肺癌の死亡率は 1950〜1990 年の 40 年間で約 30 倍に増加しており，この変化の原因として大気汚染の関与が示唆されている．肺癌の組織型は，4 型に分類されそれぞれ特徴があるが，その差異を簡略に表 12.8 にまとめた．特に小細胞癌は他の組織型に比べて顕著な特徴があり，化学療法にもよく反応するので，臨床的には肺癌を小細胞癌と非小細胞癌とに分けて治療を行うのが普通である．

原発性肺癌の場合，初期にはほとんど症状が認められないが，進行に伴い原発巣および近接し

		N0	N1	N2	N3
M0	T1	ⅠA	ⅡA	ⅢA	ⅢB
	T2	ⅠB	ⅡB	ⅢA	ⅢB
	T3	ⅡB	ⅢA	ⅢA	ⅢB
	T4	ⅢB	ⅢB	ⅢB	ⅢB
M1		Ⅳ			

Tとは腫瘍の大きさや浸潤の程度をあらわし，Nはリンパ節転移の有無と部位，Mは遠隔転移の有無を示す．肺癌（非小細胞癌）の場合は以下のようになる．
T1：腫瘍最大径が3 cm 以下
T2：腫瘍最大径＞3 cm，主気管支への進展が気管分岐部から≧2 cm，臓側胸膜への浸潤，部分的な無気肺あり
T3：胸壁，横隔膜，心膜，縦隔胸膜への浸潤，主気管支への進展が気管分岐部から＜2 cm，一側全肺の無気肺
T4：縦隔，心臓，大血管，気管分岐部，気管，食道，椎骨への浸潤，同一肺葉内に存在する腫瘍結節，癌性胸水
N0：リンパ節転移なし
N1：同側気管支囲，同側肺門
N2：同側縦隔，気管支分岐部
N3：対側縦隔または対側肺門，斜角筋前または鎖骨上窩
M0：遠隔転移なし
M1：遠隔転移あり
これらの組合せで病期（ステージⅠ～Ⅳ）が決まり，治療法もそれに従って検討する．

図12.5 肺癌のTNM分類と病期（ステージ）

表12.8 肺癌の組織分類と臨床的特徴

組織型	頻度	発生組織と特徴	病変	転移	化学療法への反応
腺癌	1（非喫煙者，女性）	気管支腺組織	末梢肺野	＋	±
扁平上皮癌	2（喫煙者，男性）	太い気管支	肺門付近	＋	±
小細胞癌	3	リンパ球様細胞	肺門部	速い（＋＋）	＋
大細胞癌	4	細胞質豊富な未分化細胞	末梢肺野	＋	±

たリンパ節への転移による症状として，かすれ声（嗄声：声帯麻痺），喘鳴（気管支内腔狭窄），呼吸困難（気管支閉塞），胸痛（胸膜転移，胸・肋骨転移），無気肺，胸水などが現れる．また，遠隔転移による症状としては，頭痛，悪心・嘔吐（脳転移），黄疸（肝転移）がある．非特異的全身症状として食欲不振，体重減少が，まれに内分泌的症状として，ばち状指，女性化乳房，異所性ホルモン産性（ACTH産性によるクッシング症候群など）が見られることがある．

胸部X線撮影，気管支鏡検査と組織生検，喀痰細胞診，CT・MRI検査，Gaシンチグラフィー等の所見に基づいて病期（stage）を国際診断基準，TNM分類に従って決定し，以後の治療を選択する．

腫瘍マーカー値は癌の診断における役割に加え，治療計画を立てるために（病巣の広がりや治療に対する反応性を推測する），また治療効果の指標として利用するために測定されることがある．肺癌のマーカーにはCEA（癌胎児性抗原）やSCC（扁平上皮癌で高値となるマーカー），NSE（神経細胞特異性エノラーゼ：小細胞肺癌に特徴的）などがある．

【治　療】

　肺癌の治療は，可能な限り外科的に腫瘍を切除することが第一選択である．ただし，肺癌は自覚症状が出現し，診断が可能となった時点ではかなり進行している場合が多いため，手術可能な例は全体の約 30 ％に過ぎない．化学療法は手術不能例の一次治療，および手術後の補助治療として用いられる．

　化学療法は，腫瘍の抗癌薬感受性の差異により上記 4 種の組織型を 2 群（小細胞癌，非小細胞癌）に大別して行う．小細胞肺癌は抗癌薬に対する感受性が最も高く，化学療法が患者の生存期間を明らかに延長する数少ない例の一つであり，化学療法が標準的な治療法として確立されている．ただし，小細胞肺癌の増殖速度は肺癌中で最も速く，診断時にはほとんどが進行癌となっている．化学療法は複数の抗癌薬を併用するのが標準で，PE（シスプラチン・エトポシド）併用療法に放射線治療を組み合わせたり，CAV（シクロホスファミド・アドリアマイシン・ビンクリスチン）療法や CAV/PE を交互に行う交替療法もある．シスプラチンとイリノテカンの組合せは進展型に用いられる．

　非小細胞肺癌は小細胞肺癌以外の 3 組織亜型をさす．増殖は比較的遅く，転移も遅いが，化学療法と放射線療法に対する感受性が小細胞肺癌よりも低く，治療に抵抗性を示す．これらの多剤併用療法では，30 ～ 50 ％の反応率（腫瘍の縮小）が見られるが，患者の生存率には有意な改善は認められず，非小細胞肺癌の化学療法は未だに実験的段階といえる．主として，VP（ビンデシン・シスプラチン）併用療法，MVP 療法（マイトマイシン C・シスプラチン・ビンデシン）が行われる．その他カルボプラチン，タキサン類（パクリタキセル，ドセタキセル）やカンプトテシン，ゲムシタビン，ビノレルビン等も用いられる．最近では分子標的治療薬ゲフィチニブが用いられるが，重大な副作用（間質性肺炎など）により死亡例が相次ぎ，使用にあたっては十分な観察と患者への説明を必要とする．

12.2.2　乳　癌

【病態と診断】

　乳癌は，欧米白人女性では肺癌についで 2 番目に罹患率の高い悪性腫瘍である．かつての日本では乳癌は比較的まれな疾患であったが，近年，その頻度は増加しており，2006 年度には女性悪性腫瘍の頻度で，大腸癌に次いで 2 位，死亡率では第 4 位にまで増加している．危険因子は，早期初経（＜ 12 歳），未経産，高齢初産などとされている．つまり，女性ホルモンの作用時間が長くなると乳腺組織における発癌リスクが増加すると考えられる．低用量のエストロゲンが若年女性では避妊目的で，また閉経後の女性では更年期障害や骨粗鬆症予防の目的で広く使用されているため，乳癌のリスクとなるか否かで大きな議論がなされている（一部発症率を高めるという報告があり，ホルモン補充療法の治験を中止した例もある）．遺伝因子も乳癌の発生に重要な寄与をしており，欧米では遺伝子診断による予後予測の試みが行われつつある．一親等以内の家族に乳癌が発症した女性の乳癌発症リスクは，1.5 ～ 3 倍に上昇する．日本から米国へ移住した日

系2世の日本人女性の乳癌発症頻度はほぼ白人女性のレベルに増加することが知られていることから，食事（特に脂肪の摂取）や環境因子も重要視されている．喫煙は乳癌の危険因子ではない．

初発症状の90％以上は無痛性の腫瘤である．腫瘤は片側孤立性で，固く不規則な表面をもち，時に周囲に癒着して可動性を欠く．約90％の女性は自己診察で腫瘤を発見する．乳房触診，X線乳房撮影，超音波検査で悪性が疑われる腫瘤に対しては，針生検または組織生検が行われ，細胞診による良性・悪性の鑑別が行われる．治療に対する反応と予後はステージ（病期）が進行すると低下する．stage Iの患者では治療開始5年後の非再発率は70〜90％であるが，stage IIIでは20〜30％であり，stage IVでは0〜10％である（病期については表12.2，図12.3参照）．

【治　療】
i) 外科的切除術

早期乳癌に対しては外科的摘除が原則で，stage 0の患者では98％が治癒を期待でき，stage IIでも約半数の患者が治癒を期待できる．外科的術式では，かつてハルステッド手術法と呼ばれる，患側の乳房を全摘出するとともに，同時に同側腋窩リンパ節と大・小胸筋を一塊として摘出する術式が標準的に行われていた．しかし，1960〜1970年代の米国の大規模臨床試験により，切除範囲がより少ない単純乳房切除術は延命率で前者に遜色がなく，かつ術後の上肢のリンパうっ滞による浮腫・運動障害などの副作用が少ないことが証明された．さらにその後の大規模な臨床比較研究で，腫瘍径が4 cm以下の早期乳癌（stage I / II）の場合は，乳房温存手術（breast conservation，部分的な乳房切除）と術後の局所放射線照射の組合せは，乳房切除術と予後が変わらないことが判明し，現在では乳房温存手術が標準治療としてコンセンサスを得ている．

局所進行癌に対しては，術前に化学療法により腫瘍サイズを減じた上で外科的乳房切除（可能であれば部分切除）を行い，術後に放射線治療を行う．放射線治療は乳房局所での再発率を減ずる効果がある．遠隔組織への転移がある転移乳癌の場合は，もはや治癒的治療は期待できない．したがって，治療の目標は，いかに毒性を少なくして患者のQOL（quality of life：生活の質）を維持できるかに設定される．この目的には，化学療法とホルモン療法が選択となる．

ii) 化学療法

外科手術後の再発予防の目的で，全身的補助療法（アジュバント療法）として化学療法やホルモン療法などの全身的治療を行う．治療法の選択は，リンパ節転移や腫瘍の脈管侵襲の有無，癌遺伝子Her2/neuの過剰発現の有無，年齢などを考慮したリスク分類に合わせて行う．

乳癌の治療に効果のある薬物はアルキル化薬，代謝拮抗薬，抗癌性抗生物質などであるが，単剤投与よりも併用投与のほうが効果がある．代表的な組合せには，CAF（シクロホスファミド，ドキソルビシン，フルオロウラシル）療法，CMFP（シクロホスファミド，メトトレキサート，フルオロウラシル，プレドニゾン）療法などがある．タキサン系の抗癌薬（ドセタキセル，パクリタキセル）を加えるケースも増えている．

最近，分子標的薬として注目されているのはトラスツズマブ（ハーセプチン®）で，癌遺伝子Her2/neuのタンパク過剰発現または遺伝子増幅している転移性乳癌に適応がある．

iii) ホルモン療法

乳癌細胞の細胞質にはエストロゲン (ER) およびプロゲステロン受容体 (PR) が存在することが多く，これらの受容体濃度が高い場合には，ホルモン療法に対する感受性が高く予後も良い．ER/PR 両者が陽性の患者では，70〜80％にホルモン療法への反応が期待できる．ER (−) /PR (+) では反応性はやや低くなり，ER (+) /PR (−) ではほとんど反応は期待できない．全乳癌患者の 50〜70％はこれらホルモン受容体が陽性である．乳癌のホルモン療法では，タモキシフェンを始めとするいくつかの薬物投与と外科的卵巣摘除なども行われるが，効果については各療法間で大きな差異はない．したがって，選択は主として副作用の観点からなされ，タモキシフェンが標準的な選択薬となっている．乳癌のホルモン療法薬を表 12.9 にまとめた．

表 12.9 乳癌のホルモン療法

薬効群分類	薬物	作用と特徴	主な副作用	備考
抗エストロゲン薬 (antiestrogen)	タモキシフェン (tamoxifen) トレミフェン (toremifene)	エストロゲン受容体拮抗	のぼせ (hot flashes) 等の更年期様症状，不正性器出血，嘔気	投与初期の転移病巣悪化 (3％で高カルシウム血症)，トレミフェンは閉経後乳癌に適応．
LH-RH 誘導体	リュープロリド (leuprolide) ゴセレリン (goserelin)	視床下部 LH-RH 作動薬 (黄体ホルモン放出因子のアゴニスト) による下垂体 LH-RH 受容体の脱感作	無月経 (多く閉経前に使用されるので)，のぼせ (60％)，嘔気 (15％)	前立腺癌にも適応，閉経前乳癌．
プロゲステロン	メドロキシプロゲステロン (medroxyprogesterone)	抗エストロゲン作用	体重増加，のぼせ，不正性器出血，浮腫，血栓症	子宮体癌にも適応．
アロマターゼ阻害薬	ファドロゾール (fadrozole) アナストロゾール (anastrozole) エキセメスタン (exemestane)	P450 依存性の androstenedione から estrone への代謝阻害	高 K 血症，副腎不全，血小板減少，肝障害，嘔気，めまい，指先のしびれ，湿疹，性器出血，疲労感など皮膚粘膜眼症候群 (anastrozole)	閉経後乳癌．

参考

乳癌サポーティブケアの必要性

日本における乳癌患者の年齢は欧米に比べて若いため，術後も長期間のケアを行わねばならない．化学療法を長期にわたって行うことになるが，その際，患者の QOL を十分に考慮する必要がある．以前は嘔気・嘔吐や脱毛が QOL を悪化させる大きな要因であったが，最近は家族やパートナーへの影響，仕事や社会的活動への影響に悩む患者が多く，単に副作用のケアだけでなく，心理面のケ

アが重要な位置を占めるようになった．したがって，医師だけでなく看護師，薬剤師，臨床心理士，患者の会など，さまざまなバックグラウンドをもつメンバーによる医療チームでケアを行うことが必須である．

12.2.3 胃癌・食道癌

12.2.3.1 胃癌

【病態と診断】

　胃癌は近年減少する傾向はあるものの，依然として男女ともわが国の死因の上位を占める疾患である．わが国の胃癌罹患率は，国際的には最も高いグループに属し，米国白人の7～8倍である．したがって，海外の論文内容をそのまま日本人に適用するのは危険である．患者の平均年齢は60歳台であり，男は女の約2倍である．また，死亡率は低下しているが，発生率は低下してはいないことに注意が必要である．この原因として，ピロリ菌の感染との関連が示唆されている．

　胃癌の95％は，胃分泌腺組織から発生する腺癌である．まれに，悪性リンパ腫，平滑筋肉腫などがある．大部分は粘膜から隆起し中心部が潰瘍化した腫瘤を形成し進行するため，良性の消化性潰瘍との鑑別が問題となる．しかし，少数例では粘膜に潰瘍をほとんど形成せず粘膜下組織を浸潤する硬性癌（スキルス）型の進展をとるため，発見が遅れる．

　早期の胃癌には特別な症状はない．食欲不振，体重減少，鉄欠乏性貧血などはいずれも進行癌の兆候である．発生部位により症状は異なり，噴門部癌（胃の入り口）では腫瘍が大きくなると嚥下困難が，幽門部癌では十二指腸への胃内容物の排出障害から食後の嘔吐が生じることもある．また，癌細胞は肝，腹膜などの臓器へ血行性およびリンパ行性に遠隔転移し，肝門部のリンパ節転移を介して胆道を圧迫・閉塞すると閉塞性黄疸が生じる．癌組織が胃壁を浸潤し，漿膜側に到達して腹腔内に転移すると，癌性腹水を生じる．

　胃癌の診断には，一般的に内視鏡検査とバリウム二重造影法が用いられる．リンパ節転移や周辺臓器への浸潤の有無を確認するために，腹部および頸部超音波診断も行う．内視鏡検査では直視下に異常を疑う粘膜組織を鉗子生検し，病理診断に供する．周囲組織と遠隔臓器への転移は，CT，MRIなどの画像診断で行う．

【治療】

　早期癌に対する外科的切除のみが胃癌を治癒させる可能性がある．早期の分化型腺癌に対しては，内視鏡的粘膜切除術（EMR）が実施される．癌組織が粘膜内または粘膜下層に限局している早期癌の段階であれば，5年生存率は90％前後である．化学療法の奏効率は低く，標準的治療は確立されていない．術後補助化学療法と手術不能ないし再発胃癌に対する化学療法の二つに

表 12.10　よく行われる胃癌化学療法

1) 5-FU 単独
2) CPT-11 + CDDP（副作用強い）
3) CPT-11 + MMC
4) TS-1 単独（経口可）
5) MTX + 5-FU
6) LV + 5-FU

CDDP：シスプラチン，CPT-11：イリノテカン，MMC：マイトマイシンC，MTX：メトトレキサート，LV：ロイコボリン（ホリナートカルシウム），TS-1：開発コードS-1は，5-FUのプロドラッグであるテガフール（FT）に，5-FUの分解酵素阻害剤ギメラシル（CDHP）とリン酸化阻害剤オテラシルカリウム（Oxo）を配合した経口抗癌薬．
レボホリナート・フルオロウラシル療法：レボホリナートの点滴静注中に5-FUを静注する．5-FUの効果が高まる．

大別される．術後補助化学療法は有効といわれているが，根拠となるデータの統計的信頼性に問題があるため，現在，改めて臨床試験が行われている．切除不能・再発例に対しては，5-FU単独持続静注または多剤併用療法が行われる．代表的な組合せを表12.10に示す．化学療法の奏効率は30～50％で，緩和維持療法（病巣を積極的に攻撃するのではなく，全身状態の改善や疼痛の軽減を行う方法）に比べて生存期間の延長が認められる．

12.2.3.2　食道癌

【病態と診断】

　病理学的には，食道の悪性腫瘍の大部分（＞90％）は，食道粘膜から発生する扁平上皮癌である．明らかな危険因子として，アルコールと喫煙が判明している．50～70歳代の男性に多く，頭頸部癌との合併頻度が高い．解剖学的には，食道は周囲にリンパ管が豊富であり，かつ通常，消化管臓器の最外側にあって腫瘍浸潤の障壁となっている漿膜を欠くため，浸潤と転移（特に肝臓）が速い．したがって，早期の診断は困難であり，予後も悪い（5年生存率は0～10％）．症状は90％の患者で何らかの嚥下困難や嚥下痛がみられる．進行すると，食道は腫瘍により閉塞されて，完全に嚥下不能となる．

【治　療】

　食道下部1/3に発生した早期癌については手術の適応があるが，胸腔内部の開胸手術となるため手技的に困難であり，術後の合併症も多い．たとえ術後合併症を免れたとしても，5年生存率は約20％に過ぎない．手術不能の患者では放射線治療が行われる．扁平上皮癌であるため放射線療法には感受性があり，照射後50～75％の患者で嚥下困難の改善が得られる．切除不能・再発食道癌に対する治療は，シスプラチンと5-FU併用療法が主流となっており，放射線療法との併用も行われる．研究的には，5-FUやシスプラチンに放射線増感作用が確認されている．

12.2.4 大腸癌

【病態と診断】

　大腸癌は頻度の高い癌であり（結腸癌と直腸癌を合わせて大腸癌としている），平成5年の日本人男性の部位別悪性新生物死亡数統計によれば，大腸癌は肺，胃，肝臓に次いで第4位，女性では胃癌，肺癌を抜いて第1位となっている発症は50代以後に多い．欧米での大腸癌頻度はわが国より高く，米国では男女ともに全悪性新生物の40〜45％を占める．大腸癌の発症頻度と高脂肪，高タンパク，低繊維成分の食事内容とは正の相関関係がある．高脂肪食は胆汁酸の分泌を亢進させ，これが大腸で発癌プロモーターとして作用する可能性が指摘されている．また，高タンパク食は食事中のコレステロールを分解し，発癌性の高い物質に変換する酵素活性を有する腸内細菌を増加させる可能性も示唆されている．食物繊維の少ない西欧型の食事は，便通を抑制して発癌物質と腸管粘膜との接触時間を延長する可能性が示唆されている．日本では，この50年間に大腸癌の発症頻度は2倍強に増加したが，この原因に食生活の西欧化が関与しているとされる．

　大腸癌は，遺伝子レベルでの変化が蓄積して発癌する多段階発癌モデルを適用できる疾患として研究がなされている．すなわち，染色体5qの変異に始まり，癌遺伝子 *C-myc* の発現，*K-ras* の変異，癌抑制遺伝子 *p53* の変異をへて，悪性度の低い腺腫から徐々に悪性度の高い腺腫，そして癌へと進展するとするものである．発生部位は，S状結腸と直腸に多く，それぞれ全体の48％と26％を占める．組織学的にはほとんどが腺癌である．良性腺腫（大腸ポリープ）を発生母地とするものと，正常粘膜からポリープを経ずに発生するもの（*de novo* 癌）とがある．早期癌は隆起型（ポリープ型）が多い．進行度の分類には，壁深達度とリンパ腺への転移の有無を組み合わせたDukesの分類が用いられることが多い（Dukesの分類では，リンパ節転移のあるものはDukes Cとし，転移のないものは壁深達度でAとBに分ける．壁内に留まる（筋層まで）ものをA，漿膜に達するものをBとする）．その他，米国TNM分類，わが国の大腸癌取扱い規約によるstage分類などがある．

　早期大腸癌では，時にS状結腸・直腸癌からの血便を認めることがある以外は，無症状である．進展すると大腸管腔の狭窄により痛みを伴う通過障害を生じる．最終的には，狭窄部位は完全に閉塞し，イレウス（腸閉塞）に進展する．直腸癌では，便の細小化および便通障害を生じる．一方，右側結腸では，管腔が広く，便も流動的であるため通過障害を起こしにくく，癌が大きな腫瘤を形成することが多い．早期発見のため，50歳以上のすべての無症候性一般人で便潜血検査（肉眼的には認められない少量の出血を検査で検出する）を行うことが推奨される．CEA（carcinoembryonic antigen：癌胎児性抗原）などの腫瘍マーカーは，手術後の予後の予測には有用であるが，感度が低くスクリーニングには不適である．

　診察上，直腸癌（大腸癌全体の1/3）では直腸指診で腫瘤を触知する．他部位の癌でも，大きな腫瘤塊を形成していれば腹部触診で触知可能である．X線注腸検査では，大腸全長の病変を検

査することができる．大腸内視鏡検査では病変の検出のみならず，組織生検が行われる．また転移の診断には超音波検査とCT検査が，肝転移の有無と周辺リンパ節などへの浸潤を判定するために用いられる．

直腸癌は転移が多く予後が悪い．リンパ節転移がない場合の5年生存率は49％であるが，1～5個のリンパ節に転移があると24％へと低下する．遠隔臓器転移は肝に多く，肝転移が診断されると平均的生存期間はわずか146日である．

【治　療】

大腸早期癌の多くはポリープの一部が癌化した形をとるので，ポリープを内視鏡的に切除することで治癒しうる．しかし，癌深達度が粘膜筋板を越えるものには，腸管の追加切除が必要である．一方，進行癌は外科的治療によってのみ完治が期待できる．直腸癌で，特に肛門に近い場合には，人工肛門を造設せざるを得ない場合がある．また，外科療法への放射線治療の併用は，切除可能ではあるが，局所的な再発の危険が高い腫瘍（腫瘍が漿膜に及ぶ，周囲のリンパ節転移が陽性，直接隣接臓器に浸潤している場合など）に術後補助療法として用いると，長期予後を有意に改善する．手術不可能な進行癌に対しては化学療法が行われる．単剤療法では5-FUが標準的抗癌薬であり，他に多くの薬物が検討されてきたが，これまでに5-FUに優るものは見いだされていない．5-FUの投与法としては，経静脈的投与法が標準であり，持続注入法や週毎に急速（bolus）投与を繰り返す方法がある．5-FU単独投与では，持続注入法による応答率（30％）が間欠的投与（7％）より高い．これは，5-FUの血中半減期は短く（11分），かつ，この薬物の

表12.11　大腸癌の病期と化学療法

```
一般的な分類
    Ⅰ期：癌が大腸壁の中に限局している
    Ⅱ期：癌が大腸壁の外に広がるが，隣接臓器への浸潤はない
    Ⅲ期：癌が隣接臓器へ浸潤している，またはリンパ節転移がある
    Ⅳ期：遠隔臓器（腹膜，肝，肺など）への転移がある

Dukes分類
    A：癌が大腸壁の中に限局し，リンパ節転移がない
    B：癌が大腸壁の外に広がるが，リンパ節転移がない
    C：リンパ節転移がある
    D：腹膜，肝，肺などへの遠隔転移がある

化学療法
    ① 切除不能・再発症例
        fluorouracil + leucovorin + oxaliplatin（FOLFOX）
        fluorouracil + leucovorin + irinotecan（FOLFIRI）
        fluorouracil + leucovorin

    ② 術後補助化学療法
        Ⅲ期（またはDukes C）の患者には，再発抑制と生存期間延長を目的とした，
        手術後の化学療法（術後補助化学療法）が行われる．
        fluorouracilとleucovorinの併用投与が標準とされている．
```

作用が癌細胞のS期のみに限定されるためと考えられる．経口投与は，応答率と生存期間のいずれの点でも静注投与に劣る．多剤併用療法では多くの試験が行われたが，5-FU 単独より明らかに優れた併用療法は見いだされていない．現在認可されている方法として，5-FU とロイコボリン（l-体）の併用がある．このほか，5-FU 抵抗性の大腸癌に対して，イリノテカン（CPT-11）の外来点滴静注なども行われる．

また，化学療法は，外科手術に対する補助療法（アジュバント療法）として，再発の危険が高い術後患者に再発抑制の目的で施行されることがある．

分子標的薬として注目されているものに，ベバシズマブ（アバスチン）や cetuximab がある．ベバシズマブは血管内皮増殖因子 VEGF（大腸癌患者の約半数に過剰発現が認められる）に対するモノクローナル抗体で，VEGF の受容体結合を阻害し，腫瘍に栄養を供給する血管の新生を抑制する．cetuximab は上皮成長因子受容体 EGFR に対するマウス－キメラ型ヒト化モノクローナル抗体で，イリノテカン塩酸塩（CPT-11）抵抗性で EGFR 陽性の切除不能・再発大腸癌に対して臨床試験が行われている．これらの分子標的薬は，他の抗癌薬と併用される．

12.2.5　肝・胆・膵癌

肝臓の悪性腫瘍には，肝組織から発生する肝細胞癌（HCC）および胆管細胞癌と，多臓器からの転移性肝癌とがある．

12.2.5.1　肝細胞癌

肝細胞癌の頻度は胆管細胞癌より 20 倍程度多い．日本では肝硬変患者に発生する例が多い．肝硬変の原因はウイルス性肝炎がほとんどであり，C 型肝炎による例が多い．肝硬変患者は 5 年で約 20～30％の肝細胞癌発生の危険があるといわれる．早期には特有の臨床症状はみられないため，肝硬変患者に対する定期的超音波検査，CT 検査により，早い段階で診断することが重要である．血液検査では，肝細胞癌細胞から分泌される α フェトプロテイン（AFP）や PIVKA-II が発症の指標となる．

治療手段としては，腫瘍径が小さい場合には，超音波画像をモニターしつつ経皮的に細径針により無水エタノールを腫瘍内に直接注入する方法（percutaneous ethanol injection : PEI）や，大腿動脈からカテーテルを挿入し，カテーテル先端を肝動脈から腫瘍近傍に到達させ，化学療法薬を注入するとともに腫瘍の栄養血管をゼラチン・スポンジなどで閉塞して腫瘍を壊死させる経カテーテル的肝動脈塞栓療法 transcatheter arterial embolization（TAE）などが行われる．このとき，化学療法薬として，アントラサイクリン系薬やジノスタチンスチマラマーが用いられる．ラジオ波焼灼法 radio frequency ablation（RFA）は，腫瘍に刺した針の先端から出すラジオ波によって腫瘍を熱凝固壊死させる方法で，1 回の穿刺で 3.5 cm 程度の腫瘍を焼灼可能である．また，孤立性で少数の腫瘍などには外科的な腫瘍切除術も行われるが，肝硬変のため肝の予備能

が低下している場合には，手術不能な例も多い．通常の細胞傷害性化学療法は無効であるが，腫瘍の栄養血管に直接抗癌薬を注入する肝動脈注入療法がある．これは切除不能の転移性肝癌に適用され，大腸癌の転移によるものに対しては 5-FU を，胃癌や乳癌の転移によるものには 5-FU/エピルビシン/マイトマイシン C の組合せを投与する．

12.2.5.2 胆管細胞癌

特に肝疾患の既往がない患者に生じる．臨床症状としては，胆管閉塞による黄疸，腹痛，体重減少などがみられる．肝内胆管から発症した胆管癌で限局性のものは手術治療が行われるが，多くは手術不能である．放射線治療，化学療法ともに効果は少ない．

12.2.5.3 転移性肝癌

肝臓は，門脈支配領域である腹部臓器からの血液が流入する．また，毛細血管に分岐して流速が遅くなるため，腫瘍細胞が定着しやすく，消化管癌の血行性，およびリンパ行性転移を生じることが多い．早期から多発性であることが多く，肝腫大を生じる．腫瘍が胆管を圧迫すると黄疸が生じる．原発巣の癌細胞の感受性に応じて化学療法が行われることがある（大腸癌，胃癌，乳癌については前述）．

12.2.5.4 膵臓癌

膵臓癌は世界的にも，またわが国でも年々増加している悪性腫瘍である．やや男性に多く，好発年齢は 40～80 歳で 60 歳代が最も多い．原因は不明であるが，危険因子として，喫煙，飲酒等がある．病理組織的には，膵癌の発生母地は外分泌腺，特に膵管上皮が多く，全体の 90％ を占める．部位では膵頭部が多く，全体の 65％ を占める．膵臓癌は浸潤性が高く，位置的にも腹腔深部にあるため診断が難しく，診断時点でほとんどの例が進行癌である．臨床症状は，黄疸（膵頭部癌では胆管を閉塞するため），疼痛（特に体・尾部癌で後腹膜の内臓神経叢に浸潤する場合），体重減少，腫瘍触知である．

外科的治療による腫瘍切除のみが治癒の期待できる治療法であるが，手術が可能な患者は全体の 10～30％ に過ぎない．膵周囲には大血管（下大静脈，大動脈，門脈など）や隣接臓器（十二指腸，肝臓など）が多いため手術は困難で，手術死亡率も 5～25％ と高い．膵癌全体の 5 年生存率は 2％，手術を受けた患者でも 5 年生存率は 19％ に過ぎない．手術後の 5-FU または放射線による補助療法は，生存期間を延長する．手術不可能な進行例で，胆管閉塞のため黄疸を生じる患者では，外科的または内視鏡的なステント（金属製の網状管で閉塞管腔を押し広げる器具）造設により黄疸の軽減と QOL の改善を期待できる．5-FU と放射線の併用，ゲムシタビン（ジェムザール）とイリノテカン，あるいは 5-FU や TS-1（テガフール，ギメラシル，オテラシンカリウムの合剤），または白金製剤の組合せが用いられる．

12.2.6 卵巣癌

【病態と診断】

卵巣癌では，腺癌が圧倒的に多い．卵巣癌の進展の特徴として，播種と呼ばれる形式がある．これは，癌の進展によって蓄積した腹水中を癌細胞が浮遊して移動し，腹腔内臓器に二次的な病巣をつくるものである．しばしば大量の腹水が貯留するため，癌に対する局所の治療とともに，全身的な管理を必要とする．早期の段階では無症状であることが多く，腫瘍の増大による腹部膨満や腹水の貯留が初発症状であることが多い．化学療法が功を奏しやすいという特徴がある．

診断には画像診断と腫瘍マーカー（CA125）が有力であるが，早期発見は難しい．

【治　療】

遠隔転移がない場合，治療の基本は手術である．化学療法に対する感受性が高い場合が多いので，stage I（卵巣内限局病変）の場合以外は化学療法を併用する．標準的な化学療法はタキソールとシスプラチンを組み合わせたTP療法，もしくはTJ（タキソール＋カルボプラチン）療法である．

12.2.7 子宮癌

子宮癌は女性の癌死亡原因の第7位であり，罹患率では子宮頸癌は減少傾向に，一方，子宮体癌（子宮内膜癌）は増加傾向にある．

12.2.7.1 子宮内膜癌（子宮体癌）

子宮内膜上皮から発症する癌で，組織的には腺癌である．内因性・外因性のエストロゲン刺激が発生要因の一つと考えられている．肥満・未産婦・早発初潮・遅発閉経・糖尿病・高血圧が危険因子である．乳癌治療薬のタモキシフェン長期投与により，発生率が増加するといわれる．

症状は90％の患者で不正性器出血である．厚い子宮筋が防壁となるため，診断時に75～80％の患者で腫瘍は子宮内に限局している．外科的治療としては，子宮とその付属器（卵巣・卵管）の切除を行うのが標準的術式である．早期のものは手術，ステージIIIでは手術と放射線治療，ステージIVでは放射線＋内分泌療法を行う．再発癌に対しては，これらに化学療法を組み合わせる場合がある．

内分泌療法：ホルモンレセプター陽性例に対しメドロキシプロゲステロンを投与するが，奏効率は低い（10～30％）．

化学療法：再発例にのみ実施する．根治は期待できない．CAP療法（シスプラチン/アドリアマイシン/シクロホスファミド）またはAP療法（シスプラチン/アドリアマイシン）などが汎用処方として使用されている．アドリアマイシンはピラルビシンまたはファルモルビシンに変更可能である．

12.2.7.2　子宮頸癌

　子宮入口部頸部から発生する癌で，組織的には90％が扁平上皮癌である．多くは無症状で，癌検診（頸部粘膜を採取し，パパニコロー染色で細胞診断する方法）や不正性器出血（月経とは無関係な出血）で発見される．発生には，human papilloma virus（HPV）の感染が関与していると考えられている．低年齢の初性交・多産・複数の性的パートナーをもつ女性に多い．

　治療は，早期癌に対しては手術，ステージⅠからは放射線療法を行う．放射線単独と放射線＋化学療法の効果を比較すると，後者のほうが生存期間を有意に延長することが明らかにされている．化学療法は，放射線に併用するか，進行・再発例に対して使用する．

　放射線に併用する薬物はシスプラチンが一般的であるが，進行・再発例に対してはBOMP療法（マイトマイシンC/ビンクリスチン/シスプラチン/ブレオマイシン）もしくはBIP療法（ブレオマイシン/シスプラチン/イホスファミド）などもしばしば用いられる．白金製剤（シスプラチン，カルボプラチン，ネダプラチン）と5-FUの併用も多い．

12.2.8　前立腺癌

【病態と診断】

　前立腺癌は白人男性で最も頻度の高い癌である．わが国でも近年発症頻度が増加しているが，肺癌，胃癌などに比べるとはるかに少ない．ただし，死後の剖検で初めて発見される潜在癌は日本人でも15％前後認められ，この頻度は白人とほぼ同等である．前立腺癌発症の危険因子には，年齢，人種，家族歴，テストステロンおよびその活性化酵素である5-α-reductaseの高活性などがある．40歳以前の発症はまれであるが，以後，頻度は急激に増加する．白人および黒人の発症頻度は東洋人より高いが，これはテストステロン高値と5-α-reductase活性高値に関係すると考えられている．日本人男性の5-α-reductase活性は欧米白人よりかなり低い．

　前立腺は，男性のみに存在するハート形の皮膜を有する腺組織である．膀胱の底部から始まる尿道は前立腺を通り抜けているため，良性の前立腺肥大や癌腫瘤による圧迫は尿線の細小化と排尿困難を招く．また，前立腺癌が膀胱内に浸潤すると，腎臓から膀胱に流入する尿管の下端部を閉塞して水腎症を発症することもある．転移はリンパ行性に骨盤および腹腔内リンパ節に生じるか，血行性に骨（特に椎体）に生じる．診断時にすでに骨転移を生じている場合には，腰痛を訴えることが多い．ほかに，血行性転移は肺，肝臓などにも生じることがある．診断は経直腸的指診，血清中の前立腺特異抗原 prostate-specific antigen（PSA）の測定によって行う．近年は，

PSA高値のみで受診となる症例が増えている．疑わしい場合には，超音波検査や針生検を行う．

【治　療】

前立腺癌の治療方針は病期により異なる．腫瘍がごく小さく，患者が高齢で手術が困難であるような場合には，進行も遅いため経過観察にとどめる場合も多い．腫瘍が前立腺内に留まる場合には，外科的な前立腺摘出術や骨盤内リンパ節切除，または局所の放射線照射を行う．遠隔転移がある場合にはホルモン療法が選択となる．ホルモン抵抗性の腫瘍に対しては化学療法を選択するが，決定的な薬物はまだ開発されていない．通常は，シクロホスファミド，5-FU，アドリアマイシン，シスプラチン，ビンクリスチン，ペプロマイシンなどを組み合わせて用いる．

正常前立腺および前立腺癌組織は，男性ホルモンに依存して発育する．したがって，外科的または薬理学的な男性ホルモン作用の抑制は，前立腺癌の進行を遅延させる．初回のホルモン療法により，80％前後の反応率で骨痛等の自覚症状の改善が認められるが，治療開始後2年程度でほとんどの患者に再発がみられる．

ホルモン療法には，除睾術（睾丸摘除術 orchiectomy），LH-RHアナログ，抗男性ホルモン製剤（フルタミド），エストロゲン製剤などがある．それぞれの特徴および副作用を表12.12に示す．

表12.12　前立腺癌のホルモン療法薬

薬効群分類	薬　物	作用と特徴	主な副作用
合成エストロゲン	ホスフェトロール（リン酸ジエチルスチルベストロール）	少量：視床下部-下垂体系抑制，テストステロン減少 大量：前立腺の5α-リダクターゼ阻害により抗腫瘍作用を示す	血栓症，心不全，肝障害，電解質異常，めまい，悪心・嘔吐，乳房腫脹
エストロゲン前駆物質	エストラムスチン（estramustine sodium phosphate）	エストロゲンとナイトロジェンマスタードの化合物，相乗的に効果を示す	血栓・塞栓，心不全，狭心症，血管浮腫，貧血，肝障害，食欲不振
LH-RHアナログ	リュープロレリン（leuprorelin acetate）ゴセレリン（goserelin）	視床下部LH-RH作動薬による下垂体LH-RH受容体の脱感作（テストステロンの産生を低下させる）	間質性肺炎，アナフィラキシー，肝機能障害，糖尿病，うつ状態，ほてり
抗テストステロン	フルタミド　ビカルタミド	抗アンドロゲン作用を示す非ステロイド	肝機能障害，間質性肺炎，女性化乳房，ほてり，白血球減少，貧血，悪心・嘔吐

> **参 考**
> **合成 LH-RH 作動薬**
> 　視床下部から放出されるペプチドである性ホルモン分泌刺激因子（GH-RH または LH-RH）の発見は，この分子に修飾を加えることにより，リュープロレリン luprorelin やゴセレリン goserelin などの強力で，かつ生体内半減期の長い合成 LH-RH 誘導体の創製に結びついた．生理的 LH-RH よりはるかに高濃度の持続的な受容体刺激を合成 LH-RH により加えると，下垂体 LH-RH 受容体の反応性は，受容体の減感作 down-regulation 機構により低下し，LH/FSH の産生分泌が著明に低下する．初回治療に対する反応性はジエチルスチルベストロールとほぼ同等であるが，合成 LH-RH には心血管死を増加させないという利点がある．ただし，10％の患者では LH-RH 受容体の脱感作が成立するまでの短期間，LH 分泌が亢進する時期に一致して，骨痛が一時的に悪化する flare up 症状が生じる．また，のぼせ，顔面紅潮，インポテンツが生じることも知られている．これらの薬物は皮下のデポ製剤としても市販されているため，これを利用すれば投与は月1回ですむ．結論として，これらの薬物は前立腺癌に対するホルモン療法の主力となりつつある．ただし，リュープロレリンとゴセレリン間での効果・毒性の比較研究は報告がないため，優劣は付けがたい．

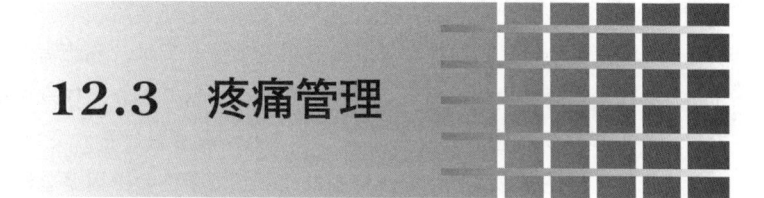

12.3　疼痛管理

12.3.1　癌と疼痛

12.3.1.1　癌による痛みとは

　日本人の死因の第1位は癌によるものである．しかし，癌の治療法は進歩しており，癌の5年生存率は今では50％を超えているとされる．とはいえ，その中には疼痛で苦しむ患者があり，癌末期では7～8割の患者が疼痛を訴えるといわれる．
　癌の疼痛は70％が病変自体によるものとされ，その強度はさまざまではあるが，末期に近づくほど強くなり，日常生活が著しく妨げられる．したがって，癌そのものの治療と同等あるいはそれ以上に，この疼痛を除去することが重要となる．

12.3.1.2 疼痛緩和について

1) 疼痛の起こるしくみと痛みの種類

　疼痛は痛覚神経が刺激されることにより生じる．癌による疼痛とは，癌組織の拡大や浸潤によって，痛覚神経が圧迫されたり直接的に傷害されて生じるものが多い．加えて手術後の痛みや抗癌薬投与後のしびれを伴う痛み，合併症（便秘など）による疼痛，さらには精神的・社会的な痛み，魂の痛みまでが含まれる「全人的」な痛みである．

　癌の疼痛は大部分が持続性であり，放置すると難治性となるので，早期に適切な処置による除痛を行う必要がある．

2) 痛みの治療の目標

　疼痛軽減の目標は，患者の生活の質 quality of life（QOL）を改善し，少しでも通常の状態に近づけることである．したがって，患者の状態を正しく把握し，一律な治療ではなく，患者個々の状況に応じた治療を行う必要がある．また早期から痛みに対する対策を行い，疼痛が難治化しないように心がけることも大切である．軽い痛みであれば，鎮痛薬を投与することで通常に近い生活が可能であろうし，末期になって重い疼痛を訴える患者に対しては，まずは痛みをなくし，よく眠れるようにすることから始める，というように患者の状態に応じた治療目標の設定とその評価が必要である．

　平成18年6月に交付された「がん対策基本法」では，癌患者およびその家族のQOLを確保するために，積極的な疼痛緩和の必要性が強調されており，痛みが出現してから対策を講じるのではなく，早期から適切な対策を講じることが義務付けられている．麻薬の使用は個別的であり，また以下に述べるように，鎮痛補助薬として多くの併用薬を用いる疼痛緩和は，薬剤師が積極的に関与することが望まれている場面といえよう．

がん対策基本法より

（がん患者の療養生活の質の維持向上）
　第十六条　国及び地方公共団体は，がん患者の状況に応じて疼痛等の緩和を目的とする医療が早期から適切に行われるようにすること，居宅においてがん患者に対し，がん医療を提供するための連携協力体制を確保すること，医療従事者に対するがん患者の療養生活の質の維持向上に関する研修の機会を確保すること，その他のがん患者の療養生活の質の維持向上のために必要な施策を講ずるものとする．

3) がん疼痛治療の基本原則

　WHOの掲げるがん疼痛治療の5原則は下記のとおりである．
(1) 経口投与：患者のQOLを考慮し，できるだけ経口投与する．
(2) 痛みの強さに応じた効力の鎮痛薬を選ぶ：後述の除痛ラダー参照．
(3) 患者ごとに適量を決める：効果判定を繰り返し行い，その時々の病態にマッチした投与量に変更する．

(4) 決められた時刻に規則正しく投与：個々の薬剤に沿った規則正しい投与．
(5) 以上の4原則を守った上で，細かい配慮を行うこと．

12.3.2　オピオイド

12.3.2.1　WHOのがん疼痛治療法

「WHOがん疼痛治療ラダー」は，WHOによる鎮痛薬の使用方法を示したもので，効力の順に段階的に薬を選択し投与していく方法である．原則的に費用が安く，世界中どこでも手に入りやすい薬を第1段階においており，非オピオイド系のNSAIDsなどがこれに当たる．徐々に痛みが増すに従って，弱オピオイド系のコデインから強オピオイド系のモルヒネへと段階が上がっていく（ただし，現在日本の癌疼痛治療では，弱オピオイドは使用されることはない．世界的にみると強オピオイドを有さない国もあるため，WHOとしては弱オピオイドも選択肢に含めている）．

ここで重要なことは，「足していく」という投与方法で，始めの段階の薬が効かなくなったからといって，その薬の使用をやめて次の段階の薬に切り替えるのではなく，使用は続けたまま次の段階の薬物を加えて使用する．いわば上乗せということで，「ラダー（はしご）」と呼ばれる．

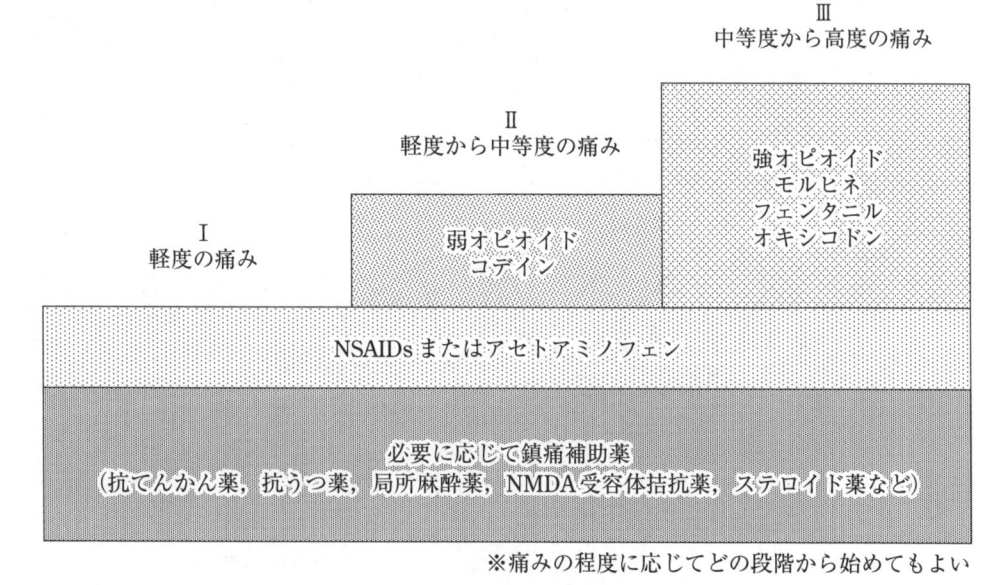

図12.6　WHO方式がん疼痛治療法

（土田明彦他（2006）チーム医療―薬剤師の果たすべき専門性―, p.72, 保健同人社より一部改変）

12.3.2.2 オピオイドの種類と使い方

かつてアヘン opium 由来の薬物，すなわちモルヒネやコデイン，あるいはその他の半合成誘導体は，オピエートといわれていた．モルヒネ受容体の同定に伴い，内因性のペプチドでモルヒネ受容体（オピオイドレセプター）と結合するものが見いだされ，これら受容体の活性化をもたらすものを総称して，オピオイドと呼ぶようになった．

オピオイドには，受容体アゴニストのモルヒネ，ペチジン，フェンタニル，コデインなどがあり，主に μ 受容体に作用すると考えられている．また，部分アゴニストとして，ペンタゾシン，ブトルファノール，ブプレノルフィンなどがあり，麻薬*に対する拮抗作用がある．

最もよく使用されるものはモルヒネであり，これは痛みが起こってから服用するのではなく，一定の血中濃度を維持して，痛みが起こらないようにすることを目的とした投与計画を行う．そのため，さまざまな製剤が発売されており，各々の特徴を理解し，体内動態と考え合わせて投与する．

モルヒネには塩酸モルヒネ末・錠・坐剤・徐放性製剤，硫酸モルヒネ徐放性製剤，硫酸モルヒネ坐剤，塩酸モルヒネ注射液などがあり，それぞれの特徴を考慮し，患者の状態に合わせて投与する．

1）モルヒネの増量と rescue dose

モルヒネの適量は個人差が大きい．また，モルヒネを投与していても，突発的に疼痛が増強す

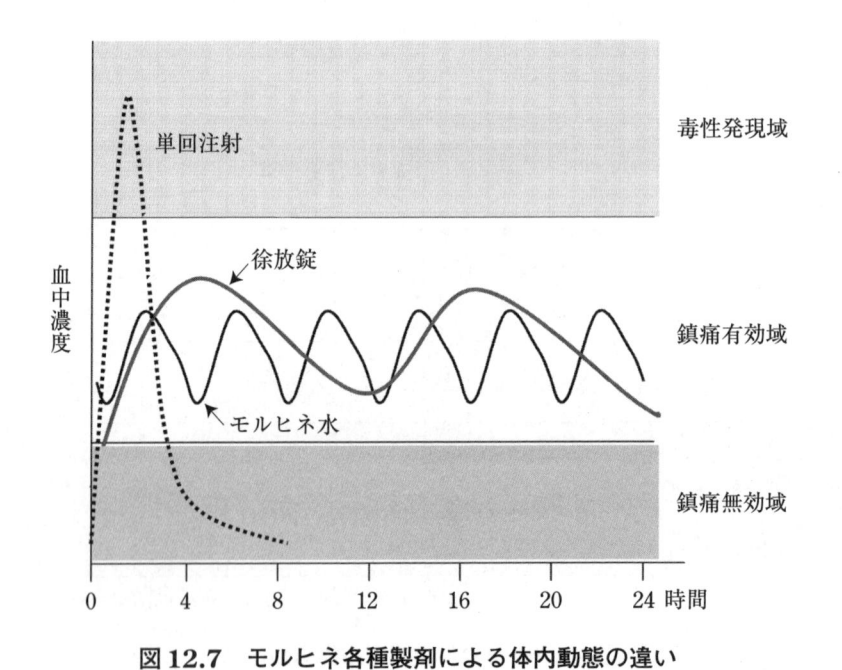

図 12.7 モルヒネ各種製剤による体内動態の違い

---

* 元来，麻薬とは，モルヒネのように強力な鎮痛作用を示すものを総称していた．しかし，現在，日本で麻薬と称されるものは，「麻薬及び向精神薬取締法に定められたもの」を指し，医療用に用いられるものはモルヒネ，オキシコドン，コデイン，フェンタニルなど，一部に限られる．

る場合があり，頓用的にモルヒネを追加する場合がある．この臨時追加投与量を rescue dose という．

2）モルヒネの副作用と対策

モルヒネの副作用は，便秘や吐き気・嘔吐などの消化器症状に始まり，排尿障害，瘙痒感，眠気などの神経症状が現れる．血中濃度が毒性発現域に達すると，幻覚・錯乱や呼吸抑制，さらには循環不全となり，生命が危険にさらされる．激烈な癌の疼痛に対し，モルヒネはきわめて有効であるが，副作用のために患者がモルヒネの使用を拒否することでは，疼痛管理は致命的である．副作用に対する適切な対処を行うことが，是非とも必要である．

副作用対策としては，便秘に対しては下剤，吐き気・嘔吐に対しては制吐薬（抗ドパミン薬や抗ヒスタミン薬，消化管運動亢進薬，ステロイド）を用いる．排尿障害にはコリン作動薬やα_1遮断薬，瘙痒感に対しては抗ヒスタミン薬の内服や軟膏，眠気に対しては，それがモルヒネによるものかどうかを確認してから，覚醒作用をもつ薬物（メチルフェニデート）を用いる．便秘や悪心・嘔吐以外の副作用の頻度は高くはないが，患者にとっては苦痛であり，QOL を悪化させることには違いないので，適切な対処を行うことを心がけねばならない．

3）オピオイドローテーションについて

強オピオイドを使用する際，副作用が強くて使用を続けられない場合や効果が十分得られない場合には，患者の状態に合わせて適切な薬剤を選択し，使い分けを行う．これをオピオイドローテーションと呼び，多くの種類の強オピオイドが開発された現在では，効かない麻薬を我慢して使う，ということはなくなった．

現在は経口薬，注射薬，坐薬に加え，貼付薬（フェンタニル）も加わり，患者の状態に合わせて適切な剤型を選択することが必要である．

12.3.3　鎮痛補助薬について

癌の疼痛のうち，通常の痛覚伝導路を介する痛みや内臓痛に対しては，モルヒネなどの鎮痛薬が有効である．しかし，神経因性疼痛（中枢や末梢神経の損傷によるもの）は，除痛が難しい．このような痛みに対して，鎮痛補助薬と呼ばれる薬物が用いられる．鎮痛補助薬は，オピオイドの副作用軽減や，疼痛を増強させる精神的な因子を除く意味でも有用である．

鎮痛補助薬の種類

① 抗けいれん薬：電撃痛や刺すような痛みに対して有効．作用機序として，細胞膜を安定化して興奮を抑制することや，抑制性神経伝達物質である GABA の作用を強める，などが考えられている．カルバマゼピン，フェニトイン，バルプロ酸ナトリウム，クロナゼパムなどが使用される．

②向精神薬：抗不安，制吐作用を期待して用いられる．クロルプロマジン，ハロペリドール，プロクロルペラジンなど．

③抗不整脈薬：I群の抗不整脈薬は，心筋のナトリウムチャネルを抑制するとともに，局所麻酔作用をもつ．膜安定化作用により，神経の電気的活動を抑制し，痛みを遮断する．メキシレチン，酢酸フレカイニド，リドカインなどが用いられる．

④抗うつ薬：うつ状態だけでなく，神経因性疼痛の治療にも使われる．機序としてはセロトニン・ノルアドレナリンなどのシナプスでの再取込み抑制やシナプス遮断により鎮痛効果を表すものと考えられている．三環系抗うつ薬のアミトリプチリン，イミプラミン，クロミプラミンが主に使用される．

⑤副腎皮質ステロイド：腫瘍による神経圧迫，リンパ浮腫，腫瘍周囲の浮腫や炎症による痛みに対して効果がある．正確な機序は不明だが，浮腫を軽減することにより，神経への圧迫を改善しているものと考えられている．電解質作用の少ないデキサメタゾンやベタメタゾンが用いられている．

⑥全身麻酔薬：ケタミンは，中枢性過敏化を生じるNMDA受容体の遮断薬として働く．すなわち脊髄の1次神経シナプス伝達が抑制されるため，脊髄後角の2次細胞の興奮が低下し，結果的に中枢過敏となるのを防ぐ．

12.3.4 非薬物療法

癌疼痛対策は薬物治療が基本である．薬物治療以外には神経ブロック，放射線，脳神経外科的治療，硬膜外麻酔，温熱生理学療法，心理療法などがある．神経ブロックはすぐに効果が得られて持続するため，強い痛みが身体のある部分に限局して認められる場合や，モルヒネなどの鎮痛薬が効果を示さない場合，また副作用が強くて鎮痛薬が使えない場合などに用いられる．

12.3.5 精神面のケア

末期癌の疼痛に対し用いられるモルヒネの量は医療界全体で年々増加しているが，実際に使用する患者側には，「モルヒネを服用すると命が縮む」，「中毒になり，やめられなくなる」，「精神がおかしくなる」など，副作用について誤った知識も存在する．そこで，患者個々人がモルヒネに対して抱いているイメージを把握し，根気強く対応する必要がある．モルヒネを使用するのは，QOLを改善するためであることを説明し，副作用を恐れる患者に対しては，すべての麻薬が強い副作用を示すわけではないことを理解させる．効果的な麻薬の使用方法が開発されており，そのプロトコールに従えば安全に痛みがなくなること，痛みを我慢しても身体にとって良いことは全くないことを説明する．ただし，一方的な説明では，かえって逆効果になることもあ

り，また医療者側の善意が患者にとって無用な場合もある．患者の悩みに対して何もできない無力な自分を見るのが嫌さに，医療者側がさまざまな手を尽くしても，決して患者中心の医療とはならない．

疼痛には身体的なものだけではなく，精神的・社会的な痛みもある．医療従事者だけでなく，家族や患者自身も疼痛管理に積極的に取り組み，患者ができるだけ満足できるような環境を整えることが大切である．

参 考

本章は，薬学モデル・コアカリキュラム（日本薬学会，平成14年）のC14 薬物治療，(4) 疾患と薬物治療（精神疾患等），【緩和ケアと長期療養】，(5) 病原微生物・悪性新生物と戦う，【悪性腫瘍の病態と治療】，【抗悪性腫瘍薬】，【抗悪性腫瘍薬の耐性と副作用】に含まれるSBOの修得に必要な内容を含む．

日本語索引

ア

アイソトープ療法 242
アイピーディ 144,185
あおそこひ 366
アーガメイト 339
アカルボース 267
アキネトン 59
アクアポリン-2 253
悪性腫瘍 419
悪性症候群 52,53
悪性貧血 301
アクタリット 160,162
アクチノマイシンD 425
アクチバシン 16,23,326
アクトス 266
アクトネル 175
アクラシノン注 311
アザチオプリン 168,347,351
アザニン 168,347,351
アザルフィジンEN 160
アシクロビル 409
アジスロマイシン 397
アジスロマイシン水和物 190
アジソン病 249
アシノン 205
アジマリン 97
アジュバント療法 432
亜硝酸アミル 106
アスコルビン酸 299
アスタット 416
アズトレオナム 396
アズノール 206
L-アスパラギナーゼ 311,313,426
L-アスパラギン酸カルシウム 175
アスピリン 133,189,319
アスピリン喘息 181
アスプール 184
アスペルギルス症 414
アズレンスルホン酸ナトリウム 206
アセチル尿素系薬 47
アセチルフェネトライド 47
アセトアミノフェン 135,189
アセトヘキサミド 266
アゼプチン 144
アセブトロール塩酸塩 98,107
アセメタシン 134

アゼラスチン 144
アゼルニジピン 118
アゾール系抗真菌薬 415
アタラックス 143
アダラート 24
アデノシン三リン酸二ナトリウム 7
アデノシンデアミナーゼ阻害剤 425
アテノロール 98,107,242
アデホスコーワ 7
アデホビルピボキシル 218
アテローム血栓性脳梗塞 12
アテローム性動脈硬化 123
アーテン 58
アトニン-O 363
アドバフェロン 218
アトピー型喘息 180
アトピー性皮膚炎 147
アトピー白内障 377
アドベイト 330
アトラント 416
アドリアシン 30
アドリアシン注 311
アドリアマイシン 313,425,428
アトルバスタチン 282,283
アドレナリン 93,122
アドレナリンプロドラッグ 372,375
アドレナリン$α_1$受容体遮断薬 119,359,360
アドレナリン$β$受容体遮断薬 107,110,243
アドレナリン$β_1$受容体遮断薬 94
アトロベント 185
アナストロゾール 433
アナフィラキシー 152
アナフィラキシーショック 152
アナフラニール 69
アニサキス症 417
アバスチン 438
アビショット 360
アビリット 69,206
アブレーション治療 95
アヘンチンキ 226
アヘン末 226
アマリール 266

アマンタジン塩酸塩 54,59,63
アミオダロン 99
アミカシン 399
アミトリプチリン 69,448
アミノグリコシド 341
アミノグルテチミド 248
アミノ配糖体系薬物 399
アミノフィリン 94,185
アミノペニシリン 393
アミノレバン 219
アミロイド前駆体タンパク 61
アミントランスポーター 72
アムシノニド 148
アムノレイク錠 311
アムビゾーム 414
アムホテリシンB 414
アムリノン 94
アムロジピンベシル酸塩 107,118
アメジニウムメチル硫酸塩 123
アモキサピン 69
アモキサン 69
アモキシシリン 402
アモキシシリン・クラブラン酸合剤 393
アモロルフィン 416
アラキドン酸カスケード 129
アラセプリル 118
アラニジピン 118
アラバ 160
アラビアゴム 227
アリクストラ 326
アリセプト 64
アリピプラゾール 78
アリルエストレノール 360
アルガトロバン 14,15
アルカロイド薬 426
アルキル化薬 425
アルケラン注 311
アルサス反応 142
アルサルミン 206
アルダクトンA 116
アルタット 205
アルツハイマー治療薬 64
アルツハイマー病 61
アルデシン 184
アルテプラーゼ 11,14,16,23,109,326,328
アルファカルシドール 175,

276,344
アルファロール 175,276,344
アルブミン 354
アルブミン製剤 354,355
アルプレノロール塩酸塩 98,107
アルベカシン 399
アルボ 133,287
アルミゲル 201
アルミワイス 201
アルメタ 148
アレグラ 144
アレステン 116
アレビアチン 44
アレルギー 136,341
アレルギー性炎症 127
アレルギー性結膜炎 149
アレルギー性鼻炎 150
アレルギー治療薬 143
アレルギン 143
アレンドロン酸 175
アロカ 207
アロチノロール塩酸塩 98,107
アロプリノール 289,358,428
アロマターゼ阻害薬 433
アンジオテンシン受容体遮断薬 94
アンジオテンシンⅡ受容体遮断薬 119,339,340
アンジオテンシン変換酵素阻害薬 94,118,339,340
安静狭心症 104
安息香酸ナトリウムカフェイン 94
アントラニル酸 133
アンドロゲン製剤 426
アンピシリン 393
アンピシリン・クロキサシリン合剤 393
アンピシリン・ジクロキサシリン合剤 393
アンピシリン・スルバクタム合剤 393
アンヒバ 135
アンピロキシカム 134
アンプリット 69
αアドレナリン受容体遮断薬 372
αグルコシダーゼ阻害薬 260,263,267
IgA腎症 349
Rhoキナーゼ阻害薬 24

イ

胃炎 197
胃潰瘍 199
胃癌 434
胃癌化学療法 435
異型狭心症 104
医原性低血糖 277
イコサペント酸エチル 283,284
異所性腫瘍 249
移植抗原 166
移植免疫 165
イソプレナリン 184
イソプロテレノール塩酸塩 93,122
イソプロピルアンチピリン 135
イソプロピルウノプロストン 370,374
イダマイシン注 311
Ⅰ型アレルギー 139
1型糖尿病 254,270
一硝酸イソソルビド 106
胃腸機能調整薬 208
一過性脳虚血発作 8
一酸化炭素 304
遺伝子組換え型血液凝固第Ⅷ因子 330
遺伝子組換え型ヒト・エリスロポエチン 302
遺伝子組換え血液凝固第Ⅶ因子 330
遺伝子組換えt-PA 109
遺伝性尿崩症 251
イトラコナゾール 415,416
イトリゾール 416
イヌリン・クリアランス 335
イノバン 337
イノレットN 268
イノレットR 268
イノレット10R～50R 268
イフェンプロジル酒石酸塩 5,6
イブプロフェン 133
イプラトロピウム 185
イプリフラボン 175,176
イホスファミド 428
イマチニブ 426
イミグラン 34
イミノスチルベン誘導体 42,43
イミプラミン 69,448
イミペネム・シラスタチン 396
イミペネム・シラスタチンナトリウム合剤 190
イムラン 168,347,351

イリノテカン 426,438,439
陰イオン交換樹脂 284
インカドロン酸 177
インクレミン 296
インスリン 265
　絶対的適応 267
　相対的適応 267
インスリンアスパルト 268
インスリン依存状態 256
インスリングラルギン 268
インスリン自己抗体 257
インスリン製剤 260,268
インスリン抵抗性改善薬 261,263
インスリン非依存状態 256,262
インスリン分泌 257
インスリンリスプロ 268
インスリンリスプロ混合製剤 268
インスリン療法 272
インダシン 133,254,287,357
インダパミド 116
インターフェロンアルファ 218,311
インターフェロンアルファ-2a 218
インターフェロンアルファ-2b 218
インターフェロンアルファコン-1 218
インターフェロン製剤 217,218
インターフェロンベータ 218
インターフェロン-α 218,311
インタール 144,185
インターロイキン 292
インドメタシン 133,253,254,287,302,303,357
インドメタシンファルネシル 134
インドール酢酸 133
イントロン 218
院内感染性肺炎 190
インフリー 134
インフリキシマブ 160,163,229,231
インフルエンザ 189
ECL細胞 202

ウ

ウイルス感染症 410
ウイルス性胃腸炎 403
うつ病 64
　診断ガイドライン 67

ウブレチド 373
ウラピジル 119
ウラリット 357
ウリナスタチン 236
ウルソ 219
ウルソデオキシコール酸 219, 232
ウレイドペニシリン 393
ウロキナーゼ 11,21,22,109, 326
ウロキナーゼ-Wf 22,326
運動誘発喘息 181
運動療法
　糖尿病 260
Wearing-off 現象 52
West 症候群 39

エ

鋭徐波結合 37
エイゾプト 373
鋭波 37
エキセメスタン 433
エクセグラン 47
エスケープ現象 243
エースコール 339
エストラムスチン 442
エストリオール 175
エストリール 175
エストロゲン製剤 426
エストロゲン前駆物質 442
エスポー 296,344
エタネルセプト 160,163
エダラボン 14,16
エチドロン酸 175
エチレフリン塩酸塩 93,123
エトスクシミド 45
エトドラグ 134
エトポシド 311,313,426
エナラプリルマレイン酸塩 118
エノキサシン 189,397
エノシタビン 311,313
エパデール 283
エパルレスタット 276
エビスタ 175
エピネフリン 184
エピリゾール 135
エビリファイ 78
エピルビシン 425
エピレオプチマル 45
エフオーワイ 236,326
エフピー 60
エプレレノン 117
エポエチンアルファ 296,302, 344

エポエチンベータ 296,302, 344
エポジン 276,296,344
エモルファゾン 135
エリスロポエチン 276,292, 302,345
エリスロポエチン製剤 344
エリル 24
エルカトニン 175
エルゴタミン酒石酸塩・無水カフェイン 35
エルシトニン 175
エレトリプタン 33
塩化ベルベリン 226
塩基性非ステロイド性抗炎症薬 136
塩酸アクラルビシン 311,313
塩酸アプリンジン 97
塩酸アミオダロン 98
塩酸アンブロキソール 189
塩酸イダルビシン 311,313
塩酸イミダプリル 118
塩酸エタフェノン 108
塩酸エピルビシン 311
塩酸エプラジノン 189
塩酸エホニジピン 107,118
塩酸オルプリノン 94
塩酸キナプリル 118
塩酸キニーネ 417
塩酸グアンファシン 120
塩酸グスペリムス 168
塩酸コルホルシンダロパート 94
塩酸ジサイクロミン 204
塩酸ジピベフリン 372,375
塩酸シプロヘプタジン 247
塩酸セベラマー 345
塩酸セリプロロール 107
塩酸セレギリン 52,55,60
塩酸ソタロール 98
塩酸ダウノルビシン 311,313
塩酸チアラミド 135
塩酸チリソロール 107
塩酸テモカプリル 118
塩酸テラゾシン 119
塩酸デラプリル 118
塩酸ドキソルビシン 311, 313,315
塩酸ドルゾラミド 373
塩酸ニフェカラント 98
塩酸ニムスチン 28,30
塩酸パパベリン 23
塩酸バルニジピン 118
塩酸ピオグリタゾン 266
塩酸ピペタナート 228

塩酸ピラルビシン 311
塩酸ピルジカイニド 98
塩酸ピルメノール 97
塩酸ピレンゼピン 204
塩酸ブプレノルフィン 109
塩酸プラゾシン 119
塩酸プロパフェノン 98
塩酸ブロムヘキシン 189
塩酸ベタキソロール 107
塩酸ベナゼプリル 118
塩酸ベプリジル 99
塩酸マザチコール 54
塩酸マニジピン 118
塩酸ミトキサントロン 311, 313
塩酸ミドドリン 123
塩酸メトキサミン 123
塩酸メトホルミン 266
塩酸メフロキン 417
塩酸ラニチジン 205
塩酸リドカイン 97
塩酸ロキサチジンアセタート 205
塩酸ロペラミド 226
炎症 127,128
炎症性化学伝達物質 128
炎症性サイトカイン 129
炎症性腸疾患治療薬 229
エンドキサン 168
エンドキサン注・錠 311
エンブレル 160
エンプロスチル 207
エンペシド 416
塩類下剤 223,224
AⅡ受容体遮断薬 119
ACE 阻害薬 118,340,351,353, 356
ACTH 依存性クッシング症候群 246
ACTH 非依存性クッシング症候群 246
ACTH 分泌抑制薬 247
AP 療法 441
FAB 分類 309
HLA 抗原 137,166
HMG-CoA 還元酵素阻害薬 282
LH-RH アナログ 442
LH-RH 誘導体 433
MDRD 法 335
SP 合剤 417
ST 合剤 400
SU 薬 261,264,266

オ

オーアイエフ 218
オイグルコン 266
オイテンシン 337
オイラックスH 148
黄体ホルモン 360
オーエスワン 403
オキサゾリジン系薬 45
オキサプロジン 133,287
オキサリプラチン 425
オキサロール 344
オキシカム 134
オキシトシン 362,363
オキシフェンブタゾン 302
オキセンドロン 360
オクスプレノロール塩酸塩 98,107
オークル 160
オザグレル 144,185
オザグレルナトリウム 13,15
オステラック 134
オステン 175
オスポロット 47
オータコイド 130
オドリック 339
オノン 144,185
オパイリン 133
オピオイド 445
　種類 446
オピオイドローテーション 447
オフロキサシン 397
オペプリム 248
オメプラゾール 205
オメプラゾン 205
オメプラール 205
オーラノフィン 160,161
オランザピン 78
オルガラン 326
オルソクローンOKT3 168,347
オルヂス 133
オルノプロスチル 207
オルメサルタン・メドキソミル 119
オンコビン 31
オンコビン注 311
on-off現象 52

カ

外因性低血糖 277
開放隅角緑内障 367
潰瘍性大腸炎 229
解離性障害 82
カイロミクロン 278
可逆性脳虚血性神経障害 8
核白内障 377
カコージン 337
下垂体後葉ホルモン 251
ガスコン 208
ガスター 205
ガストロゼピン 204
ガスロンN 206
かぜ症候群 179,189
家族性高コレステロール血症 280
カタクロット 15
カタボンLow, Hi 337
カタリン 378
ガチフロキサシン 189,396
葛根湯 388
褐色細胞腫 250
活性型ビタミンD_3製剤 177
活性化ビタミンD_3 344,345
カテコラミン合成阻害薬 250
カテコールアミン 337
カテコールアミン製剤 93
カテコールアミン類 122
カナマイシン 219
カバサール 58
カピステン 133
過敏性腸症候群 227
過敏性腸症候群治療薬 208, 223,226,228
カフェイン 94
カフェルゴット 35
カプトプリル 118
かぶれ 149
カベルゴリン 58
カムリード 207
カリウムイオン交換樹脂 339, 341
カリウム保持性利尿薬 115, 116
カリメート 339
顆粒球減少症 305,307
カリーユニ 378
カルシウム製剤 177
カルシウムチャネル遮断薬 99,107,118
カルシトニン製剤 176
カルシトラン 175
カルシトリオール 175,344
カルシニューリン阻害薬 347
カルタン 344
カルテオロール塩酸塩 98,107, 371
カルバペネム系薬物 395
カルバマゼピン 42,43,74,79, 252,428,447
カルフェニール 160
カルベジロール 107
カルペリチド 94
カルボシステイン 189
カルボプラチン 425,440
カルボン酸誘導体 42,43
カルメロース 223
カルモフール 425
カロマイド 296
癌 419
　診断 422
　チーム医療 429
　病期分類 422
肝炎 209,331
肝炎ウイルス 210
間欠性跛行 124
肝硬変症 214
肝細胞癌 438
ガンシクロビル 411
カンジダ症 413
肝疾患治療薬 218
肝性脳症 216
肝性脳症治療薬 219,221
関節リウマチ 154,157
　アメリカ・リウマチ学会 156
関節リウマチ治療ガイドライン
　アメリカ・リウマチ学会 159
関節リウマチ治療薬 160
乾燥甲状腺 245
乾燥水酸化アルミニウムゲル 201
乾燥濃縮人血液凝固第VIII因子 330
乾燥濃縮人血液凝固第IX因子製剤 330
乾燥人血液凝固因子抗体迂回活性複合体 330
乾燥人血液凝固第IX因子複合体製剤 330
がん対策基本法 444
癌胎児性抗原 436
間代発作 39
肝タンパク代謝改善薬 219,220
浣腸薬 223,225
カンデサルタン・シレキセチル 119
含糖酸化鉄 296,299,300
癌疼痛
　精神面のケア 448
　非薬物療法 448
がん疼痛治療の基本原則 444

がん疼痛治療法
　　WHO　445
冠動脈　104
冠動脈バイパス手術　105
肝庇護薬　218,220
眼房水　366
漢方薬　219
カンレノ酸カリウム　117
γグロブリン　319

キ

気管支拡張薬　187
気管支喘息　180
　　キサンチン誘導体　185
　　吸入ステロイド薬　184
　　ケミカルメディエーター遊離
　　　抑制薬　185
　　抗アレルギー薬　185
　　抗コリン薬　185
　　トロンボキサン阻害薬
　　　185
　　ロイコトリエン受容体拮抗薬
　　　185
　　β刺激薬　184
　　β₂受容体刺激薬　184
　　Th2サイトカイン阻害薬
　　　185
桔梗湯　388
キサラタン　370
キサンボン　15
寄生虫症　418
基礎インスリン　270
吉草酸酢酸プレドニゾロン
　　148
吉草酸デキサメタゾン　148
吉草酸ベタメタゾン　148
キニジン硫酸塩　97
キヌプリスチン・ダルホプリス
　　チン合剤　401
キプレス　144,185
気分安定薬　80
気分障害　65
キャンディン系抗真菌薬　415
球形吸着炭　276
球形微粒子吸着炭　339
急性胃炎　197
急性胃粘膜病変　197
急性ウイルス性肝炎　209
急性冠動脈症候群　102,103,
　　104
急性気管支炎　189
急性拒絶反応　166
急性骨髄性白血病　309,312
急性糸球体腎炎　349
急性心筋梗塞　102,108

急性腎不全　336
急性膵炎　234
　　酵素阻害薬　237
　　鎮痛薬　235
急性前骨髄球性白血病　310
急性大腸炎　228
急性低血圧　121
急性尿細管壊死　341
急性白血病
　　化学療法　312
急性副鼻腔炎　384
急性副鼻腔炎治療薬　385
急性扁桃炎　387
急性リンパ芽球性白血病　309,
　　313
吸着薬　226
強化インスリン療法　272
狭心症　102
狭心症治療薬　105
強直－間代発作　39
強直発作　39
強迫性障害　82
恐怖症性不安障害　82
強力ネオミノファーゲンC
　　218
棘徐波結合　37
極度耐性結核菌　193
棘波　37
虚血性心疾患　102
巨赤芽球性貧血　300,301
拒絶反応　166
去痰薬　189
起立性低血圧　119,121
キロサイド注　311
菌交代現象　401
筋固縮　50
金製剤　159,302
金チオリンゴ酸ナトリウム
　　159,160

ク

グアナベンズ酢酸塩　120
空腹時低血糖　277
クエストラン　283
クエチアピン　78
クエン酸カリウム・クエン酸ナ
　　トリウム合剤　357,358
クエン酸第一鉄ナトリウム
　　296,299
クッシング症候群　246,249
クッシング病　248
駆風薬　208
くも膜下出血　17
　　重症度　18
くも膜下出血治療薬　22

グラケー　175
クラリスロマイシン　190,397
グラルギン　270
グラン　307
グランディノン　363
クランポール　47
クリアクター　326
グリクラジド　266
グリコシド系薬物　399
グリコラン　266
クリスマシンM　330
グリセオール　6
グリセリン　223
グリチルリチン酸製剤　218
クリノフィブラート　283,284
クリノリル　134
クリパリン　326
クリプトコッカス症　414
グリベック錠　311
グリベンクラミド　266
グリミクロン　266
グリメピリド　266
クリンダマイシン　400
グルココルチコイド　313
グルココルチコイド受容体拮抗
　　薬　248
グルコバイ　267
グルタチオン　378,379
グルタミン酸脱炭酸酵素　257
グルトパ　16,23
グルファスト　266
クレストール　283
グレーブス病　240
クレマスチン　143
クレメジン　276,339
クロスエイトM　330
クロダミン　143
クロトリマゾール　416
クロナゼパム　45,82,447
クロニジン塩酸塩　120
クロバザム　46
クロピドグレル　109
クロフィブラート　252,283,
　　284
クロミプラミン　69,82,448
クロモグリク酸　185
クロモグリク酸ナトリウム
　　144
クロラムフェニコール　302,
　　398
クロルタリドン　116
クロルフェニラミン　143
クロルプロパミド　252
クロルプロマジン　78,448
クロルマジノン　360

ケ

クロロキン 303
クローン病 230

荊芥連翹湯 388
経カテーテル的肝動脈塞栓療法 438
経口吸着炭 339,341
経口血糖降下薬 260
経口抗凝固薬 326
経口糖尿病薬 266
ケイ酸マグネシウム 226
経尿道的尿管砕石術 357
経皮的冠状動脈形成術 105
経皮的腎砕石術 357
経皮的心肺補助装置 125
痙攣性便秘 222
劇症肝炎 211
下剤 223
ケタミン 448
血圧管理 3
　分類 111
血液
　基準値 291
血液凝固異常 323
血液凝固異常症 320,324
血液凝固系 320
血液凝固阻止薬 109
血液凝固第Ⅶ因子 330
血液凝固第Ⅷ因子 330
血液凝固第Ⅸ因子 330
血液凝固第Ⅷ因子製剤 331
血液凝固第Ⅸ因子製剤 331
血液凝固抑制系 323
血液疾患 291
　分類 293
血液浄化療法 342
血液透析 342
血液ろ過 343
血管拡張・鎮痙薬 21,23
血管拡張薬 120
血管迷走神経性失神 121
血球
　形態 292
血行動態性脳梗塞 10
血色素 294
血腫 2
血漿交換 320
血小板異常 316
血小板凝集阻害薬 109
血小板無力症 316
血漿輸注 320
欠神発作 38
血清クレアチニン 335
血清病 142

血栓性血小板減少性紫斑病 317,319
血栓性脳梗塞 9
血栓溶解薬 11,21,22,109,328
血中尿素窒素 334
血糖コントロール 261
血友病 294,324,329,330
ケトコナゾール 248,416
ケトチフェン 144
ケトプロフェン 133
ケナコルト-A 148
解熱鎮痛薬 136
ケノデオキシコール酸 232
ゲフィチニブ 426
ケミカルメディエーター 128
ゲムシタビン 439
ゲムツズマブオゾガマイシン 311
下痢 221,225
幻覚 53
ゲンタマイシン 399
ゲンノショウコ 226
原発開放隅角緑内障 369
原発性アルドステロン症 249
原発性高尿酸血症 285
原発性骨粗鬆症 173
原発性脂質異常症 281
原発閉塞隅角緑内障 368,370

コ

コアヒビター 236
抗悪性腫瘍白金錯化合物 29,30
抗悪性腫瘍 vinca アルカロイド 29,31
降圧薬 356
　適応と禁忌 114
抗アレルギー薬 143
抗アンドロゲン薬 360
抗ウイルス薬 218,220
抗うつ薬 69,448
　作用と副作用 70
抗エストロゲン製剤 426
抗エストロゲン薬 433
抗炎症薬 130
高カルシウム血症 177
高眼圧症 365,369
交感神経抑制薬 120
抗癌性化学療法薬 425
抗癌薬
　合併症 427
　効果評価 423
　相互作用 428
　投与過誤防止 427
　副作用 427

分類 424
抗凝固薬 14,15,350,351,353,354
抗菌薬 189,391
口腔 386
抗痙攣薬 428,447
高血圧 110
高血圧クリーゼ 250
高血圧症 110
　薬物治療 112
高血圧治療ガイドライン 111
抗結核薬 192
抗血小板薬 15,320,350,351,353,354
抗血小板療法 275
高血糖高浸透圧症候群 274
抗下痢薬 226
抗原提示細胞 137
膠原病 154
抗甲状腺薬 242
抗コリン薬 51,204,228
高脂血症治療薬 353,354
抗腫瘍性抗生物質 28,30,425
甲状腺機能亢進症 240
甲状腺機能低下症 243
甲状腺疾患 239
甲状腺ホルモン 239,243
高浸透圧昏睡 275
合成エストロゲン 442
合成ケイ酸アルミニウム 201
抗精神病薬 78
向精神薬 448
合成ビタミンD誘導体 344
抗生物質 389
合成ペニシリン 387
合成LH-RH作動薬 443
合成T_3製剤 245
合成T_4製剤 245
光線過敏症 146
酵素 426
抗体依存性細胞傷害反応 141
抗体医薬品 347
抗体産生 137
好中球減少症 305
　治療薬 307
抗テストステロン 442
高電位徐波群発 37
抗てんかん薬
　作用機序 41
高尿酸血症 285
　治療薬 289
後嚢下白内障 377
広範囲耐性結核菌 192
高比重リポタンパク 278
抗ヒスタミン薬 143,383

日本語索引

抗ヒト胸腺細胞ウマ免疫グロブリン　303
抗不安薬
　分類　83
抗不整脈薬　97,448
抗めまい薬　383
抗利尿ホルモン　250
抗GAD抗体　257
5型ホスホジエステラーゼ　361
国際疾病分類　65
黒質ニューロン　49
後日調節法　272
コージネイトFS　330
ゴセレリン　426,433,442
骨吸収抑制薬
　エストロゲン様作用薬　174
骨髄異形成症候群　302
骨粗鬆症　171,172,175
骨軟化症　172
骨密度　172
骨量　172
コデイン　226
コートリル　131,248
コートン　131
コハク酸シベンゾリン　97
コハク酸スマトリプタン　33
コバマミド　296
コバメチン　296
コメリアン　351
コランチル　204
コリオパン　204
コリン作動薬　372,375
コリンテオフィリン　94
コルヒチン　286,287
コレキサミン　283
コレスチミド　283,284
コレスチラミン　283,284
コレバイン　283
コロニー刺激因子　292
コロネル　228
混合型　268
コン（Conn）症候群　249
コントミン　78
コンドロイチン硫酸・鉄コロイド　296,299,300
コンファクトF　330
Cockcroft-Gaultの換算式　335

サ

サアミオン　6
細菌性胃腸炎　403
細菌性髄膜炎　406
細菌性肺炎　190
柴胡清肝湯　388
サイズバリアーの破綻　352
再生不良性貧血　302
サイトカイン　129,426
サイトテック　207
サイトメガロウイルス感染症　411
細胞傷害性T細胞　138
細胞性免疫　137
サイメリン注　311
ザイロリック　289
酢酸オクトレオチド　247
酢酸コルチゾン　131
酢酸ジフロラゾン　148
酢酸デスモプレシン　251,252,331,332
酢酸パラメタゾン　131
酢酸フレカイニド　98,448
サケカルシトニン　175
ザジテン　144
殺菌性抗菌薬　390
サーモトニン　175
サモールN　201
サラゾスルファピリジン　160,161,229,230
サラゾピリン　229,230
サリチゾン　133
サリチル酸　133
サリチル酸ジフェンヒドラミン・ジプロフィリン　383
サリチル酸ナトリウム　133
サルソニン　133
ザルックス　148
サルブタモール　184
サルメテロール　185
ザロンチン　45
Ⅲ型アレルギー　141
酸化マグネシウム　201,223
三環系抗うつ薬　68
三酸化ヒ素　311
酸性抗炎症薬　133
酸性尿改善薬　357
酸性非ステロイド性抗炎症薬　132
ザンタック　205
サンディミュン　168,347
サンドスタチン　247
サンピロ　372
酸分泌抑制薬　200
サンラビン注　311

シ

ジアゼパム　46
シアノコバラミン　296
ジアルジア症　417
ジェイゾロフト　69
ジエチルスチルベストロール　426
ジェムザール　439
ジオクチルソジウムスルホサクシネート　223
シオゾール　160
弛緩性便秘　222
ジギタリス製剤　92
ジギトキシン　92
子宮癌　440
子宮頸癌　441
糸球体　334
子宮体癌　440
糸球体ろ過量　335
子宮内膜癌　440
シクレソニド　181
シクロスポリン　168,303,341,347
ジクロフェナク　302,357
ジクロフェナクナトリウム　133,189
シクロホスファミド　168,250,311,313,315,425,428
刺激性下剤　224
ジゴキシン　92,428
自己免疫　153
脂質異常症　278
　分類　279
脂質異常症治療薬　282
痔疾患　238
止瀉薬　222,226
次硝酸ビスマス　226
ジスキネジア　53
ジスチグミン臭化物　373
シスチン結石　356
ジストニア　53
シスプラチン　29,30,341,425,428,435,440,441
姿勢異常　51
持続型インスリンアナログ　270
持続性部分てんかん　40
持続皮下インスリン注入療法　267
ジソピラミド　97
シタラビン　311,313,425
シチコリン　236
シチジン類似体　425
市中感染性肺炎　190
疾患修飾性抗リウマチ薬　157,158
シックデイ　273
シデフェロン　296,299,300
ジノプロスト　363

紫斑病　316
ジヒデルゴット　34
ジヒドロエルゴタミンメシル酸塩　34,35,123
ジピリダモール　108,319,354
ジフェニドール塩酸塩　383
ジフェニルピラリン　143
ジフェンヒドラミン　143
ジフラール　148
ジフルプレドナート　148
ジプレキサ　78
シプロキサシン　397
ジプロピオン酸ベタメタゾン　148
ジプロフィリン　94
シプロフロキサシン　190,396,404
シプロヘプタジン　144
シムレクト　168,347
ジメチコン　208
シメチジン　205,428
ジメチルポリシロキサン　208
ジメリン　266
ジメンヒドリナート　143,383
次没食子酸ビスマス　226
瀉下薬　222
集学的治療　429
臭化水素デキストロメトルファン　189
臭化チキジウム　204
臭化ブチルスコポラミン　204
臭化プトロピウム　204
臭化メペンゾラート　208,223,226,228
習慣性アンギーナ　387
習慣性便秘　222
シュウ酸カルシウム結石　356
収縮期血圧　112
十二指腸潰瘍　199
羞明　376
収斂薬　226
粥状硬化　123
主要組織適合遺伝子複合体　166
主要組織適合抗原　137
主要組織適合複合抗原　137
腫瘍マーカー　430
消炎鎮痛薬　189
消化管運動機能改善薬　207,208
消化管寄生虫症　417
　攻撃因子抑制薬　200
　抗コリン薬　203
　ヒスタミンH_2受容体拮抗薬　203

副交感神経遮断薬　203
プロトンポンプ阻害薬　203
防御因子増強薬　203
消化性潰瘍　198
小柴胡湯　219,220
小柴胡湯加桔梗石膏　388
小細胞肺癌　431
硝酸イソソルビド　106,109
硝子体下出血　18
小腸刺激性下剤　224
静脈血栓症　294,324
　治療薬　326
職業性喘息　181
食後低血圧　121
食事性低血圧　121
食事療法
　糖尿病　260
食道炎　195
食道癌　435
ショック　121
徐放剤　299
徐放鉄剤　299
シラザプリル　118
ジラゼプ　350,351
ジラゼプ塩酸塩水和物　108
シリカミン　201
シリング試験　301
ジルチアゼム塩酸塩　99,107,109,118
シルデナフィル　361
シルニジピン　118
シロスタゾール　12,109
しろそこひ　376
シロドシン　360
シロリムス　105
腎移植　346
心因性めまい　382
腎炎　348
心筋梗塞　102,104
シングレア　144,185
神経症　80
　鑑別基準　86
　分類　82
神経調節性失神　121
心原性ショック　125
心原性脳塞栓症　8
腎後性腎不全　336
浸潤性下剤　223,224
心身症　81,85
　鑑別基準　86
腎性骨ジストロフィー　345
腎(実質)性腎不全　336
真性多血症　304
腎性尿崩症　253
腎性貧血　301

振戦　50
腎前性腎不全　336
腎臓　333
浸透圧利尿薬　5,6,337
心拍出量　90
シンバスタチン　282,283,354
心不全　89
腎不全　334
心不全治療薬　92
じんま疹　145
シンメトレル　59
シンレスタール　283
Caチャネル遮断薬　24,35
CAP療法　441
COPDガイドライン　186
Sicilian Gambitの分類　97

ス

膵炎　234
膵炎治療薬　236
水酸化アルミニウムゲル・水酸化マグネシウム配合剤　201
膵臓癌　439
膵島細胞抗体　257
スクシミド系薬　45
すくみ足　53
スクラルファート　206
スターシス　266
スタチン　282
ステロイド性抗炎症薬　130
ステロネマ　229
ステント　106
ストガー　205
ストリーム　236
ストレプトゾシン　428
スパニジン　168
スパリコン　204
スパルフロキサシン　396
スピペロン　77,78
スピロノラクトン　115,116,250
スピロピタン　78
スプラタスト　185
スマトリプタン　33,34
スミフェロン注　311
スリンダク　134
スルチアム　47
スルピリド　69,72,77,206
スルピリン　135
スルファドキシン・ピリメタミン　417
スルファメトキサゾール・トリメトプリム合剤　400
スルホニルウレア薬　261,264,266

スルホンアミド系薬　47
スルモンチール　69
スローフィー　296
スロンノン　15
Steinbrocker分類　157

セ

性機能障害　360
静菌性抗菌薬　390
性行為感染症　406
生合成ヒトイソフェンインスリン水性懸濁　268
生合成ヒト中性インスリン　268
生合成ヒト二相性イソフェンインスリン水性懸濁　268
制酸薬　196,200,201
正常圧水頭症　19
正常眼圧緑内障　365,369
精神安定薬　207
成人T細胞白血病リンパ腫　310
生物学的製剤　163,347
生物製剤　426
セイブル　267
赤痢アメーバ症　416
ゼスラン　144
セチプチリン　69
赤血球増加症　304
接触性皮膚炎　149
セファクロル　395
セファゾリン　395
セファドール　383
セファドロキシル　395
セファレキシン　395
セファロチン　395
セフィキシム　395
ゼフィックス　218
セフェピム　395
セフェム系抗菌薬　385,387
セフェム系抗生物質　341
セフェム系薬物　394
セフォタキシム　395
セフォチアム　395
セフォチアム・ヘキセチル　395
セフォペラゾン　395
セフタジジム　190,395
セフチゾキシム　395
セフチブテン　395
セフテラム・ピボキシル　395
セフトリアキソン　395
セフピラミド　395
セフポドキシム・プロキセチル　395

セフミノキシム　395
セフメタゾール　395
セフロキシム・アキセチル　395
セベラマー　344
セラトロダスト　144,185
セララ　117
セリンプロテアーゼ阻害薬　326
セルセプト　347
セルトラリン　69,71
セルベックス　206
セルモロイキン　426
セレキノン　208
セレギリン　52,55,60
セレコキシブ　134
セレコックス　134
セレネース　78
セレベント　185
セロクエル　78
セロクラール　6
セロコンバージョン　214
セロトニン・ドパミンアンタゴニスト　77
セロトニントランスポーター　71
セロトニン5-HT$_2$受容体　77
線維素溶解系　321
線維柱状帯　367
穿孔性外傷　377
全身性エリテマトーデス　163,302
　アメリカ・リウマチ学会　164
全身の補助療法　432
全身麻酔薬　448
喘息
　段階的治療法　182
　長期管理薬　181,182
　発作治療薬　183
選択的エストロゲンモジュレーター　176
選択的セロトニン取込み阻害薬　68
選択的セロトニン・ノルアドレナリン再取込み阻害薬　68
選択的ムスカリン受容体拮抗薬　204
選択的COX-2阻害薬　135
前囊下白内障　377
センノシド　223
全般性不安障害　82
全般発作　37,38
線溶系　321
前立腺癌　441

ホルモン療法薬　442
前立腺特異抗原　441
前立腺肥大症　358

ソ

臓器特異的自己免疫疾患　153
臓器非特異的自己免疫疾患　154
造血器疾患　291
　分類　293
奏効率
　癌のサイズ変化　422
巣症状　26
早朝空腹時血糖値　258
躁病　72
　診断ガイドライン　73
続発開放隅角緑内障　368
続発性アルドステロン症　250
続発性高尿酸血症　285
続発性骨粗鬆症　174
続発性脂質異常症　280
続発性尿崩症　251
続発緑内障　373
組織適合抗原　166
組織プラスミノーゲンアクチベーター　11,14,16,326
組織プラスミノーゲン活性化因子　11,14,16,326
速効型　268
速効型インスリン分泌促進薬　261,265
ゾニサミド　47
ゾーミッグ　34
ソリタT顆粒　403
ソリナーゼ　326
ソリブジン　428
ソルダクトン　117
ゾルミトリプタン　33,34
ソル・メドロール　347
ゾレドロン酸　177

タ

ダイアコート　148
ダイアップ　46
体液性免疫　137
体外衝撃波砕石術　357
ダイクロトライド　116,254
代謝拮抗薬　347,425
代償期肝硬変　215,216
帯状疱疹ウイルス感染症　409
大腸炎　228
大腸癌　436
　化学療法　437
　病期　437
大腸刺激性下剤　223,224

大動脈内バルーン・パンピング 125
ダイドロネル 175
代用血漿剤 21,22
タウタンパク質 62
ダウノマイシン注 311
ダウノルビシン 425
唾液腺ホルモン 378,380
ダオニール 266
タガメット 205
ダカルバジン 250,425,428
タキソール 440
タキソール系トポイソメラーゼⅠ阻害剤 426
タクロリムス水和物 160,163, 168,347
多血症 304
タケプロン 205
多剤耐性結核菌 192
多種受容体標的薬 77
タチオン 378
脱力発作 39
ダナパロイド 326
ダナパロイドナトリウム 329
多能性幹細胞 302
タベジール 143
タミバロテン 311
タミフル 189
タムスロシン 360
タモキシフェン 426,428,433
タリペキソール塩酸塩 57
ダルテパリン 326
胆管炎 233
胆管細胞癌 439
単眼複視 376
炭酸カルシウム 344
炭酸水素ナトリウム 201,383
炭酸脱水酵素阻害薬 373
単純ヘルペスウイルス 409
胆石症 231
胆石溶解薬 219,220
胆道炎 233
タンドスピロン 84
タンナルビン 226
タンニン酸アルブミン 226
タンニン酸ベルベリン 226
胆嚢炎 233
タンパク分解酵素阻害薬 236, 329
WHOがん疼痛治療ラダー 445
WHO分類 309

チ

チアジド系利尿薬 115,116, 253
チアゾリジンジオン 264
チアゾリジン薬 261
チアゾリジン誘導体 266
チアトン 204
チアマゾール 242
チアラミド塩酸塩 135
チウラジール 242
チエナム 396
遅延型アレルギー 142
チオテパ 311
チオプロニン 358,378,379
チオラ 378
チクロピジン 106,109
チクロピジン塩酸塩 13,15
遅効型 269
チソキナーゼ 326,328
チニダゾール 417
チモプトール 370
チモロールマレイン酸塩 370, 374
中間型インスリンリスプロ 268
中間比重リポタンパク 278
中耳炎 402
注射用鉄 299,300
中枢性アセチルコリンエステラーゼ阻害薬 63,64
中枢性交感神経抑制薬 120
中枢性尿崩症 251
中枢性ムスカリン性アセチルコリン受容体遮断薬 54,58
腸運動促進薬 223
腸運動抑制薬 225
腸クローム親和性様細胞 202
超低比重リポタンパク 278
貼付薬 447
チラージン 245
チラージンS 245
チルコチル 134
チロナミン 245
鎮咳薬 189
鎮痛補助薬
　種類 447

ツ

追加インスリン 270
痛風 285
　治療薬 287
痛風発作予防薬 287
ツロブテロール 185

テ

定型抗精神病薬 79
低血圧症 120
低血糖症 276
　分類 277
テイコプラニン 190,401
低比重リポタンパク 278
低分子デキストランL注 22
低分子ヘパリン 327
低用量アスピリン 109
テオドール 185
テオフィリン徐放錠 185
デカドロン 131
テガフール 425
デキサメサゾン 148
デキサメタゾン 131,148,448
デキストラン40・乳酸リンゲル液 21,22
摘脾 318
テグレトール 43
テシプール 69
デジレル 69
テスパミン注 311
デスモプレシン 251
デスラノシド 92
テセロイキン 426
デソパン 248
デタントール 372
テツクールS 296
鉄欠乏性貧血 297
鉄投与過剰症 299
テトラサイクリン系抗菌薬 388,398
テトラミド 69
テニポシド 428
テノキシカム 134
デノパミン 93,122
テノーミン 242
デパケン 43,247
デヒドロコール酸 232
テプレノン 206
デプロメール 69
テモカプリル 339
テラナス 35
テラルビシン注 311
テリスロマイシン 397
テルビナフィン 416
テルペラン 208,383
デルポPD 148
テルミサルタン 119,339
デルモベート 148
転移性肝癌 439
てんかん 36
てんかん重積状態 40
転換性障害 82
てんかん治療 40
てんかん治療薬 43
てんかん発作 37

点頭てんかん 39
Dukes の分類 436
T 細胞 166
TJ 療法 440
TP 療法 440

ト

頭蓋内圧管理 3
頭蓋内出血 17
統合失調症 75
　分類 77
動作緩慢 50
疼痛管理 443
疼痛緩和 444
糖尿病 254
　運動療法 260
　合併症 273
　区分 258
　食事療法 260
　治療薬 356
　特徴 256
　分類 254
　慢性合併症 274
糖尿病診断基準 258
糖尿病性ケトアシドーシス 274,275
糖尿病性昏睡 273
糖尿病性神経障害 276
糖尿病性腎症 276,355
糖尿病性網膜症 276
動脈原性脳塞栓症 9
動脈硬化 123
ドカルパミン 93,122
ドキシサイクリン 398
ドキソルビシン 425
ドキソルビシン塩酸塩 28,30
特発性血小板減少性紫斑病 317,318
特発性高血圧症 112
特発性尿崩症 251
ドグマチール 69,206
トシリズマブ 426
トシル酸スプラタスト 144
トスフロキサシン 397
ドスレピン 69
ドセタキセル 426
ドネペジル塩酸塩 63,64
ドパストン 56
ドパゾール 56
ドパミン 337,338
ドパミンアゴニスト 57
ドパミン塩酸塩 93,122
ドパミン受容体拮抗薬 383
ドパミン受容体刺激薬 51,54,57

ドパミン受容体部分作動薬 77
ドパミン前駆体 53,56
ドパミン D_2 受容体遮断薬 208
ドーピング 345
トプシム 148
ドプス 60
ドブタミン塩酸塩 93,122
トフラニール 69
トブラマイシン 399
ドミン 57
ドメナン 144,185
トラガント 227
トラスツズマブ 426,432
トラセミド 337
ドラセン 296
トラゾドン 69,72
トラニラスト 144
トラピジル 108
トラベルミン 383
ドラマミン 143,383
トランコロン 208,228
トランドラプリル 118,339
トリアムシノロン 131
トリアムシノロンアセトニド 148
トリアムテレン 116
トリクロルメチアジド 116,254
トリセノックス注 311
トリテレン 116
トリノシン 7
トリパミド 116
トリプタン系セロトニン
　5-$HT_{1B/1D}$ 受容体刺激薬 33,34
トリプラノール 69
トリプロリジン 143
トリヘキシフェニジル塩酸塩 58
トリミプラミン 69
トリメタジオン 45
トリメタジジン塩酸塩 108
トリロスタン 248
トルソプト 373
ドルゾラミド 373
トルナフテート 416
トルブタミド 266
トレチノイン 311,313
トレチノイン/タミバロテン 426
トレドミン 69
トレミフェン 433
トレミン 58
ドロキシドパ 60
トロンボポエチン 294

鈍的外傷 377
ドンペリドン 208,383

ナ

内因性低血糖 277
ナイキサン 133,287
内視鏡的粘膜切除術 434
内分泌・代謝疾患 239
ナウゼリン 208,383
ナテグリニド 266
ナテプラーゼ 109
ナトリウムチャネル抑制薬 97
ナトリックス 116
ナドロール 98,107
ナフトピジル 360
ナブメトン 134
ナプロキセン 133,287
ナルトグラスチム 307

ニ

II 型アレルギー 140
2 型糖尿病 254,271
ニカルジピン塩酸塩 118
ニコチン酸トコフェロール 283,284
ニコチン酸誘導体 284
ニコモール 283,284
ニコランジル 106
ニコリン 236
ニザチジン 205
二次性高血圧症 112
ニセリトロール 283,284
ニセルゴリン 6,63
二相性プロタミン結晶性インスリンアナログ水性懸濁 268
ニゾラール 416
ニソルジピン 107,118
ニドラン 30
ニトレンジピン 107,118
ニトログリセリン 106,109
ニトロソウレア系アルキル化薬 28,30
ニフェジピン 24,107,118
ニプラジロール 107,372
ニフラン 287
ニポラジン 144
ニムスチン 28,30
乳癌 431
　化学療法 432
　外科的切除術 432
　ホルモン療法 433
　TNM 分類 423
乳癌サポーティブケア 433
乳酸カルシウム 175
ニューキノロン系抗菌薬 385,

388, 396
ニューセフェム 388
ニューロタン 339
尿酸結石 356
尿酸生成抑制薬 289
尿酸排泄促進薬 288
尿タンパク 334
尿崩症 250
尿路感染症 405
尿路結石症 356
ニルバジピン 118
妊娠糖尿病 255, 259
New York Heart Association の心機能分類 90

ネ

ネオカルチノスタチン 425
ネオドパストン 56
ネオーラル 168, 347
ネチコナゾール 416
ネフローゼ症候群 341, 352
ネモナプリド 77
粘滑性下剤 224
粘滑薬 227

ノ

ノイアップ 307
ノイトロジン 307
ノイローゼ 81
濃グリセリン・果糖 5, 6, 12
脳血管 2
脳血管攣縮 19
脳梗塞 8
　治療薬 14
脳出血 1
　治療薬 6
脳腫瘍 25, 26
脳循環・代謝改善薬 5, 6
脳塞栓症 11
脳動静脈奇形 17
脳動脈瘤 17
脳軟化 8
脳ヘルニア 26
ノバクトM 330
ノバスタン 15
ノバントロン注 311
ノピア 307
ノボセブン 330
ノボ・ヘパリン 326
ノボラピッド 268
ノボラピット30ミックス 268
ノボリン10R～50R 268
ノボリンN 268
ノボリンR 268
ノリトレン 69

ノルアドレナリン 93, 122
ノルアドレナリン前駆体 60
ノルトリプチリン 69
ノルフロキサシン 189, 397
ノルモナール 116
No on/Delayed on 現象 52

ハ

バイアグラ 361
ハイアラージン 416
肺炎 179, 190
バイカロン 116
肺癌 429
　病期 430
　TNM分類 430
肺癌マーカー 430
ハイグロトン 116
肺結核 179, 191
バイシリンG顆粒 408
ハイスタミン 143
排胆薬 232
梅毒 407
ハイドレアカプセル 311
バイナス 144
ハイバコール 296
ハイパジール 372
ハイペン 134
パキシル 69
バキソ 134
パーキンソニズム 49
パーキンソン症治療薬 56
パーキンソン病 48
白内障 376
　治療薬 378
パクリタキセル 426
播種性血管内凝固症候群 294, 312, 324, 328
　治療薬 326
バシリキシマブ 168, 347
バセドウ病 240
ハーセプチン 432
パーセリン 360
バソプレシン 251, 252
麦角アルカロイド 34
白金化合物 425
白血球減少症 305
白血病 308
　治療薬 311
　分類 309
鼻茸 386
パナルジン 15
パニック障害 82
ハバーゼコーワ 326
パパベリン塩酸塩 21, 23
パミテプラーゼ 11, 326, 328

パミドロン酸 177
パラアミノフェノール系解熱鎮痛薬 136
パラミヂン 133, 289
パラメゾン 131
パリエット 205
バルサルタン 119
バルデナフィル 361
ハルナールD 360
バルビツール酸系薬 44
バルプロ酸 74, 79
バルプロ酸ナトリウム 42, 43, 247, 447
パルミコート 184
バルーンカテーテル 105
バレリン 43
パロキセチン 69, 71, 82
パロチン 378, 380
パーロデル 57, 247
ハロペリドール 77, 78, 82, 448
バンコマイシン 399
ハンセン病 408
反応性低血糖 277

ヒ

非アトピー型喘息 180
非アレルギー性炎症反応 127
非カテコールアミン性交感神経興奮様薬 123
ビカルタミド 442
非吸収性整腸剤 228
ビグアナイド薬 261, 265, 266
非ケトン性高浸透圧昏睡 274
ピコスルファートナトリウム 223
ビサコジル 223
皮質白内障 377
微弱陣痛 362
微小管阻害薬 31
非小細胞肺癌 431
ヒスタミン 129
ヒスタミン H_2 受容体拮抗薬 205
ヒスタミン H_2 受容体遮断薬 196
ビスダーム 148
非ステロイド性抗炎症薬 33, 132, 133, 254, 286, 357
ビスホスホネート製剤 176
ビソプロロールフマル酸塩 98
非代償期肝硬変 215, 216
ピタバスタチン 282, 283
ビタミン B_{12} 300
ビタミン B_{12} 欠乏症 301
ビタミン B_{12} 注"Z" 296

ビタミンK₂製剤　177
ビダラビン　409
ヒダントイン系薬　44
ヒダントイン誘導体　48
ヒダントール　44
非定型抗精神病薬　79
非定型肺炎　190
ヒトイソフェンインスリン水性懸濁　268
ヒトインスリン　268
ヒト顆粒球コロニー刺激因子　307
人血清アルブミン　354
ヒト主要組織適合抗原　165
ヒト白血球型抗原　310
ヒト免疫不全ウイルス感染症　411
ピトレシン　251
ヒドロキシカルバミド　311,425
ヒドロキシジン　143
ヒドロキソコバラミン酢酸塩　296
ヒドロクロロチアジド　116,254,358
ヒドロコルチゾン　131,148,248
ヒドロタルシト　201
ビノラック　283
ピバレフリン　372
皮膚糸状菌感染症　415
ヒプスアリズミア　37,39
ピペラシリン　393
ピペラシリンナトリウム　190
ビペリデン塩酸塩　59
ヒベルナ　143
ビホナゾール　416
ピモジド　77
ピモベンダン　94
ヒューマカート3/7　268
ヒューマカートN,R　268
ヒューマリンN,R　268
ヒューマログ　268
ヒューマログミックス25,50　268
ヒューマログN　268
ピラゾロン　133
ピラゾロン系解熱鎮痛薬　136
ピリナジン　135
ピルメノール　97
ピレチア　143
ピレノキシン　378,379
ピロカルピン塩酸塩　372,375
ピロキシカム　134
ビンクリスチン　250,426,428

ビンクリスチン硫酸塩　29,31
貧血　294
　診断基準　295
　治療薬　296
ピンドロール　98,107
ビンブラスチン　426,428
BG薬　261
BIP療法　441
BOMP療法　441
PDE-5選択的阻害薬　361

フ

ファイバ　330
ファスジル塩酸塩水和物　24
ファスティック　266
ファドロゾール　433
ファモチジン　205
ファルモルビシン注　311
ファレカルシトリオール　344
不安定狭心症　104
フィブラート系薬　284
フィブリン分解産物　328
フィブリン分解物　322
フィルグラスチム　307
フィルデシン注　311
フェキソフェナジン　144
フェジン　296
フェナム酸　133
フェニチシリン　393
フェニトイン　44,48,302,428,447
フェニル酢酸　133
フェニルブタゾン　302
フェノバリン　223
フェノバール　44
フェノバルビタール　44
フェノフィブラート　283,284
フェリコン　296
フェリチン　297
フェルデン　134
フェルム　296
フェロ・グラデュメット　296
フェロジピン　118
フェロミア　296
フェロン　218
フェンタニル　447
フォイパン　236
フォサマック　175
フォスブロック　344
フォリアミン　296
フォン・ヴィレブランド因子　316,324
フォン・ヴィレブランド病　294,324,331
フォンダパリヌクス　326

腹腔内感染症　404
副交感神経遮断薬　204
副腎腫瘍　249
副腎皮質機能低下症　249
副腎皮質疾患　246
副腎皮質ステロイド　219,287,303,346,347,350,353,386,448
副腎皮質ステロイド外用薬　148
副腎皮質ステロイドホルモン　318
副腎皮質ステロイド薬　220
副腎皮質ホルモン製剤　426
副腎皮質ホルモン生成阻害薬　247
腹水発症　215
副鼻腔炎　384,402
腹膜透析　342
ブクラデシンナトリウム　94
ブコローム　133,289
フサン　236,326
ブシラミン　160,161,341
ブスコパン　204
ブスルファン　304,311,425
不整脈　19,95
　分類　96
フッ化ピリミジン抗癌薬　428
フッ化ピリミジン類　425
ブデソニド　181,184
ブテナフィン　416
ブナゾシン塩酸塩　119,372,375
ブフェトロール塩酸塩　98,107
部分発作　37,38
フマル酸第一鉄　299
フマル酸第一鉄ナトリウム　296,299
フマル酸ビソプロロール　107
不眠　53
ブメタニド　116
フラグミン　326
ブラジキニン　129
プラスミノーゲン活性化因子　322
プラノプロフェン　287
プラバスタチン　282,283,354
プランコーン　148
プランルカスト　144,185
フリバス　360
ブリプラチン　30
プリミドン　44
プリン拮抗薬　347
ブリンゾラミド　373
プリンペラン　208,383
プリン類似体　425

フルイトラン 116,254
フルオキシメステロン 426
フルオシノニド 148
フルオロウラシル 425,428
フルカム 134
フルコナゾール 415
フルシトシン 415
フルスタン 344
フルタイド 184
フルタミド 442
フルダラ注 311
フルタール 296
フルチカゾン 184
フルバスタチン 282,283
フルフェナジン 77
フルフェナム酸アルミニウム 133
ブルフェン 133
フルボキサミン 69,71,82
フルルビプロフェン 133
ブレオマイシン 425
フレスミンS 296
ブレディニン 160,168,347,351,354
プレドニゾロン 131,148,219,219,287,296,303,306,313,347,350
プレドニゾン 426
プレドニン 131,287,296,347
プレドネマ 229
プレラン 339
プロカインアミド塩酸塩 97
プロカテロール 185
プロカルバジン 425
プロキシフィリン 94
プログラフ 160,168,347
プログルメタシンマレイン酸塩 134
プロクロルペラジン 448
プロゲステロン 433
プロコン 143
プロスシラリジン 92
プロスタグランジン系薬 370,374
プロスタグランジン製剤 207,363
プロスタグランジン類 129
プロスタグランジン $F_{2\alpha}$ 363
プロスタット 360
プロスタール 360
プロスタルモン・F 363
プロステチン 360
フロセミド 116,276,337
プロチアデン 69
プロテカジン 205

プロドラッグ 134
プロトンポンプ阻害薬 196,205
ブロニカ 144,185
プロパジール 242
プロパデルム 148
プロピオン酸 133
プロピオン酸アルクロメタゾン 148
プロピオン酸クロベタゾール 148
プロピオン酸デキサメタゾン 148
プロピオン酸フルチカゾン 181
プロピオン酸ベクロメタゾン 148,181
プロピルチオウラシル 242
プロブコール 283,284
プロプラノロール塩酸塩 98,107
プロプレックスST 330
フロプロピオン 232
プロベネシド 289,428
プロペリシアジン 77
フロベン 133
ブロマゼパム 82
プロマック 206
プロメタジン 143
ブロモクリプチンメシル酸塩 54,57
フロリードD 416
分枝鎖アミノ酸製剤 219
分子標的治療薬 426
Fontanie 分類 124
Forrester の分類 91,109
French-American-British 分類 309
Prichard 分類 108

へ

平均赤血球ヘモグロビン濃度 298
平均赤血球ヘモグロビン量 298
平均赤血球容積 298
閉経後骨粗鬆症 173
閉鎖隅角緑内障 367
ベイスン 267
閉塞性動脈硬化症 123
ベガ 144,185
ペガシス 218
ヘキストラスチノン 266
ペキロン 416
ペグインターフェロンアルファ-2a 218
ペグインターフェロンアルファ-2b 218
ペグイントロン 218
ベクロメタゾン 148,184
ベザトールSR 283
ベサノイドカプセル 311
ベザフィブラート 283,284
ベスナリノン 94
ベタキソロール塩酸塩 371
ベタヒスチンメシル酸塩 383
ベタマックT50 206
ベタメタゾン 131,148,448
ベトネベート 148
ベトプティック 371
ベニジピン塩酸塩 107,118
ペニシラミン 160,161
ペニシリナーゼ耐性ペニシリン 393
ペニシリン系抗菌薬 385
ペニシリン系合剤 393
ペニシリン系薬物 392
ペニシリンG 408
ベネシッド 289
ベネット 175
ベネトリン 184
ベネン 143
ベハイド 116
ベバシズマブ 438
ヘパラン硫酸 329
ヘパリノイド 326
ヘパリン 326,351,354
ヘパリンカルシウム 109
ヘパリンナトリウム 11,109
ヘプセラ 218
ヘムオキシゲナーゼ 305
ヘモジデリン 297
ペモリン 72
ベラチン 185
ベラパミル塩酸塩 99,107,109
ベラプリン 383
ペリアクチン 144,247
ペリアス 360
ヘリコバクター・ピロリ菌 198,319
ペリシット 283
ペリンドプリルアルブミン 118
ペルゴリドメシル酸塩 57
ペルサンチン 354
ベルナール・スーリエ (Bernard-Soulier) 症候群 316
ヘルペスウイルス感染症 409
ベルベリン 227

日本語索引

ペルマックス　57
ペロスピロン　78
変形性関節症　172,178
ベンジルヒドロクロロチアジド　116
ベンジルペニシリン　393
ベンジルペニシリンベンザチン　408
ベンズイソキサゾール系薬　47
片頭痛　31
片頭痛治療薬　34
ベンズブロマロン　289
ベンゾジアゼピン系抗不安薬　45,80,83
　副作用　84
ペンタサ　229
ペンタゾシン　109,357
ペントイル　135
扁桃炎　386,387
ペントスタチン　425
ペントナ　58
便秘　221,222
便秘治療薬　223
ペンフィル 10R～50R　268
ペンフィル N,R　268
βアドレナリン受容体遮断薬　115,370,374
　分類　100

ホ

ボアラ　148
防御因子増強薬　206
膨張性下剤　223,224
乏尿　337
ボグリボース　267
歩行障害　51
補助人工心臓　125
ホスカルネット　411
ホスフェトロール　442
ホスフルコナゾール　415
ホスホジエステラーゼ阻害薬　94
ボスミン　184
補正用製剤　383
勃起不全　360
ボナロン　175
ホーネル　344
ホモクロミン　143
ホモクロルシクリジン　143
ボラプレジンク　206
ポリカルボフィルカルシウム　227,228
ポリスチレンスルホン酸カルシウム　339
ポリフル　228

ボルタレン　133,357
ホルモン　426
本態性高血圧症　112
本態性低血圧症　121
ポンタール　133
Hoehn & Yahr の重症度分類　51
Vaughan-Williams の分類　97

マ

マイコスポール　416
マイザー　148
マイスタン　46
マイトマイシン C　425
マイロターグ注　311
マキサカルシトール　344
マグラックス　201
マクロファージコロニー刺激因子　307
マクロライド系抗菌薬　387,397
マザチコール　54
マザチコール塩酸塩水和物　58
マブリン散　311
マプロチリン　69
マラリア　417
マレイン酸イルソグラジン　206
マレイン酸トリメブチン　208
マレイン酸プログルメタシン　134
マロチラート　219
マーロックス　201
慢性胃炎　197
慢性肝炎　212
慢性拒絶反応　166
慢性骨髄性白血病　309,310,313
慢性糸球体腎炎　349
慢性腎臓病　338,340
慢性腎不全　338
慢性膵炎　234,237
慢性白血病
　化学療法　315
慢性副鼻腔炎　384
　治療薬　386
慢性閉塞性肺疾患　179,186
慢性扁桃炎　387
慢性リンパ球性白血病　310,315
マンニゲン　6,337
マンニットール　6,337
D-マンニトール　5,6,337
MAO-B 阻害薬　52

ミ

ミアンセリン　69
ミオクロニー発作　39
ミカファンギンナトリウム　415
ミカルディス　339
ミグシス　35
ミグリトール　267
ミグレニン　135
ミケラン　371
ミコナゾール　416
ミコフェノール酸モフェチル　347,348
ミソプロストール　207
ミゾリビン　160,162,168,347,350,351,354
ミチグリニドカルシウム水和物　266
ミトキサントロン　425
ミトタン　248
ミノ・アレビアチン　45
ミノサイクリン　398
ミフェプリストン　248
未分画ヘパリン　326
ミラクリッド　236
ミラドール　69
ミリダシン　134
ミリモスチム　307
ミルナシプラン　69,72
ミルリノン　94

ム

無機ヨード　243
ムコスタ　206
無動　50
ムロモナブ-CD3　168,347

メ

メイロン　383
メキシレチン　448
メキシレチン塩酸塩　97
メキタジン　144
メクロフェノキサート塩酸塩　7
メコバラミン　296
メサデルム　148
メサラジン　229
メシル酸イマチニブ　311,314
メシル酸ガベキサート　236,326,329
メシル酸カモスタット　236
メシル酸ドキサゾシン　119
メシル酸ナファモスタット　236,326,329

日本語索引

メシル酸ブロモクリプチン 247
メスナ 428
メソトレキセート 160,311
メタルカプターゼ 160
メチクラン 116
メチコバール 296
メチシリン耐性ブドウ球菌 349
メチラポン 247
メチルジゴキシン 92
メチルドパ 120,303
メチルフェニデート 72
メチルプレドニゾロン 131,303,347,350
メチロン 135
メデット 266
メトクロプラミド 208,223,383
メトトレキサート 160,162,168,311,313,425,428
メトピロン 247
メトプロロール酒石酸塩 98,107
メドロキシプロゲステロン 433,440
メトロニダゾール 400,416
メドロール 131
メナテトレノン 175
メニエル病 380,381
メネシット 56
メバロチン 283,354
メピリゾール 135
メフェナム酸 133,303
メプチン 185
メフルシド 116
メブロン 135
めまい 380
　　分類 381,382
メリスロン 383
メルカゾール 242
メルカプトプリン 311,313,428
メルビン 266
メルファラン 311,425
メロキシカム 134
免疫応答 136
免疫グロブリン 138
免疫調整薬 159
免疫複合体 141
免疫抑制薬 162,166,319,350,351,353,354
　　アルキル化薬 169
　　ステロイド剤 167
　　生物学的製剤 169

生物活性物質 169
　　代謝拮抗薬 167
メンタックス 416

モ

妄想 53
網膜前出血 18
モキシフロキサシン 396
モニラック 219
モノアミン仮説 65
モノアミン再取込み抑制作用 70
モーバー 160
モービック 134
モルヒネ 226,446
モルヒネ塩酸塩水和物 109
モンテプラーゼ 109,326,328
モンテルカスト 144,185

ヤ

薬剤性腎障害 341
薬剤溶出型ステント 105
薬用石鹸 223
薬用炭 226

ユ

有機酸鉄 299
有機硝酸エステル類 106,109
有糸分裂阻害剤 426
ユニフィル 185
ユベラN 283
ユリノーム 289
ユリーフ 360

ヨ

ヨウ化カリウム 242
溶血性貧血 303
葉酸 296,300
葉酸拮抗剤 425
葉酸欠乏症 301
溶性ピロリン酸第二鉄 296,299
溶連菌感染後急性糸球体腎炎 349
予測調節法 272
IV型アレルギー 142
四環系抗うつ薬 71

ラ

らい病 408
酪酸ヒドロコルチゾン 148
ラクツロース 219
ラクナ梗塞 10,12
ラジカット 16
ラジカル・スカベンジャー 14,16
ラシックス 116,337
ラステット注 311
ラダー 445
ラタノプロスト 370,374
ラナトシドC 92
ラニムスチン 311,425
ラノコナゾール 416
ラフチジン 205
ラベプラゾールナトリウム 205
ラマトロバン 144
ラミシール 416
ラミブジン 218
ラロキシフェン 175
卵巣癌 440
ランソプラゾール 205
ランダ 30
ランタス 268
ランタール 135
ランツジール 134
ランドセン 45

リ

リウマトイド因子 154
リウマトレックス 160,168
リエントリー 95
リオチロニンナトリウム 245
リコネイト 330
リザトリプタン 33
リザベン 144
リシノプリル 118
リスパダール 78
リスペリドン 78,82
リズモン 370
リセドロン酸 175
利胆薬 232
リチウム 74,79
リツキシマブ 426
リドカイン 97,448
リドメックス 148
リドーラ 160
リナレス 236
利尿薬 115,116
リネゾリド 401
リーバクト 219
リバビリン 218
リバロ 283
リピディル 283
リピトール 283
リポクリン 283
リポタンパク代謝 279
リボトリール 45
リボヌクレオチド還元酵素阻害剤 425

リポバス 283,354
リマチル 160
硫酸鉄 296,299
硫酸ビンクリスチン 311,313,315
硫酸ビンデシン 311
硫酸マグネシウム 223
リュープロリド 426,433
リュープロレリン 442
良性発作性頭位眩暈症 380
緑内障 365
緑内障治療薬 370
リン吸着薬 344,345
リンコマイシン系薬物 400
リン酸オセルタミビル 189
リン酸カルシウム結石 356
リン酸ジエチルスチルベストロール 442
リン酸ジソピラミド 97
リン酸水素カルシウム 175
リン酸フルダラビン 311,315
リン酸プレドニゾロンナトリウム 229
リン酸ベタメタゾンナトリウム 229
リン酸マグネシウムアンモニウム結石 356
リンデロン 131
リンデロン-DP 148
リンデロン-V 148
淋病 407

ル

ルジオミール 69
ルシドリール 7
ルトラール 360
ルネトロン 116
ルプラック 337
ループ利尿薬 115,116,337
ルボックス 69
ルーラン 78

レ

レキップ 58
レシチン生合成促進薬 236
レスキュラ 370
レスタミン 143
レスリン 69
レダコート 131,148
レナジェル 344
レノグラスチム 307
レバミピド 206
レビトラ 361
レビパリン 326
レフルノミド 160,162
レベトール 218
レボチロキシンナトリウム 245
レボドパ 51,53,56
レボドパ・カルビドパ 56
レボフロキサシン 190,396
レミケード 160,229
レリフェン 134
Lennox-Gastaut症候群 40
Lewy小体 49
RECIST基準 424

ロ

ロイケリン散 311
ロイコトリエン類 129
ロイコプロール 307
ロイコボリン 428
ロイナーゼ注 311
労作性狭心症 102,104
老人性骨粗鬆症 173,174
老人性白内障 376
ロカルトロール 175,344
ロキソニン 134
ロキソプロフェンナトリウム 134
ロコイド 148
ローコール 283
ロサルタン 339
ロサルタンカリウム 119
ロスバスタチン 282,283
ロノック 207
ロピニロール塩酸塩 58
ロフェプラミン 69
ロベンザリット 161
ロベンザリット二ナトリウム 160
ロムルチド 307,308
ロメフロキサシン 397
ロメリジン 35
ロレルコ 283
Lowe症候群 377

ワ

ワーファリン 326,351,354
ワルファリン 109,325,326,327,350,351,428
ワルファリンカリウム 11,354
ワンアルファ 344

外国語索引

A

ablation 95
acarbose 267
ACE 94
acemetacin 134
acetaminophen 135
acetohexamide 266
acetylpheneturide 47
aclarubicin hydrochloride 311
ACNU 28
ACR 156
ACS 103
actarit 160,162
acute colitis 228
acute coronary syndrome 103
acute gastric mucosal lesion 197
acute gastritis 197
acute glomerulonephritis 349
acute lymphoblastic leukemia 309
acute myelogenous leukemia 309
acute myocardial infarction 102
acute pancreatitis 234
acute promyelocytic leukemia 310
acute renal failure 336
acute sinusitis 385
acute tubular necrosis 341
acute viral hepatitis 209
ADCC 141
adefovir pivoxil 218
adenosine triphosphate disodium 7
ADH 250
adult T-cell leukemia/lymphoma 310
AGML 197
AIDS 331
albumin tannate 226
alclometasone dipropionate 148
alendronate 175
alfacalcidol 175,344

ALL 309
allopurinol 289
allylestrenol 360
alteplase 16,23,326
aluminum hydroxide・magnesium hydroxide 201
Alzheimer 61
amantadine hydrochloride 59
amcinonide 148
aminoglutethimide 248
aminophylline 185
amitriptyline 69
AML 309
amoxapine 69
amphotericin B 414
ampiroxicam 134
anaphylactic shock 152
anastrozole 433
anemia 294
angina pectoris 102
angiotensin converting enzyme 94
antibody-dependent cell mediated cytotoxicity 141
antidiuretic hormone 250
antiestrogen 433
antigen-presenting cell 137
APC 137
APL 310
aplastic anemia 302
APP 61
Ara-A 409
AraC 425
ARB 339,340,351,353,356
argatroban 15
aripiprazole 78
arrhythmia 95
arsenic trioxide 311
arteriosclerosis obliterans 123
artery-to-artery embolism 9
ASO 123
L-asparaginase 311
aspirin 133
atenolol 242
ATLL 310
ATN 341
atopic dermatitis 147

atorvastatin 283
auranofin 160
autoimmunity 153
azathioprine 168,347,351
azelastine 144
AZP 168,347,351

B

basiliximab 168,347
BDP 181
beclometasone 184
beclometasone dipropionate 148
benign prostatic hypertrophy 358
benzbromarone 289
benzylhydrochlorothiazide 116
berberine 227
berberine chloride 226
betahistine mesilate 383
betamethasone 131
betamethasone dipropionate 148
betamethasone sodium phosphate 229
betamethasone valerate 148
betaxolol hydrochloride 371
bezafibrate 283
biperiden hydrochloride 59
bisacodyl 223
blood coagulation 320
BMD 172
bone mineral density 172
BPH 358
brinzolamide 373
bromocriptine mesilate 57,247
bronchial asthma 180
bucillamine 160,161
bucolome 133,289
BUD 181
budesonide 184
bumetanide 116
BUN 334
bunazosin hydrochloride 372
busulfan 311
butropium bromide 204

C

cabergoline 58
CABG 105
calcitonin salmon 175
calcitriol 175,344
calcium carbonate 344
calcium polystyrene sulfonate 339
camostat mesilate 236
carbamazepine 43
carcinoembryonic antigen 436
cardiogenic embolism 9
cardiogenic shock 125
carmellose 223
carteolol hydrochloride 371
CEA 430,436
celecoxib 134
central diabetes insipidus 251
cerebral softening 8
cetuximab 438
chlormadinone 360
chlorpheniramine 143
chlorpromazine 78
chlorthalidone 116
cholangitis 233
cholecystitis 233
cholelithiasis 231
chondroitin sulfate, iron colloid 296
chronic gastritis 197
chronic glomerulonephritis 349
chronic hepatitis 212
chronic kidney disease 338, 340
chronic lymphocytic leukemia 310
chronic myelogenous leukemia 309
chronic obstructive pulmonary disease 179, 186
chronic pancreatitis 234
chronic renal failure 338
chronic sinusitis 386
chylomicron 278
ciclosporin 168,347
cideferron 296
cimetidine 205
cisplatin 30
citicoline 236
CKD 338,340

clemastine 143
clinofibrate 283
CLL 310
clobazam 46
clobetasol propionate 148
clofibrate 283
clomipramine 69
clonazepam 45
CML 309
CMV 411
cobamamide 296
colchicine 287
colestimide 283
colestyramine 283
collagen disease 154
colony stimulating factor 292
combined modality 429
community acquired pneumonia 190
concentrated glycerin・fructose 6
constipation 221
contact dermatitis 149
continuous subcutaneous insulin infusion 267
COPD 179,186
coronary artery bypass grafting 105
corticotropin releasing hormone 246
cortisone acetate 131
COX-1 135
COX-2 135
CRH 246
Crohn's disease 230
cromoglicate 185
CSF 292
CSII 267
CTL 138
Cushing's disease 248
CYA 168,347
cyanocobaramin 296
cyclophosphamide 168,311
Cypher stent 106
cyproheptadine 144
cyproheptadine hydrochloride 247
cytarabine 311
cytotoxic T lymphocyte 138

D

dalteparin 326
danaparoid 326
daunorubicin hydrochloride 311
DDAVP 251
DDS 77
depression 64
DES 105
desmopressin acetate 251, 252
dexamethasone 131,148
dexamethasone propionate 148
dexamethasone valerate 148
dextran40・lactated Ringer's solution 22
diabetes insipidus 250
diabetic nephropathy 355
diarrhea 221
diazepam 46
DIC 324
diclofenac 357
diclofenac sodium 133
dicyclomine hydrochloride 204
difenidol hydrochloride 383
diflorasone diacetate 148
difluprednate 148
dihydroergotamine mesilate 34
dilazep 351
dimenhydrinate 143,383
dimethicone 208
dimethylpolysiloxane 208
dinoprost 363
dioctyl sodium sulfosuccinate 223
diphenhydramine 143
diphenhydramine salycylate/diprophylline 383
diphenylpyraline 143
dipivefrin hydrochloride 372
dipyridamole 354
disease modifing anti-rheumatic drug 157
disseminated intravascular coagulation syndrome 328
distigmine bromide 373
DMARD 157,158
domperidone 208,383
donepezil hydrochloride 64
dopamine 337
dorzolamide hydrochloride 373
dosulepin 69
doxorubicin hydrochloride 30,311

dried aluminum hydroxide gel 201
dried thyroid 245
droxidopa 60
drug eluting stent 105
DSM-Ⅳ 65
DSS 223
duodenal ulcer 199

E

ED 361
edaravone 16
effectiveness 422
elcatonin 175
emorfazone 135
enocitabine 311
enprostil 207
enterochromaffin-like cell 202
EPA 283,284
epilepsia partialis continua 40
epinephrine 184
epirizole 135
epirubicin hydrochloride 311
eplerenone 117
EPO 294
epoetin alfa 296,344
epoetin beta 296,344
erectile dysfunction 360
ergotamine tartrate・anhydrous caffeine 35
erythrocytosis 304
erythropoietin 294
esophagitis 195
estramustine sodium phosphate 442
estriol 175
ESWL 357
etanercept 160,163
ethosuximide 45
ethyl icosapentate 283
etidronate 175
etodolac 134
etoposide 311
exemestane 433
extensively drug-resistant *Mycobacterium tuberculosis* 193
extracorporeal shock wave lithotripsy 357
extremely extensive drug-resistant *Mycobacterium tuberculosis* 193

F

fadrozole 433
falecalcitriol 344
familial hypercholesterolemia 280
famotidine 205
fasting plasma glucose 258
fasudil hydrochloride hydrate 24
fenofibrate 283
ferric pyrophosphate 296
ferritin 297
ferrous oxide, saccharated 296
ferrous sulfate 296
fexofenadine 144
fibrin degradation product 322
fibrinolysis 321
filgrastim 307
first-dose phenomenon 119
fludarabine phosphate 311
flufenamic acid aluminum 133
fluocinonide 148
flurbiprofen 133
fluticasone 184
fluvastatin 283
fluvoxamine 69
folic acid 296
fondaparinux 326
FP 181
FPG 258
5-FU 425,428,435,437,439
fulminant hepatitis 211
furosemide 116,337

G

gabexate mesilate 236,326
gallstone disease 231
gastric ulcer 199
gastritis 197
G-CSF 307
gemtuzumab ozogamicin 311
generalized tonic-clonic seizure 39
GFR 335
glibenclamide 266
gliclazide 266
glimepiride 266
Global Initiative for Chronic Obstructive Lung Disease 186

glutamic acid decarboxylase 257
glutathione 378
glyserin 223
GOLD 186
gold sodium thiomalate 160
goserelin 433,442
gout 285
granulocyte colony-stimulating factor 307
granulocytopenia 305
GST 159
gusperimus hydrochloride 168

H

haloperidol 78
HD 342
HDL 278
HE 216
heart failure 89
Helicobacter pylori 198
heme oxygenase 305
hemochromatosis 299
hemodialysis 342
hemofiltration 343
hemoglobin 294
hemolytic anemia 303
hemophilia 329
hemorrhoid 238
hemosiderin 297
heparin 326,351,354
hepatic encephalopathy 216
hepatitis 209
herpes simplex virus 409
herpes zoster 409
HF 343
high density lipoprotein 278
HIV 411
HLA 165,310
homochlorcyclizine 143
hospital acquired pneumonia 190
HPV 441
5H-sign 250
HSV 409
human immunodeficiency virus 411
human leukocyte antigen 137,165,310
human papilloma virus 441
human serum albumin 354
hydrochlorothiazide 116, 254

hydrocortisone 131,148,248
hydrocortisone butyrate 148
hydrotalcite 201
hydroxocobalamin acetate 296
hydroxycarbamide 311
hydroxyzine 143
hypercalcemia 177
hyperlipidemia 278
hypertension 110
hyperthyroidism 240
hyperuricemia 285
hypotension 120
hypsarrhythmia 39

I

[131]I 242
IAA 257
IABP 125
IBS 227
ibuprofen 133
ICA 257
ICD-10 65,67,73,82
idarubicin hydrochloride 311
idiopathic thrombocytopenic purpura 318
IDL 278
ifenprodil tartrate 6
IFN 426
IL 292
IL-2 426
imatinib mesilate 311
imipramine 69
immune complex 141
immune globulin 138
immunosuppressants 162
indapamide 116
indometacin 133,254,287,357
indometacin farnesil 134
infliximab 160,163,229
insulin autoantibody 257
interferon-α 311
interleukin 292
intermediate density lipoprotein 278
intermittent claudication 124
intra-aortic balloon pumping 125
intracranial hemorrhage 17
ipratropium 185
ipriflavone 175
irritable bowel syndrome 227
irsogradine maleate 206

ischemic heart disease 102
islet cell antibody 257
isoprenaline 184
isopropylantipyrine 135
isopropyl unoprostone 370
ITP 317,318

K

kanamycin 219
ketoconazole 248
ketoprofen 133
ketotifen 144

L

lactulose 219
lafutidine 205
lamivudine 218
lansoprazole 205
latanoprost 370
LDL 278
leflunomide 160,162
lenograstim 307
leukemia 308
leukocytopenia 305
leuprolide 433
leuprorelin acetate 442
levodopa 56
levodopa・carbidopa 56
levothyroxine sodium 245
LFM 162
liothyronine sodium 245
liver cirrhosis 214
lobenzarit 161
lobenzarit disodium 160
lofepramine 69
lomerizine hydrochloride 35
losartan 339
low density lipoprotein 278
loxoprofen sodium 134
LTs 129

M

macrophage colony-stimulating factor 307
magnesium oxide 201,223
magnesium sulfate 223
major histocompatibility (gene) complex 166
major histocompatibility (gene) complex antigen 137
male sexual dysfunction 360
malotilate 219
mania 72

D-mannitol 6,337
maprotiline 69
MARTA 77,80
maxacalcitol 344
mazaticol hydrochloride hydrate 58
MCH 298
MCHC 298
M-CSF 307
MCV 298
MDR-TB 192
MDS 302
meclofenoxate hydrochloride 7
mecobalamin 296
medical soap 223
medroxyprogesterone 433
mefenamic acid 133
mefruside 116
megaloblastic anemia 301
meloxicam 134
melphalan 311
menatetrenone 175
mepenzolate bromide 208,223,228
mequitazine 144
mercaptopurine 311
mesalazine 229
MESNA 428
metformin hydrochloride 266
methotrexate 160,162,168,311
methylprednisolone 131,347
meticrane 116
metoclopramide 208,223,383
metyrapone 247
MHC 166
MHC antigen 137
mianserin 69
mifepristone 248
miglitol 267
migrenin 135
milnacipran 69
mirimostim 307
misoprostol 207
mitiglinide 266
mitotane 248
mitoxantrone hydrochloride 311
mizoribine 160,162,168,347,351,354
MMF 347,348
montelukast 144,185
monteplase 326

6-MP 425,428
MRSA 349
MTX 160,162,168,428,428
multidrug-resistant
  Mycobacterium tuberculosis
  192
muromonab-CD3 168,347
mycophenolate mofetil 347
myelodysplastic syndrome
  302

N

nabumetone 134
nafamostat mesilate 236,326
naftopidil 360
naproxen 133,287
nartograstim 307
nateglinide 266
nephritic syndrome 348
nephrogenic diabetes
  insipidus 253
nephrotic syndrome 352
neurosis 80
neutropenia 305
nicergoline 6
niceritrol 283
nicomol 283
nifedipine 24
nimustine hydrochloride 30
nipradilol 372
nizatidine 205
non-steroidal
  anti-inflammatory drug
  132
normal pressure
  hydrocephalus 19
nortriptyline 69
NPH 19
NSAID 33,132,286,357
NSE 430

O

OA 172,178
octreotide acetate 247
olanzapine 78
omeprazole 205
ornoprostil 207
OS-1 403
osteoarthritis 172,178
osteomalacia 172
osteoporosis 171,172
oxaprozin 133,287
oxendolone 360
oxytocin 363
ozagrel 144,185

ozagrel sodium 15

P

pamiteplase 326
papaverine hydrochloride 23
paramethasone acetate 131
paranasal sinusitis 384
paroxetine 69
PCPS 125
PD 342
PDE 94
PDE-5 361
PEI 438
penicillamine 161
D-penicillamine 160
peptic ulcer 198
percutaneous
  cardiopulmonary support
  system 125
percutaneous ethanol
  injection 438
percutaneous
  nephrolithotripsy 357
percutaneous transluminal
  coronary angioplasty 105
pergolide mesilate 57
peritoneal dialysis 342
perospirone 78
$PGF_{2\alpha}$ 363
PGs 129
phenobarbital 44
phenovalin 223
phenytoin 44
phosphodiesterase 94
phosphodiesterase 5 361
photosensitive dermatitis
  146
pill rolling tremor 50
pilocarpine hydrochloride
  372
pioglitazone hydrochloride
  266
pirarubicin hydrochloride
  311
pirenoxine 378
pirenzepine hydrochloride
  204
piroxicam 134
pitavastatin 283
plasminogen activator 322
PNL 357
polaprezinc 206
polycarbophil calcium 228
polycythemia 304
potassium canrenoate 117

potassium iodide 242
PPAR-α 284
PPSB-HT 330
pranlukast 144,185
pranoprofen 287
pravastatin 283,354
prednisolone 131,148,219,
  287,296,347
prednisolone sodium
  phosphate 229
prednisolone valerate acetate
  148
preretinal hemorrhage 18
primidone 44
probenecid 289
probucol 283
procaterol 185
proglumetacin maleate 134
promethazine 143
propylthiouracil 242
prospective algorithm 272
prostate-specific antigen
  358,441
PSA 441
psychosomatic disorder 85
PTCA 105
purpura 316

Q

QOL 444
quality of life 444
quetiapine 78

R

RA 154
rabeprazole sodium 205
raloxifene 175
ramatroban 144
ranimustine 311
ranitidine hydrochloride 205
rebamipide 206
5-α-reductase 441
renal failure 334
rescue dose 446
response rate 422
retrospective algorithm 272
reversible ischemic
  neurological deficit 8
reviparin 326
RF 154
rheumatoid arthritis 154
rheumatoid factor 154
ribavirin 218
RIND 8
risedronate 175

risperidone 78
romurtide 307
ropinirole hydrochloride 58
rosuvastatin 283
roxatidine acetate hydrochloride 205

S

SAH 17
salazosulfapyridine 160,161, 229
salbutamol 184
salicylate sodium 133
salivary hormone 378
salmeterol 185
SC 214
SCC 430
Schilling test 301
schizophrenia 75
scopolamine butylbromide 204
SDA 77
selective estrogen receptor modulator 176
selegiline hydrochloride 60
sennoside 223
seratrodast 144,185
SERM 176
seroconversion 214
sertraline 69
setiptiline 69
sevelamer 344
sexually transmitted diseases 406
sildenafil 361
silodosin 360
simvastatin 283,354
SLE 163,302
SNRI 68,72
sodium bicarbonate 201,383
sodium cromoglicate 144
sodium ferrous citrate 296
sodium ferrous fumarate 296
sodium picosulfate 223
sodium valproate 43,247
spiperone 78
spironolactone 116
SSRI 68,71
status epilepticus 40
STD 406
stem cell 302
subarachnoid hemorrhage 17
subhyaloid hemorrhage 18
sucralfate 206
sulindac 134
sulpiride 69,206
sulpyrine 135
sultiame 47
sumatriptan 34
suplatast 185
suplatast tosilate 144
syndrome malin 53
synthetic aluminum silicate 201
syphilis 407
systemic lupus erythematosus 163,302

T

tacrolimus 347
tacrolimus hydrate 160,163, 168
TAE 438
talipexole hydrochloride 57
tamibarotene 311
tamoxifen 433
tamsulosin 360
telmisartan 339
temocapril 339
tenoxicam 134
teprenone 206
theophylline 185
thiamazole 242
thiotepa 311
thrombasthenia 316
thrombopoietin 294
thrombotic thrombocytopenic purpura 319
TIA 8
tiaramide hydrochloride 135
ticlopidine hydrochloride 15
timolol maleate 370
tiopronin 378
tiquizium chloride 204
tisokinase 326
tissue-plasminogen activator 11,109,326
tocopherol nicotinate 283
tolbutamide 266
tonsillitis 386
torasemide 337
toremifene 433
t-PA 11,14,16
TPO 294
trandolapril 339
tranilast 144
transcatheter arterial embolization 438
transient ischemic attack 8
transurethral ureterolithotripsy 357
trazodone 69
tretinoin 311
triamcinolone 131
triamcinolone acetonide 148
triamterene 116
trichlormethiazide 116,254
trihexyphenidyl hydrochloride 58
trilostane 248
trimebutine maleate 208
trimethadione 45
trimipramine 69
tripamide 116
triprolidine 143
TS-1 439
TTP 317,319
TUL 357
tulobuterol 185

U

ulcerative colitis 229
ulinastatin 236
urinary tract infection 405
urokinase 22,326
urolithiasis 356
ursodeoxycholic acid 219
urticaria 145
UTI 405

V

valproic acid 43
vardenafil 361
VAS 125
vasopressin 251
vasospasm 19
venous thrombosis 324
ventricular assist system 125
vertigo 380
very low density lipoprotein 278
vincristine sulfate 31,311
vindesine sulfate 311
VLDL 278
voglibose 267
von Willebrand disease 331
von Willebrand factor 324
VS 19

W

warfarin 326,351
warfarin potassium 354
weak expulsive force 362

X

XDR-TB 193
XXDR-TB 193

Z

zolmitriptan 34
zonisamide 47

最 新

薬 物 治 療 学

定 価（本体 5,000 円＋税）

編集
赤池 昭紀
石井 邦雄
越前 宏俊
金子 周司

平成 20 年 3 月 31 日 初版発行©

編者承認
検印省略

発行者　廣川 節男
東京都文京区本郷 3 丁目 27 番 14 号

発行所　株式会社　廣川書店

〒 113-0033　東京都文京区本郷 3 丁目 27 番 14 号
〔編集〕電話 03(3815)3656　FAX 03(5684)7030
〔販売〕　　 03(3815)3652　　 03(3815)3650

Hirokawa Publishing Co.
27-14, Hongō-3, Bunkyo-ku, Tokyo

カラーグラフィック 薬用植物 [第3版]
―常用生薬写真　植物性医薬品一覧―

日本大学名誉教授　滝戸道夫　編集
東京薬科大学名誉教授　指田　豊

B5横判　160頁　4,410円

薬用植物カラー写真342枚，生薬カラー写真276枚
第3版では第十五改正日本薬局方，日本薬局方外生薬規格（2005増補版）収載の全ての生薬並びに「一般用漢方処方210処方」に登場する全ての生薬（動物・鉱物生薬も含む），これ以外の主要な生薬，ハーブ・サプリメントとこれらの原料植物の写真を掲載し，さらに医薬品抽出材料となる植物も掲載した．生薬，植物性医薬品の要点を纏めた付表とともに座右に置いて活用できるものとした．

薬学生のための 分析化学 [第3版]

東京薬科大学薬学部教授　楠　文代／東京薬科大学薬学部教授　渋澤庸一　編集　B5判　320頁　6,090円

本書は大学薬学部学生を対象とした分析化学のテキストである．本書の特徴として，分析化学の概念を簡潔に分かりやすく伝え，日本薬局方の試験法の十分な理解が得られる点があげられる．第3版への改訂では，第十五改正日本薬局方の記述や用語の準拠に加えて，試料の前処理，測定データの取扱い，熱分析法，遺伝子診断法などの記述も追加した．

わかりやすい 生物薬剤学 [第4版]

金沢大学大学院自然科学研究科教授　辻　彰　編集

B5判　300頁　7,140円

本書は，6年制薬学教育モデル・コアカリキュラムにおいて求められ，4年制薬学生と修士学生にも必須の生物薬剤学領域の基礎知識と医療現場の薬剤師や創薬・創剤に携わる研究者にとって重要な事項を精選して，大幅改訂した．「わかりやすい物理薬剤学」の姉妹編

薬学領域の 生 化 学

2色刷　東京薬科大学教授　伊東　晃　編集
　　　徳島文理大学副学長・教授　藤木博太

B5判　330頁　5,250円

履修すべき科目が多岐にわたる薬学生にとって，生化学は理解に膨大なエネルギーを要する教科である．本書では，基礎課程の学生でも無理なく，かつ興味深く学習できるよう解説に心がけた．生命現象の相互作用にとどまらず，疾病や治療薬との関連についても記述し，専門課程への架け橋として十分期待に添うものである．各章末には到達目標としてSBOとの関連についても記述した．

NEW 医薬品化学

福山大学薬学部教授　日比野　俐
帝京大学薬学部教授　夏苅英昭　編集
愛知学院大学薬学部教授　廣田耕作

B5判　300頁　6,090円

本書は，6年制薬学生対象とし，薬学教育モデル・コアカリキュラムのC6（一部）及びC17対応の教科書である．学生がGIO・SBOに到達するためには平易であること，かつ教員が使用しやすいことを念頭に，医薬品創製（医薬品創製および生体分子・医薬品を化学で理解する），医薬品各論および医薬品の開発と生産の3編で構成し，教科書としてのストーリーをもたせるよう工夫した．

廣川書店
Hirokawa Publishing Company

113-0033　東京都文京区本郷3丁目27番14号
電話 03(3815)3652　FAX 03(3815)3650